Uwe Hartmann
Hinnerk Becker

Störungen der Geschlechtsidentität

Ursachen, Verlauf, Therapie

Springer-Verlag Wien GmbH

Univ.-Prof. Dr. Dipl.-Psych. Uwe Hartmann
Dr. Hinnerk Becker
Medizinische Hochschule Hannover,
Zentrum Psychologische Medizin,
Hannover, Deutschland

© 2002 Springer-Verlag Wien
Ursprünglich erchienen bei Springer-Verlag/Wein 2002
Softcover reprint of the hardcover 1st edition 2002

Datenkonvertierung: Composition & Design Services, Minsk
Druck und Bindearbeiten: Manz Crossmedia, A-1051 Wien

SPIN: 10847666

Mit 10 Abbildungen

Die Deutsche Bibliothek – CIP Einheitsaufnahme
Ein Titeldatensatz für diese Publikation ist bei
Der Deutschen Bibliothek erhältlich

ISBN 978-3-211-83745-0   ISBN 978-3-7091-6116-6 (eBook)
DOI 10.1007/978-3-7091-6116-6

Geleitwort: Philosophische Anthropologie der Geschlechtlichkeit

Für die theoretische Biologie bedeutet Geschlechtlichkeit einen erratischen Block; denn es ist theoretisch keineswegs ausgemacht, dass der evolutiv wichtige Zuwachs an genetischer Varianz im Verhältnis zur Stabilisierung von konservativen Genom-Eigenschaften nur durch Geschlechtlichkeit und damit verschiedene Geschlechterrollen stabilisiert werden konnte. Vielleicht dürfen wir somit das Faktum unserer Geschlechtlichkeit als „Geschenk der Natur" betrachten, das evolutiv keineswegs zwangsläufig sich ebenso unabgesichert durchgesetzt hat wie die Materie gegenüber der Antimaterie, ein Sieg der ersten Mikro-Sekunden unserer Welt, von dem theoretische Physiker lakonisch feststellen, dass im Kampf der Elektronen über die Positronen die Elektronen „eben gewonnen" haben.

Nehmen wir in diesem Sinne mögliche Geschlechterrollen als naturwüchsige Dispositionen, so stellt sich die Frage, wie wir als Subjekte hiermit umgehen. Goethes epochales Werk, „Faust II", endet mit dem Satz „Das Ewig-Weibliche zieht uns hinan". Goethe hat diese Polarität von männlich und weiblich nicht nur als „Polarität und Steigerung" begriffen, sondern dieses Prinzip durch die gesamte Literatur-, Menschen- und Weltgeschichte hindurch verfolgt und damit eine künstlerische Fundamentalontologie des Menschen im Reich der Kunst – als dem Bereich der „ernsten Scherze" – realisiert. Dass das Rettende das Weibliche ist, hat insofern einen unüberbietbaren letzten Sinn, der, wie der Faust-Regisseur Peter Stein in einem Vortrag zeigte, nicht im Katholizismus aufgeht, wohl aber diesen als Folie verwendet und diese in der Mutter-Gottheits-Konzeption zugleich transzendiert. Das Schlussbild von Faust II ist im Hegelschen Sinne „höchste Synthese", steht für „das Ganze", steht für „Sein" im Sinne der Ousia. Man könnte sagen, dass – im Gegensatz zu jeder Form von reduktiver Ironisierung – das Spiel der „ernsten Scherze" hier einen Endpunkt erreicht hat, in dem die spielerischen Metamorphosen im Schlusspunkt „zur Ruhe kommen", im Sinne einer gewissen „End-gültigkeit".

Wieso ist der Aufstieg, die Transzendenz, eine Phänomen des Weiblichen? Und was heißt „Ewig-weiblich"?

„Polarität und Steigerung" ist ein Zentralthema Goethes gewesen. Dazwischen steht als vermittelndes Element die Poiesis, die Poesie, Mignon, Euphorion, d.h. die Gemischtgeschlechtlichkeit, die Intersexualität. Wie ist diese Geschlechter-Dialektik, die im 19. Jahrhundert zum „Kampf der Geschlechter" (z.B. bei Strindberg) entartete, zu verstehen? Ein Vorschlag, den ich hierzu machen möchte, ist die Auffächerung des Problems im Sinne von Plato in drei Kapitel. Ich nenne sie: 1. „Geschlechtlichkeit als Wahnsinn"; 2. „Geschlechtlichkeit als schöpferische Kraft, als Kreativität, als wirklichkeitsschaffende Kraft"; 3. „Geschlechtlichkeit als ontologisches Modell des Psychischen".

Sie werden nun fragen, wo ich diese Konzepte in den platonischen Dialogen vorfinde; hier die Belegstellen:

Geschlechtlichkeit als Wahnsinn

Im Phaidros-Dialog wird der platonische Sokrates herausgefordert, eine Rede über die Frage zu halten nach der Bedeutung der Liebe für den Menschen. Phaidros sagt zu Sokrates: „Ich räume ein, was du sprichst; … Dass der Verliebte in einem krankhafteren Zustand sei als der Nichtverliebte, das will ich dir als Voraussetzung zugeben; …" Sokrates verhüllt sich, wie er sagt, „damit ich die Rede so schnell als möglich durchrenne und nicht vor Scham in Stocken gerate, wenn ich auf dich blikke.", wobei die eigentliche Scham sich wohl auf die Kränkung der Göttin der Liebe bezieht, wenn es heißt: „Die Begierde nämlich, welche, der Vernunft bar, die nach dem Rechten strebende Denkweise überwiegend, zur Lust an der Schönheit verleitet und sofort von den ihr verwandten Begierden zur Schönheit des Leibes mit lebendiger Kraft getrieben wird, diese siegende Triebkraft … heißt Liebe.", von der Sokrates sagt, sie mache den Menschen so unvernünftig, dass man sich den Verliebten entziehen müsse: „dass man einem verliebten und deshalb notgedrungen unvernünftigen Menschen sich niemals gefällig zeigen müsse, sondern weit eher einem nichtverliebten und seine Vernunft besitzenden."

Geschlechtlichkeit als schöpferische Kraft

Im Phaidros aber entschuldigt sich Sokrates: „Eine arge Rede hast du erst selbst hierher gebracht und dann auch mich genötigt zu sagen". Er entschuldigt sich bei Eros, dem Sohn der Aphrodite: „Nein, nicht ist sie wahr, diese Rede"… und er führt fort: „Denn ehe mir etwas zustößt wegen der Schmährede gegen den Eros, will ich versuchen, … mit entblößtem Haupte (zu sprechen) und nicht wie damals aus Scham mich verhüllend." Sokrates führt aus: „Nun aber werden uns die größten der Güter durch Wahnsinn zuteil, freilich nur einen Wahnsinn, der durch göttliche Gabe gegeben ist." Sokrates sagt über den Liebenden: „Wenn er ein gottähnliches, die Schönheit wohl abbildendes Antlitz sieht oder eine solche Körpergestalt, wird er zuerst von Schauer ergriffen … sodann aber, wenn er es anblickt, verehrt er es wie einen Gott, und fürchtete er nicht den Schein eines übermäßigen Wahnsinns, er würde gar dem Liebling opfern wie einem Götterbild … Diesen leidenschaftlichen Zustand aber, oh schöner Knabe, an den ja meine Rede gerichtet ist, heißen die Menschen Eros". Von Eros führt Sokrates aus, dass dessen Kraft zur Erkenntnis des Göttlichen führt: „Nun sind sie bei ihm, nun sehen sie das strahlende Angesicht des Lieblings … wird seine Erinnerung zu dem Wesen der Schönheit fortgeführt … dann leitet sich der Quell jenes Stromes, den Zeus, als er den Ganymed liebte, Liebreiz nannte, in Fülle dem Liebhaber zu … dieses, oh Knabe, so großes und göttliches wird dir die von einem Liebhaber gewidmete Freundschaft schenken." Abschließend entschuldigt sich Sokrates bei Eros mit den Worten: „Dieser Widerruf sei dir, geliebter Eros, gewidmet und als Schuld bezahlt."

Diese Textstellen erläutern auf wunderbare Weise die Goethesche Überzeugung von Polarität und Steigerung und die damit verbundene Transzendenz.

Geschlechtlichkeit als ontologisches Modell des Psychischen

Fragen wir nach einem ontologischen Modell des Psychischen in der platonischen Philosophie hinsichtlich der Geschlechterrollen, so werden wir an den Androgynen-Mythos im Gastmahl erinnert, der in einer tiefen Verbindung zum Urbegriff des Symbolischen, des Symbolons steht.

Der Umgang C.G. Jungs mit „Symbolen" ist von der Umgehensweise der Religionen damit nicht zu trennen, auf die Jung sich ja auch immer wieder bezieht. So heißt es an einer Stelle in „Definitionen" (S. 448): „Das urtümliche Bild tritt solchergestalt als Mittler ein und beweist damit wiederum seine erlösende Wirksamkeit, die es in den Religionen stets gehabt hat." Dabei geht es wiederum darum, dass Symbole nicht in erster Linie Zeichen „für etwas" sind, d.h. für etwas anderes stehen, was sie nur repräsentieren oder auch dass sie etwa – im modernen konstruktivistischen Sinne – einen Gehalt „erzeugen", generieren, oder im Sinne der postmodernen Theorie des Performativen (Lyotard) dafür stehen, dass Gehalte „vereinbart", abgesprochen worden sind; vielmehr sind Symbole die Sache selbst. Sie stehen weder für Realität noch schaffen sie Realität sondern sie sind Realität. Wie ist dies zu verstehen?

In den christlichen Religionen gibt es ein zum Status des „Symbols" in der Tiefenpsychologie paralleles Problem, nämlich die Frage nach der Glaubens-Bedeutung von Symbolen, insbesondere unter dem Druck der Entmythologisierungstheologie: inwieweit sind religiöse Zeichen lediglich „Kommunikationsmittel", „Erkennungszeichen" und inwieweit sind sie Realität im Sinne der „Sakramente" (Sakramententheologie). So heißt es in dem Buch von

Theodor Schneider „Zeichen der Nähe Gottes – Grundriss der Sakramententheologie" (Matthias Grünewald Verlag Mainz (1979): „In der Theologie, vor allem in der Sakramententheologie wird der Begriff Symbol zunächst im alten griechischen Wortsinne verwendet als Erkennungszeichen, das eine innere Verpflichtung, einen Vertrag, eine bestimmte Weise der Begegnung und Gemeinschaft enthält, darstellt und aktualisiert. So ist seit dem 4. Jahrhundert das Wort Symbolon Name für das Erkennungszeichen der Christen, das gemeinsame Glaubensbekenntnis. Diese Wortwahl stützt sich auf folgenden antiken Brauch: „Unter Freunden, Gastfreunden, Geschäftsteilhabern oder Kaufleuten war es Sitte, bevor man sich trennte, irgendeinen Gegenstand, eine Spielmarke, ein Siegel, ein Täfelchen, ein Knöchelchen, ein Geldstück, in zwei Hälften zu teilen, von denen jeder Partner eine Hälfte an sich nahm, als Zeichen, an dem man sich wieder erkennen sollte, oder um einen Boten auszuweisen, oder eventuell die aus einer früheren Begegnung stammenden Rechte geltend zu machen. Bekanntlich hat Platon diese antike Sitte in seinem Androgynenmythos verwendet, den er im Gastmahl Aristophanes vortragen läßt: Seitdem Zeus den ursprünglichen Menschen in zwei Teile zerschnitten hat, sucht jede Hälfte ständig die sie ergänzende Hälfte."

„Unsere ehemalige Naturbeschaffenheit nämlich war nicht dieselbe wie jetzt, sondern von ganz anderer Art . . aus beiden Mann und Weib zusammengesetzt … Damals war die ganze Gestalt jedes Menschen rund, indem Rücken und Seiten im Kreis herumliefen, und ein jeder hatte vier

Hände und ebenso viele Füße und zwei einander durchaus ähnliche Gesichter ... aber einen gemeinschaftlichen Kopf ... Wenn man recht schnell fort zu kommen beabsichtigte, dann bewegte man sich wie die Radschlagenden ... auf seine damaligen acht Glieder gestützt schnell im Kreise fort ... Sie waren daher auch von gewaltiger Kraft und Stärke und gingen mit hohen Gedanken um, so dass sie selbst an die Götter sich wagten ... sich einen Zugang zum Himmel bahnen wollten, um die Götter anzugreifen ... Nach langer Überlegung sprach Zeus: Ich glaube ein Mittel gefunden zu haben, wie die Menschen erhalten bleiben können und doch ihrem Übermut Einhalt geschieht ... Ich will nämlich jeden von ihnen in zwei Hälften zerschneiden, und so werden sie zugleich schwächer und uns nützlicher werden, weil dadurch ihre Zahl vergrößert wird, und sie sollen nunmehr aufrecht auf zwei Beinen gehen ... Als nun so ihr Körper in zwei Teile zerschnitten war, da trat jede Hälfte mit sehnsüchtigem Verlangen an ihre andere Hälfte heran ... voller Begierde, wieder zusammenzuwachsen ... Jeder von uns ist demnach nur eine Halbmarke von einem Menschen ... Daher sucht denn jeder beständig seine andere Hälfte (symbolon) ... Der Grund hiervon nämlich liegt darin, dass dies unsere ursprüngliche Naturbeschaffenheit ist, und dass wir einst ungeteilte Ganze waren. Und so führt die Begierde und das Streben nach dem Ganzen den Namen Liebe."

Die allgemeine (anthropologische) Verwendung dieses Symbolbegriffs meint also das Zusammen von zwei Komponenten, den Verweis und Bezug der einen auf die andere, die zunächst beide in ihrem Vollzug und Verständnis in der innerweltlichen Wirklichkeit zu suchen sind."

In diesem Sinne ist Symbol zuallererst Ausdruck realer Korrespondenz, Ausdruck realer Bezüglichkeit auf anderes, auf das konkret verwiesen wird im Sinne von Polarität bei Goethe, im Sinne von Dialogik

(Ich und Du) bei Buber. Die Sakramententheologie führt aber noch zu einer Steigerung des Realitätsgehaltes von „Symbol" insofern, als es zur Entwicklung des Begriffs „Realsymbol" kommt und damit zum Begriff des „Sakraments": „Der eigentliche Symbolbegriff der Theologie heißt Sakrament (im engen Sinne) und meint das unentschränkbare Ineinander und Miteinander eines menschlichen, innerweltlichen Aspekts und einer göttlichen Komponente." In diesem Sinne wird beispielsweise Leiblichkeit aufgefasst als „realisierendes Zeichen" im Gegensatz zum „bloß informierenden Zeichen". Das realisierende Zeichen beinhaltet, dass der aktuale Vollzug von etwas nicht mehr etwas „meint", nicht mehr „für etwas steht" sondern etwas realisiert und in dem Sinne Wirklichkeit ist. Mit den Worten Theodor Schneiders: „Realsymbol Leib will sagen: unsere Leiblichkeit ist ein realisierendes Zeichen... Stärkstes realisierendes Zeichen personaler Nähe ist unser Leib als Hinweis und Ausdruck dieser menschlichen Person. Der Leib als Körper ist nicht einfach schon in Totalidentifikation die menschliche Person. Er ist Zeichen, Sichtbarkeit der Person, aber realisierendes Zeichen. In ihm verwirklicht sich die Person , der Leib ist verwirklichendes Zeichen für diesen Menschen, sein Ich, sein Verhalten, sein Denken und Handeln, seinen Selbstvollzug."

Das ontologische Modell der zugrunde liegenden Dualität der Geschlechtlichkeit korrespondiert mit einer als „Ambiguität des Psychischen" zu bezeichnenden Polarität ursprünglicher psychischer Instanzen. Ein Weg, Mehrdeutigkeit archetypischer Bilder zu konzipieren, bezieht sich auf das Phänomen des Widerspruchs in sich selbst; das Phänomen der inneren Brechung, der inneren Dialogik. Signale, Anmutungserlebnisse, die von Symbolen, Bildern Zeichen, Gestalten ausgehen, sind nicht einheitlich sondern in sich widersprüchlich, zeigen den Charakter der Ambiguität; und zwar dies nicht deswegen, weil sie unter-

schiedlich aufgefasst werden oder mehr-
teilig sind, sondern, weil sie den Widerspruch in sich selbst tragen. Dies drückt
der Satz von Hegel aus: „Die Sache hat
an ihr selbst ihr Gegenteil". Was könnte
das heißen: die Sache hat an ihr selbst ihr
Gegenteil? Wieso ist blau auch nicht-blau
oder auch gelb? Wieso ist die Eins zugleich
die nicht-Eins, die Einheit die Vielheit, das
Ganze das Geteilte, das Männliche das
Weibliche oder wie Hegel sagt, die Endlichkeit die Unendlichkeit: nicht in dem
Sinne, dass diese Qualitäten ihr Gegenteil sind, wohl aber dieses „an sich haben"
und insofern Mehrdeutigkeit, Mehrdeutigkeit aus dem Innen, aus sich selbst heraus, erzeugen? Diesen Gedanken entwik-
kelt Hegel in der Wissenschaft der Logik.
Man kann dies z.B. nachvollziehen in dem
Kapitel über Endlichkeit und Unendlichkeit in Verhältnis zum Sein, wo das Endli-
che als Negation und das Unendliche als
die Negation der Negation erscheint. „Das
Unendliche ist die Negation der Negation, das Affirmative, das *Sein*, das sich aus
der Beschränktheit wieder hergestellt hat,
Das Unendliche *ist*, und in intensiverem
Sinn als das erste unmittelbare Sein; es ist
das wahrhafte Sein, die Erhebung aus der
Schranke. Bei dem Namen des Unendlichen *geht* dem Gemüt und dem Geiste sein

Licht *auf*, denn er *ist* darin nicht nur ab-
strakt bei sich, sondern erhebt sich zu sich
selbst, zum Lichte seines Denkens, seiner
Allgemeinheit, seiner Freiheit. Zuerst hat
sich für den Begriff des Unendlichen ergeben, dass das Dasein in seinem Ansichs-
ein sich als Endliches bestimmt und über
die Schranke hinausgeht. Es ist die Natur
des Endlichen selbst, über sich hinauszu-
gehen, seine Negation zu negieren und
unendlich zu werden."

Im Schlusskapitel des ersten Bandes wird
diese innere Antinomie aller begrifflichen
Entitäten deutlich gemacht am Beispiel
„Übergang in das Wesen"; d.h. in unserem Zusammenhang wesentlich: Genesis
von archetypischen Bildern. Hegel spricht
hier von der „unendlichen negativen Beziehung auf sich", von der „Unverträglich-
keit ihrer mit ihr selbst"; vom „Abstoßen
ihrer von sich selbst" sowie: „Das Bestimmen und Bestimmtwerden ist nicht ein
Übergehen, noch äußerliche Veränderung,
noch ein *Hervortreten* der Bestimmungen
an ihr, sondern ihr eigenes Beziehen auf
sich, das die Negativität ihrer selbst, ihres
Ansichseins ist". Diese Ambiguität des
Psychischen wird in der Jungschen Arche-
typologie als die kompensatorische Kopp-
lung zwischen gegensätzlichen Archety-
pen wie Anima und Animus repräsentiert.

Schlussbetrachtung

Welchen kognitionspsychologischen Sinn
kann man nun aber dieser internen Polarität zwischen Selbstsein und Anderssein,
zwischen Selbstheit und Andersheit im Sinne
von Emmanuel Levinas geben? Im Sinne
der sozialontologischen Theorie des Berli-
ner Philosophen Michael Theunissen, dargestellt in seinem Werk „Der Andere", ist
von dem Horizontcharakter der Selbstwerde-
prozesse auszugehen. Selbstsein bedeutet
für Theunissen, den permanenten Vorgang
des Anderswerdens dadurch zu gewährlei-
sten, dass Subjekte mit dem „anderen ih-

rer selbst" ringen. Was heißt dies? Subjekte finden innere Andersheiten in sich selbst,
innere Polaritäten in sich selbst vor, die
introjiziert – oder naturwüchsig in ihnen
vorhanden – präsent sind, und die Aufgabe der Geschlechterrolle besteht dann darin,
diese innere Andersheit im Selben in ein
Verhältnis zu setzen mit der Andersheit im
intersubjektiven Bereich, ein Vorgang, den
Theunissen mit dem Begriff der „Ver-
anderung" belegt hat. Das wesenhaft dem
Anderen sich anähneln, mimetisch attrahiert
werden und sich damit verwandeln (zum

anderen seiner selbst) stellt den identitäts-
bildenden Sinn (den ontologischen Status)
von Geschlechtlichkeit dar. Geschlechtlichkeit erhält damit einen tiefen Sinn im
Hinblick auf den Horizontcharakter von
Identitätsbildungsprozesse. Philosophen
wie Sören Kierkegaad und Jean Paul Sar-
tre habe diese Prozesse als Vorgänge der
„Selbstwahl" beschrieben. Selbstwahl aber
bedeutet in paradoxer Weise Selbstrelati-
vierung im Sinne des von Theunissen zitierten Satzes Kierkegaards „Das Selbst muss
gebrochen werden, um ein Selbst zu werden". Wie ist dies zu verstehen? Nach
Kierkegaards Werk „Krankheit zum Tode"
stellt das Selbst eine Synthese dar, eine
Synthese zwischen unvereinbaren Gegensätzen. So sagt Kierkegaard: „Der Mensch
ist eine Synthese von Unendlichkeit und
Endlichkeit, von Zeitlichem und Ewigem,
von Freiheit und Notwendigkeit, kurz eine
Synthese." Man könnte ergänzen: eine

Synthese aus Weiblichkeit und Männlichkeit (vgl. Levinas' Werk „Totalität und
Unendlichkeit"). Diese Synthese des Selbst
enthält immer etwas Vorläufiges, in sich
Spannungsvolles, das nur dadurch überwun-
den werden kann, dass eine je neue Wahl
des Selbst erfolgen kann; und diese bedarf
eines Momentes der Steigerung, des Selbst-
überstieges, der bei Kierkegaard als „Wahl"
bezeichnet wird. Diese Wahlprozesse, die
Kierkegaard in seinem Frühwerk „Entweder-Oder" beschrieben hat, bezeichnen
einen Zustand von innerer Harmonie und
Würde. Und so möchte ich mit einem Zitat schließen aus „Entweder-Oder", wo es
heißt: „Ich habe … bemerkt, dass, wenn
ein Mensch einmal geliebt habe, dies seinem Wesen eine Harmonie verliehe, die
sich nie ganz verliert; jetzt möchte ich
sagen, wenn ein Mensch wählt, so verleiht
das seinem Wesen eine Feierlichkeit, eine
stille Würde, die sich nie ganz verliert."

Nachüberlegung: Geschlechtlichkeit und Bewusstsein

Man kann sich die schöpferische, die
wirklichkeitsschaffende Kraft der Geschlechtsidentität auf mehrerlei Weise erläutern; einmal so, dass sie – im Goetheschen
Sinne auf Polarität bezogen wird, indem Ge-
gensätze einander anziehen, Polarität En-
ergien freisetzt; eine höhere Position liegt
im Gedanken der Ambiguität, der inneren
Dialektik Hegels, die Goethe auf den Begriff brachte: „Jedes ausgesprochene Wort
ruft seinen Gegensinn hervor". Dies bedeutet:
Die Geschlechtsidentität – in ihrer Ambiguität – bildet quasi eine fundamentale Ei-
genschaft des Psychischen ab, nämlich die
basale innere Widersprüchlichkeit des Psy-

chischen. Ich glaube nun, dass hiermit die
bewusstseinsbezogene Funktion der Geschlechtsidentität aber noch nicht erschlos-
sen ist, nämlich ihre Horizonthaftigkeit: d.h.
Geschlechtsidentität als Metapher für
Bewusstsein. Bewusstsein ist ja nur als
asympotischer Rahmen, als Rahmen mit
Horizontcharakter aufzufassen. Es gibt keine
definitive Grenze, keine fixierbare Entität.
Geschlechtsidentität fragt immer nach dem
andern ihrer selbst im Sinne des horizont-
haften Selbstübersteigs. Der Unerschließ-
barkeit des Anderen entspricht das Unein-
holbare im Selben. Insofern ist Im-Ge-
schlecht-Sein eine Form von Bewusstsein.

Prof. Dr. med. Dr. phil. H.M. Emrich
Abt. Klinische Psychiatrie und Psychotherapie
Medizinische Hochschule Hannover
30623 Hannover

Inhalt

1. Einleitung

Störungen der Geschlechtsidentität stehen phänomenologisch und terminologisch am Schnittpunkt der Begriffe Geschlecht und Identität – zwei Konzepte, die für die Humanwissenschaften von grundlegender Bedeutung sind. Diesem Umstand sowie dem äußerst dynamischen Spannungsfeld dieser Grundaspekte der Conditio humana verdanken die Geschlechtsidentitätsstörungen eine starke Beachtung, die ihre eher geringe Prävalenz deutlich übersteigt. Dabei scheint der zentrale Begriff der Geschlechtsidentität prima vista Disparates zu kombinieren: das Geschlecht als festgefügte strukturelle Zugehörigkeit zu einer biologisch und ontogenetisch dauerhaft determinierten Einheit auf der einen Seite und Identität als dynamisches und geschichtliches Prozessgeschehen auf der anderen Seite. Interessanterweise überwiegt in der traditionellen Interpretation der Geschlechtsidentität als früh herausgeformter, in der Regel unverrückbarer Grundgewissheit, männlich oder weiblich zu sein, eindeutig das statische strukturelle Element. Nicht zuletzt durch die Provokation der Geschlechtsidentitätsstörungen mit dem Wunsch des Geschlechtswechsels und das „historische Projekt Transsexualität" (Hirschauer 1992 a) wurde diese Statik aufgeweicht und eine durchlässigere Sichtweise der Geschlechtsidentität nahegelegt. Heute wird in kon struktivistisch beeinflussten Denkrichtungen betont, dass für die Geschlechtsidentität der Körper nicht „Schicksal" sei, sondern wir unsere Gewissheit, Mann oder Frau zu sein, in einem komplizierten, von soziokulturellen Faktoren und den herrschenden Geschlechtsrollenerwartungen nachhaltig beeinflussten Wechselspiel selbst zusammenfügen und in einem lebenslangen, uns zumeist nicht bewussten Prozess anpassen bzw. verändern können. Was also zumeist subtil und unbewusst vonstatten geht, tritt bei den Geschlechtsidentitätsstörungen durch die Behauptung, im „falschen Körper" gefangen, einem „Irrtum der Natur" zum Opfer gefallen zu sein und diesen Körper durch medizinische Maßnahmen dem Geschlechtsempfinden anpassen zu müssen, in ein grelles Licht. In ähnlicher Weise hat Lindemann (1990, 1992) formuliert, dass der Unterschied zwischen Transsexuellen und Nicht-Transsexuellen darin besteht, dass die Transsexuellen wissen, wie sehr sie damit beschäftigt sind, ihr Geschlecht dar- und herauszustellen. Und doch ist gerade bei den Geschlechtsidentitätsstörungen der Körper in besonderer Weise Schicksal; ein Paradoxon dieser Phänomene liegt darin, dass transsexuell Empfindende nur transitorisch die Geschlechtergrenzen transzendieren, da es den Betroffenen ja darum geht, „richtige" Männer oder Frauen zu sein und den Rollenerwartungen möglichst gut und vollständig zu entsprechen.

Gleichwohl haben die Erscheinungsbilder gestörter geschlechtlicher Identität und die große Aufmerksamkeit, die ihnen vom Fach- wie Laienpublikum entgegengebracht wurde, einen nicht zu unterschätzenden Anteil an den Veränderungen im allgemeinen Geschlechtserleben und im Geschlechterverhältnis, von denen die vergangenen zwei Jahrzehnte durchdrungen sind. Ohne Zweifel sind die Geschlechtsidentitäten durchlässiger, die Zuschreibungen zu ihnen variabler geworden und es haben sich – neben der Lösungsschablone „Transsexualität" – eine Reihe von „Abschattierungen" und „Zwischenformen" des Selbsterlebens und Verhaltens in diesem Bereich entwickelt, für die Soziologen Begriffe wie „gender blending" oder „transgenderism" geprägt haben (siehe Devor 1987, 1989). Auch im Bereich der Geschlechtsidentität gibt es demnach Anzeichen für Individualisierungsprozesse, die das geschlechtliche Grundempfinden und dessen Ausgestaltung zu einer von der einzelnen Person zu bewältigenden Aufgabe machen, bei der die vorgegebenen und bahnenden Faktoren an Einfluss zu verlieren scheinen. Gleichsam als Kehrseite dieser gewachsenen Freiheitsgrade ist eine gestiegene Anzahl von Personen festzustellen, die an dieser Aufgabe scheitern und als Patienten mit Störungen der Geschlechtsidentität in Erscheinung treten. Um diese Gruppe soll es in diesem Buch vor allem gehen.

Die vorliegende Arbeit basiert in ihrem empirischen Teil auf den Daten einer prospektiv angelegten Studie über Personen, die aufgrund von Problemen mit ihrer geschlechtlichen Identität die psychiatrische Poliklinik der Abteilung Klinische Psychiatrie und Psychotherapie der Medizinischen Hochschule Hannover (MHH) konsultiert haben. Die Blickrichtung der Untersuchung ist klinisch orientiert und beschäftigt sich mit der Beziehung von Persönlichkeitsmerkmalen und psychopathologischen Faktoren zur Geschlechtsidentitätsproblematik. In der umfangreichen Literaturübersicht konzentrieren wir uns daher vorwiegend auf den relevanten klinisch-empirischen Kenntnisstand. Zuvor sollen aber einige Facetten des wissenschaftlichen und soziokulturellen „Umfelds" des Phänomens aufgezeigt werden. Dabei können nur zwei Aspekte herausgegriffen werden: zum einen soll versucht werden, den Begriff „Identität" etwas näher zu beleuchten, andererseits soll die soziokulturelle Bedeutung sowie die „Attraktivität" der Geschlechtsidentitätsstörungen untersucht werden.

Der Begriff „Identität"

Identität ist ein Grenzbegriff zwischen soziologischer und psychologischer/psychoanalytischer Theoriebildung. Als psychologisches Konstrukt wurde der Begriff Identität wesentlich von Erikson (1980) geprägt. Seine klassische Definition lautet: „Identität ist die unmittelbare Wahrnehmung der eigenen Gleichheit und Kontinuität in der Zeit und die damit verbundene Wahrnehmung, dass andere diese Gleichheit und Kontinuität erkennen". Zwei Aspekte dominieren in dieser Begriffsbestimmung: Die fortwährende Deckungsgleichheit mit sich selbst und deren Bestätigung durch andere. Anders als es in der Definition anklingen mag, sah Erikson Identität jedoch nicht als statische Deckungsgleichheit, sondern als lebenslangen psychosozialen Entwicklungsprozess, in dem er verschiedene Phasen mit einer jeweils phasentypischen Thematik unterschied. Haußer (1995) wies ebenfalls darauf hin, dass es sich bei dem Terminus Identität um einen Begriff mit Prozesscharakter handele, der sich von eher statischen Instanzenbegriffen wie Selbst, Ich oder Persönlichkeit unterscheide. Nach

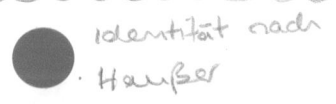

Haußer ist die Identität einer Person selbst-konstruiert, subjektiv, fluktuierend und vor allem relational. Das letztgenannte Attri-but ist neben dem prozesshaften Charak-ter sicher das entscheidende Bestimmungs-stück dieses Begriffs, das schon in der Wortbedeutung selbst zum Ausdruck kommt. In diesem Sinne ist auch der von Ricoeur (1988, 1996) geprägte Begriff d... „narrativen Identität" nur dynamisch z... verstehen. Peters (1984) dagegen definiert Identität rein formal als „Beziehung zwi-schen zwei Gegenständen derart, dass un-ter gewissen Gesichtspunkten beide mit-einander gleich sind, während sie sich unter anderen Gesichtspunkten unterscheiden".

Die bisher genannten Definitions-merkmale werfen eine Reihe von Fragen auf, die auch im Kontext der Geschlechts-identität bedeutsam sind. Ein wesentliches Problem besteht in der Frage, zwischen wel-chen Elementen die Deckungsgleichheit eigentlich bestehen soll. Die verschiede-nen Antworten, die sich auf dieses Problem finden lassen, berühren z.T. philosophische Fragen, wie sie unter dem Stichwort der Selbstfindungsparadoxie bekannt sind: Wie kann man mit sich selbst identisch sein, wie kann man sich selbst finden, wie kön-nen wir zu uns selbst in einer reflexiven Interaktionsbeziehung stehen? Derartige Denkfiguren können wiederum auf ver-schiedenen Grundannahmen beruhen[1]. Eriksons Definition wäre vergleichsweise schlicht, da sie im wesentlichen eine von anderen bestätigte Kontinuität auf der Zeit-achse voraussetzt. Eine komplexere Modell-annahme ergibt sich, wenn – wie in vie-len populären Annahmen – eine „wahre" Identität, ein „wahres" Selbst postuliert wird, das es zu entwickeln, mit dem es eine Deckungsgleichheit herzustellen gilt. Hier geht es darum, mit etwas identisch zu werden, das man irgendwie und irgendwo ja bereits ist oder das zumindest angelegt ist. Wo aber ist der Ort dieser „wahren"

Identität? Denkbar wäre hier eine Art Grundpotential des Individuums, das noch nicht (vollständig) entwickelt ist oder auch das Unbewusste bzw. die Instanz „Es" als Substrat des „unverformten", „wahren" Kerns einer Person. Selbst wenn es einen solchen gibt, welche Instanz sagt uns, dass und wann wir damit identisch sind bzw. uns selbst gefunden haben? Eine Auffassung von Iden-tität als Deckungsgleichheit zwischen verschiedenen Kompartimenten der Innen-welt wirft zahlreiche Probleme auf, deren eingehendere Betrachtung den Rahmen dieser einleitenden Erörterungen übersteigt. Gleichwohl existieren hier Parallelen zu den Geschlechtsidentitätsstörungen, bei denen es immer auch darum geht, die „wahre" Instanz zu bestimmen, die über die Geschlechtsidentität entscheidet (Kör-per bzw. biologisches Geschlecht vs. sub-jektives Empfinden), und die Überzeugungs-kraft und Stabilität der so entstandenen Identitätsbehauptung zu ergründen.

Hinsichtlich des Identitätsbegriffs lässt sich festhalten, dass die zentrale entschei-dungsrelevante Relation einerseits zwischen verschiedenen Kompartimenten der Innen-welt, andererseits zwischen Außen- und In-nenwelt und zwischen verschiedenen Zeit-punkten der innerweltlichen Entwicklung bestehen kann. Ähnlich wie Haußer (1995) kann man dabei davon ausgehen, dass alle drei Relationen für den Prozess der Identitäts-entwicklung von Bedeutung sind. Für die-sen Prozess wiederum sind Identifizierun-gen mit Modellen, Lernen am Modell und Nachahmung entscheidende Vorgänge. In der entstehenden Identität spiegeln sich die emotionalen Valenzen von Dingen und Personen der uns umgebenden Welt, in ihr manifestiert sich das „individuelle Bedeutsamkeitsprofil" (Haußer 1995) und die Attraktoren, die verschiedenen Elemen-te der Außenwelt für uns bilden. Für die Identitätsentwicklung sind sowohl Rollen-erwartungen und gesellschaftlich vorgege-

---

[1]   Vgl. Emrich „Identität und Versprechen" (1994)

bene Kategorien als auch psychische Integrationsprozesse bedeutsam. Darüber hinaus ist für die Identitätsentwicklung die reflexive Wahrnehmung und Bewertung der eigenen Person bedeutungsvoll, da sich die Identität zu einem Gutteil aus den positiven und negativen sozialen Erfahrungen und Verstärkungen herausbildet. Aus psychoanalytischem Blickwinkel sieht Bohleber (1992) Identität als Schnittstelle zwischen gesellschaftlichen Erwartungen und der psychischen Einzigartigkeit der Person sowie als Produkt der Vermittlung und als dynamische Balance zwischen beiden Seiten. Danach stellt das Identitätsgefühl ein wichtiges aktives inneres Regulationsprinzip dar.

Versucht man ein vorläufiges Resümee dieses komplexen Begriffes zu ziehen, dann steht Identität einerseits für die Integrität, Kontinuität und Einheitlichkeit des eigenen emotionalen wie kognitiven Erlebens und beschreibt andererseits die fortlaufende Wechselbeziehung zwischen Bestehendem und Neuem, wobei in dieser Interaktion Prozesse der Assimilation und Akkomodation – wie Piaget (1969) sie für die kognitive Entwicklung beschrieben hat – einen hohen Stellenwert haben. Identität bedeutet Übereinkunft und Widerstreit, Kontinuität und Veränderung zugleich. In ihr drückt sich immer auch unser Wunsch nach Selbstverständnis und Selbsteinordnung aus. Sie stellt nicht selten auch ein nachträgliches Erklären und Verstehen von etwas dar, das „aus uns heraus" zu entstehen scheint. *Identität ist ein wichtiger Organisator unserer Innenwelt, unserer Beziehungen zur Außenwelt und lässt sich als integrierte Gerichtetheit und Regulationsinstanz unseres Denkens und Fühlens beschreiben.* Als grundlegendes Daseinsgefühl ist Identität somit ein dynamischer Prozess, eine dynamische Balance mit einem breiten, allerdings auch überdehnbaren Adaptationsbereich. Identität hat immer eine persönliche Geschichte und beruht in ihrer Kontinuität maßgeblich auf der Konstanz unserer Wahrnehmung und unseres emotionalen Reagierens, die uns das Gefühl gibt, in überdauernder Weise „wir selbst" zu sein.

Störungen der Geschlechtsidentität und ihre soziokulturelle Bedeutung

Geschlechtsidentitätsstörungen fanden seit jeher trotz ihres eher seltenen Auftretens sowohl in der Wissenschaft wie beim Laienpublikum ein großes Interesse. Das subjektive Empfinden, eine Frau im Männerkörper oder ein Mann im Frauenkörper zu sein, löst bei anderen Menschen ein breites Spektrum an Gefühlen und Reaktionen aus, die von Ablehnung und Empörung über Verwirrung bis zu Interesse und Faszination reichen. Da diese Reaktionen und Einstellungen professioneller Fachvertreter und der Öffentlichkeit die klinische Bewertung und die Behandlungskonzepte nachhaltig beeinflusst haben, ist es notwendig, hier einige Aspekte der soziokulturellen Bedeutung von Geschlechtsidentitätsstörungen darzustellen.

Bewertung und gesellschaftlicher Umgang mit Störungen der Geschlechtsidentität sind geprägt von erheblichen Veränderungen im Zusammenhang mit Sexualität und Geschlechtlichkeit, die sich durch die Stichworte Reflexivität und Modellierbarkeit umreißen lassen und darin Parallelen und Schnittflächen mit dem Konstrukt Identität aufweisen. Der britische Soziologe Giddens (1993) sieht die „modellierbare Sexualität" als ein wichtiges Kennzeichen der Spätmoderne. Der Begriff beschreibt Sexualität als selbstreferentielles System und bringt zum Ausdruck, dass Sexualität heute reflexiv erfasst und entwickelt wird und nicht mehr als natürliche Gegebenheit erlebt wird, die es zu akzeptieren gilt.

Die einst klar gesetzten Grenzen zwischen „normaler" und „abweichender" Sexualität lösen sich auf und sexuelle Varianten vermischen sich mit der alltäglichen sexuellen und sozialen Lebenswelt, was man exemplarisch an der Popularisierung sadomasochistisch getönter Elemente und Versatzstücke beobachten kann.

Für Giddens gewinnt der Körper in diesem Prozess eine immer größere Bedeutung, da er zunehmend zum sichtbaren (und vielleicht letzten) Träger der eigenen Identität wird. Das Konstrukt Identität enthüllt seinen Doppelcharakter im Kontext von Sexualität und Geschlechtlichkeit besonders deutlich. Die oben skizzierte Durchlässigkeit und Offenheit von Identität markiert die persönliche Rolle und den Charakter eines Menschen als veränderliche Größe. Damit erhöhen sich die Freiheitsgrade, aber auf der anderen Seite wird der Lebensentwurf unsicher und unbestimmt und zu einer immer wieder neu zu lösenden Aufgabe. Baumann (1995) weist darauf hin, dass bis zur Mitte dieses Jahrhunderts das Problem der Identität darin bestand, sich als konsistenter und kohärenter Charakter zu etablieren, der entschlossen ein fest definiertes Lebensprogramm verwirklicht. Das Streben nach einer klaren, verlässlichen Identität ist zwar auch heute noch für die meisten Menschen ein wichtiges Anliegen, doch das drastisch gestiegene Veränderungstempo und die Dynamisierung der Lebensabläufe erfordern eine viel größere Flexibilität und erlauben vielfach keine dauerhaften Festlegungen mehr. Die Gratwanderung zwischen einer soliden Identität und der Offenheit für neue Herausforderungen und Entwürfe ist häufig gefährdet und mit erheblichem psychischen Aufwand verbunden. Das Gefühl, niemals anzukommen, nicht zu wissen, wohin man gehört, ob man mit der jeweiligen Identität akzeptiert wird und reüssieren kann, setzt defensive Mechanismen in Gang, die wiederum eine verstärkte Sehnsucht nach einer klaren Identität hervorrufen. Identität oszilliert so zwischen Offenheit und Flexibilität einerseits und defensiver Fixierung andererseits.

Eine wichtige Funktion der Geschlechtsidentitätsstörungen hat darin bestanden, dass sie aufgezeigt haben, wie viele der gerade für die „allgemeine" Identität genannten Aspekte und Veränderungen ebenso für die Geschlechtsidentität gelten. Auch das subjektive Empfinden der Geschlechtszugehörigkeit wird in einer dichten Folge von Interaktionen und psychosozialen Entwicklungsprozessen „konstruiert" und aktiv strukturiert und die Identität als Mann oder Frau benötigt lebenslang Quellen der Bestätigung und Selbstvergewisserung. Geschlechtsidentität ist mehr als die Gewissheit, einen männlichen oder weiblichen Körper zu haben, sie kennzeichnet und errichtet einen individuellen Sinnzusammenhang und eine individuelle Geschichte der Geschlechtlichkeit. Die Störungen der Geschlechtsidentität übersteigern und radikalisieren diese Sichtweise durch ihre Behauptung, dass für die Geschlechtsidentität nicht die biologischen Gegebenheiten maßgeblich sind, sondern das subjektive Erleben. Für die Betroffenen ist nicht das eigene Erleben „falsch", sondern der eigene Körper. Nicht das Identitätsgefühl soll korrigiert, sondern der Körper diesem angepasst werden. Diese Vorrangigkeit der Selbstwahl über die „Natur" überträgt die Modellierbarkeit und Reflexivität auch auf die Geschlechtsidentität, ist in sich aber letztendlich widersprüchlich und gebrochen. Die „Emanzipation" vom Körper oder von der Biologie, die von vielen Befürwortern als progressives Moment der Geschlechtsidentitätsstörungen bewertet und begrüßt wurde, ist gerade nicht kennzeichnend für diese Menschen, deren Erleben in besonderem Maße abhängig ist von ihrem „falschen" Körper und deren ganzes Streben sich darauf richtet, den „richtigen" Körper zu bekommen. Während dieser Aspekt jedoch kaum Beachtung findet, hat die Dominanz des innerpsychischen Erlebens für die Konstituierung der Geschlechtsidentität weit über die Geschlechtsidentitätsstörungen hinaus Auswirkungen gehabt und erklärt einen Teil der soziokulturellen Bedeutung dieser Phänomene.

Die von Hirschauer (1992 a, 1993) in diesem Kontext aufgeworfene Frage, wie es möglich war, dass durch den Einfluss der Geschlechtsidentitätsstörungen „das Geschlecht in die Seele" wandern konnte, leitet zu einer weiteren Facette der soziokulturellen Bedeutung dieser Erscheinungen über. Bei den Störungen der Geschlechtsidentität begegnet man der oben bereits angeklungenen Frage nach der „wahren" Identität und deren Ort ebenfalls in einer zugespitzten und verdichteten Form. Hier ist es das Bestehen auf einem „wahren" und authentischen Urgrund der Geschlechtsidentität. Die populäre Formel vom „falschen Körper", in dem Menschen mit einer gestörten Geschlechtsidentität gefangen sind, macht nur Sinn, wenn es so etwas wie eine „echte" und im Individuum bereits a priori angelegte Identität gibt. Wenn man die Geschlechtsidentität dagegen als Ergebnis eines psychosozialen Interaktionsprozesses betrachtet, ist es unsinnig, den Körper oder das subjektive Empfinden als „falsch" oder unpassend zu bezeichnen. *Man kann den Entwicklungsprozess allenfalls als misslungen ansehen, da die Deckungsgleichheit zwischen Körper und subjektivem Empfinden nicht oder unvollständig herausgebildet ist.* Da die Identitätskerne sehr früh angelegt werden, ist es für viele Menschen kaum vorstellbar, dass sie in Interaktionsprozessen und vor allem durch die regulierende Aktivität der primären Bezugspersonen erworben worden sind. Daher scheint für viele die Vorstellung attraktiver, es handele sich dabei um etwas, das „aus uns heraus" kommt.

Die Suche nach dem echten und authentischen „Wesenskern", zu dem es vorzudringen gilt bis hin zur chirurgischen Veränderung des Körpers, erklärt einen weiteren Aspekt der Attraktivität und

soziokulturellen Bedeutung der Geschlechtsidentitätsstörungen, ist allerdings keineswegs nur bei diesen Phänomenen vorzufinden. Nach Pohlen und Bautz-Holzherr (1995, S. 31) ist die Echtheit „zum Fetisch für das Verlangen nach dem abwesenden Original geworden, und jedermann ist heute, unter anderem mit Hilfe der psychosozialen Dienste, unter dem Zwang, sich das richtige Selbst zu beschaffen". Da es immer schwieriger wird, eine individuelle Identität zu entwickeln, gewinnen vorgefertigte Lösungsschablonen und standardisierte Biographien an Attraktivität, die die Sehnsucht nach dem Echten und Authentischen bedienen. Eine dieser Lösungsschablonen ist die Transsexualität mit ihrer Versprechung des „Geschlechtswechsels" bzw. der „Geschlechtsumwandlung".

Der letzte Aspekt der soziokulturellen Bedeutung der Geschlechtsidentitätsstörungen, der hier erwähnt werden soll, steht mit den bereits thematisierten in Verbindung und stellt gleichfalls eine Akzentuierung breiterer Strömungen dar. Etwas vergröbert könnte man ihn als den narzisstischen Aspekt bezeichnen, da das transsexuelle Empfinden und der Wunsch nach Geschlechtswechsel auch impliziert, beide Geschlechter sein zu wollen, und wohl von der Illusion genährt wird, eine ungetrennte Vollkommenheit erreichen zu können. Bei vielen Patienten mit Geschlechtsidentitätsstörungen imponiert eine Gratwanderung zwischen einem primär-narzisstischen Streben, beide Geschlechter sein zu wollen und gleichsam auf niemand Anderen angewiesen sein zu müssen einerseits und einer bisweilen autistisch anmutenden Abgeschlossenheit andererseits. Der Wunsch nach „Geschlechtsumwandlung" bedeutet auch, der Begegnung mit dem anderen Geschlecht, mit dem „Fremden" auszuweichen, da man reklamiert, das Andere selbst zu sein bzw. sein zu wollen. Die Vorstellung, die Geschlechtergrenzen auf diese radikale Weise überwinden zu können, erklärt ebenfalls einen Teil der Attraktivität der Phänomene, die im folgenden eingehender dargestellt werden sollen.

Die soziokulturellen Aspekte der Geschlechtsidentität und ihrer Störungen, die hier nur ausschnitthaft angesprochen werden konnten, haben das „historische Projekt Transsexualität" (Hirschauer 1992 a, 1993) erst möglich gemacht, dessen Folgen und Implikationen in dieser Arbeit noch häufiger aufgegriffen werden. Für seine Auswirkungen auf die klinische Praxis gilt im besonderen Maße Hirschauers Analyse, mit deren Zitat dieser Abschnitt schließt: „Die Pluralität von Interessiertheiten und Perspektiven garantiert dem historischen Projekt eine Eigendynamik, in der die Teilnehmer sich ständig mit den nichtintentionalen Konsequenzen ihres Handelns konfrontiert sehen".

Historische und ethnologische Aspekte des Phänomens

Bereits in der griechischen und römischen Literatur existieren Abhandlungen über Personen, bei denen eine Geschlechtsidentitätsstörung beschrieben wurde. Entsprechende Literaturstellen finden sich beispielsweise bei Philo aus Alexandria, bei Herodot, bei Ovid, bei Zonaras und bei Cedrenus sowie später etwa bei Shakespeare. Neben derartigen historischen Quellen weisen zahlreiche ethnologische Beobachtungen etwa an amerikanischen Indianern, in Polynesien oder Südostasien darauf hin, dass das Phänomen der Geschlechtsidentitätsstörung offenbar zu allen Zeiten der Menschheit und in den unterschiedlichsten Kulturen existierte. Zur Veranschaulichung seien hier nur einige in der Literatur angeführte Beispiele berühmter Sagengestalten bzw. Persönlichkeiten erwähnt: Hercules wurde in der griechischen Mythologie als Crossdresser porträtiert. Auch der römische Kaiser Caligula wies eine Präferenz für das Leben im anderen Geschlecht auf (Pauly und Edgerton 1986). Die französische Schriftstellerin George Sand lebte viele Jahre als Mann gekleidet, obwohl sie biologisch eine Frau war. Dieses Verhalten war allerdings vermutlich nicht durch eine zugrundeliegende Störung der Geschlechtsidentität motiviert, sondern begründete sich aus dem Umstand, dass sie anders nicht hätte publizieren können. Stoller (1975 a) wies auf den deutschen Poeten Rainer Maria Rilke hin, der von seiner Mutter bis zum sechsten Lebensjahr als Mädchen aufgezogen wurde, um den Verlust einer älteren Schwester, die als Säugling starb, zu überwinden.

Problematisch an den vorliegenden historischen Beschreibungen aus der klassischen, der anthropologischen oder der soziologischen Literatur ist allerdings deren vage Definition des Crossdressing bzw. des Geschlechtswechsels und – wie angeklungen – die sich dahinter verbergenden Motive. Es ist deshalb schwierig, bei den genannten Fällen (retrospektiv) zwischen Transvestiten und Transsexuellen zu unterscheiden, zumal der Begriff „Transsexualismus" erst in diesem Jahrhundert geprägt wurde. Z.T. handelte es sich bei den historischen Kasuistiken auch um reversible Geschlechtsumwandlungen. Die Beschreibung des Lebens des englischen Armeearztes James Barry, der erst nach seinem Tod als Frau identifiziert wurde, ist nach Bullough (1975) möglicherweise ein Beispiel für einen historischen Fall von Transsexualismus, wohingegen beispielsweise der oft zitierte Chevalier D'eon Beaumont vermutlich kein Transsexueller gewesen ist. Er war französischer Diplomat im 19. Jahrhundert und verbrachte von seinen 83 Lebensjahren 49 als Mann und 34 als Frau; wobei seine Neigung vermutlich wesentlich durch politische Interessen und Ziele bestimmt wurde.

Die gesellschaftliche Definition und Bewertung des Phänomens Transsexualität ist dabei in den verschiedenen Kulturen durchaus eine unterschiedliche. So wiesen

Coleman, Colgan und Gooren 1992 darauf hin, dass beispielsweise in Myanmar, dem ehemaligen Burma, nicht die uns gebräuchlichen Konzepte von Transsexualismus, „gender dysphoria", Transvestitismus und Homosexualität existierten und abgegrenzt würden, sondern hier lediglich zwischen geschlechtskonformem und nicht-konformem Verhalten unterschieden werde. Geschlechtswechsler nahmen etwa im Schamanismus eine besondere Stellung ein (Bleibtreu-Ehrenberg 1997), wohingegen die Gesellschaft der westlichen Welt gegenüber allen Arten von sexuellen Abweichungen weniger Toleranz zeigte. Transvestitismus wird in der Fachdiskussion üblicherweise mit psychopathologischen Begriffen definiert, wohingegen Bullough (1974) darauf hinwies, dass man dieses Phänomen auch unter dem Aspekt des gesellschaftlichen Status, d.h. des hiermit verbundenen Gewinns oder Verlustes, betrachten könne. Als interessante Beispiele hierfür führte er die „heiligen Transvestiten" des Mittelalters an. Bei all diesen handelte es sich um biologische Frauen, die erst durch ihren Kleidungswechsel hin zum Männlichen Bedeutung erlangen konnten. Der kausale Grund für die Ablehnung des Transvestitismus in der westlichen Welt ist seiner Überzeugung nach nicht so sehr in entsprechenden Bibelverboten (Deuteronomium, 5. Buch Mose 22:5, zit. nach Bullough) zu sehen, sondern in dem damit verbundenen Statusverlust. Der Wunsch nach einem derartigen Statusverlust bzw. die Flucht vor Verantwortung, ob permanent oder vorübergehend, kann demnach heutzutage eine der möglichen Erklärungen für das Transvestieren von Männern darstellen und dies unabhängig von ihrer sexuellen Orientierung.

Die erste medizinische Abhandlung über eine Störung der Geschlechtsidentität mit Wunsch nach Geschlechtswechsel erfolgte durch Friedreich 1830 (zitiert nach Mate-Kohle, Freschi 1988). Transsexualismus als Krankheitsbegriff etablierte sich in der medizinischen Terminologie erst Mitte die-

sen Jahrhunderts nach einem längeren nosologischen Differenzierungsprozeß. Die Einführung des Terminus „transsexuell" in das medizinische Schrifttum ist auf Hirschfeld zurückzuführen, der 1910 in seinem Buch „Die Transvestiten – eine Untersuchung über den erotischen Verkleidungstrieb" zunächst von „Transvestitismus" sprach, um bestimmte klinische Verlaufsformen, die bis Ende des letzten Jahrhunderts etwa von Westphal (1869 „conträre Sexualempfindung"), Krafft-Ebing (1877 „metamorphosis sexualis paranoica") oder Ulrichs (1898) noch unter der Überschrift „Homosexualität" abgehandelt wurden, von diesen abzugrenzen. In weiteren Schriften erarbeitete Hirschfeld eine Gruppeneinteilung, in der er quasi differentialdiagnostische Überlegungen anstellte. 1923 verwandte er dann erstmalig den Begriff „psychisch transsexuell", ohne dass dieser allerdings in der Fachdiskussion unmittelbar aufgegriffen wurde. Irrtümlicherweise wird der Terminus „Transsexualität" vielmehr zumeist Cauldwell oder auch Benjamin zugeschrieben. Cauldwell beschieb 1949 einen Fall von „Psychopathia transsexualis", eine Frau mit der festen Überzeugung, eigentlich Mann zu sein.

Der aus Berlin emigrierte Benjamin machte von 1953 an den Begriff „Transsexualität" populär und grenzte ihn deskriptiv vom Transvestitismus ab. Ende der vierziger Jahre hatte er, der als Urologe (gemäß Springer 1981, S. 200), Gerontologe, Endokrinologe und Sexologe in New York City in einer Privatpraxis praktizierte, erstmals von Kinsey einen von dessen Patienten mit transsexueller Symptomatik zugewiesen bekommen. Benjamin wurde schließlich zum Pionier auf dem Gebiet der diesbezüglichen Forschung; Anfang der sechziger Jahre gründete er die Harry-Benjamin-Foundation. 1979 etablierte sich die Harry-Benjamin-International-Gender Dysphoria-Association (HBIGDA) als internationale Fachgesellschaft.

Hirschfeld war 1918 auch der erste, der über eine Brustamputation eines 25-jährigen

Mädchens berichtete, Mühsam (1921, 1926) und Abraham (1931) publizierten kurz danach als erste über genitaltransformierende Operationen an sog. männlichen und weiblichen Transvestiten in Berlin. Während der Zeit des Nationalsozialismus wurden in Deutschland die Strafbestimmungen für homosexuelles Verhalten verschärft und Homosexuelle, Transvestiten und Transsexuelle in Konzentrationslager verschleppt, so dass in dieser Zeit so gut wie keine der Problematik der Geschlechtsidentitätsstörung/en gerechtwerdende wissenschaftliche Auseinandersetzungen im deutschen Sprachraum bekannt sind.

Der Werdegang von Benjamins siebter Patientin, Christine Jorgensen, einer Mann-zu-Frau-Transsexuellen (Wheeler, Schaefer 1988), deren operative Geschlechtsumwandlung in Dänemark 1953 von Hamburger, Stürup und Dahl-Iversen publiziert und mit großem Interesse von der Laienpresse aufgegriffen wurde, erlangte weltweite Aufmerksamkeit. Letztlich wurde hierdurch auch die zunehmende Etablierung der „medizinischen Geschlechtsumwandlung" sowie die weitgehende Akzeptanz derselben als „angemessenes Behandlungskonzept" für Patienten mit transsexuellem Empfinden angestoßen. Pfäfflin und Junge referierten 1988, dass die medizinische Geschlechtsumwandlung bei Männern und Frauen mittlerweile in so unterschiedlichen Kulturkreisen wie der Volksrepublik China, dem Scheichtum Kuweit, buddhistischen und hinduistischen Kulturen in Ostasien, katholischen Kulturen wie Spanien und südamerikanischen Ländern und auch in hochindustrialisierten Kulturen wie Australien, westeuropäischen Länder sowie Nordamerika durchgeführt werde. Die operative Angleichung an das Gegengeschlecht wurde bzw. wird dabei – darauf wiesen u.a. Rauchfleisch, Barth und Battegay (1998) hin – seit den fünfziger Jahren (zumeist) als die einzige Behandlungsmethode angesehen, die den Transsexuellen ihre schwierige psychosoziale Situation erleichtern kann.

Zur Zielsetzung dieses Buches

In diesem Band wird erstmals im deutschen Sprachraum eine prospektive empirische Untersuchung zu den Persönlichkeitsmerkmalen und zum Verlauf von Geschlechtsidentitätsstörungen vorgelegt und gleichzeitig eine umfassende Bestandsaufnahme zum medizinisch-psychologischen Kenntnisstand vorgenommen. Ziel ist es dabei, den mit dieser Personengruppe befassten Berufsgruppen in Anbetracht der großen Streubreite der Erscheinungsbilder von Geschlechtsidentitätsstörungen handhabbare Subtypen und Kategorisierungsansätze zur Verfügung zu stellen, die bei der diagnostischen Einschätzung und Therapieplanung eine Hilfestellung geben können. So sollen vor allem prognostische Kriterien herausgearbeitet werden, die dem Therapeuten Hinweise auf den wahrscheinlichen Verlauf und auf die voraussichtlichen Auswirkungen einer Behandlung bei einer bestimmten Merkmalskonstellation des Patienten geben können.

Anhand der empirischen Daten soll deshalb hier versucht werden, genauere Informationen über den „Werdegang" von geschlechtsidentitätsgestörten Personen zu erhalten, die aufgrund ihres transsexuellen Empfindens therapeutische Hilfe in Anspruch nehmen. Bei der Frage nach Differentialdiagnose, Subtypen und Persönlichkeitsstruktur soll es vorrangig darum gehen, unter welchen Bedingungen und welchen Merkmalskonstellationen es (am ehesten) zu einem organisierten, festgefügten Wunsch nach einem Geschlechtswechsel kommt. Eines der wichtigsten Ziele ist es hierbei, die prognostischen Indikatoren zu identifizieren und weiter herauszuarbeiten, die dazu beitragen können, die bestmögliche Behandlung für den Einzelfall anzubieten. Ziel dieser Arbeit ist es schließlich auch, basierend auf den gewonnenen Erkenntnissen eine möglichst differentielle Behandlungsempfehlung abzugeben, wobei die Diskussion diesbezüglich neben den eigenen empirischen Ergebnissen das historische Bedingungsgefüge des Behandlungszuganges „medizinische Geschlechtsumwandlung" und dessen „Strahlkraft" berücksichtigt und darüber hinaus aktuelle Strömungen des soziokulturellen Wandels einbezieht.

2. Störungen der Geschlechtsidentität: der heutige Kenntnisstand im Überblick

2.1 Definition, Klassifikation und Vorkommen

Zur Begriffsdefinition und klassifikatorischen Einordnung

Mit dem Begriff „transsexuell" werden tief in ihrer Geschlechtsidentität gestörte Menschen bezeichnet, die sich dem ihrer Biologie konträren Geschlecht zugehörig fühlen und entsprechende körperliche Veränderungen anstreben. „Transsexuell" ist dabei in der Regel eine Selbstdiagnose und fast immer verbunden mit dem Wunsch, geschlechtskorrigierende Maßnahmen hormoneller sowie operativer Art zu erlangen. Seit Beginn der wissenschaftlichen Beschäftigung mit dem Phänomen der Geschlechtsidentitätsstörungen gibt es eine anhaltende Kontroverse sowohl über die adäquate Terminologie als auch über die angemessene Behandlung. Der Begriff Transsexualität wurde bis zu seiner Berücksichtigung in den modernen psychiatrischen Klassifikationsschemata in sehr unterschiedlicher Definition verwendet und die Diskussion um eine angemessene Klassifikation ist weiterhin im Fluss, wie die bedeutsamen Veränderungen in der letzten Fassung des Diagnostischen and Statistischen Manuals der Amerikanischen Psychiatrischen Gesellschaft (DSM IV, 1994) zeigen. Bereits 1968 kritisierten Kubie und Mackie, dass der Begriff „Transsexualität" der Komplexität der Phänomene nicht gerecht werde und einen falschen Grad an Klarheit im Hinblick auf die Diagnosestellung und ätiologische Einordnung der Syndrome impliziere. Meyer, der 1973 vorschlug, den Begriff „Transsexualismus" nur auf solche Individuen zu beschränken, die eine operative Geschlechtsumwandlung absolviert haben, wies auf die „unpräzise" Verwendung dieses Terminus sowie auf die begrenzte Aussagekraft der diagnostischen Kategorien Transsexualismus, Transvestitismus und Homosexualität hin, da viele Betroffene in die Zonen zwischen diese Typologien fallen würden.

Diagnostische Leitlinien

In Anlehnung an Pfäfflin und Junge (1992) sollen hier vor Darstellung der aktuellen Klassifikationsschemata die divergierenden Entwicklungslinien der diagnostischen Konventionen in Europa und in Nordamerika nachgezeichnet werden:

In Europa orientierte man sich bei der Einordnung der Geschlechtsidentitätsstörungen stärker an kategorialen diagnostischen Unterscheidungen, was sich aus der Tradition der psychopathologischen Klassifikation erklären lässt und zur Abgrenzung der Diagnose „Transsexualität" als nosologische Entität von anderen psychopathologischen Phänomenen führte. Dagegen wurden in Nordamerika eher die fließenden Übergänge zu anderen psychopathologischen Erscheinungen betont und das transsexuelle Syndrom als Extremausprägung eines breitgefächerten Spektrums von Geschlechtsidentitätsstörungen aufgefasst. Dementsprechend ist der dortige Umgang mit Behandlungswünschen eher pragmatisch und dem erfolgreichen Absolvieren des Alltagstests wird für die Indikation geschlechtskorrigierender Maßnahmen eine größere Bedeutung beigemessen als der diagnostischen Einordnung (Gandy 1973, Laub und Fisk 1974).

ICD 9/10

In der Bundesrepublik Deutschland wird ebenso wie anderswo in Europa nach der von der Weltgesundheitsorganisation herausgegebenen Internationalen Klassifikation der Erkrankungen ICD klassifiziert. Die 9. Version der ICD (Weltgesundheitsorganisation 1978, deutsch: Degwitz et al. 1980), unterschied in dem Kapitel „Sexuelle Verhaltensabweichungen und -störungen" erstmals Transsexualismus (302.5) von Transvestitismus (302.3) sowie von anderen „Störungen der psychosexuellen Identität" (302.6). 1991 wurde die ICD 10 (Weltgesundheitsorganisation 1991, deutsch: Dilling, Mombour, Schmidt 1991) vorgestellt, in der Transsexualität (F 64.0) im Kapitel „Persönlichkeits- und Verhaltensstörungen" unter dem Abschnitt „Störungen der Geschlechtsidentität" erfasst wird.

Diagnostische Kriterien für Transsexualismus (F 64.0) nach ICD 10

- Wunsch, als Angehöriger des anderen anatomischen Geschlechts zu leben und anerkannt zu werden,
- anhaltendes Gefühl des Unbehagens oder der Nichtzugehörigkeit hinsichtlich des eigenen Geschlechts,
- anhaltender (seit mindestens 2 Jahren kontinuierlich bestehender) Wunsch nach hormoneller und chirurgischer Behandlung, um den eigenen Körper dem bevorzugten Geschlecht soweit wie möglich anzugleichen.

Nach dieser Definition darf kein Zusammenhang mit intersexuellen, genetischen oder geschlechtschromosomalen Anomalien bestehen und die transsexuelle Identität darf auch nicht Symptom einer anderen psychischen Störung sein.

DSM III/III-R

In die Klassifikation der „American Psychiatric Association" (APA), dem „Diagnostic and Statistical Manual of Mental Disorders" (DSM), wurde Transsexualismus als psychiatrische Diagnose erstmals 1980 in die DSM III und zwar in das Kapitel „psychosexuelle Störungen" aufgenommen. In der DSM III R erfolgte die Zuordnung der Geschlechtsidentitätsstörungen 1987 dann im Kapitel Störungen der Geschlechtsidentität. Darin wurde bei Adoleszenten und Erwachsenen wiederum zwischen „Transsexualismus" (302.5) und einer „Störung der Geschlechtsidentität in der Adoleszenz oder beim Erwachsenen, nicht-transsexueller Typ" (302.85) sowie „Störungen der Geschlechtsidentität NNB" (nicht näher bezeichnet) differenziert. Mit sexueller Erregung konnotiertes Crossdressing im Sinne eines fetischistischen Transvestitismus wurde hingegen im Kapitel „sexuelle Störungen" (302.3) abgebildet.

In der DSM-IV (APA 1994) wurde die Diagnose „Transsexualität" als distinkte diagnostische Kategorie fallengelassen und nur noch von „Störung(en) der Geschlechtsidentität" gesprochen, was als „Rückzugsversuch" interpretiert werden muss. Das Expertengremium der APA, das mit der wissenschaftlichen Überarbeitung der Klassifikation derartiger Phänomene betraut war, konstatierte, dass bisher als transsexuell etikettierte Menschen sehr unterschiedliche Entwicklungen genommen hätten und eine erhebliche Reaktionsbreite aufweisen würden, nicht nur bzgl. ihrer Probleme mit der geschlechtlichen Identität und ihrer sexuellen Orientierung. Ein wesentliches Motiv für den Begriffswechsel war zudem, die klinische Diagnose einer Geschlechtsidentitätsstörung nunmehr von den Kriterien abzukoppeln, die von einem „überzeugenden" Bewerber für eine geschlechtskorrigierende Operation erfüllt werden müssen. Nach Expertenmeinung bestehen zudem keine scharfen Grenzen zwischen geschlechtsdysphorischen Menschen mit und ohne Umwandlungsbegehren und aktuellere empirische Erkenntnisse haben deutlich gemacht, dass es ein großes Spektrum von Geschlechtsidentitätsstörungen gibt, auch im Hinblick auf deren Ausprägung, Konstanz und die zugrunde liegende Genese (Bradley et al. 1991). Beispielsweise entwickelt nur eine kleine Minorität von gegengeschlechtlich identifizierten Kindern, die prospektiv verfolgt wurden, eine Transsexualität. Hingegen bleiben offenbar Personen, die in ihrer Adoleszenz gegengeschlechtlich identifiziert sind, zu einem deutlich höheren Prozentsatz geschlechtsidentitätsgestört und suchen wegen ihres transsexuellen Empfindens schließlich eine entsprechende Behandlung (McCauley, Ehrhardt 1984). Auch der in der DSM III vorgenommene differentialdiagnostische Ausschluss von Individuen mit fetischistischem Transvestitismus ließ sich nicht mehr halten, da nach verschiedenen Studien (Buhrich und McConaghy 1978, Blanchard und Clemmensen 1988) etwa die Hälfte derjenigen nicht-homosexuellen

Männer, die eine ausgeprägte Geschlechtsidentitätsstörung aufweisen, beim Umkleiden – zumindest gelegentlich – nach wie vor sexuell erregt werden bzw. masturbieren.

Gender Dysphoria Syndrome

Bei der Diskussion um die Begrifflichkeiten muss als weiterer wichtiger Terminus das „gender dysphoria syndrome" berücksichtigt werden. Dieser Terminus wurde in den siebziger Jahren von der Arbeitsgruppe in Stanford um Laub und Fisk (Fisk 1973) geprägt und als eine Art Sammeldiagnose zur Unterscheidung verschiedener Formen abweichender bzw. gestörter geschlechtlicher Identität und/oder Orientierung benutzt. Im Kontrast zu den Befürwortern kritisierte Sigusch (1991 a, b, 1992), dass die Verwendung des Begriffes „gender dysphoria syndromes" als komplexe Sammelbezeichnung die diesem Gebiet impliziten differentialdiagnostischen Schwierigkeiten eher noch potenziere.

Die in diesem Buch verwendete Terminologie

Im folgenden wird der Begriff *„transsexuelles Empfinden"* verwendet, um das subjektive Erleben der gegengeschlechtlichen Identifizierung sowie den damit regelhaft verbundenen Wunsch nach einer Geschlechtsumwandlung auszudrücken. Aufgrund des aufgezeigten Wandels, den die Diagnose „Transsexualität" im Laufe der Zeit erfahren hat, wird im folgenden vorrangig von *„Geschlechtsidentitätsstörung(en)"* gesprochen, gelegentlich werden auch die englischen Begriffe *„gender identity disorder(s)"* oder *„gender dysphoria"* verwendet. Betroffene biologische Männer werden als *„Mann-zu-Frau-Transsexuelle"* bzw. abgekürzt als *M-F-TS* bezeichnet, biologische Frauen mit Wunsch nach Geschlechtswechsel entsprechend als *„Frau-zu-Mann-Transsexuelle"* oder *F-M-TS*. Diese Terminologie wird im Literaturteil dieser Arbeit ebenso für Individuen nach Abschluss der Behandlung und rechtlichen Umwandlungsschritte beibehalten, wohlwissend, dass es sich nunmehr, auch nach den rechtlichen Rahmenbedingungen, um Frauen bzw. Männer handelt. Diese Begriffsverwendung ist in keiner Weise als Diskriminierung intendiert, sondern erfolgt allein aus Überlegungen der besseren Übersichtlichkeit.

Im empirischen Teil wird zur Vereinfachung der Ergebnisdarstellung jeweils das biologische Geschlecht der Patienten als Basis genommen. Diese Konvention wurde u.a. auch deshalb favorisiert, um der Gegebenheit Rechnung zu tragen, dass sich unsere Stichprobe aus ganz unterschiedlichen Subgruppierungen von Menschen mit einem Unbehagen in ihrer dem biologischen Geschlecht entsprechenden Geschlechtsrolle bzw. einem Wunsch nach Geschlechtswechsel zusammensetzt und nicht alle im eigentlichen Sinne transsexuell sind.

Um die sexuelle Orientierung bzw. erotische Partnerpräferenz zweifelsfrei zu dokumentieren, wird im folgenden von *„gynäphiler"* Ausrichtung gesprochen, wenn eine Vorliebe für das weibliche Geschlecht besteht, und von **„androphiler"** Orientierung bei erotischer Zuneigung zum männlichen Geschlecht. In dieser Arbeit wird teilweise auch der schwer übersetzbare Begriff „cross-dressing" verwendet. Er meint das episodische oder ständige Tragen von Kleidung des anderen Geschlechts unabhängig von der sexuellen (etwa fetischistischen) Konnotation, unabhängig von der Art der Kleidung und unabhängig davon, ob diese heimlich oder öffentlich getragen wird.

Zur Vorkommenshäufigkeit von Geschlechtsidentitätsstörungen

Nicht-geschlechtsrollen-konformes bzw. gegengeschlechtliches Verhalten tritt universal in den verschiedensten menschlichen Gesellschaften auf, die Reaktion hier-

auf ist in den Kulturen allerdings sehr unterschiedlich und es ist wahrscheinlich, dass derartige kulturelle Faktoren die Prävalenz gegengeschlechtlicher Verhaltensweisen beeinflussen. So zeigten Goldman und Goldman (1982) in ihrer kulturübergreifenden Untersuchung über die sexuellen Gedanken von Kindern, dass 5% der Jungen und 9,5% der Mädchen eine Aversion gegenüber ihrem biologischen Geschlecht aufwiesen. Diese Reaktion war in der Adoleszenz für 13-jährige Jungen in Australien mit 30% am höchsten, sie wurde in den USA entsprechend mit 20% bestimmt, wohingegen in Schweden bei gleichaltrigen Jungen fast keine derartigen Reaktionen verzeichnet werden konnten. Bancroft (1989) schloss aus diesen Zahlen, dass die Wahrscheinlichkeit, dass ein Unbehagen mit der Geschlechtsrolle aufkommt, um so größer ist, je rigider die Geschlechtsrollenstereotypien einer Gesellschaft sind. Rigide Erwartungen könnten Angst und Unsicherheit in bezug auf die eigene Geschlechtsidentität mit sich bringen und das transsexuelle Empfinden kann dafür eine Art Copingmechanismus darstellen. Unterschiedliche Prävalenzraten können also nicht ohne Berücksichtigung soziokultureller Faktoren interpretiert werden, was auch für die populäre Überlegung gilt, dass gerade das Infragestellen gängiger gesellschaftlicher Konstruktionen und Konventionen in der modernen Gesellschaft insbesondere bei selbstunsicheren Persönlichkeiten zu einer weitgestreuten Angst im Hinblick auf das persönliche und sexuelle Funktionieren und die eigene sexuelle Rolle führt, die wiederum den Nährboden für die zunehmende Nachfrage nach hormoneller und operativer Geschlechtsumwandlung darstellt.

Bundesrepublik Deutschland

Zur Prävalenz der Transsexualität in der Bundesrepublik geben die Erhebungen von Osburg und Weitze (1993) bzw. Weitze und Osburg (1996) wichtige Anhaltspunkte, die in der Zeit von 1981 bis 1990 bei den zuständigen Amtsgerichten in den alten Bundesländern recherchiert haben, wie viele Personen im genannten Zeitraum Anträge auf Vornamens- und/oder Personenstandsänderung gestellt haben. Es zeigte sich eine (administrative) 10-Jahres-Prävalenz von 2,1 Transsexuellen pro 100.000 volljährigen Einwohnern mit einem Geschlechterproporz von M-F-Transsexuellen zu F-M-Transsexuellen von 2,3 zu 1 und einem Durchschnittsalter der Antragsteller von 33 Jahren.

Zwischen ca. 20 und 30% der Antragsteller scheinen dauerhaft in der sog. „kleinen Lösung" zu verbleiben, d.h. lediglich eine Vornamensänderung zu erwirken. Insgesamt wurden im Untersuchungszeitraum 683 Anträge auf Vornamensänderung (Ablehnungsrate 10,9%) sowie 733 auf Personenstandsänderung (Ablehnungsrate 3,6%) bearbeitet. Unter den insgesamt 1.199 Anträgen fanden sich sechs (0,4%) auf Rückumwandlung, davon lediglich eine/r

nach Personenstandsänderung. Sigusch (1997) rechnete aufgrund dieser administrativen Prävalenzzahlen hoch, dass es schätzungsweise 2000 bis 4000 erwachsene Transsexuelle beiderlei Geschlechts in der gesamten Bundesrepublik Deutschland gäbe.

In einer Studie an vier Behandlungszentren in Deutschland konnten Garrels et al. (2000) einen interessanten Verlauf der geschlechtsgebundenen Inzidenz der Transsexualität über drei Jahrzehnte nachzeichnen. Während die Sex-Ratio zwischen 1970 und 1994 mit einem Wert von 2,1 : 1 (Männer : Frauen) weitgehend konstant blieb, kam es zwischen 1994 und 1998 zu einer annähernden Angleichung der Geschlechter (Verhältnis 1,2 : 1). Die Autoren interpretieren dies allerdings nicht als tatsächliche Nivellierung der geschlechtsgebundenen Inzidenz, die sie nach den vorliegenden internationalen Ergebnissen bei Männern um einen Faktor zwischen 1,5 und 3 höher einschätzen, sondern sehen darin den Ausdruck eines veränderten Inanspruchnahmeverhaltens der Betroffenen. So würden insbesondere weniger biologische Männer in den 4 Zentren Behandlung su-

Tabelle 1. Transsexualismus: Prävalenz und sex ratio im internationalen Vergleich

Quelle	Land	Prävalenz auf 100.000 Einwohner			Sex-Ratio M:F
		Gesamt	M-F TS	F-M TS	
Pauly 1965	Sammelreferat				3,7 : 1
Benjamin (1967)	USA				8,6 : 1
Walinder (1967)	Schweden	1,9	2,7	1,0	2,8 : 1
Benjamin (1969)	USA				7,4 : 1
Hoenig & Kenna (1974)	England/Wales	1,9	3,0	0,9	3,3 : 1
Ross et al. (1981)	Australien	2,4	4,2	0,7	6,1 : 1
O'Gorman (1982)	Nordirland	1,9			3,0 : 1
Eklund et al. (1988)	Niederlande		5,6	1,9	2,9 : 1
Tsoi (1988)	Singapur		35,0	12,0	3,0 : 1
Sigusch (1991a, b)	BRD (alt)				1,4 : 1
Osburg & Weitze (1993)	BRD (alt)	2,1	2,4	1,0	2,3 : 1
Bakker et al. (1993)	Niederlande		8,4	3,3	2,5 : 1
DeCuypere et al. (1995)	Belgien				1,7 : 1
Wilson et al. (1999)	Schottland	8,2			

chen, da sie mutmaßlich die dort geltenden höheren Anforderungen (Standards of Care) zu umgehen suchen und davon ausgehen, bei anderen Behandlern leichter die gewünschten Maßnahmen zu erlangen. Sollte sich diese Interpretation bestätigen lassen, dass ein Teil der betroffenen Behandlungsanforderungen gezielt umgeht und umgehen kann, wäre das für die Akzeptanz und die Durchsetzungsmöglichkeiten derartiger Standards ebenso bedeutsam wie ernüchternd.

Erklärungsansätze für die Unterschiede in der geschlechtsgebundenen Inzidenz von Geschlechtsidentitätsstörungen

In einer Übersicht von acht zwischen 1953 und 1973 publizierten Studien fand Roberto (1983) für das Verhältnis von Mann-zu-Frau-Transsexuellen gegenüber Frau-zu-Mann-Transsexuellen Werte zwischen 8:1 und 2:1. Für diesen Unterschied wurden in der Literatur verschiedene Erklärungsversuche aufgeführt: Einerseits wurde erörtert, ob das Ungleichgewicht in den Prävalenzraten in direkter Beziehung zu biologischen Gründen der Störung stehen könnte (Roth, Ball 1964, Benjamin 1967). Auf der anderen Seite wurde darauf hingewiesen, dass Mann-zu-Frau-Transsexuelle ausgeprägteren legalen Problemen und einer deutlicheren sozialen Zensur ausgesetzt seien (Lukianowicz 1959, Walinder 1967). Als weiterer Grund wurde die größere öffentliche Aufmerksamkeit im Hinblick auf die Umwandlung von Mann-zu-Frau-Transsexuellen angesehen. Buhrich und McConaghy (1978) vermuteten, dass der Wunsch nach Geschlechtsumwandlung mit einer Neigung zu fetischistischer Erregung in der Vorgeschichte assoziiert sei und eben dieses Phänomen bei Frauen seltener zu verzeichnen sei. Diese Hypothese wurde im weiteren durch die Arbeiten von Blanchard, Clemmensen, Steiner (1987) bestätigt: Männer sind danach im Hinblick auf die Entwicklung einer „gender dysphoria" grundsätzlich nicht

vulnerabler als Frauen, sie sind jedoch empfänglicher für das Ausbilden eines fetischistischen „cross-dressings", einer der prädisponierenden Faktoren für das Aufkommen eines transsexuellen Empfindens.

Eine weiterer Erklärungstypus wird u.a. von Money (1988) vertreten. In Analogie zu der körperlichen Sexualdifferenzierung, bei der für die männliche Entwicklung etwas zu dem basalen weiblichen Muster hinzugefügt werden muss, spekulierte Money, dass für die Formierung einer männlichen Geschlechtsidentität ebenso zusätzliche Faktoren hinzutreten müssen. Dieser komplexere Entwicklungsverlauf bei Männern führt dazu, dass biologische Männer im Hinblick auf Störungen der Geschlechtsidentität vulnerabler seien als biologische Frauen. Die Auffassung, dass der Knabe auf dem Weg zum Mann einen schwierigeren und weit unsicheren Pfad einschlagen muss, äußerte 1968 bereits Greenson in der sog. Desidentifizierungstheorie, die sich allerdings nicht auf somatische Bedingungsfaktoren sondern auf die entwicklungspsychologische Notwendigkeit bezieht, dass der Junge sein primäres Identifikationsobjekt, die Mutter, aufgeben müsse, um eine sichere männliche Identität zu entwickeln. Greenson sah die höhere Rate von Mann-zu-Frau-Transsexuellen im Vergleich zu Frau-zu-Mann-Transsexuellen u.a. in diesen speziellen Schwierigkeiten in der Entwicklung der männlichen Geschlechtsidentität begründet.

In ihrer Untersuchung über den Geschlechterproporz von geschlechtsidentitätsgestörten Jungen und Mädchen, die ihnen aufgrund dieses Störungsbildes zwischen 1978 und 1995 überwiesen wurden, errechneten Zucker, Bradley und Sanikhani (1997) ein Geschlechterverhältnis von 6,6 Jungen zu einem Mädchen. Die Autoren stellten dabei heraus, dass die von Ihnen untersuchten Mädchen bei ansonsten vergleichbaren Eckdaten ein extremeres gegengeschlechtliches Verhalten aufwiesen als die Jungen. Sie interpretierten diese Beobachtung zusammen mit Hinweisen darauf, dass gegengeschlechtliches Verhalten bei Jungen weniger toleriert wird als bei Mädchen, als Indiz dafür, dass soziale Faktoren durchaus eine Rolle für die beobachtbaren Geschlechterdifferenzen (in den Überweisungsraten) spielen.

2.2. Die Entwicklung der Geschlechtsidentität und ihrer Störungen

Bis heute gibt es nur wenig gesichertes Wissen über die Faktoren, die die Entwicklung der Geschlechtsidentität prägen und die Einzelheiten des Zusammenwirkens von somatischen Gegebenheiten auf der einen und umgebungsbezogenen Einflüsse auf der anderen Seite sind nur in Ansätzen geklärt. Das gibt einer Polarisierung der Erklärungsmodelle in „nature versus nurture" (Umwelt versus Anlage) breiten Raum: Die eine Position erachtet die geschlechtliche Identität als (vorrangig) von somatisch-biologischen Prozessen abhängig und geht davon aus, dass auch sexuelle und geschlechtliche Verhaltensabweichungen angeboren, konstitutionell bzw. somatisch bedingt sind. Aufgrund ihrer anthropologischen Forschungsbeobachtungen an Affen kam etwa Bischof (1980) zu der Aussage, dass der Einfluss der Sozialisation im Hinblick auf die Ausbildung der Geschlechtsidentität keine bedeutsame Rolle spielt. Die andere Position vertritt dagegen den Standpunkt, dass die geschlechtliche Identität beim Menschen (maßgeblich) im postfetalen Leben erworben wird. Zu dieser Gruppe lassen sich auch die gerade in den letzten Jahren einflussreichen konstruktivistischen Denkansätze zählen, die das Geschlecht auch in seinen somatischen Aspekten letztlich als gesellschaftliche Konstruktion interpretieren (Butler 1991, 1995).

Mittlerweile wird in der Fachdiskussion eine integrative Sichtweise favorisiert: Die menschliche Geschlechtsidentität ist danach das Ergebnis eines interaktionellen Entwicklungsprozesses, in dem biologische, psychische und soziokulturelle Bedingungen im Normalfall so zusammenwirken, dass Kongruenz zwischen chromosomalen, gonadalem,

hormonellem, gonoduktalem, genitalem, cerebralem und sozialem Geschlecht und der Geschlechtsidentität besteht. Diskordanzen zwischen diesen verschiedenen Ebenen der Geschlechtszugehörigkeit imponieren in der klinischen Praxis entweder als morphologische Intersex-Syndrome (mit oder ohne Störung der Geschlechtsidentität) oder aber als „reine" Störungen der Geschlechtsidentität (Vogt et al. 1995).

Zur Theorie der sexuellen Differenzierung, der geschlechtlichen Identität und der Geschlechtsrolle kommen wesentliche Beiträge aus der Biologie, der Psychoanalyse und der Verhaltenslehre (vgl. Springer 1981):

- Aus der Biologie bzw. der Entwicklungsphysiologie entstammen wesentliche Annahmen und Theorien, deren Erkenntnisse vorrangig zum Wissen über die somatische Differenzierung beigetragen haben.
- Die Psychoanalyse hat sich vor allem mit der intrapsychischen Entwicklung und Psychodynamik der Geschlechtsidentität beschäftigt.
- Die Verhaltenslehre beleuchtet mit ihrem Instrumentarium vorrangig die soziale Dimension der Geschlechtlichkeit, die „Geschlechtsrolle", die gesellschaftliche Bedeutung von geschlechtsspezifischen Stereotypen und geschlechtsrollenadäquatem Verhalten.

2.2.1 Die psychische Entwicklung der Geschlechtsidentität

Erklärungsmodelle zur Entwicklung der Geschlechtsidentität sind von unterschiedlichen psychologischen Schulen erarbeitet worden. Im folgenden soll eine kurze integrative Zusammenschau versucht werden, die sich überwiegend auf anerkanntes Wissen zur Entwicklung der Geschlechtsidentität beschränkt und psychoanalytische Überlegungen, lerntheoretische Ansätze sowie relevante Aspekte des kognitiv-strukturellen Ansatzes einbezieht.

Das psychoanalytische Erklärungsmodell der psychosexuellen Entwicklung

Nachdem Erkenntnisse der modernen Säuglingsforschung (Lang 1988) Eingang in das psychoanalytische Gedankengut gefunden haben, wird in der Theoriebildung versucht, diese neueren Befunde in der psychoanalytischen Entwicklungstheorie mit ihren triebtheoretischen Konzepten und Objektbeziehungsansätzen zu verbinden. Mittlerweile ist bekannt, dass Säuglinge schon sehr früh (im ersten Lebenshalbjahr) multiple Beziehungen zu Objekten bzw. Personen aufnehmen und auch klar zwischen diesen unterscheiden können. In diesen Beziehungen spielen Identifikationsprozesse von Anfang an eine maßgebliche Rolle.

Nach der Geburt ist in der vorherrschenden Familienkonstellation zumeist die Mutter als Betreuungsperson das primäre Identifikationsobjekt des Kindes. Der Säugling erfährt im Zusammensein mit ihr Geborgenheit, Fürsorge und Zärtlichkeit und ist mit der Mutter bzw. mit mütterlich versorgenden Eigenschaften global identifiziert. Nach dem integrativen Modell der Psychoanalytikerin Fast (1991) ist das geschlechtsrelevante Wissen und das Erleben des eigenen Geschlechts in der frühen Kindheit noch undifferenziert. Kleine Kinder im ersten und zweiten Lebensjahr kategorisieren ihre Erfahrungen noch nicht in Geschlechterbegriffen. In dieser Zeit gehen sie vielmehr davon aus, dass Mütter auch einen Penis haben und Väter ebenso Babys bekommen können. Erst im Alter von zwei bis drei Lebensjahren realisieren Jungen und Mädchen, dass sie weder über die anato-

mischen noch über die geschlechtsrelevanten psychischen Möglichkeiten des anderen Geschlechts verfügen. Wird der Grundstock der Identität einer Person bereits während der Phase des primären Narzissmus gelegt, so liegt der erste Schwerpunkt der Differenzierung der Geschlechtsidentität nach diesem Modell in der Phase der Separation und Individuation. So wichtig die Separations-Individuationsphase für die Grundlegung der Geschlechtsidentität ist, so spielt für deren weitere Ausgestaltung doch auch die Verarbeitung des klassischen ödipalen Konfliktes eine wesentliche Rolle, wie selbstverständlich auch später die Erfahrungen in der Latenzzeit, Pubertät, Adoleszenz und im Erwachsenenalter.

Entwicklung der Geschlechtsidentität bei Jungen:

(1) Grundvoraussetzungen und symbiotische Phase: Bisher dominiert die Annahme, dass für die Übernahme der männlichen Geschlechtsrolle die Identifikation des Jungen mit der Mutter abrupt und vollständig beendet werden muss und sich dieser dann mit dem Vater als Rollenvorbild identifiziert. Greenson (1968) prägte für diesen Prozess den Begriff der Desidentifizierung (disidentification). Das männliche Kind muss demnach das primäre Identifikationsobjekt, die Mutter, durch eine Identifikation mit dem Vater ersetzen, um eine stabile männliche Identität zu erlangen. Der Vater wird dabei als Schrittmacher für die Loslösung des Jungen aus der symbiotischen Mutter-Kind-Beziehung wichtig. Schwierigkeiten, die in dieser – verglichen mit der weiblichen Entwicklung – zusätzlichen entwicklungsnotwendigen Aufgabe begründet sind, werden für spezifische Probleme in der Herausbildung der männlichen Geschlechtsidentität verantwortlich gesehen. Das Mädchen muss sich zwar ebenso von der Mutter desidentifizieren, um ihre eigene Identität zu entwickeln, die Identifikation mit der Mutter hilft je-

doch qua Mimesis bei der Etablierung ihrer Weiblichkeit. Die relative Sicherheit der Frauen und die relative Unsicherheit der Männer bzgl. ihrer Geschlechtsidentität ist nach dieser Theorie in der frühen Identifikation mit der Mutter und den damit verbundenen unterschiedlichen Entwicklungsaufgaben verwurzelt.

Greenson erachtete folgende vier Faktoren für die Ausbildung der männlichen Geschlechtsidentität für bedeutsam:

- Das Bewusstsein über anatomische und physiologische Gegebenheiten,
- die Geschlechtsrollenzuordnung von Seiten der Eltern und anderen wichtigen Bezugspersonen,
- eine „biologische Kraft",
- die Ent-Identifizierung von der Mutter und die anschließende Identifikation mit dem Vater.

Die Mutter kann die Identifikation mit dem Vater dadurch erleichtern, dass sie sich über die jungenhaften Eigenschaften und Fähigkeiten des Knaben freut, ihm nicht eine verwöhnende Bemutterung überstülpt und vor allem eine eindeutige positiv-wertschätzende Beziehung zu ihrem Partner hat. Bei vielen Männern, bei denen die Identifikation mit dem Väterlichen nur unzureichend gelungen ist, lässt sich entsprechend dieser Überlegung im späteren Leben eine hyperphallische Haltung beobachten, wie z.B. die Verachtung alles Femininen inklusive der weiblichen Gefühlswelt und stattdessen das Favorisieren alles Intellektuellen und Rationalen, eine Neigung zu supermännlichen Sportarten oder riskantem Autofahren. Hinter einer solchen Fassade wird nach dieser Theorie bei nicht gelöster Identifikation mit der Mutter der Neid auf das Weibliche abgewehrt, so dass die forcierte Männlichkeit bei im Grunde brüchiger männlicher Geschlechtsidentität als Reaktionsbildung aufzufassen ist. Die Desidentifizierungstheorie betont also die Funktion, die der Vater für das kleine Kind in

der Loslösungs- und Individuationsphase als Alternative zur Beziehung mit der Mutter und als Rollenvorbild darstellt. Abelin (1986) prononcierte diese Position und ging von einer biologischen „Programmierung der Des-Identifizierung" und gleichzeitig von einer sich „epigenetisch entfaltenden endogenen Anlage zur Vaterbindung" aus.

Stoller (1975 b) listete in seinen einflussreichen Theorien frühe elterliche Faktoren auf, die beim Knaben im Hinblick auf eine ungestörte Entwicklung der Männlichkeit bedeutsam sind:

- Die elterliche Überzeugung, dass das Kind ein biologisch normaler Junge ist.
- Die Unterstützung einer phasenangemessenen Trennung von der Mutter.
- Die Ermutigung zu einer phasenadäquaten Individuation, wobei Vater und Mutter eine Zufriedenheit über das Vermögen des Kindes, ein autonomes Individuum zu werden, ausdrücken sollten.
- Eine Ermutigung des Knaben seitens der Mutter, wenn sich dieser „männlich verhält".
- Der Vater sollte physisch und psychologisch als männliches Identifikationsmodell präsent sein.
- Die Loslösung von der Mutter, um bei dem Knaben das Identitätsgefühl zu unterstützen.
- Eine behutsame Trennung vom Vater, die hilfreich ist, da sie die männliche Identifikation fördert.

Anhand einer ethnologischen Beobachtung der Riten des Volkes der Sambia in Neu-Guinea überprüften Stoller und Herdt (1982) folgende zwei von ihnen im Hinblick auf die Entwicklung der Maskulinität als bedeutsam erachteten Hypothesen im kulturellen Vergleich:

1. Dass eine verlängerte und gratifizierende Mutter-Sohn-Symbiose das Vermögen des Jungen belaste, maskulin zu werden.

2. Dass ein Junge, um eine männliche Identität zu entwickeln, eine psychische Schranke gegenüber dem Druck der Verschmelzung mit der Mutter aufbauen müsse.

Die Autoren konnten mit ihrer Untersuchung bestätigen, dass diese Faktoren sowohl bei dem beobachteten Stamm in Neu-Guinea als auch in der westlichen Gesellschaft bedeutsam sind.

Neuere Theoriebildungen verlassen polarisierende Anlage versus Umwelt-Positionen. Mertens (1994) spricht vielmehr von einer partiellen Entdifferenzierung. Auch nach Fast (1991) ist eine derartige Des-Identifizierung mit der Mutter nicht unbedingt notwendig. Die Autorin betont vielmehr die Integration von weiblichen Anteilen ins männliche Selbstbild und erachtet die Vorstellung einer völligen Entidentifikation von der Mutter als unzureichende Konfliktlösung: „Eine breite Skala an Identifizierungen mit der Mutter, die auch die nährenden und fürsorgenden Funktionen betreffen, ist Bestandteil eines männlichen Selbstgefühles". Im Laufe der männlichen Entwicklung ist es danach der Vater, der dem Jungen helfen kann, Vorstellungen, die dieser ursprünglich in der Identifikation mit der Mutter entwickelt hat, in seine männliche Identität aufzunehmen. *Der Vater dient also zugleich als Vorbild für männliche und für integrierbare weibliche Aspekte.* Ein emotional schwacher Vater verweist den Sohn so an die Mutter zurück, von der dieser sich gerade zu lösen begonnen hat, wodurch hyperphallisches Verhalten als Abwehr regressiver Tendenzen gefördert werden kann. Einstellungen und Phantasien der Mutter gegenüber dem männlichen Geschlecht im allgemeinen sowie in ihrer Beziehung zum Partner im besonderen kommen immer auch in der Beziehung zum Sohn zum Tragen und beeinflussen dessen Orientierung an ein männliches Identifikationsobjekt. Tyson (1982, 1991) führte dazu aus: „Ist die Beziehung durch Ambivalenz oder durch Entwertung des Vaters durch die Mutter gekennzeichnet oder aber ist der Vater unerreichbar, unzuverlässig, unvorhersehbar aggressiv oder insgesamt abwesend, so muss der kleine Junge befürchten, dass er als Mann ebenso von der Mutter entwertet und verkleinert wird und riskiert somit seine Beziehung zu ihr."

(2) Separations- und Individuationsphase: Nach dem Modell von Mahler, Pine und Bergman (1978) über den Prozess der Loslösung und Individuation existieren drei Phasen, wobei die dritte, die sog. Wiederannäherungsphase (zwischen dem 18. und dem 24. Lebensmonat) für den Erwerb der Autonomie als besonders wichtig angesehen wird. Das Erleben in dieser Zeit, in der ein Wechselspiel von Sich-Entfernen und Sich-Wiederannähern zu beobachten ist durch ein Schwanken zwischen Trennungsangst und Ängsten vor Verlust der Autonomie, vor Objekt- und Liebesverlust bestimmt. Die Anwesenheit des Vaters als Dritten regt die Loslösung des Kindes von der Mutter an und unterstützt sie (Abelin 1971). Dieser verkörpert Eigenschaften wie Ungebundenheit, Freiheit, Abgrenzung und Unabhängigkeit von der Mutter, also sog. phallische Eigenschaften. In der Identifizierung mit dem idealisierten Vater kann sich der Junge omnipotent fühlen und somit Hilflosigkeit und Abhängigkeit, Gefühle der Wiederannäherungsphase, überwinden. Mertens (1994 a) wies darauf hin, dass diese Identifikation oftmals nicht einer wirklich vollbrachten Trennung dient, sondern eher der Konfliktvermeidung und Verleugnung von Hilflosigkeit.

(3) Anerkennung der Geschlechterdifferenz, Neid auf weibliche Funktionen: Laut Mahler, Pine und Bergman (1978) entdeckt das Kind den anatomischen Geschlechtsunterschied im 20. bis 21. Monat, wobei der Junge seinen Penis bereits im ersten Lebensjahr wahrnimmt. Mit dieser Entdeckung

kommen zugleich Phantasien auf, auch weibliche Eigenschaften zu haben. Der Neid auf die Schwangerschaft, das Gebären-können, die Mutterschaft, auf die Brüste und das Stillen entsteht nach Fast (1991) im Laufe der Geschlechterdifferenzierung in einer Zeit, in der das Kind beginnt, das Anderssein der Geschlechter narzisstisch zu erleben (drittes bis viertes Lebensjahr). Mit der Realisierung der anatomischen Unterschiede der Geschlechter muss der Junge gleichfalls verstehen, dass er nicht über unendliche geschlechtliche Möglich-keiten verfügt, was zunächst als kränken-der Verlust empfunden werden und mit Gefühlen von Enttäuschung und Neid ein-hergehen kann. Geschlechtsspezifische Rollenmerkmale und Geschlechtsidentität werden bei Kindern somit in einem Dif-ferenzierungsprozess austariert, in ihren Beziehungen und in Identifikation mit dem gleich- sowie dem gegengeschlechtlichen Elternteil.

(4) Triangulierung und ödipale Konflikte: Einhergehend mit der fortschreitenden früh-kindlichen Sexualentwicklung (infantil-genitale Entwicklungsstufe) entdeckt der Junge im Erleben der ödipalen Dreier-konstellation, dass Vater und Mutter eine intime Beziehung zueinander haben. Sein libidinöses Begehren der Mutter mit Wunsch nach Einnahme der Position des Vaters (po-sitiver Ödipus-Komplex) bedingt gleichzei-tig die Angst vor Verletzen des Inzestta-bus und vor Bestrafung (vgl. Mertens 1994 b). Das Erleben einer vollständigen ödipa-len Triade ist nach psychoanalytischer Theoriebildung Voraussetzung für die Lö-sung dieses wichtigen Durchgangsstadiums der kindlichen Entwicklung, in dem not-wendige Identifikationen und Ablösungen stattfinden (Rohde-Dachser 1987). Bei El-tern, deren Paarbeziehung unbefriedigend ist, können Kinder quasi zu Ersatzpartnern werden, wobei zugleich der Dritte entwertet wird. Eine solche inzestuöse Beziehung etwa zwischen Mutter und Sohn verhin-dert eine Auseinandersetzung mit der voll-ständigen ödipalen Situation, die immer auch den Vater in seiner Beziehung zum Sohn und zur Mutter erfordert. Die Bewäl-tigung der ödipalen Konfliktsituationen, das Anerkennen der Geschlechtsunterschiede und Generationsgrenzen, das Überwinden von Neid und Gefühlen des Ausgeschlossen-seins muss nach heutiger Auffassung eine gleichsam lebenslange Entwicklungs-aufgabe sein, die auch in der Adoleszenz und im Erwachsenenalter fortbesteht.

Theorien über die Entwicklung der Geschlechtsidentität bei Mädchen

Zur psychosexuellen Entwicklung der Frau ist der Stand der Theoriebildung weniger konsistent und elaboriert als zur männli-chen Entwicklung. Grundsätzlich wird die Geschlechtsidentität des Mädchens/der Frau ebenso wie die des Jungen in einem län-geren Prozess erworben, der spätestens mit der Geburt und der dann stattfindenden Geschlechtszuweisung beginnt. Ein ent-scheidender Schritt ist auch für das Mäd-chen die Entdeckung des Geschlechts-unterschiedes mit 1 1/2 bis 2 Jahren. Gemäß Freud (1925) reagiert der Junge auf diese Entdeckung mit Kastrationsangst, das Mäd-chen mit einem tiefen Minderwertigkeits-gefühl („Penisneid"), wobei diese Enttäu-schung dazu führt, dass das Mädchen sich von der Mutter ab und dem Vater zuwen-det.

Mittlerweile werden die meisten An-sichten der klassischen Psychoanalyse zur weiblichen psychosexuellen Entwicklung kritisch gesehen und auch das Konzept des Penisneids wurde in der aktuellen Theorie-bildung fallen gelassen bzw. einer diffe-renzierten Interpretation unterzogen (Rotter 1932/1988, Heigl-Evers, Boothe 1989). In der Neueinschätzung des Ödipuskomple-xes wird zugleich die Bedeutung der ödi-palen Dynamik auch für das Mädchen grundsätzlich nicht in Frage gestellt, fin-det hier doch eine Neuorganisation der Beziehungserfahrungen statt, das Gewahrwerden des „äußeren Objektststatus" der Eltern und zugleich die Entdeckung der Autoerotik (siehe Mertens 1994 b). In dieser Phase sind für das Mädchen insbesondere zwei Mechanismen zu beschreiben, nämlich die (heterosexuelle) Objektfindung und die Identifizierung mit der Mutter (die nunmehr als anderes weibliches Wesen wahrgenommen wird).

Die psychoanalytische Theoriebildung wurde insbesondere auch durch die kritische Auseinandersetzung mit den bis dahin vorherrschenden Auffassungen über die Differenz der Geschlechter bereichert. Hier sind insbesondere die Arbeiten von Rohde-Dachser anzuführen, die sich u.a. mit der Thematik „Weiblichkeit und Macht" beschäftigt hat (1989 a, b c, 1990 a, b und 1991, 1993). Die psychosexuelle Entwicklung des Mädchens ist nach Mertens (1994b) in das Gesamt der Haltungen und Einstellungen von beiden Eltern gegenüber der weiblichen Geschlechtsrolle eingebunden. Diese wird entscheidend durch das Verhalten der Mutter und deren bewusster und unbewusster Einstellung zu Weiblichkeit beeinflusst, aber auch die Wertschätzung und das Rollenverständnis des Vaters sowie der Geschwister spielen eine wichtige Rolle. Somit kommt dem soziodynamischen Kontext eine wichtige Bedeutung für das Selbstverständnis des Mädchens und ihrer Einstellung zu ihrer geschlechtlichen Funktionen, ihres Genitales und ihrer Weiblichkeit überhaupt zu.

Entwicklungspsychologische Theorien zur Entwicklung der Geschlechtsidentität

Die entwicklungspsychologische Richtung nimmt im Gegensatz zu psychodynamischen Überlegungen an, dass frühe Entwicklungsstadien der geschlechtlichen Identität konfliktfrei als mehr oder minder ausgeprägtes Ergebnis der adaptiven Fähigkeiten und kognitiven Entwicklungsschritte des Kindes entstehen, wobei zwei wesentliche Erklärungsansätze abzugrenzen sind: die Theorie des sozialen Lernens,

d.h. Lernen durch Bekräftigung und durch Nachahmen, sowie kognitiv-strukturelle Ansätze.

In der entwicklungspsychologischen Forschung der Geschlechtsidentität besteht nach Trautner (1991) Einigkeit darüber, dass die Entwicklung der Geschlechtsidentität in der frühen Kindheit ein prozesshaftes Geschehen ist. Hingegen existieren bislang kaum zuverlässige Daten und Modelle für die ebenfalls als bedeutsam eingestufte Phase der Geschlechtsidentitätsentwicklung in der Adoleszenz. Gemäß entwicklungspsychologischer Theorien wird in der frühen Kindheit folgende Entwicklungssequenz beschrieben:

- Wahrnehmung und Erkenntnis der eigenen biologischen Geschlechtszugehörigkeit. Dieses Stadium wird etwa mit zwei bis drei Jahren erreicht.
- Nun wird die zeitliche Konstanz dieser Geschlechtszugehörigkeit auch in ihrer Zukunftsperspektive vom Kind begriffen, d.h. es bildet sich üblicherweise im Vorschulalter die Gewissheit der Invarianz dieser Zugehörigkeit heraus.

Dieses Wissen um die Konstanz und Invarianz der eigenen Geschlechtszugehörigkeit stellt die basale Voraussetzung für den Prozess der Geschlechtsrollenaneignung dar, wobei die Geschlechtsrolle als eine spezifische Form der Sozialrolle aufgefasst wird. Sie unterliegt dabei einer zunehmenden Stereotypisierung, orientiert an Gruppennormen und Peergroup-Verhaltensregeln. Für Jungen beinhaltet das männliche Geschlechtsrollenstereotyp nach Bosinski (1996) als Merkmalskomplex Attribute wie „Wildheit, Mut, Stärke, Interesse an Abenteuer und Bandenspielen und technischem Spielen". Für Mädchen werden folgende normativen Merkmale genannt: „Weichheit, Angepasstheit/Zurückhaltung, soziale Zuwendung sowie Interesse an sozialen und Familienspielen". Das

Wissen um diese Geschlechtsrollenstereotypen ist also bereits im Vorschulalter vorhanden.

In Abgrenzung zur Theorie des sozialen Lernens betont die kognitive Entwicklungstheorie der Geschlechtstypisierung nach Kohlberg (1966) zwar ebenso die Bedeutung der Rollenzugehörigkeit als Ordnungsprinzip, die Entwicklung der Geschlechtsidentität kommt danach allerdings nicht primär durch die Identifikation mit dem gleichgeschlechtlichen Elternteil zustande, sondern wird durch eine kognitive Selbstkategorisierung als Junge oder Mädchen erlangt. Das Kind ist somit nicht passives Objekt sondern aktives Subjekt der Rollenaneignung. Entsprechend der Entwicklung ist es dem Kind erst mit etwa sechs Jahren, d.h. mit Beginn des operationalen Denkens nach Piaget (1969), möglich, die endgültige Sicherheit über die Unveränderbarkeit der Geschlechtszugehörigkeit zu erwerben.

Integratives Erklärungsmodell und Zusammenschau

Die Wahrnehmung des eigenen Geschlechts konsolidiert sich ungefähr zwischen dem 18. Monat und dem 3. bis 4. Lebensjahr. Während dieser Zeit durchläuft das Kind die Ambivalenzen der Separations-Individuations-Phase, danach die ödipalen Konflikte, die durch Probleme früherer Entwicklungsphasen bestimmt werden. Die komplexe Geschlechtsidentifikation, die hieraus resultiert, wird zugleich auch durch das Bewusstwerden genitaler Unterschiede zwischen den Geschlechtern zunehmend koordiniert. Vor dem Aufkommen des operationalen Denkens ist den Kindern bereits bewusst, dass sie männliche oder weibliche Genitalien besitzen, sie können allerdings noch daran glauben, dass ein Wechsel möglich ist (vgl. Silverman und Bernstein 1993). Meyer (1974) gab in seinem Modell der somatisch-konstitutionellen Grundlagen der Geschlechtsdifferenzierung folgenden Überblick über die entscheidenden idealtypischen Prozessphasen:

- Die Differenzierung der internalen und externalen Sexualstrukturen in der fetalen Entwicklung inkl. der zyklischen vs. antizyklischen Gonadotropinausschüttung.
- Die Entstehung einer befriedigenden Symbiose als Basis für eine sichere und vertrauensvolle erge menschliche Beziehung.
- Das ungestörte Absolvieren der Separations-Individuations-Phase, in der sich das Vermögen entwickelt, mit einem anderen Individuum eine Beziehung als separate und reale Person aufzunehmen.
- Die Ausbildung der Geschlechtsidentität.
- Das adäquate Durchlaufen der ödipalen triangulär-kompetetiven Beziehungen.
- Die Latenzphase mit dem Verblassen der Triebprozesse.
- Das Wiederaufleben des Sexualtriebs mit Aufkommen der reproduktiven Kapazität während der Adoleszenz.
- Später in der Adoleszenz die Konsolidierung des genitalen Primats als Basis für Intimität und Aufbau vertrauensvoller Partnerschaften.
- Die Phase der Reproduktion und Kindererziehung, in der alle vorherigen Phasen „nachgearbeitet" werden können.

2.2.2 Somatische Grundlagen der Geschlechterdifferenzierung

Nach diesen Ausführungen über psychogenetische Theoriebildungen zur Entwicklung der geschlechtlichen Identität sollen im folgenden die Erkenntnisse über die somatischen Grundlagen der Geschlechtsdifferenzierung zusammengefasst werden.

Die sexuelle Differenzierung des Gehirns
Die sexuelle Differenzierung des Gehirns lässt sich in sechs Schritte unterteilen (Money 1969, Dörner 1979, 1986, 1995):

1. Das genetische oder Chromosomengeschlecht

Der erste Schritt der Geschlechtsdifferenzierung erfolgt bei der Befruchtung. Das chromosomale Geschlecht wird durch die Anwesenheit eines X- oder Y-Chromosoms im befruchtenden Spermium determiniert.

2. Das Gonaden- oder Keimdrüsengeschlecht

Das gonadale Geschlecht wird dann unter der Kontrolle dieser geschlechtsdeterminierenden Gene differenziert, die Anwesenheit eines Y-Chromosoms mit dem hierauf lokalisierten „Testes determinierenden Faktor (TDF)" führt zur männlichen Differenzierung. Ein Protein, das H-Y Antigen, induziert vermutlich in Interaktion mit einem spezifischen Rezeptor der Gonadenzelle die Differenzierung des Testisgewebe.

3. Das hormonelle Geschlecht

1953 konnte Jost die Hypothese bestätigen, dass testikuläre (hormonale) Faktoren zu einem embryologisch-phänotypen sexuellen Dimorphismus führen. Beim männlichen Geschlecht produzieren die ab der achten Schwangerschaftswoche ausgebildeten Hoden Testosteron und die Müllerian Inhibitory-Substance (MIS). Nach dem Differenzierungsprinzip bedarf es stets des Vorhandenseins effizienter Androgenformen, um aus undifferenzierten bipotenten Anlagen männliche Strukturen zu entwickeln. Gemäß Dörner (1989) gibt es keine Neutralität. Existieren fetale Hoden, erfolgt eine Androgenausschüttung; wenn entsprechende Zellrezeptoren vorliegen, erfolgt die Differenzierung zur „Männlichkeit". Bestehen diese Bedingungen nicht, differenziert sich automatisch „Weiblichkeit". In Abwesenheit einer pränatalen Androgenexposition oder -wirkung an diesen Rezeptoren entwickelt sich das Hirn in die „nicht differenzierte" bzw. weibliche Position unabhängig von der Chromo-

somenausstattung. Bei inkompletter oder zeitlich unzulänglicher Androgeneposition besteht die Möglichkeit von Fehlbildungen in Form einer Transformation eines nicht-differenzierten Hirns hin zu einem virilisierten Gehirn (Reiner 1997). Wie bereits erwähnt, wird von mehreren Autoren herausgestellt, dass die Ontogenese der Männlichkeit ein komplexer und störungsanfälliger Prozess ist, ein kontinuierliches Ankämpfen gegen das basale weibliche Muster.

4. Das morphologische Geschlecht

In diesem Stadium erfolgt die Differenzierung der Geschlechtswege. Das genitale Geschlecht wird während des zweiten bis vierten Schwangerschaftsmonat unter der Kontrolle der Müllerian Inhibitory-Substance und besonders der Androgene differenziert. Zunächst werden die internen Genitalien organisiert, danach entwickeln sich die externalen Genitalien durch 5-Alpha-Dihydrotestosteron (DHT), das mit Hilfe des Enzyms 5-Alpha-Reduktase aus Testosteron umgewandelt wird. Es ist dabei wichtig, dass sich die für die ungestörte Entwicklung notwendigen Hormonkonzentrationen in bestimmten, sog. sensiblen Perioden einstellen, die hier auftretende Sexualhormonwirkung ist zugleich irreversibel.

5. Das hypothalamische Geschlecht

Die Überlegungen zur sexualdimorphen Entwicklung des Gehirns sind bisher z.T. weniger gut fundiert. Durch die Wirkung der geschlechtsspezifischen Hormone weist das Gehirn vermutlich schon sehr früh eine geschlechtstypische Differenzierung auf. Das neuronale Geschlecht, d.h. der weibliche oder der männliche Typ der Gonadotropinsekretion wird durch Sexualhormone vor allem im zweiten Schwangerschaftstrimenon organisiert. Es ist bisher noch ungesichert, ob und wie durch die pränatale Hormonwirkung auch ein organisierender Einfluss auf die sexuelle Differenzierung der im Hypothalamus vermuteten „Sexual- und Paarungszentren" ausgeübt wird. Die Sexualzentren sollen später die geschlechtstypische Sekretion der postpuberalen Gonadotropinsekretion regulieren, die Paarungszentren das geschlechtliche Verhalten und die sexuelle Orientierung mitbestimmen.

6. Das Zuweisungs- und Erziehungsgeschlecht

In der letzten Stufe wird die sexuelle Differenzierung des Menschen durch die Festlegung und Zuweisung der Geschlechtsidentität bestimmt, d.h. durch ein bewusst erfahrenes Selbstkonzept darüber, Mann oder Frau zu sein. Dieses Selbstkonzept ist vermutlich sowohl von der vorwiegend pränatal durch Sexualhormone gesteuerten Differenzierung des somatischen und neuronalen Geschlechts als auch von prä- und postnatal wirkenden psychosozialen Einflüssen abhängig.

Ursachen der gestörten Geschlechtsidentität

Nach diesem Überblick über die Theoriebildung zu den verschiedenen Stufen der Entwicklung der Geschlechtsidentität werden jetzt die Bedingungsgefüge für die Ausbildung von Störungen der Geschlechtsidentität behandelt. Aufgrund der erforderlichen Eingrenzung des Themas wird die sexuelle Orientierung im folgenden eher am Rande erörtert, obwohl die erotische Präferenz für die hier angestellten Betrachtungen über Individuen mit transsexuellem Empfinden durchaus eine bedeutsame Variable darstellt, beispielsweise in der Bildung von Untergruppen oder bei dem Versuch einer Identifizierung von Prädiktoren.

Die Ätiologie des Transsexualismus ist nach wie vor ungeklärt. Analog den Erörterungen zur Entwicklung der (ungestörten) Geschlechtsidentität ist die gegenwärtige Theoriebildung zur Ätiologie des Transsexualismus aus medizinischer Sicht vorwiegend durch zwei divergente, sich kaum aufeinander beziehende Ansätze gekennzeichnet: Verhaltensbezogene und kognitive sexuelle Unterschiede werden entweder *biologisch* oder als Produkte subtiler *umgebungsbezogener Einflüsse* interpretiert. Anhänger primär somatisch orientierter Thesen führen die Störungen der Geschlechtsidentität unter Bezugnahme auf Tierexperimente und Untersuchungen an intersexuellen Patienten auf Störungen des prä- und postnatalen Hormonmilieus zurück, wogegen primär psychosozial ausgerichtete Erklärungsansätze die Ausbildung derselben postnatalen Faktoren zuschreiben. Als Erklärung für diese Auftrennung der Theoriebildung sieht Bosinski (1996) vor allem die Fülle der Daten sowie die begrenzte Vergleichbarkeit der jeweiligen Ergebnisse aus diesen methodisch-methodologisch überaus verschiedenen Forschungssystemen mit eigenen Ableitungs- und Begründungsmodi. Seiner Ansicht nach existiert zwischen den Disziplinen teilweise gar eine gewisse „Sprachlosigkeit" und der bisherige Stand der Forschung zum Transsexualismus ist insgesamt dadurch gekennzeichnet, dass sich die jeweiligen Forscher entweder dem „Messbaren" oder dem „Deutbaren" zuwenden. So können biologische Theorien zwar das Allgemeine erklären, versagen jedoch vor dem Konkret-Individuellen, wohingegen die individual-psychologischen Ansätze das jeweils Einzigartige des Prozesses erhellen können, aber keine gültige Aussage über das Allgemein-Regelhafte zulassen würden. Beide Ansätze scheitern so letztlich an der Komplexität einer bio-psycho-sozial determinierten menschlichen Wirklichkeit.

Somatische Erklärungsansätze

Die Vertreter des biologischen Erklärungsansatzes postulieren vor allem eine pränatale hormonelle Imbalance als Ursache von Geschlechtsidentitätsstörungen. Hierdurch bilden cerebrale Neurone gegengeschlechtliche Charakteristika aus, was eine Prädisposition für ein gegengeschlechtliches Rollenverhalten sowie eine gegengeschlechtliche Identität bedingt (Money, Ehrhardt 1972, Money, Dalery 1976). Erkenntnisse über den Einfluss gonadaler steroidaler Hormone auf die prä- und perinatale geschlechtliche Differenzierung des Hirns basieren vorwiegend auf Versuchen an Labortieren. Es ist allerdings ungeklärt, inwieweit dieser bei Tieren gut dokumentierte Mechanismus der Bedeutung des endokrinen Milieus auf die Entwicklung der sexuellen Orientierung und der Geschlechtsidentität/-rolle beim Menschen extrapoliert werden kann, wie dies z.T. in dogmatischer Weise geschehen ist (vgl. dazu Gooren 1990). Auch stellt sich die Frage, ob nicht die Geschlechtsidentität im Unterschied zu der evolutionär deutlich älteren sexuellen Orientierung eine exklusiv menschliche Erwerbung darstellt. Zudem ist ungeklärt, ob es überhaupt möglich ist, ein derart komplexes Phänomen wie das menschliche Geschlechtsrollenverhalten mehr oder weniger ausschließlich auf die Beschaffenheit einer bestimmten Hirnstruktur zurückzuführen, wenngleich bei homo- oder transsexuellen Männern von einigen Forschergruppen morphologische Veränderungen bestimmter Hypothalamusareale festgestellt wurden. Wie die Hypothalamusstruktur wiederum die genannten Verhaltensweisen beeinflusst und warum nicht alle Individuen mit solchen, dem Modell entsprechenden pränatalen Sexualhormonimbalancen homo- oder transsexuell werden, ist ebenso unbeantwortet. Wir werden weiter unten im Abschnitt über die Bedeutung hirnanatomischer Befunde auf diese Frage noch einmal eingehen.

Als bekanntester Vertreter des biologisch-orientierten Erklärungsansatzes von Störungen der Geschlechtsidentität gilt Dörner, dessen neuroendokrinologische Untersuchungen vornehmlich an Ratten zu einem Modell führten, nach dem durch den pränatal organisierenden Einfluss von Se-

xualhormonen sowohl die sexuelle Orientierung als auch das Geschlechtsrollenverhalten determiniert wird (Dörner 1989, 1995). Gemäß dieser Hypothese kommt es bei humanen männlichen Feten, die im späteren Leben eine Störung ihrer Geschlechtsidentität ausbilden, um den fünften Monat herum zu einem intrauterinen Androgendefizit, bei betroffenen weiblichen Feten etwa im selben Zeitraum zu einem intrauterinen Androgenexzess.

Einen Überblick über die Hormonabhängigkeit der Hirnentwicklung gab Dörner 1989: Während des prä- und/oder frühen postnatalen Lebens agieren hiernach Hormone und Neurotransmitter systemisch als Organisatoren des Hirns, quasi als Modulatoren des neuroendokrinen Immunsystems. Zugleich kodiert die Menge an systemischen Hormonen und Transmittern während einer kritischen Periode der zerebralen Entwicklung die Qualität, d.h. die Ansprechbarkeit der eigenen zentralnervösen Kontrollmechanismen und damit die Funktion. Abnorme Spiegel an systemischen Hormonen oder Neurotransmittern sowie gestörte Bedingungen der psychosozialen und/oder natürlichen Umgebung können permanente physiologische und/oder psychologische Dysfunktionen im späteren Leben bedingen. Dörner machte darauf aufmerksam, dass fundamentale Prozesse wie etwa die Informationsverarbeitung oder auch die Immunität durch das neuroendokrine Immunsystem kontrolliert werden.

Klinische Syndrome mit atypischer Hormonkonstellation während der Fetalperiode

Die Sexualforschung beschäftigt sich seit mehr als hundert Jahren mit somatischen Intersexes, um an diesen modellhaft die Entwicklung der geschlechtlichen Identität nachzuvollziehen (Money 1963, Meyer-Bahlburg 1993 a). Klinische Syndrome mit Vorliegen einer atypischen Hormonkonstellation während der Fetalperiode haben die Erforschung des hormonellen

Einflusses auf die Entwicklung der menschlichen Geschlechtsidentität ermöglicht. Verlaufsuntersuchungen betroffener Patienten ergaben Hinweise über mögliche Effekte der pränatalen Geschlechtshormone auf die Lateralisierung des Hirns, die sexuelle Orientierung sowie auf Geschlechtsrollenstereotypien, wobei eine unmittelbare hormonelle Wirkung auf die Geschlechtsidentität bisher allerdings nicht eindeutig identifiziert werden konnte. Als Syndrome, die weitergehende Aufschlüsse über das Bedingungsgefüge der Entwicklung der menschlichen Geschlechtsidentität erbracht haben, sind anzuführen:

Das Androgen-Insensitivitäts-Syndrom (AIS): Es handelt sich um 46 XY-Individuen mit Hoden als Gonaden, die auch Testosteron produzieren, die Betroffenen werden aber mit uneindeutigen oder gar weiblich anmutenden externen Genitalien, abhängig vom Ausmaß der genetischen Expression dieser Störung, geboren. Individuen mit vollständigem AIS werden zum Zeitpunkt ihrer Geburt oft nicht als Knaben identifiziert und als Mädchen großgezogen. Diese Personen werden Ärzten erst dann vorgestellt, wenn offenbar wird, dass die Menarche ausbleibt. Das von den Kryptorchidhoden der Betroffenen produzierte Testosteron kann trotz normaler männlicher Hormonspiegel seine Wirkung aufgrund einer Androgenrezeptorstörung im Gewebe nicht entfalten. Da zugleich kein Mangel besteht, Testosteron in Östradiol zu aromatisieren, stellt sich in der Pubertät ein weibliches Brustwachstum ein. Im Gegensatz zu Tierversuchen kommt es bei hiervon betroffenen menschlichen Individuen durch den Einfluss des androgenabhängigen Östrogens auf die Hirnentwicklung in der Fetalzeit nicht zu einer „Entfeminisierung" des Sexualverhaltens. Follow-Up-Untersuchungen von AIS-Patienten ergaben gemäß Gooren (1990) unzweifelhaft, dass die Betroffenen eine weibliche Geschlechtsidentität mit androphiler Orientierung entwickeln.

Das Adrenogenitale Syndrom (AGS): Hierbei handelt es sich um eine Gruppe von Störungen, wobei in 95% eine Enzymdefizienz in der adrenalen Steroidgenese in Form eines 21-Hydroxylasemangels zugrunde liegt (Dittmann, Kappes, Kappes 1992, Dörr, Sippell 1993). Dabei ist die Steroidproduktion der Nebennierenrinde von der Exprimierung von Cortikosteroiden hin zu der von Androgenen verschoben. AGS erkrankte Individuen weisen somit einen Corticosteroidmangel auf und können erfolgreich durch die Gabe von Steroiden behandelt werden. Das Syndrom existiert bei beiden genetischen Geschlechtern. Es werden „klassische" Formen des adrenogenitalen Syndroms von sog. „late onset" Formen unterschieden. Letztere können asymptomatisch verlaufen oder bei Mädchen durch eine früh einsetzende Menarche, Menstruationsstörungen, Hirsutismus und Akne in Erscheinung treten. Von AGS betroffene weibliche Patientinnen mit 46 XX und Ovarien, die aufgrund der offenbaren maskulinen Anmutung ihrer äußeren Genitalien zum Zeitpunkt der Geburt nicht als Mädchen identifiziert, sondern vielmehr als Junge angesehen und entsprechend standesamtlich registriert wurden, konnten in dieser ihnen zugewidmeten Geschlechtsrolle eine unzweifelhafte männliche Geschlechtsidentität ausbilden (Money, Dalery 1976, Money, Norman 1987 a). Wenn weibliche AGS-Fälle als Mädchen identifiziert wurden, bildete sich bei diesen entsprechend eine weibliche Geschlechtsidentität aus, aber ihr Geschlechtsrollenverhalten wurde trotz suffizienter Behandlung mitunter als vergleichsweise knabenhaft beschrieben mit großem Interesse an aktivem Spiel (Ehrhardt, Baker 1974, Money, Schwartz 1977). In einer späteren Studie von Money, Schwartz, Lewis (1984) über dieselbe Klientel wie 1977 stuften sich 37% selbst als homo- oder bisexuell ein. Ähnliche Ergebnisse beschrieben bereits Ehrhardt, Evers, Money (1968) und später Dittmann, Kappes und Kappes (1992).

Anhand dieser empirisch gewonnenen Befunde wurde angenommen, dass das pränatale hormonelle Milieu in der Entwicklung der sexuellen Orientierung eine signifikante prädisponierende Rolle spielt und als eine wesentliche Komponente in der komplexen Interaktion von prä- und postnatalen biologischen und psychosozialen Faktoren angesehen werden kann. Die exzessiven Androgenspiegel im prä-/postnatalen Leben können die sexuelle Orientierung weiblicher und als Mädchen identifizierter AGS-Patientinnen beeinflussen. Allerdings muss der Einfluss der deutlichen körperlichen Virilisierung auf die Geschlechtsrollenidentität und die erotische Ausrichtung ebenso berücksichtigt werden (Money, Schwartz, Lewis 1984). Zudem ist zu bedenken, dass die Betroffenen aufgrund des mit der Erkrankung z.T. einhergehenden Salzverlustsyndroms und der operativen Eingriffe im Genitalbereich oft im Krankenhaus sein müssen, was bereits einen Teil der Verhaltensveränderungen und auch der Störung ihres Körpergefühls erklären kann (Quadango, Briscoe, Quadango 1977), etwa das mehrfach beschriebene fehlende sexuelle Interesse (Horn, Hoepffner 1998).

Die hormonelle Hypothese der Entwicklung von Transsexualität bei biologischen Frauen durch unüblich hohe Androgenspiegel während der fetalen Entwicklung wird mittels der angeführten Befunde über Frauen mit adrenogenitalem Syndrom relativiert. Studien über den Langzeitverlauf betroffener Frauen ergaben, dass Transsexualität bei diesen entweder gar nicht oder nur ausgesprochen selten vorkommt (Ehrhardt, Evers, Money 1968, Ehrhardt, Grisanti, McCauley 1979, Gooren 1990). Andererseits beschrieben Meyer-Bahlburg et al. 1996 den Geschlechtswechsel bei klassischer congenitaler adrenaler Hyperplasie von Frau zu Mann. In unserer Poliklinik stellten sich Anfang der neunziger Jahre auch zwei Patientinnen mit transsexuellem Empfinden vor, bei denen im Rahmen der endokrinologischen Diagno-

stik eine „late onset" Form des AGS festgestellt wurde und die mittlerweile beide hormonelle und operative geschlechtsumwandelnde Behandlungen absolviert haben und als Mann leben. Die eine Patientin war bei Diagnosestellung physisch in Form eines ausgeprägten Hirsutismus deutlich virilisiert, die andere hingegen nur unmerklich.

5-Alpha-Reduktasemangel und 17-Beta-Hydroxysteroiddehydrogenasemangel: Beim erstgenannten Defekt handelt es sich um eine rezessiv autosomale Erbkrankheit, bei der die Störung des Steroid-Metabolismus in einer Enzymdefizienz im Gewebe des Zielorgans verankert ist. Das Enzym 5-Alpha-Reduktase wandelt Testosteron in 5-Alpha-Dihydrotestosteron (DHT) um, das für das fetale Wachstum der äußeren männlichen Genitalien sowie für die Aktivierung der Prostata und die Sexualbehaarung zum Zeitpunkt der Pubertät erforderlich ist (Mauvais-Jarvis et al. 1970). Beim 17-Beta-Hydroxysteroiddehydrogenasemangel handelt es sich hingegen nicht um eine Störung der Funktion des Androgen-abhängigen Zielgewebes, sondern um eine enzymatische Störung in der Biosynthese des Testosterons, die 1971 erstmalig von Saez et al. beschrieben wurde. Gemeinsam ist diesen unterschiedlichen Defekten eine ähnliche Phänomenologie, auch im Verlauf (Imperato-McGinley et al. 1979 a, b, c): Betroffene männliche Individuen beider Störungen haben eine normale männliche Chromosomenausstattung mit 46 XY, aufgrund des Hormonmangels jedoch zum Zeitpunkt ihrer Geburt uneindeutig anmutende äußere Geschlechtsmerkmale. Ihr Skrotum ähnelt eher Schamlippen, es besteht ein kleiner Klitoris-artiger Phallus sowie ein urogenitaler Sinus mit blindem Vaginalsack, woraus eine Geschlechtsfehlzuwidmung resultieren kann. Bei diesen Individuen bilden sich in der Pubertät die üblichen männlichen Veränderungen wie tiefe Stimme, Wachstum der männlichen

Geschlechtsteile sowie männliche Körperproportionen aus. Die Betroffenen sind nunmehr auch erektions- und ejakulationsfähig und nach Peterson et al. (1977) ist ihre sexuelle Präferenz gynäphil.

Über diese endokrine Störungen und ihre Auswirkungen auf die Entwicklung der Geschlechtsidentität und sexuellen Orientierung liegt u.a. eine viel beachtete, in Teilaspekten mehrfach publizierte und zugleich wiederholt kritisierte Untersuchung der Arbeitsgruppe um Imperato-McGinley vor (Imperato-McGinley 1974, Imperato-McGinley, Peterson 1976, Imperato-McGinley et al. 1979 c, 1980, Peterson et al. 1977, Peterson, Imperato-McGinley 1984). Die von diesen Autoren untersuchten männlichen Pseudohermaphroditen mit 5-Alpha-Reduktasemangel stammten aus 23 miteinander verwandten Familien aus vier Generationen und wohnten in drei abgelegenen Dörfern im Südwesten der Dominikanischen Republik. Da sie mit weiblich erscheinenden äußeren Geschlechtsmerkmalen geboren wurden, wurden sie (zunächst) als Mädchen großgezogen. Ihre Plasmatestosteronspiegel lagen allerdings im hochnormalen Bereich und die Betroffenen zeigten ein exzellentes Ansprechen auf Testosteron. Insofern wurde ihr Schicksal als einzigartiges Modell angesehen, in dem die einzelnen Einflussfaktoren für die Formierung der Geschlechtsidentität quasi im Sinne eines „natürlichen Experiments" erkundet werden konnten, hier speziell der Effekt des Testosteron im Vergleich zum Einfluss der Erziehung als Mädchen. 18 der 38 betroffenen Individuen wurden als Mädchen erzogen, während oder nach der Pubertät wechselten 17 dieser 18 dann zu einer männlichen Geschlechtsidentität und betrachteten sich nunmehr selbst als Männer, 16 von ihnen wurden als gynäphil beschrieben.

Die Exposition des Gehirns durch normale Testosteronspiegel in utero, perinatal und zum Zeitpunkt der Pubertät trägt nach Überzeugung der Autoren substantiell zur Ausbildung einer männlichen Geschlechtsidentität bei. Aufgrund des starken und definitiven Beitrages der Androgene hat das biologische Geschlecht in einer „laissez-faire Umgebung" einen größeren Einfluss auf die Entwicklung der Geschlechtsidentität als die Erziehung im gegengeschlechtlich zugewidmetem Geschlecht. Bei den untersuchten Individuen erfolgte keine Interventionsbehandlung im Hinblick auf ein „Verbleiben" im weiblichen Geschlecht. Durch den sozialen Druck und die Furcht vor Spott hätte man erwarten können, dass die Betroffenen diesen Geschlechtswechsel nicht vollziehen.

Aufgrund ihres reduktionistischen Zuganges im Hinblick auf ein derart komplexes Thema wie die Entwicklung der Geschlechtsidentität wurde die Studie von Imperato-McGinley et al. mehrfach kritisiert[1]. Im Gegensatz zu den Ergebnissen aus der Dominikanischen Republik behielten gemäß den Ausführungen von Rubin, Reinisch und Haskett (1981) acht in den USA identifizierte Individuen mit männlichem Pseudohermaphroditismus bei 5-Alpha-Reduktasemangel, die ebenfalls als Mädchen erzogen worden waren, trotz der puberalen Virilisierung ihre weibliche Geschlechtsidentität inne. Es wurde erörtert, dass der Unterschied der Ergebnisse in den verschiedenartigen Sozialisationsbedingungen begründet sein könnte: Die Mehrheit der Betroffenen aus der Dominikanischen Republik sei beengt und mit einem Mangel an Privatsphäre aufgewachsen, die Rigidität und enge Definition der Geschlechtsrollen in dieser traditionellen Gesellschaft habe bei diesen Kindern vermutlich eher zu einer Konfusion ihrer Geschlechtsidentität geführt. In der Literatur wird zudem gemutmaßt, dass die Erziehung der Betroffenen aus der Dominikanischen Republik im Hinblick auf die

---

[1]   Siehe etwa Gooren (1990)

Geschlechtsrollenzuwidmung letztlich ambivalent war, zumal diese Individuen lokal als Pseudohermaphroditen bekannt waren und „guevedoce", d.h. „Penis" genannt wurden. Somit sei ein derartiger Wandel/Wechsel der Geschlechtsidentität von Anfang an nicht ausgeschlossen gewesen. Herdt und Davidson (1988) kommentierten ergänzend, dass eine männliche Rollenadaptation der Betroffenen darüber hinaus im dortigen gesellschaftlichen Kontext auch mit psychosozialen und ökonomischen Vorzügen verbunden ist.

Bei männlichen Pseudohermaphroditen mit 5-Alpha-Reduktasemangel ist gemäß Rubin, Reinisch und Haskett (1981) grundsätzlich von einem hohen Grad an jungenhaftem Verhalten auszugehen, auch wenn sie eindeutig als Mädchen erzogen werden, da sie während ihrer frühen fetalen Entwicklung normalen Testosteronspiegeln ausgesetzt waren. Letztlich muss im Hinblick auf die Expression geschlechtlichen Verhaltens immer eine komplexe Interaktion zwischen hormonellen Einflüssen auf die Hirnfunktion und psychosozialen sowie umgebungsbezogenen Bedingungen angenommen werden.

Unter Bezugnahme auf vorausgegangene Studien von Imperato-McGinley et al. und Rosler, Belanger und Labrie (1992) berichtete Diamond (1998) über intersexuelle Individuen mit 17-Beta-Hydroxysteroiddehydrogenasemangel, die er in Gaza untersucht hatte. Ansinnen dieser Studie war der Versuch, Aspekte der psychosexuellen und kulturellen Faktoren zu erfassen, die die sexuelle Entwicklung von betroffenen Individuen modulieren. Es stellte sich heraus, dass die interviewten intersexuellen Personen darüber berichteten, seit frühem Alter sich bewusst zu sein, eigentlich nicht Mädchen bzw. Frau zu sein. Dieses hatten sie oft schon vor der in der Pubertät stattfindenden genitalen Maskulinisierung geäußert. Hinweise auf männliches Verhalten bei den betroffenen Kindern war oft der Grund für die Eltern,

erstmals das Syndrom wahrzunehmen. Die wenigen älteren Individuen, die in der Frauenrolle verblieben, taten dies aus kultureller Rücksichtnahme bzw. religiöser Gebundenheit. Ihre sexuelle Orientierung war ebenso wie bei denjenigen, die zu einem Leben als Mann wechselten, eine gynäphile. Ein Wechsel hin zum Leben als Mann erfolgte in diesem kulturellen Kontext aufgrund einer verhaltensbezogenen und psychologischen Affinität bzgl. eines Lebens als Mann und nicht aufgrund einer Zurückweisung durch die Frauen.

Konstitutioneller männlicher Hypogonadismus: Neben dem bereits aufgeführten Androgen-Insensitivätssyndrom ist als weitere feminisierende Variante der konstitutionelle männliche Hypogonadismus anzuführen. Hiervon betroffene Männer erscheinen bei ihrer Geburt körperlich unauffällig männlich, in der Adoleszenz oder später stellt sich dann jedoch heraus, dass die Androgenproduktion seit der Fetalzeit insuffizient ist. Eine derartige Konstellation wird u.a. beim Klinefelter Syndrom beobachtet.

Der Einfluss einer pränatalen Exposition von Östrogenen und Gestagenen auf die Geschlechtsidentität und die sexuelle Orientierung

Bei Tieren ist bekannt, dass die pränatale Exposition von Androgenen oder Östrogenen zur Ausbildung männlicher Charakteristika und einer Behinderung der Ausbildung typisch weiblicher Charakteristika führt, d.h. zu einer Maskulinisierung und einer Defemininisierung. Östrogene oder östrogenhaltige Medikamente wie Diethylstilbetrol (DES) sowie Gestagene wurden schwangeren Frauen insbesondere zwischen 1940 und 1970 appliziert, um Komplikationen eines Diabetes vorzubeugen. Eine pränatale Exposition von DES führte bei den Töchtern dieser Frauen nicht zu einer Störung ihrer Selbstidentifikation als Frau, aber zu einer erhöhten Inzidenz an homo-

oder bi-sexueller Orientierung (Meyer-Bahlburg, Grisanti, Ehrhardt 1977, Ehrhardt, Meyer-Bahlburg 1981, Meyer-Bahlburg, Ehrhardt 1986, Ehrhardt et al. 1984, 1989, Meyer Bahlburg et al. 1995) wobei diese Ergebnisse z.T. nicht repliziert werden konnten (Lish et al. 1991, 1992).

Meyer-Bahlburg (1997a) beurteilte den Kenntnisstand zur Rolle des Östrogens in der Entwicklung der sexuellen Orientierung beim Menschen als nach wie vor unbefriedigend. Die o.g. Daten mit Hinweis auf eine im Vergleich zu Kontrollgruppen erhöhte Rate an bisexueller und homosexueller Orientierung bei Frauen, die pränatal dem nicht-steroidalen Östrogen DES exponiert waren, lassen danach nur auf einen vergleichsweise marginalen Beitrag der pränatalen Östrogene zur Entwicklung weiblicher Homosexualität schließen. In verschiedenen Nachuntersuchungen über Männer, die pränatal DES und/oder Gestagenen exponiert waren, zeichnete sich eine Tendenz zu geschlechtsrollenuntypischem Verhalten ab (Yalom, Green, Fisk 1973, Hines 1982, Reinisch und Sanders 1984), wobei Meyer-Bahlburg (1997 a) diese Befunde nicht bestätigen konnte und eher mit einer Schwangerschaftspathologie in Verbindung brachte. Aufgrund der Präsenz des Androgens bei Männern und der wahrscheinlichen Interaktion des Androgens mit den Östrogeneffekten ist es möglicherweise auch schwierig, spezifische Östrogeneffekte zu identifizieren.

Dessens et al. berichteten 1999 über ihre Nachuntersuchung von 243 Individuen, deren Mütter während der Schwangerschaft antikonvulsive Substanzen wie Phenobarbital oder Phenytoin eingenommen hatten, die den Steroidhormonspiegel beeinflussen, wodurch die sexuelle Differenzierung gestört werden kann. Im Gruppenvergleich mit 222 altersgematchten Kontrollpersonen ergab sich zwar kein relevanter Unterschied im Hinblick auf das Geschlechtsrollenverhalten, allerdings waren drei aus der Gruppe der Exponierten transsexuell und hatten sich einer Geschlechtsumwandlung unterzogen, was im Hinblick auf die Seltenheit dieses Phänomens durchaus als außergewöhnlich erachtet wurde.

Bisher konnte letztlich aber keine gradlinige Beziehung im Sinne eines Ursache-Wirkungs-Zusammenhanges zwischen einer pränatalen Exposition mit Östrogenen oder Gestagenen und der sexuellen Orientierung bzw. gar der Selbstidentifikation als Mann bzw. als Frau nachgewiesen werden.

Der prä- und neonatale Einfluss gonadaler Hormone auf die Ausbildung geschlechtstypischer Verhaltensweisen

In den letzten Jahrzehnten konnte der Einfluss von Androgenen und Östrogenen auf die sexuelle Differenzierung von Gehirn und Verhalten inklusive des Paarungsmusters in zahlreichen Untersuchungen an niederen Säugetieren herausgearbeitet werden. Der Wissensstand bzgl. der Rolle der gonadalen Hormone in der Entwicklung der sexuellen Orientierung bei Menschen ist dagegen nach wie vor nicht ausreichend fundiert, die Erkenntnisse hierzu resultieren zumeist aus Untersuchungen an endokrinologisch auffälligen Individuen mit o.g. klinischen Syndromen.

Grundsätzlich ist herauszustellen, dass Untersuchungen über das sexuelle Verhalten und die Geschlechtsidentität mit methodischen Unzulänglichkeiten behaftet sind, vorrangig aufgrund der kleinen Stichproben, einem Mangel an „normalen" Kontrollprobanden und den Phänomen der Stichprobenverzerrung (sample bias) und der Publikationsverzerrung (publication bias). So formulierte beispielsweise Supp (1998): „Immer suchen sie nach dem Unterschied, und wer etwas findet, wird freudig publiziert. Wer nicht, hat Probleme...". Auch ist es schwierig, auseinander zu halten, was auf allgemeine Aspekte der Erkrankung bzw. auf die atypische Entwicklung als solche zurückzuführen ist. Insofern müssen Erkenntnisse aus Studien an Individuen mit einer intersexuellen Störung bzw. mit einer abnormalen prä- und neonatalen Hormonexposition von solchen unterschieden werden, die an nicht-klinischen Fällen gewonnen wurden, etwa an Homosexuellen oder auch an Transsexuellen, bei denen (definitionsgemäß) keine der eben genannten Störungsbilder festgestellt werden konnten. Insgesamt ist davon auszugehen, dass die Hormonexposition eine Rolle in der Ausformung des Sexualverhaltens spielt, allerdings eine hochgradig variable, bei der Zeitpunkt, Typ und Dosis der hormonalen Exposition kritisch zu sein scheinen (McCauley und Urquiza 1988).

Zur Bedeutung der pränatalen Hormonkonstellation auf das Temperament und das geschlechtsrollenstereotype Verhalten sind die Überlegungen von Coates (1990) interessant, die bei Jungen mit Geschlechtsidentitätsstörungen folgende Merkmale unterschied:

• Gefühl der körperlichen Fragilität und Vulnerabilität, das sich in einem Vermeiden von „wildem Spielen" (rough and tumble play) ausdrückt.
• Angst im Sinne von Scheu und Furcht vor unbekannten Situationen.
• Vulnerabilität im Hinblick auf Trennung und Verlust.
• Eine ungewöhnliche Kapazität zum Aufbau positiver emotionaler Beziehung zu anderen.
• Ein besonderes Vermögen Nähe herzustellen.
• Eine Sensibilität für sensorische Qualitäten wie Klang, Farbe, Geruch, Temperatur und Schmerz.

Ein direkter Einfluss hormoneller Faktoren auf die kindliche Geschlechtsidentität bzw. die beobachteten Störungen derselben konnte allerdings nicht bestätigt werden. Die Autorin verwies zugleich auch darauf, dass durch eine vorgeburtliche atypische Hormonkonstellation prädisponierte Knaben im weiteren den Persönlichkeits- und Verhaltensmerkmalen beider Eltern ausgesetzt seien, die diese Temperamentseigenschaften im frühen Leben weiter formen und ausfeilen. Die Übersichtsarbeit von Collaer und Hines (1995) fokussierte die Rolle gonadaler Hormone für die sexuelle Differenzierung des menschlichen Verhaltens. Neben tierexperimentellen Untersuchungen sowie Studien mit abnormaler Hormonexposition berücksichtigten die Autorinnen auch Studien mit ungestörten endokrinologischen Verhältnissen. Die empirischen Erkenntnisse diesbezüglich sind danach am stärksten beim kindlichen Spielverhalten und relativ stark in Bezug auf die sexuelle Orientierung sowie auf die Neigung zu aggressivem Verhalten. Unter Zugrundelegung der empirischen Datenlage zu diesem Themenkomplex gingen die Autorinnen verschiedenen Hypothesen nach. Bzgl. der sexuellen Orientierung bei genetischen Frauen nahmen sie einen maskulinisierenden (oder defeminisierenden) Effekt der Androgene und ihrer Abbauprodukte an. Frauen, die erhöhten Androgenspiegeln ausgesetzt waren, etwa wegen einer congenitalen adrenalen Hyperplasie oder erhöhten Östrogenspiegeln, beispielsweise aufgrund einer pränatalen DES-Exposition, entwickelten mit größerer Wahrscheinlichkeit homosexuelle oder bisexuelle Phantasien bzw. Praktiken als weibliche Kontrollpersonen. Diese hormonellen Einflüsse wurden allerdings als nicht sehr determinierend eingestuft, wofür bereits der Umstand spricht, dass die Mehrzahl der Frauen, die in ihrer pränatalen oder neonatalen Entwicklung einem der beiden Hormone in unphysiologischer Höhe ausgesetzt waren, heterosexuell sind. Entsprechende Untersuchungen an genetischen Männern, die während ihrer Entwicklung erniedrigten Androgen- oder erhöhten Östrogenspiegeln ausgesetzt waren, brachten weniger eindeutige Ergebnisse hervor, zudem wurde die Datenlage als weniger aussagekräftig beurteilt. Bzgl. der Kerngeschlechtsidentität gibt es Hinweise, dass bei Frauen hohe Androgenspiegel, etwa aufgrund einer congenitalen adrenalen Hyperplasie, zur Ausbildung einer weniger stabilen weiblichen Geschlechtsidentität führen, wobei diese Beobachtung nicht konsistent ist. Die ausgeprägte Reduktion in der Androgensensitivität aufgrund eines kompletten Androgeninsensitivitätssyndroms ist mit einer weiblichen Geschlechtsidentität assoziiert, allerdings kann dieser Befund nicht eindeutig dem Androgenmangel zugeschrieben werden, weil betroffene Personen als Mädchen erzogen worden seien. Herabgesetzte Androgenspiegel etwa bei congenitaler Anorchie oder bei konstitutionellem männlichen Hypogonadismus führen bei Knaben, die als solche erkannt und großgezogen werden, nicht zu offensichtlich atypischem Sexual- und Geschlechtsverhalten. Zudem können genetische Männer mit erniedrigten Spiegeln gewisser Androgene und wiederum normaler Spiegel anderer Androgene, etwa im Kontext eines 5-alpha-Reduktase- oder eines 17-beta-Hydroxygenasemangels eine typische männliche Geschlechtsidentität ausbilden, selbst wenn sie als Mädchen großgezogen wurden. Somit existiert nach Collaer und Hines keine konsistente Evidenz für einen Einfluss gonadaler Hormone auf die Kerngeschlechtsidentität. Die Autorinnen resümierten, dass Erkenntnisse über den Einfluss gonadaler Hormone auf die pränatale und neonatale Entwicklung existieren, wobei diese für einige Hormone und für einige Verhaltensweisen stärker erschienen als für andere. Die konsistentesten Befunde liegen dabei für die Entwicklungseinflüsse des Androgens auf das geschlechtstypische Verhalten vor. Zudem gibt es Hinweise für eine Bedeutung des Androgens auf die Entwicklung von aggressiven Tendenzen sowie für die Rolle der Androgene bzw. der aus ihnen entstehenden Östrogene auf die Entwicklung der sexuellen Orientierung. Ein Ver-

halten, das keine Geschlechtsunterschiede aufweise, werde weniger wahrscheinlich von Hormonen beeinflusst.

Mit der Erforschung geschlechtstypischer menschlicher Verhaltensweisen, wie kindlichem Spielverhalten, Aggressivität sowie kognitiven Fähigkeiten und Lernvermögen beschäftigten sich verschiedene Arbeitsgruppen. Miles et al. untersuchten 1998 die Assoziation zwischen Östrogen(gabe) und bestimmten Gedächtnisfunktionen bei 29 Mann-zu-Frau-Transsexuellen vor und unter gegengeschlechtlicher Hormontherapie. Es stellte sich ein vermutlich spezifischer Östrogeneinfluss auf gewisse verbale Merkleistungen ähnlich dem zuvor bei Frauen beobachteten heraus, wohingegen sich andere kognitive Funktionen unter der Östrogenadministration nicht veränderten. In ihrer Übersichtsarbeit zum Einfluss des Androgens auf die Ausbildung des geschlechtstypischen Verhaltens bei Kindern mit congenitaler adrenaler Hyperplasie konstatierten Hines und Kaufman (1994), dass die Beziehung zwischen dem pränatalen Hormonmilieu und dem geschlechtstypischen Verhalten nicht uniform sei und erörterten als eine der möglichen Erklärungen für diese Variabilität die Existenz verschiedener kritischer Perioden des Hormoneinflusses auf verschiedene Aspekte des geschlechtstypischen Verhaltens. Eine zweite Erklärung ist darin zu sehen, dass einige Aspekte des geschlechtstypischen Verhaltens zwar während der Entwicklung durch Hormone, andere Aspekte aber durch andere Faktoren, wie etwa soziale oder kulturelle beeinflusst werden. Somit ist davon auszugehen, dass in der Entwicklung geschlechtsabhängigen Verhaltens neben den hormonellen Einflüssen immer auch andere Faktoren eine Rolle spielen, etwa andere biologische Faktoren sowie soziale Einflüsse, was eindeutige Kausalzuordnungen unmöglich macht.

Das Spektrum somatischer Intersex-Syndrome

Für die klassifikatorische Einordnung einer Störung der Geschlechtsidentität bei Vorliegen einer intersexuellen Störung muss berücksichtigt werden, dass gemäß der gültigen Diagnoseklassifikationsschemata ICD 10 und DSM IV die Diagnose Transsexualität bzw. Geschlechtsidentitätsstörung aufgrund dieser intersexuellen Störung nicht gestellt werden darf. Diese Konvention wird allerdings kritisch gesehen und findet sich auch nicht in den deutschen Standards of Care zur Diagnostik und Behandlung der Transsexualität (Becker et al. 1997) wieder. Einen embryologisch-klinischen Überblick über verschiedene Formen von männlichem Pseudohermaphrodismus und deren Klassifikation gaben Imperato-McGinley und Peterson (1976) in ihrer Arbeit über die Komplexität männlicher phänotypischer Entwicklungen. Sie unterschieden dabei drei Kategorien von Störungsmöglichkeiten:

- Störungen der Hodendifferenzierung und -entwicklung
- Störungen der Hodenfunktion
- Störungen der Funktion der androgenabhängigen Gewebe.

Bei einer intersexuellen Entwicklungsanomalität ist auch an eine chromosomale Aberration zu denken (Rohatgi et al. 1987). Auch wenn Chromosomenaberrationen zumeist nicht durch eine Störung der Geschlechtsidentität in Erscheinung treten und weder beim Klinefelter Syndrom (47 XXY), noch bei Individuen mit 47 XYY oder beim Turner-Syndrom (45 XO) eine Häufung von Geschlechtsidentitätsstörungen zu verzeichnen ist (siehe Money 1969), sollte heutzutage bei transsexuell empfindenden Patienten – zumindest bei denen mit körperlichen Auffälligkeiten – die Durchführung einer humangenetischen Untersuchung (Chromosomenanalyse) erwogen werden. In der Literatur existieren einige kasuistische Beschreibungen über

die Präsenz eines Transsexualismus bei Vorliegen unterschiedlicher Chromosomenaberrationen, wobei diesbezüglich zumeist von einer zufälligen Koinzidenz beider Anomalien unabhängig voneinander ausgegangen wird:

- *XO/XX sowie XO/XY Mosaik:* So beschrieben James, Orwin und Davies (1972) den Fall einer transsexuell empfindenden Frau, bei der eine Chromosomenanomalie in Form eines XO/XX Mosaiks festgestellt wurde. Diese Patientin wies eine normale weibliche Anatomie auf, es bestanden keine Hinweise für das Vorliegen einer Psychose. Meyer et al. (1986) entdeckten im Rahmen ihrer Verlaufsuntersuchung an 60 Mann-zu-Frau- und 30 Frau-zu-Mann-Transsexuellen bei einem der Frau-zu-Mann-Transsexuellen als Zufallsbefund eine gemischte gonodale Dyskinesie mit XO/XY Kariotyp.
- *XYY:* Der erste kasuistische Fall eines Transsexuellen mit XYY-Syndrom wurde 1974 von Wagner veröffentlicht. Im Alter von 11 Jahren begann der beschriebene junge Mann mit „cross-dressing" und entwickelte dann bei androphiler Ausrichtung einen persistierenden Wunsch nach operativer Geschlechtsumwandlung. Bei ihm wurde die Diagnose einer dissozialen Persönlichkeit mit kriminellen Neigungen im Kontext eines erheblichen polyvalenten Drogenmissbrauchs (LSD, Meskalin, Weckamine) gestellt und eine erhöhte Suizidgefahr beschrieben. Testpsychologisch wurde er als schizoide Persönlichkeit mit Verdacht auf ein präpsychotisches Syndrom eingestuft. Die Prognose im Hinblick auf die angestrebte Geschlechtsumwandlung wurde als recht problematisch eingestuft. Weitere kasuistische Berichte stammen von Buhrich, Barr und Lam-Po-Tang (1978), die zwei Fälle von Transsexualismus beschrieben, bei denen der Kariotyp 47 XYY festgestellt wur-

de, von Habermann et al. (1975), die einen Patienten mit dem Kariotyp 47 XXY beschrieben, der unter einer Verunsicherung seiner Geschlechtsidentität mit Wunsch nach Umwandlungsbehandlung litt und bei dem eine chronische Schizophrenie diagnostiziert wurde, sowie von Taneja et al. (1992). Einen weiteren Fall von XYY mit Wunsch nach gegengeschlechtlicher Hormontherapie publizierten Snaith, Penhale und Horsfield (1991). Dieser transvestierte bei gynäphiler Orientierung offenbar auf dem Boden der Phantasie, selbst Frau zu sein, eine fetischistische Komponente wurde nicht berichtet. Abgesehen von diesen Kasuistiken sowie den Ausführungen von Dolan (1987) konnten in der Literatur keine spezifischen Hinweise auf eine abnorme sexuelle Orientierung oder „gender-dysphoria" bei Männern mit XYY gefunden werden, allerdings ist eine „schwache maskuline Identifikation" beschrieben.

• *Klinefelter Syndrom (47 XXY):* In der wissenschaftlichen Literatur existieren Beschreibungen über diverse psychische Auffälligkeiten bei Männern mit Klinefelter Syndrom, die auch den hier interessierenden Bereich der Geschlechtsidentität und das sexuelle Verhalten betreffen. So zeigen XXY Männer im Vergleich zu Kontrollpersonen eine herabgesetzte und später einsetzende heterosexuelle Aktivität (o.V. 1988), berichten häufiger über homosexuelle Erfahrungen und erscheinen in projektiven Tests weniger maskulin (Schiavi et al. 1988). Money (1963) untersuchte 21 Klinefelter Patienten, vier von diesen waren homosexuell, einer zeigte transvestitisches Verhalten. Das sexuelle Interesse wurde ebenso wie in der Verlaufsuntersuchung von Nielsen, Johnsen und Sorensen (1980) u.a. über 47 Männer mit XXY Kariotyp und in der Studie von Sorensen (1992) über 16 Fälle von Klinefelter Syndrom jeweils als

niedrig eingestuft, was auch Theilgaard (1984) in ihrer psychologischen Verlaufsuntersuchung über 14 XXY Jungen ab der Geburt im Vergleich zu gleichaltrigen Gesunden herausstellte; bei den Klinefelter Individuen identifizierte diese Autorin eine nicht so ausdifferenzierte männliche Geschlechtsrolle sowie größere Probleme mit der maskulinen Rolle. Crowley (1965) berichtete über einen Patienten mit Klinefelter Syndrom und abnormalem Sexualverhalten in Form polymorph perverser Handlungen. Kennzeichnend für diesen Patienten war, dass er durch verschiedenartigste Stimuli erregt wurde. Sein Interesse war auf Männer, Frauen, Kinder und sich selbst gerichtet, eine eindeutige erotische Präferenz war nicht auszumachen. Zudem erlangte er Befriedigung auch dadurch, dass er in Geschäfte einbrach, sich selbst verletzte bzw. Verbrennungen zufügte oder seine Freunde schlug. Die Geschlechtsrollenidentifikation war ambivalent und die vorherrschende Verhaltensweise jeweils mehr Ausdruck des situativen Kontextes. Diagnostisch wurde die Störung als schizophrene Reaktion des chronisch undifferenzierten Typus eingeschätzt. In der Literatur wird entsprechend darauf hingewiesen, dass Patienten mit Klinefelter Syndrom im Vergleich zur Normalbevölkerung eine Anzahl psychiatrischer Störungsbilder inklusive Erkrankungen aus dem schizophrenen Formenkreis, paranoide Verfassungen, affektiven Störungen, Anorexia Nervosa oder auch psychopathischen Delinquenzen häufiger aufweisen, was Money bereits 1963 veranlasste, die generelle Vulnerabilität der XXY-Konstellation im Hinblick auf verschiedenartigste Psychopathologien zu betonen. Mehrfach wurde dabei auch auf eine ungewöhnlich hohe Zahl an „cross-dressern" bei Patienten mit Klinefelter Syndrom hingewiesen bzw. das Vorliegen eines transsexuellen Empfindens beschrieben (Walter, Bräutigam 1958, Davidson 1966, Teo, Cheah 1971, Cryan, O'Donoghue 1992 Seifert, Windgassen 1995). In seinen Ausführungen zum sog. „sekundären Transsexualismus" und hierbei über die Frage, ob Transsexualismus als Syndrom oder als Symptom aufzufassen sei, berücksichtigte Dolan (1987) u.a. drei Individuen mit Klinefelter Syndrom, die sich mit einem transsexuellem Empfinden präsentiert hatten und zudem drei klinisch korrespondierende Personen, bei denen ein XYY Syndrom identifiziert wurde. Gemäß Ploeger und Flamm (1976) läßt sich das überzählige X-Chromosom und die eingeschränkte Testosteronbildung im Sinne einer körperlichen Bedingung des transvestitischen Syndroms interpretieren. Ihrer Ansicht nach ist bei Männern mit Klinefelter Syndrom die Störung der Geschlechtsrolle pathogenetisch weitgehend als erlebnisreaktive Fehlentwicklung zu beurteilen, bedingt durch die emotionale Verunsicherung der Betroffenen im Zusammenhang mit ihrem dysplastischen und oft mit Gynäkomastie einhergehenden Habitus. Die Pressestelle der Deutschen Klinefelter Syndrom Vereinigung e.V. berichtete auf Anfrage darüber, dass Männer mit Klinefelter Syndrom, der häufigsten Chromosomenstörung beim Menschen, untereinander diskutieren, dass sie sich manchmal „zwischen den Welten" fühlen, wobei auch die Gynäkomastie bei einigen nicht ohne entsprechende Wirkung sei. Hingegen wären dort keine transsexuell empfinden Betroffenen bekannt, ebensowenig Beispiele von (zeitweiligen) Geschlechtsidentitätsstörungen. Auch in der hiesigen Stichprobe stellte sich bei der weiteren körperlichen Abklärung eines geschlechtsidentitätsgestörten Patienten heraus, dass ein Klinefelter Syndrom vorlag.

In seinen Beiträgen über biologische Aspekte des Transsexualismus wies Green (1998, 2000) auf Kasuistiken über familiäre Häufungen von auffälligem Sexualverhalten hin und sah dies als Hinweis auf eine genetische Komponente. Er berichtete in diesem Zusammenhang über ein Paar monozygoter männlicher Zwillinge konkordant für Transsexualismus, Heterosexualität und Alkoholismus, erwähnte des weiteren ein anderes Paar von Brüdern (keine Zwillinge), beide transsexuell, über ein Schwesternpaar (ebenfalls keine Zwillinge), beide mit einer Geschlechtsdysphorie, über zwei Mann-zu-Frau-Transsexuelle mit jeweils geschlechtsdysphorischen Schwestern, des weiteren über einen Vater und seinen Sohn, jeweils mit transvestitischem Verhalten, sowie über einen anderen Vater und seine transsexuelle Tochter und ferner über zwei XXY und einen XYY Mann-zu-Frau-Transsexuellen. Zur Ermöglichung einer systematischen Erfassung derartiger Fälle erachtete Green ein internationales Register und eine Zusammenarbeit genetischer Zentren für nützlich.

Die Bedeutung der H-Y-Antigen-These für die Erklärung der Transsexualität

Von einer Forschergruppe um Eicher wurde bei Transsexuellen erstmals Ende der siebziger Jahre ein von der Norm abweichender H-Y-Antigen-Befund beschrieben und ein ursächlicher Zusammenhang dieser Konstellation mit dem Transsexualismus postuliert (Eicher et al. 1979, Engel, Pfäfflin, Wiedeking 1980). Bei dem H-Y-Antigen handelt es sich um ein Glykoproteinbestandteil der männlichen Zellmembran, das erste Plasmamembranprotein, dem man eine spezifische organogenetische Funktion zuschrieb. Die Autoren dokumentierten bei primären Transsexuellen eine sog. H-Y-Antigen-Diskordanz, d.h. dass Mann-zu-Frau-Transsexuelle im Gegensatz zu dem beim männlichen Phänotyp normalerweise positiven H-Y-Antigen einen negativen Befund zeigten und Frau-zu-Mann-Transsexuelle wiederum einen für biologische Frauen unüblichen positiven Befund. Mit dieser Entdeckung glaubten die Autoren ein morphologisches Substrat identifiziert zu haben, wonach die primäre Transsexualität als intersexuelle Störung aufzufassen sei, bei den von ihnen untersuchten sekundären Transsexuellen konnte diese H-Y-Antigen-Diskordanz hingegen nicht gefunden werden. Die Autoren mussten ihre These in den folgenden Jahren widerrufen, zumal da Braun und Cleve (1987) zeigen konnten, dass die damals verwendete Methode ungeeignet war, menschliche Zellen auf H-Y-Antigen zu testen.

Zur Bedeutung der somatischen Grundausstattung für die Entwicklung der Geschlechtsidentität

Money (1955, Money, Hampson 1955, Money 1994 b) entwickelte in den fünfziger Jahren Richtlinien für das psychosexuelle Management von Kindern mit Intersex-Syndromen. Diese beinhalteten folgende Empfehlungen:

• Die Geschlechtszuwidmung sollte unter Berücksichtigung der besten Prognose bzgl. reproduktiver Funktionen (sofern überhaupt möglich) sowie im Hinblick auf gute Sexualfunktion, d.h. eine normale Anmutung der externen Genitalien und der körperlichen Erscheinung, sowie einer stabilen Geschlechtsidentität im Sinne eines Selbsterlebens als Junge oder Mädchen erfolgen.

• Die Entscheidung in bezug auf die Geschlechtsumwidmung sollte möglichst früh getroffen werden, vorzugsweise in der Neugeborenenperiode mit einem Höchstalter eines etwaigen Wechsels zwischen 18 und 24 Monaten. Günstig sei, wenn seitens der Eltern und Professionellen möglichst geringe Unsicherheiten und Zweifel im Hinblick auf die letztendliche Entscheidung über die Geschlechtszuwidmung und die hiermit verbundene Erziehung

aufkämen. Verlaufsstudien an Kindern mit körperlichen Intersex-Syndromen hätten ergeben, dass das Erziehungsgeschlecht im Vergleich zu den unterschiedlichen Parametern, die das biologische Geschlecht konzeptualisieren, letztendlich den bedeutendsten Faktor für die Ausbildung der Geschlechtsidentität darstelle.

Diese vorherrschende Vorgehensweise einer Geschlechtszuwidmung bei Kindern mit uneindeutigen Genitalien ist kürzlich sowohl durch biologische als auch durch konstruktivistische Perspektiven in Frage gestellt worden. Die Kontroverse über den Stellenwert der somatischen Anlage vs. den erziehungsbedingten Faktoren für die Entwicklung der Geschlechtsidentität wurde durch die Publikation von Diamond und Sigmundson (1997 a) über den Werdegang eines Jungen ohne Penis reaktualisiert: Sie zeichneten den Langzeitverlauf eines XY-Individuums nach, der nach akzidentieller Ablation seines Penis auf Rat der Ärzte als Frau aufgezogen worden war. Initial war dieser Fall in den „Annals of Sex Research" publiziert worden (Money 1975, Diamond 1982) und hatte als Beispiel dafür gedient, wie sich jemand mit einer derartigen Vorgeschichte zu einer normal funktionierenden Frau entwickeln kann, quasi als lebender Beweis für die vorherrschende Theorie der sechziger und frühen siebziger Jahre, dass die sexuelle Identität als eine Art Kontinuum existiert und die Erziehung für die Ausbildung der Geschlechtsrollen bedeutsamer ist als die Natur (Gorman 1997). Später wurde jedoch bekannt, dass diese Person die ihm seitens der Erziehung vorgegebene weibliche Geschlechtsrolle zurückgewiesen, in der Pubertät in ein Leben als Mann und Familienvater gewechselt hatte und dieses seitdem mit Erfolg und Zufriedenheit auslebt.

Nach Diamond und Sigmundson weist diese Kasuistik ebenso wie die Ergebnisse ihres ausführlichen Literaturüberblicks darauf hin, dass es keinen bekannten Fall gibt, in dem eine Person mit der Chromosomenkonstellation 46 XY, die bei der Geburt unzweifelhaft männlich erschienen sei, jemals ohne Schwierigkeiten die Rolle eines Lebens als androphile Frau angenommen habe, unabhängig davon, ob psychologische oder medizinische Intervention stattgefunden hätten. Ihrer Auffassung nach gibt es auch keine Hinweise dafür, dass Menschen zum Zeitpunkt der Geburt psychosexuell neutral seien oder dass eine gesunde psychosexuelle Entwicklung von der Anwesenheit von Genitalien abhänge. Als Konsequenz dieses kasuistischen Verlaufes sollte jedes Individuum mit 46 Chromosomen und normaler XY-Konstellation als Mann erzogen werden, um dem psychosexuellen Kraftvektor gerecht zu werden, der pränatal geprägt worden ist. Plastische Chirurgie zur Behebung eines etwaigen genitalen Problems sollte analog zu diesem Paradigma stattfinden. Diamond und Sigmundson, die auch entsprechende Richtlinien publizierten (1997 b), sahen keine Hinweise dafür, dass betroffene Personen bei bestmöglicher Beratung und chirurgischer Wiederherstellungschirurgie nicht ebenso gut mit einem genitalen Handicap umgehen könnten wie andere Jugendliche mit andersgelagerten Problemen. Betroffene Patienten sollten selbst in jegliche Entscheidungen einbezogen werden, weil es um etwas sehr Schwerwiegendes in bezug auf ihr weiteres Leben gehe.

Über eine Kohorte von 15 46 XY-Männern, die aufgrund schwerer genitaler Anomalien zum Zeitpunkt ihrer Geburt kastriert und als Frauen aufgezogen wurden, berichtete Reiner (1997). Er zog den Schluss, dass nur die betroffenen Kinder selbst herausfinden könnten, wer und was sie von ihrer Identität her seien. Die Entscheidung sollte dabei nicht auf anatomischen Prädiktoren oder einer Korrektheit der sexuellen Funktionen basieren, weil dies weder eine Frage der Moral noch sexueller Konsequenzen sei. Reiner plädierte für die

Berücksichtigung der neurowissenschaftlichen Grundlagen der geschlechtsabhängigen Entwicklung des Gehirns, da die anatomische (genitale) Ausstattung und Erscheinung in der Dynamik offenbar weniger bedeutsam sei als die pränatale hormonelle Differenzierung des Hirns. Wenn das Gehirn das Geschlecht unabhängig von sozialen/umgebungsbezogenen Einflüssen „kennt" und bestimmt, sei es erforderlich, vorherzusagen, welches Geschlecht dieses (zerebrale) sei. Zur besseren Einschätzung der jeweils gebotenen Vorgehensweise bei Menschen mit uneindeutigen Genitalien plädiert Meyer-Bahlburg (1997b, 1998) bei Intersex-Syndromen daher für eine interinstitutionelle und interdisziplinäre Kollaboration mit der Möglichkeit zur Durchführung von Langzeitstudien unter Berücksichtigung sozialer Faktoren und psychologischer Mechanismen.

Aus dem Werdegang einer anderen Person, bei der im Alter von 2 Monaten bei einer Circumcision eine akzidentielle Ablatio des Penis vorgenommen und die daraufhin im Alter von sieben Monaten als Mädchen aufgezogen und nunmehr bis ins junge Erwachsenenalter psycho-sexuell nachverfolgt wurde, zogen Bradley et al. (1998) die Schlussfolgerung, dass es nach wie vor unklar sei, welche psycho-sexuelle Entwicklung derartige Fälle nehmen. Da hier eine weibliche Geschlechtidentität und Rollenidentifizierung angenommen wurde, unterstütze diese Kasuistik eher die Aussage von Money, dass der Erziehung die bedeutendste Rolle im Hinblick auf die Ausbildung der Geschlechtsidentität zukomme. Die aktuelle Literatur sei gespalten im Hinblick auf die Empfehlungen, wie mit solchen Fällen umzugehen sei. Die Entscheidung über das konkrete Procedere sei ihrer Ansicht nach zu einem gewissen Ausmaß auch von der Einstellung der Eltern im Hinblick auf die beiden Modelle des psychosexuellen Managements abhängig, d.h. einerseits die orthodoxe Vorgehensweise, die von Money (1955, 1994 b) propagiert wurde, und auf der anderen Seite die von Diamond (1997, 1998) und Diamond und Sigmundson (1997a, b) vorgeschlagene, die betroffenen Knaben auch in Abwesenheit eines Penis als Jungen zu erziehen, da ihr zentrales Nervensystem aufgrund der normalen pränatalen Androgenisierung in männliche Richtung geprägt sei. Die derzeit unklare Entscheidungslage und der große Forschungsbedarf wird auch von Beier et al. (2001) betont und wird in der aktuellen Studie von Schober (2001) bestätigt, die in einer Zufallsstichprobe von 10 erwachsenen Intersex-Fällen, von denen 8 als weiblich zugeordnet worden waren, zeigen konnte, dass diese insgesamt recht zufrieden mit ihrem körperlichen Erscheinungsbild und ihrem Leben insgesamt waren und sich selbst als Intersexe und als „anders" betrachteten. Alle 8 als weiblich zugeordneten Personen waren allerdings gynäphil und zeigten schon in ihrem kindlichen Spielverhalten sowie anderen gängigen Indikatoren männliche Züge, was auch Schober zu Zweifeln an einer grundsätzlich feminisierenden Zuordnung führte.

Auffälligkeiten des körperlichen Erscheinungsbilds bei Transsexuellen

Während in der Mehrzahl der Publikationen bei Transsexuellen unauffällige somatische Befunde erhoben wurden, existieren auch Arbeiten über normabweichende Befunde, aus denen zumeist auch ätiologische Schlussfolgerungen abgeleitet wurden. Mit phänotypischen Merkmalen von Mann-zu-Frau-Transsexuellen setzten sich u.a. Brown et al. (1997) auseinander und gingen hierbei anekdotischen Berichten nach, wonach diese ungewöhnlich groß seien. In einer Aktendurchsicht bei 74 Mann-zu-Frau-Transsexuellen in den USA konnte diese Annahme bestätigt werden. Im Vergleich zu Normwerten aus der Durchschnittsbevölkerung ergab sich eine statistisch signifikante Differenz der Größenwerte zugunsten der Gruppe Transsexueller.

Nur am Rande seien hier anthropometrische Untersuchungsanssätze erwähnt: So entwickelten Tanner et al. (1951) mittels der photographischen Anthropometrie, d.h. der photographischen Abbildung konstitutioneller Merkmale, eine Androgynie-Skala im Hinblick auf das Ausmaß an Femininität im Körperbau von Männern oder an Maskulinität bei Frauen. Aktuell beschäftigte sich insbesondere die Arbeitsgruppe um Bosinski (1997 a, 1998) mit dem körperlichen Erscheinungsbild Transsexueller und erhoben komplexe Daten zum Zusammenhang zwischen Körperbau und Hormonstatus. In ihrer Untersuchung der anthropometrischen Maße und der Androgenspiegel von unbehandelten Frau-zu-Mann-Transsexuellen fand die Forschergruppe (Bosinski et al. 1997 a, b) heraus, dass diese einen maskulineren Körperbau als normale weibliche Kontrollpersonen aufwiesen, insbesondere in bezug auf ihre Fettverteilung und bestimmte geschlechtstypische Körperproportionen. Auch die Androgenspiegel waren signifikant höher und entsprachen der Hormonkonstellation beim polyzystischen Ovarial-Syndrom (PCOS). Die Autoren diskutierten, dass die maskuline Körpererscheinung bei Frau-zu-Mann-Transsexuellen Resultat einer hormonellen Imbalance sein könnte, die zugleich auch die Geschlechtsidentitätstransposition bedinge. Auch Antoszewski, Kruk-Jeromin und Malinowski fanden 1998 in ihrer anthropometrischen Untersuchung von 23 Parametern an 31 Frau-zu-Mann-Transsexuellen, dass die Maße und somit die somatischen Chatakteristika der Betroffenen zwischen denen von Kontroll-Männern und von Kontroll-Frauen lagen.

Obwohl diese Befunde hochinteressant sind, warnt Bosinski zu Recht davor, hierin eindeutige kausale Erklärungsansätze für die Entstehung des Transsexualismus bei biologischen Frauen zu sehen und fordert weitere Untersuchungen. Konsistente anthropometrische Besonderheiten ließen sich bei geschlechtsidentitätsgestörten biologischen Männern nicht finden, was durch die größere Heterogenität und deutlichere Subtypisierung dieser Personengruppe erklärbar sein kann. Die bei Männern gefundenen hirnanatomischen Unterschiede werden unten noch erörtert.

Endokrinologische Parameter bei Transsexuellen

Während weiter oben der Einfluss gonadaler Hormone auf die Ausbildung geschlechtsdifferenter Verhaltensweisen vornehmlich an Patienten mit Stoffwechseldefekten oder abweichenden prä- und neonatalen Hormoneinflüssen betrachtet wurde, geht es jetzt um endokrinologische Parameter bei Transsexuellen im Vergleich zu homosexuellen und heterosexuellen Vergleichspersonen. Gemäß den Übersichten von Meyer-Bahlburg (1977, 1979, 1982, 1984) und einer Zusammenschau von Gladue (1990) ergaben sich in der überwiegenden Mehrheit der berücksichtigten Studien bzgl. der Testosteron- und Östrogenspiegel keine konsistenten signifikanten Unterschiede zwischen homo- und transsexuellen Männern einerseits und heterosexuellen Männern ohne Störung der Geschlechtsidentität andererseits. Giordano und Giusti (1995) vertreten dagegen die Ansicht, dass bei der über lange Zeit vorherrschenden Überzeugung, dass die Geschlechtsidentität beim Mann vorwiegend durch umgebungsbezogene Faktoren bestimmt werde, die Bedeutung hormoneller Faktoren auf die Struktur des Zentralen Nervensystems (ZNS) unterschätzt worden sei. Aus ihrer Übersichtsarbeit ergibt sich danach die Hypothese, dass bei Homosexuellen ein Androgendefizit im Zentralen Nervensystem (ZNS) existiere, die im Fall einer kompletten Dissoziation von biologischem Geschlecht und phänotypischer Erscheinung auch Transsexualismus führen kann. Eine Erklärung sei beispielsweise eine sektorisierte Androgenresistenz im ZNS.

Zur weiteren Abklärung der Hypothese, dass eine gegengeschlechtliche Iden-

tität durch eine pränatale Exposition von (atypischen) Geschlechtshormonspiegeln mitbestimmt wird, untersuchten Cohen-Kettenis et al. (1998) unbehandelte Mann-zu-Frau- und Frau-zu-Mann-Transsexuelle mit frühem Einsetzen („early onset transsexuals") im Vergleich zu nichttranssexuellen Männern und Frauen mittels unterschiedlicher kognitiver Tests und Untersuchungen zur zerebralen Lateralität. Es stellte sich dabei heraus, dass die beiden transsexuellen Gruppen vom Ergebnis her eine Position zwischen den Geschlechtern, d.h. jeweils abseits ihres biologischen Geschlechts aufwiesen. Diese Befunde unterstützen somit die Auffassung, dass organisierende hormonelle Einflüsse einen Einfluss auf die Entwicklung einer gegengeschlechtlichen Identität haben können. Bei biologisch-weiblichen Individuen wurden gemäß der o.g. Metaanalysen in drei von sieben Studien bei etwa einem Drittel der unbehandelten Frau-zu-Mann-Transsexuellen erhöhte Testosteron-Spiegel festgestellt. Sipova, Starka (1977), Futterweit, Weiss und Fagerstrom (1986) sowie Kula und Pawlikowski (1986) berichteten über ähnliche Befunde, wohingegen die Arbeitsgruppe von Gooren (1984, 1990) unauffällige Werte beschrieb. Als mögliche Mechanismen, die einer Erhöhung der Androgenwerte bei unbehandelten Frau-zu-Mann-Transsexuellen zugrunde liegen können, erörterte Bosinski (1996, Bosinski et al. 1997 a, b) eine ovarielle Androgen-Überproduktion im Rahmen von polyzystischen Ovarien oder eine adrenale Androgen-Überproduktion bei adrenogenitalem Syndrom. In der Diskussion zur Bedeutung etwaiger abweichender hormoneller Befunde ist allerdings auch zu bedenken, dass die Richtung des Einflusses nicht einseitig von den Hormonen auf das Erleben und Verhalten geht, sondern auch umgekehrt der Hormonspiegel auf äußere Faktoren reagiert (Supp 1998), so dass auch hier eindeutigen Kausalschlüssen enge Grenzen gesetzt sind.

Genetische Befunde zum menschlichen Sexualverhalten

Mit Überlegungen bzgl. des genetischen Ursprungs des menschlichen Sexualverhaltens beschäftigen sich mehrere Arbeitsgruppen, wobei diese mittlerweile ein sog. „chromosome mapping" durchführen. Insbesondere ist auf die DNA-Analyse von Hamer et al. (1993) hinzuweisen, die zu der Aussage kamen, dass ein Gen auf dem X-Chromosom die homosexuelle Orientierung zu beeinflussen scheint. In ihrer Untersuchung stellte sich heraus, dass 33 von 40 miteinander verwandten Paaren von Homosexuellen (d.h. z.B. Brüder oder Cousins etc.) im Hinblick auf fünf Marker der distalen Region des X-Chromosomes konkordant waren, die verbliebenen sieben waren diskordant für eine oder mehrere dieser Orte. Auch die Arbeitsgruppe um Hu (Hu et al. 1995) identifizierte bei Paaren von homosexuellen Brüdern auf einer Sektion des X-Chromosoms eine Konkordanz, wohingegen andere Studien diese Befunde nicht replizieren konnten (Rice et al. 1995). Weil mit den hierbei angewandten Studiendesigns nur solche Familien berücksichtigt wurden, in denen Homosexualität gehäuft vorkam, konnte keine Aussage über die Häufigkeit von X-Chromosom-generierter männlicher Homosexualität in der Allgemeinbevölkerung gemacht werden. Auch Turner (1997) postulierte als Ursache der Homosexualität ein defektes Gen für Geschlechtsidentität, was er als G-Gen bezeichnete, vermutlich lokalisiert in der Region Xq 28 des männlichen Genoms und erörterte die Vererbungsmodalitäten sowie die jeweils zugrundeliegenden Mechanismen. Hamer, der insbesondere die genetische Modulation des männlichen Sexualverhaltens erforscht, beschrieb 1998 drei mögliche Lokalisationen, die dieses beeinflussen: Zunächst bezog er sich auf seinen oben genannten Befund, dass sich anhand von Familienstudien über homosexuelles Verhalten aufgrund einer offenbar mütterlichen Übertragung Hinweise auf einen Locus auf dem X-Chromosom mit Einfluss auf die sexuelle Orientierung ergaben. Des weiteren stellte sich bei seinen Untersuchungen eine Assoziation eines funktionalen Polymorphismus auf dem Dopamin D4 Rezeptor Gen mit der Anzahl der Sexualpartner eines Individuums heraus, für Hamer ein Hinweis auf einen Einfluss auf die Persönlichkeit im Sinne eines „novelty seeking". Des weiteren beschrieb Hamer, dass die Varianz eines Serotonin Transporter Gen Promotors direkten Einfluss auf die Frequenz sexuellen Verhaltens habe.

Auch in der Zwillingsforschung wurde das Thema sexuelle Orientierung beleuchtet. Interpretationen von Zwillingskasuistiken fokussieren dabei vorrangig Umwelteinflüsse, doch es existieren auch einige Studien, die herausgestellt haben, dass monozygote männliche und weibliche Zwillinge im Vergleich zu heterozygoten häufiger konkordantes homosexuelles Sexualverhalten zeigen (Bailey, Pillard 1991, Bailey et al. 1993, Buhrich, Bailey und Martin 1991). Ein genetischer Einfluss auf die homosexuelle Orientierung lässt sich auch aus den wenigen Fällen vermuten, in denen eineiige Zwillinge konkordant für Homosexualität waren, die im frühen Leben getrennt wurden und nicht miteinander aufwuchsen (Eckert et al. 1986, Whitam, Diamond, Martin 1993). Bailey et al. (1998) präsentierten Ergebnisse ihrer Untersuchung zum männlichen Sexualverhalten, in der sie aus drei verschiedenen Stichproben (HIV-Ambulanz, „Gay pride rally" sowie 65 homosexuellen Männern mit wenigstens einem ebenfalls gleichgeschlechtlich orientierten Bruder) insgesamt 582 homosexuelle Männer berücksichtigten. Bei den ersten zwei der randomisierten Stichproben beurteilten 7 bis 10% der Betroffenen anhand eines vorgegebenen Interviews ihre Brüder und 3 bis 4% ihre Schwestern mit einem hohen Maß an Sicherheit als homo- oder bisexuell, was die Bedeutung familiärer Faktoren für die männliche Homosexualität unterstreicht. Zugleich zeigte keine der Stichproben eine signifikante mütterliche, d.h. X-chromosomal weitergegebene Tendenz, berichtete nicht häufiger über homosexuelle Onkel oder gleichgeschlechtlich orientierte männliche Cousins. Dunne, Bailey und Martin (1998) befragten 4.901 australische Zwillinge im Alter von 17 bis 52 Jahren im Hinblick auf ihre sexuelle Attraktion. Diese Untersuchung war Bestandteil einer per Fragebogen postalisch durchgeführten nationalen Zwillingsuntersuchung. 11% der Männer und 10% der Frauen gaben an, dass sie sich jemals in ihrem Leben zu einer gleichgeschlechtlichen Person hingezogen fühlten. Danach trat homosexuelle Attraktion bei den Männern früher auf, mit einem Durchschnittsalter von 15,2 Jahren, bei den Frauen erst mit 18,4 Jahren. Es ergaben sich in der statistischen Auswertung Hinweise für eine signifikante Heredität in bezug auf gleichgeschlechtliche Attraktion unter Männern, wohingegen das am besten passende Modell für Frauen genetische Effekte nicht beinhaltete. Die Autoren resümierten, dass es insgesamt in diesem Bereich merkliche genetische Einflüsse zu geben scheint.

Endokrinologische Befunde zur sexuellen Orientierung

Hinsichtlich der Plasmahormonspiegel von Homosexuellen im Vergleich zu Heterosexuellen konnte ebenso wie in anderen endokrinologischen Tests kein Unterschied im Hinblick auf die sexuelle Orientierung gefunden werden oder die Ergebnisse waren nicht konsistent (Gooren, Fliers, Courtney 1990, Meyer-Bahlburg 1993 b, Byne, Parson 1993, Friedman, Downey 1993, Money 1994 c). Studien über das Sexualverhalten von Säugetieren hatten zu der Hypothese geführt, dass ein pränatales Androgendefizit männliche Homosexualität bedinge und dass ein pränataler Androgenexzess weibliche Homosexualität determiniere (Phoenix, Goy, Gerall und Young 1959, Ellis et al. 1988).

Der Einfluss des pränatalen Stresses, der bei Ratten die Sekretion von Testosteron inhibiert und das Sexualverhalten beeinflusst, konnte bei Menschen allerdings bisher nicht belegt werden (Bailey, Willerman, Parks 1991). Ein weiterer stützender Hinweis für die Hypothese, dass die pränatalen Geschlechtshormone die sexuelle Orientierung beeinflussen könnten, resultiert aus Verhaltensweisen, die einer manifesten Homosexualität vorausgehen können. Während der Kindheit homosexueller Männer ist eine Aversion gegenüber einem Spielverhalten nicht unüblich, das miteinander kämpfen und rauhe Team-Sportarten beinhaltet (Saghir, Robins 1973, Bell, Weinberg, Hammersmith 1981, Friedman 1988). Das spiegelbildliche Verhalten, d.h. ein ausgeprägtes, „wildes" Herumtollen ist hingegen unter Mädchen häufig zu beobachten, die später lesbisch werden. Bei Menschen beeinflussen pränatale Geschlechtshormone präpubertales nichtsexuelles Verhalten inklusive des „wilden Spielens" (rough and tumble play) (Friedman, Downy 1993). Diese Beobachtung führte zu der Frage, ob eine kindliche Aversion im Hinblick auf derartige Spielaktivitäten auf eine unterschiedliche pränatale Androgensekretion zurückzuführen sein könnte. Homosexuelle Männer und Frauen berichteten häufiger als heterosexuelle Männer und Frauen über ein nicht geschlechtsrollen-konformes Verhalten während der Kindheit (Zent 1984, Whitam, Mathy 1991). Die meisten Knaben mit einer klinisch manifesten Störung der Geschlechtsidentität, die im Verlauf begleitet werden konnten, wurden als Adoleszenten oder als Erwachsene homosexuell, wobei die meisten homosexuellen Erwachsenen als Kind keine Geschlechtsidentitätsstörungen zeigten (Green 1985, Green 1987, Bailey; Nothnagel, Wolfe 1995). Hines et al. stellten 1998 ihre Längsschnittuntersuchung über den Einfluss von pränatalem Stress auf die Geschlechtsentwicklung zwischen der 18. Schwangerschaftswoche und dem 42. Lebensmonat vor. Sie wiesen darauf hin, dass bei Nagetieren bekannt ist, dass pränataler Stress einen demaskulinisierenden und feminisierenden Einfluss auf die männliche Frucht ausübe. Bei den einbezogenen Müttern wurde das Ausmaß an Stress mittels Fragebogen zu zwei Zeitpunkten erfasst: in der 18. Schwangerschaftswoche wurde der Zeitraum seit Anbeginn der Schwangerschaft abgefragt, acht Wochen postpartal die Zeitspanne ab Mitte der Schwangerschaft. Das Geschlechtsrollenverhalten wurde mittels eines „Pre-School-Activities-Inventory" abgebildet. Die Autoren stellten fest, dass ihre Ergebnisse nicht die Hypothese untermauern, dass pränataler Stress das Geschlechtsrollenverhalten bei Jungen beeinflusse, aber im Gegensatz zu den Untersuchungen an Ratten hätten sich Hinweise dafür ergeben, dass pränataler Stress einen gewissen maskulinisierenden bzw. defeminisierenden Einfluss bei Mädchen ausübe. Die spätere Erfassung der sexuellen Orientierung dieser Personen ist daher interessant.

Hirnanatomische Befunde zum menschlichen Sexualverhalten

Der sexuelle Dimorphismus des Gehirns wurde 1971 erstmalig von Raisman und Field bei der Ratte demonstriert (o.V. 1997 a). In einer Reihe von Arbeiten ist postuliert worden, dass es Unterschiede in der Gehirnstruktur gibt, die mit der sexuellen Orientierung in Verbindung stehen (Swaab et al. 1987, Swaab und Hoffmann 1990, 1995, Emory et al. 1991, Gorski 1991, LeVay 1991, 1993, Allen und Gorski 1992, Swaab, Gooren und Hofman 1995). Die meisten dieser Studien haben erhebliche methodische Mängel und konnten nicht repliziert werden. Geschlossen wurde aus den Ergebnissen dieser Arbeiten u.a., dass bei homosexuellen Männern eine Vergrößerung des Nuclus suprachiasmaticus des Hypothalamus vorliegt, eine herabgesetzte Größe des dritten vorderen interstitiellen Kerns des Hypothalamus (INAH 3) und eine vergrößerte anteriore Kommissur. Andere Arbeitsgruppen stellten heraus, dass der „Bed Nucleus of the Stria Terminalis, central subdivision" (BSTc) bei Männern größer ist als bei Frauen (Zhou et al. 1995). Diesem Kerngebiet wird in der Ausbildung maskulinen Verhaltens bei Ratten eine essentielle Rolle zugesprochen. Bei Mann-zu-Frau-Transsexuellen weist dieses Kerngebiet nach diesen Untersuchungen eine Größe auf, die eher derjenigen von biologischen Frauen entspricht, woraus die Überlegung abgeleitet wurde, ob Transsexualität ein genetisch verursachtes Phänomen darstellt und die Geschlechtsidentität aus der Interaktion zwischen dem sich entwickelnden Gehirn und den Geschlechtshormonen entsteht. Die neuroanatomischen Studien über die Dominanz der linken oder rechten Hirnhälfte (Geschwind, Galaburda 1985 a, b, McCormick, Witelson, Kingstone 1990, Rosenstein, Bigler 1987) und der kognitiven Funktionen (Sanders, Ross-Field 1987, McCormick, Witelson 1991) bei homosexuellen Männern und Frauen kamen nicht zu schlüssigen Ergebnissen. In der Metaanalyse von Lalumiere, Blanchard und Zucker (1998) über Studien, in denen die sexuelle Orientierung bei nicht-rechtshändigen Personen untersucht wurde, ergaben sich allerdings Hinweise darauf, dass die Händigkeit bei beiden Geschlechtern in einem Zusammenhang zur sexuellen Orientierung steht und möglicherweise ein neurobiologisches Korrelat darstellt. Für den ungeklärten Mechanismus wurden drei Hypothesen entwickelt: die Exposition des Gehirns mit Geschlechtshormonen, mütterliche Immunreaktionen auf den Fetus, sowie die Überlegung, dass die Händigkeit einen Marker für eine Impräzision in der Entwicklung darstellen kann.

Insgesamt zeigt sich, dass die hirnmorphologischen Befunde noch keine allgemeingültigen Aussagen erbringen konnten, da das Ergebnis sehr von der zugrundegelegten Methodik abhängt. Das gilt insbesondere für die Konservierung und Art der Aufarbeitung der Hirnschnitte, aber auch bezüglich konfundierender Faktoren wie erlittenen Hirnerkrankungen (z.B. einer HIV-Infektion) und erfolgter Behandlungen (Supprian, Kalus 1996, Byne et al. 1998). In neueren Studien konnten diese methodischen Mängel jedoch teilweise ausgeschaltet werden: So konnten Byne et al. (2000) die oben beschriebenen Unterschiede im INAH 3 Kern des Hypothalamus an verstorbenen Personen *ohne AIDS-Erkrankung* in der Vorgeschichte bestätigen und eine Arbeitsgruppe aus Amsterdam (Kruijver et al. 2000) konnte zeigen, dass Mann-zu-Frau-Transsexuelle im BSTc, einem Kern des limbischen Systems, eine weibliche Neuronenzahl aufwiesen und die Neuronenzahl bei Frau-zu-Mann-Transsexuellen sich entsprechend im männlichen Bereich bewegte. Kruijver et al. ziehen aus ihren Daten den Schluss, dass es eine Art „cerebralen Hermaphroditismus", also gleichsam cerebrale Zwitterwesen, zu geben scheint, bei denen bestimmte Gehirnareale gegenläufig zu ihrem genetischen oder genitalen Geschlecht strukturiert sind. Wie komplex und uneinheitlich die Datenlage hierzu aber noch ist, kann der Leser einer anderen Studie der gleichen Arbeitsgruppe entnehmen (Kruijver et al. 2001), in der sich in den Mammillarkörpern, einem anderen hyptothalamischen Areal, keine Unterschiede in den Androgenrezeptoren finden ließen, die mit der sexuellen Orientierung oder mit Geschlechtsidentitätsstörungen in Zusammenhang standen. Gleichwohl sind aus dieser Forschungsrichtung in den nächsten Jahren noch wichtige und spannende Resultate zu erwarten, die allerdings zunächst nur eine geringe praktische bzw. klinische Relevanz haben dürften.

Die mögliche Bedeutung der Position in der Geschwisterfolge (Birth-Order)

Eine Anzahl von Studien weisen darauf hin, dass homosexuelle Männer in der Verwandtschaftsreihe später geboren werden als heterosexuelle Männer (Blanchard, Zucker 1994, Blanchard et al. 1995). Diese Beobachtung wurde einerseits bei erwachsenen homosexuell orientierten Männern gefunden, und zwar solchen, die nicht für irgendwelche anderen Verhaltenscharakteristika wie Grad an Femininität in der Kindheit vorselektiert worden waren. Eine entsprechende Familiensituation wurde andererseits auch bei homosexuellen Männern mit gleichzeitig auftretender „genderdysphoria" (Transsexualismus) identifiziert (Blanchard, Sheridan 1992, Blanchard et al. 1996, Green 2000) und ebenso bei Knaben mit einer Geschlechtsidentitätsstörung (Zucker et al. 1997). Im Hinblick auf die Formulierung einer biologischen Erklärung bzgl. dieser Verwandtschaftssituation, d.h. der Tatsache, als jüngerer Bruder geboren worden zu sein, erörterten Blanchard und Bogaert (1996 a) und Zucker et al. (1997), dass möglicherweise eine mütterliche Immunreaktion zugrunde liegt, die nur durch männliche Feten provoziert werde und die demzufolge nach jeder Schwangerschaft mit einem männlichen Fötus stärker werde. Zudem wurde hypothetisiert, dass das relevante fetale Antigen das H-Y-Antigen sein könnte. Weil dieses nur bei männlichen Feten präsent sei, sei das Immunsystem einer Frau in der Lage, die Anzahl der männlichen Feten zu „erinnern", die sie bereits ausgetragen hat. Diese Hypothese kann gemäß Blanchard und Bogaert (1996 b) und Blanchard und Klassen (1997) erklären, warum sich die Wahrscheinlichkeit für Homosexualität bei jedem zusätzlichen älteren Bruder erhöht, aber warum es keinen entsprechenden Effekt für das Risiko der Betroffenen durch die Geburt von Schwestern gibt. Wenn solche H-Y-Antikörper tatsächlich die zukünftige Geschlechtsidentität und sexuelle Orientierung des Fetus beeinflussen sollten, dann vermutlich durch eine teilweise Blockierung der sexuellen Differenzierung des fetalen Hirns in Richtung typisch männlicher Muster. Diese mütterliche Immunhypothese wird somit für männliche Homosexuelle und Geschlechtsidentitätsstörungen bei Jungen erörtert.

In anderen Studien konnte dieser Zusammenhang dagegen nicht oder nur teilweise bestätigt werden. So formulierte Bem (1998) zum Einfluss älterer Brüder auf die sexuelle Orientierung folgende psychologische Hypothese: Insbesondere wenn ein Junge hohe Scores in bezug auf Femininität aufweise, sei die Zahl der heterosexuellen älteren Brüder ein starker Indikator für die Ausbildung einer homosexuellen Orientierung, da dem nicht-geschlechtsrollenkonformen jüngeren Bruder bei mehreren älteren geschlechtsrollenkonformen Brüdern sein Anderssein deutlich werde. Dieses Interaktionsmodell wurde von Bogaert (1998) an einer großen Anzahl homo- und heterosexueller Männer (N > 800) überprüft, deren Daten im Kinsey-Institut archiviert sind. Für die Hypothese eines Einflusses der Präsenz älterer Brüder auf die sexuelle Orientierung ergaben sich hierbei keine Hinweise. In einer Untersuchung über den Familienstatus von geschlechtsidentitätsgestörten Mädchen, in der Zucker et al. (1998) 22 Betroffene berücksichtigten und diese jeweils mit drei bis sieben gleichaltrigen Kontrollpersonen verglichen, ergab die statistische Analyse, dass geschlechtsidentitätsgestörte Mädchen mit höherer Wahrscheinlichkeit Erstgeborene sind. Diese Befunde decken sich somit nicht mit den vorausgegangenen Untersuchungen an geschlechtsidentitätsgestörten Jungen, wobei oben genannte mütterliche Immunhypothese auch bei Mädchen keinen Erklärungsansatz anbieten kann.

Somatische Erklärungsansätze zur Entwicklung der sexuellen Orientierung

Gemäß Ellis und Ames (1987) handelt es sich bei der sexuellen Orientierung um eine fundamentale Komponente der sexuellen Differenzierung bei Säugetieren. Untypischen Entwicklungen der sexuellen Orientierung können vier Ursachenbündel zugrunde liegen: (1) direkte genetisch-hormonell bedingte, (2) Medikamenten-induzierte, (3) durch mütterlichen Stress während der Schwangerschaft hervorgerufene sowie (4) durch Immunfaktoren herbeigeführte. Gemäß dieser Theorie wird die sexuelle Orientierung des Individuums im wesentlichen bis zur Geburt durch eine komplexe Kombination von genetischen, hormonellen, neurologischen und umgebungsbezogenen Faktoren bestimmt, obwohl diese erst mit Einsetzen der Pubertät in Erscheinung tritt und sich letztendlich erst im frühen Erwachsenenalter konsolidiert.

Byne und Parson (1993) kamen dagegen in ihrer Übersicht über biologische Theorien zur sexuellen Orientierung zu der Aussage, dass es bisher keine überzeugenden kausalen biologischen Hypothesen gibt. Sie schlugen stattdessen ein alternatives Model vor, in dem bei der Konstituierung der sexuellen Orientierung des Individuums temperaments- und persönlichkeitsbezogene Merkmale mit dem jeweiligen familiären und sozialen Milieu interagieren. Da solche Eigenschaften erblich sein können oder ihre Ausbildung auch hormonell beeinflusst wird, impliziert dieses Modell eine Heredität für Homosexualität, die anscheinend größer als null ist, ohne dass behauptet werden kann, dass entweder Gene oder Hormone direkt die sexuelle Orientierung beeinflussen. In ihren Ausführungen zur Homosexualität kommentierten Friedman und Downey (1994) ganz ähnlich, dass die bisher vorliegenden Befunde darauf hinweisen, dass die sexuelle Orientierung zu einem gewissen Ausmaß von biologischen Faktoren beeinflusst wird, obwohl die genauen Funktionsmechanismen noch nicht erhellt sind. Es ist danach anzunehmen, dass unterschiedliche Konstellationen psychosexueller Entwicklungsfaktoren zu demselben Verhaltensmuster führen können. Der Entwicklung der sexuellen Orientierung beim Menschen wird so nur ein bio-psycho-soziales Modell mit interagierenden genetischen, psychoneuroendokrinen und entwicklungsbezogenen Aspekten gerecht.

Zusammenfassung

Die wissenschaftliche Beschäftigung mit dem Einfluss biologischer Faktoren auf die Geschlechtsidentitätsbildung sowie die Entwicklung der Geschlechtsrollen und der sexuellen Orientierung und ihrer Transpositionen konnte bisher keine eindeutigen und umfassenden Erklärungen für diese sehr komplexen Prozesse hervorbringen. Das Verständnis für die Bedeutung zerebraler Unterschiede ist nach wie vor recht begrenzt. Der komplexere entwicklungsbiologische Verlauf bei Männern wird dafür verantwortlich gesehen, dass diese im Hinblick auf Störungen ihrer Geschlechtsidentität vulnerabler sind als biologische Frauen. In der Zusammenschau der Studien über die Bedeutung endokrinologischer Parameter für die ätiologische Erklärung des Transsexualismus zeigt sich, dass bei der überwiegenden Mehrzahl der Transsexuellen keine hormonellen Abweichungen nachweisbar sind. Gemäß des derzeitigen empirischen Kenntnisstandes scheinen biologische Faktoren bei Frau-zu-Mann-Transsexuellen relevanter als bei Mann-zu-Frau-Transsexuellen zu sein. Das universelle Auftreten von gegengeschlechtlichem Verhalten in den unterschiedlichsten Kulturen weist auf einen frühen biologischen Einfluss auf die Entwicklung der Geschlechtsidentität hin. Die kulturellen Unterschiede in der Prävalenz von atypischem Geschlechtsrollenverhalten sprechen andererseits für die Bedeutung sozialer Faktoren, die bei der späteren Entwicklung und Ausbildung derartiger Verhaltensweisen eine Rolle spielen. Auch der Einfluss des sozialen Lernens auf die Entwicklung der Geschlechtsidentität und Ausbildung etwaiger Störungen ist zu berücksichtigen.

Bereits vor der Darstellung der wichtigsten psychologischen Erklärungsansätze des Phänomens Transsexualismus lässt sich so folgende Zwischenbilanz ziehen: Die Etablierung der Geschlechtsidentität/-rolle ist Ergebnis einer komplexen bio-psycho-sozialen Entwicklung, in deren Verlauf ver-

schiedenartige Einfluss- bzw. Störfaktoren zur Wirkung kommen können. Eine Geschlechtsidentitätsstörung erwächst so am wahrscheinlichsten aus einer Kombination früher und atypischer biologischer Faktoren und unterliegt dann im weiteren den ausformenden Effekten psychosozialer Einflüsse, ist also hinsichtlich ihrer Genese in der Tat mit dem etwas abgegriffenen Begriff multifaktoriell zutreffend beschrieben. Auch die Ausbildung der sexuellen Orientierung ist ein komplexer bio-psycho-sozialer Prozess und ebenso multifaktoriell determiniert.

2.2.3 Psychologische Erklärungsansätze des Phänomens Transsexualismus

Die psychoanalytische Tradition

Auch bei den Erklärungsansätzen aus der psychologischen Theorienbildung finden sich verschiedene wiederstreitende Modelle und eine insgesamt unbefriedigende Datenlage. Das gilt besonders für die in der deutschsprachigen Literatur dominierenden psychodynamischen Konzepte, die die Ätiopathogenese von ernsthaften Störungen der Geschlechtsidentität mit ihrem Leitgefühl, in einem fremden Körper gefangen zu sein, auf eine Abfolge pathologischer Entwicklungseinflüsse zurückführt und Parallelen zu anderen Störungsbildern herausmodelliert. So wird in einer Sichtweise das transsexuelle Verlangen in Analogie zur psychoanalytischen Interpretation von Perversionen als „Plombe" gesehen (Morgenthaler 1984), als narzisstischer Stabilisierungsversuch, in dem der Übertragungshass abgespalten und gegen die eigene Person bzw. gegen die eigenen Genitalien gerichtet wird. Insbesondere in den siebziger und achtziger Jahren brachten verschiedene Autoren Transsexualismus mit der Borderlinestörung in Verbindung (Person und Ovesey 1974 a, b, 1983, Lothstein 1979 a, 1984). Ebenso wie bei nicht offensichtlich geschlechtsidentitätsgestörten Borderline-Patienten postulierten sie bei den von ihnen beschriebenen Personen mit transsexuellem Empfinden einen Defekt in der Symbolisierung, einen Mangel an Identitätsintegration, einen Entwicklungsstillstand und eine Störung der Ich-Funktionen. Häufig wurden bei den Transsexuellen ausgesprochen starre Spaltungs- und Projektionsmechanismen beschrieben, die Abwehrformen dabei als „primitiv", archaisch, maligne, regressiv und agierend bezeichnet. So sprach Reiche (1984) von einem „Wechselspiel von fusioneller Aufladung und Entleerung" bei Transsexuellen. Die Abwehrform der Spaltung stellt beim Transsexualismus gemäß Benedetti (1981) den wesentlichen psychodynamischen Mechanismus gegen das Erleben einer neurotischen Ambivalenz dar. Das sonst in der Neurose unerreichbare Ich-Ideal verschmilzt beim Transsexualismus mit der gegengeschlechtlichen Identität, die zum intimsten, wenn auch nicht sozial anerkannten Teil des Patienten wird, wodurch der intrapsychische Konflikt aufhört und auf die psychosoziale Ebene verschoben wird, auf den Kampf mit der Umwelt um Anerkennung. Diese Auseinandersetzung könne dabei in verschiedenem Ausmaß ausgefochten werden: von dem Mann, dem es genügt, als Frau vor den Spiegel zu treten, bis zu dem Mädchen, das den Gedanken nicht erträgt, sie könne nicht zu einem 100%igen Mann werden, und eine Penisprothese anstrebt. Die Organisation der Objektbeziehungen Transsexueller konstelliert sich danach entlang einer sadomasochistischen Linie, die primitive und pathologisch internationalisierte Objektbeziehungen beinhaltet. Zudem wurde bei diesen Patienten eine brüchige Kerngeschlechtsidentität angenommen, eine gestörte Selbst-Objekt-Differenzierung und das Unvermögen, adäquate Geschlechtsselbstrepräsentanzen sowie Selbst- und Objektkonstanz zu etablieren. Auch Diederichs (1993) führte als wichtigste Abwehrmechanismen bei Transsexuellen die projektive Identifizierung, die Idealisierung, die Ver-

leugnung und vor allem die Spaltung an. Den Wunsch nach Geschlechtsumwandlung kann man seiner Ansicht nach auch als Ausdruck eines gigantischen Spaltungsprozesses verstehen. Die massive Abwehr in Form der Spaltung binde so viel Energie, dass die üblichen neurotischen oder psychosomatischen Symptome als Folge eines Trieb-Abwehr-Konfliktes oder der Abwehr von Kränkungen nicht entstehen können. Dieser psychodynamische Hintergrund erklärt, warum manche Transsexuelle nach erreichter Operation erst einmal in ein „depressives Loch" fallen und bei einigen Verläufen der transsexuelle Wunsch einen klaren Reparationscharakter hat und einen Lösungsversuch für lebenslange Depressivität, Selbstwertzweifel oder Identitätsdiffusion darstellt. Nach Diederichs Überzeugung muss beim Transsexualismus insbesondere der pathologische Narzissmus berücksichtigt werden, der eine Reihe von klinischen Phänomenen bei männlichen Transsexuellen psychodynamisch verständlicher mache, z.B. den „blühenden Neid" auf das weibliche Geschlecht. Er erklärt auch, dass viele operierte Transsexuelle mit dem kosmetischen Ergebnis ihrer Operationen unzufrieden bleiben und operative Nachkorrekturen wünschen. Die „narzisstischen Wunden" lassen sich eben chirurgisch nicht wirklich heilen.

Auch andere Autoren betonen die Bedeutung narzisstischer Aspekte: Für Oppenheimer (1991) sind Transsexuelle durch einen niedrigen Selbstwert, eine negative Selbstrepräsentation und eine Veränderung des Selbststatus charakterisiert und Transsexualismus ist nicht nur die Konsequenz eines Entwicklungsstillstands oder regressiver Pathologien, sondern ist als Versuch der Überwindung dieser Dilemmata anzusehen. Die Störung beginnt vor Strukturierung der Selbst-Repräsentanzen und weist meist auf Defizite im Bereich der Maskulinität hin. Sie führt nach Oppenheimer zur Fragmentierung in Verbindung mit primitiven Ängsten und zu einem „archaischen Größenselbst". Der Akt der transsexuellen Transformation beinhaltet zugleich den unbewussten Hass gegen beide Eltern, die ihrer Funktion als geschlechtliche Wesen beraubt werden. Der Transsexuelle durchläuft eine Art Wiedergeburt, die die Vorstellung abschafft, als Frau die Kapazität zu haben, Mutter zu sein, da sie, die Mann-zu-Frau-Transsexuelle, eigentlich ein kastrierter Mann ohne Genitalien ist. Die Destruktion des Penis sei ein Weg, die Maskulinität und Genitalität des Vaters zu zerstören. Das Subjekt wird so unabhängig von den Objekten, die es haben leiden lassen, aber dies gelingt nur um den Preis der Spaltung und Verletzung. In einer komplexen Dynamik wird durch die tatsächliche Kastration die Kastrationsangst abgewehrt und der sexuelle Trieb wird geopfert, um den Narzissmus zu schützen. Nach Oppenheimer erfordert die Komplexität der sich entwickelnden Pathologien eine Pluralität der Theorien mit dem Gebot, eine konzeptuelle Metatheorie zu vermeiden.

Ätiologisch wird Transsexualismus somit als Resultat eines Entwicklungsstillstands im Wiederannäherungszeitraum der Separations-Individuationsphase interpretiert, einhergehend mit strukturellen Defekten, einer Schwäche des Ichs und profunden narzisstischen Störungen. Transsexualität entwickelt sich somit auf dem Hintergrund von tiefgreifenden, frühen Störungen auf dem Gebiet der Symbolbildung. Daraus erklärt sich die Phantasie einer Fusion zwischen Mutter und Kind (das symbiotische Verhältnis), wobei die Störung durch zudringliche oder fehlende väterliche Einflüsse verstärkt wird.

Obwohl von Psychoanalytikern insbesondere in den siebziger und achtziger Jahren die große Bedeutung von Ich-strukturellen Störungen herausgestellt wurde, wird mittlerweile anerkannt, dass sich in dieser Klientel ein breites Spektrum psychopathologischer Stilbildungen wiederfindet: von schweren narzisstischen Cha-

rakterpathologien über Borderline-Patienten bis hin zu neurotischen und dabei hochdifferenzierten und „kreativen" Persönlichkeiten (Diederichs 1991). Dass die Strukturdiagnose „Borderline-Persönlichkeit" mittlerweile seltener gestellt werde, liegt nach Sigusch (1991 a, b) an Veränderungen im klinischen Erscheinungsbild das Transsexualismus seit Formulierung der Frankfurter „Leitsymptome" (Sigusch, Meyenburg, Reiche 1978 a, b, c, 1979). Den eingetretenen Wandel führte er dabei neben der Beobachtung, dass transsexuelle Entwicklungen heute im Vergleich zu den klinischen und theoretischen Darstellungen des vorausgegangenen Jahrzehnts phänomenologisch bzw. symptomatologisch übereinstimmend als vielfältiger und vielgestaltiger beschrieben werden, vor allem auf das geänderte Geschlechterverhältnis zurück. Transsexuelle Verläufe sind danach Anfang der neunziger Jahre nicht mehr so stark typisiert, die Patienten, die mit Wunsch nach Geschlechtsumwandlung vorsprechen, sind zudem deutlich jünger als vor einigen Jahrzehnten. Aus dieser veränderten Sichtweise leitete Sigusch die Argumente für sein Plädoyer für eine Enttotalisierung und Depathologisierung der Transsexualität ab. Nunmehr interpretiert er den Wunsch nach Geschlechtswechsel auch als „kreative (Abwehr-) Leistung eines Menschen in großer seelischer Not", als eine „hochorganisierte Ich-Leistung".

Ein elaboriertes intrapsychisches Modell zur psychodynamisch fundierten Unterteilung verschiedener Störungen der Geschlechtsidentität hat Beitel (1985) vorgelegt. Es basiert im wesentlichen auf der Objektbeziehungstheorie von Kernberg (1975) und begreift Geschlechtsidentitätsstörungen als Ausdruck einer Selbstpathologie. Beitel geht von den vier von Kernberg postulierten Phasen der Herausbildung von Objektbeziehungen aus, die im geglückten Fall zu einer Integration „guter" und „böser" Objektrepräsentanzen führt. Misslingt diese Integration jedoch (wenn z.B. die „bösen" Selbst- und Objekt-repräsentanzen mit exzessiver, nicht integrierbarer Aggression belegt sind), kommt es zur Aktualisierung primitiver Abwehr-mechanismen und darunter vor allem zur Abspaltung eines sog. Selbstobjekts. Die Spaltung kann als Abwehrreaktion gegen eine unzureichende Spiegelung durch äußere Objekte (Bezugspersonen) aufgefasst werden, durch welche das abgespaltene Selbst zu einer kompensatorischen Struktur wird, so die benötigte Spiegelung erreicht und das Kind in gewisser Weise zu seinem eigenen Selbstobjekt wird. Wenngleich die zentrale Störung somit in der Selbstregulierung liegt, kann nach Beitels Überlegungen eine Fokussierung auf die Geschlechtsidentität dadurch eintreten, dass der wahrgenommene Mangel an Akzeptanz und Bestätigung durch die Mutter vom kleinen Jungen als mit seinem Männlich-Sein in Verbindung stehend erachtet wird. In Beitels Modell ist nach diesen Annahmen bei Störungen der Geschlechtsidentität in diesem von der Realitätsprüfung abgespalteten Teil der Persönlichkeit eine unterschiedlich ausgeprägte Störung der Kerngeschlechtsidentität gespeichert. Die verschiedenen Manifestationen von Geschlechtsidentitätsstörungen sind danach Reflektionen der Unterschiede in der Organisation dieses abgespaltenen Selbstobjekts, die (bei biologischen Männern) ihrerseits nach drei Aspekten differenziert werden können:

• Die unterschiedlichen Ausprägungen der weiblichen Identifizierung (vom Fetischismus bis hin zur Transsexualität) stehen in Beziehung zu den verschiedenen Abstufungen der Verschmelzung der Selbst- und Objektrepräsentanzen innerhalb des abgespaltenen Selbstanteils. So sind beim Fetischismus diese Grenzen relativ klar und es reicht etwa ein Schuh, um die Mutter zu repräsentieren und die nötige Sicherheit zu erreichen. Bei der Transsexualität sind die

Grenzen dagegen verschwommen und der Betreffende muss tatsächlich wie seine Mutter werden, um sich ausreichend sicher zu fühlen,

• Das Ausmaß des Einbruchs der geschlechtlichen Pathologie in das Leben des Patienten ist eine Funktion der Notwendigkeit, das abgespaltene Selbst zu aktivieren, die ihrerseits von der Kohärenz bzw. der Fragmentierungsgefahr des Selbst abhängt. Im Fetischismus ist dieses „Selbstobjektbedürfnis" relativ eng umschrieben (genauso wie die zugrunde liegende Verletzlichkeit der Person), während es beim Transsexualismus zu einer Daueraktivierung des Selbstobjekts kommen kann.

• Inwieweit die Störung der Geschlechtsidentität als Ich-synton erlebt wird, hängt möglicherweise davon ab, ob und wie stark der abgespaltene Selbstanteil externe Bestätigungen in der frühen Kindheit erfahren hat.

Einzelne psychodynamische Bedeutungsgehalte im Überblick

Nach Beschreibung übergreifender Ansätze und Konzepte sollten nun einzelne psychoanalytisch begründete Erklärungsansätze zur Entwicklung und zum Bedeutungsgehalt transsexueller Stilbildungen skizziert werden. Die hier angeführten psychodynamischen Überlegungen basieren auf der Überzeugung, dass diese Symptombilder nicht als umschriebene Phänomene zu interpretieren sind, die durch einzelne Faktoren erklärt werden können. Die folgenden Ausführungen beziehen sich vorrangig auf Mann-zu-Frau-Transsexuelle, in einem späteren Abschnitt werden dann spezifische Aspekte der Frau-zu-Mann-Transsexuellen erörtert.

Als mögliche Erklärungsversuche für das Aufkommen transsexuellen Empfindens sind zu berücksichtigen:

• *Objektsuche:* Die meisten Patienten sind sozial isoliert und haben intensive Einsamkeitsgefühle erlebt. Während stressvoller Verfassungen kann die magische Idee, befriedigende Objektbeziehungen durch einen Geschlechtswechsel zu erreichen, bedeutsam werden. Für nicht wenige (insbesondere bei älteren) Patienten stellt der Wunsch nach Geschlechtsumwandlung den verzweifelten Versuch dar, sich aus ihrem isolierten und entfremdeten Leben zu retten.

- *Wiedergeburtsphantasien:* Insbesondere im Kontext von schweren Verlusterlebnissen wie lebensbedrohlichen Erkrankungen kann sich der Wunsch nach einem neuen Leben, einer „zweiten Chance", konkretisieren, verbunden mit der Vorstellung, endlich der bisher unterdrückten, eigentlichen Identität Ausdruck zu verleihen. So bildete sich bei einem Patienten, der unsere Spezialsprechstunde aufsuchte der Wunsch nach Geschlechtswechsel im Kontext einer HIV-Infektion aus.
- *Abwehr einer Dekompensation:* Die Identifikation des Patienten mit dem Gegengeschlecht schützt das Individuum im Sinne eines ausgeprägten Abwehrmanövers. Ein starres Festhalten an der transsexuellen „Lösung" dient hierbei dazu, bei profunden Konflikten Kontinuität und Struktur für ein andernfalls „leeres Selbst" herbeizuführen (Socarides 1970, Ovesey, Person 1973, Person, Ovesey 1974 b, 1983).
- *Aggression und Sexualität:* Die Fusion von aggressiven und sexuellen Trieben spielt eine wichtige Rolle in der Psychodynamik Transsexueller. Viele männliche Transsexuelle fokussieren ihre aggressiven Konflikte auf ihre Genitalien und konstellieren einen Dualismus in ihrer Persönlichkeit zwischen männlich-destruktiven und weiblich-konstruktiven Elementen. Manche Betroffene streben eine weibliche Identität im Sinne eines Verteidigungsmechanismus als magische Kontrolle über ihre aggressiven

Triebe an. Viele sind überzeugt, dass nur Frauen Liebe erfahren.

- *Abwehr uneingestandener homosexueller Neigungen*
- *Kastrationsängste*
- *Geschlechtsneid:* Der Kanadier Blanchard führte Ende der achtziger Jahre das Konzept der Autogynäphilie ein (1989 a), ein Phänomen, das bereits von Hirschfeld (1910, 1918) beobachtet wurde: Unter Zugrundelegung seiner systematisch erhobenen und in einer Datenbank zusammengeführten Befunde aus zahlreichen Untersuchungen zum Sexualverhalten stellte er heraus, dass es offenbar nicht wenige Männer gibt, in deren erotischer Phantasiewelt das Selbst-Frau-Sein eine mehr oder weniger bedeutende Rolle spielt. Unter gewissen Voraussetzungen kann sich in Verbindung mit solchen autogynäphilen Vorstellungen eine Geschlechtsidentitätsstörung entwickeln, wobei das Ausmaß derselben offenbar auch von den imaginierten Inhalten abhängt. Im Kontext derartiger Phantasien spielt mitunter auch Neid auf bzw. Sehnsucht nach weiblichen Funktionen oder ausschließlich als weiblich angesehene Eigenschaften eine Rolle. Basierend auf einem solchen („gynozentrischen") Modell wurde folgende psychodynamische Erklärung für das Phänomen Transsexualismus entwickelt: Der Mehrzahl der Mann-zu-Frau-Transsexuellen liegt eine Identifikation mit der Mutter zur Abwehr von Trennungs- und Kastrationsängsten zugrunde. Mann-zu-Frau-Transexuelle verbinden mit dem Frausein etwas Freundliches, Nicht-Aggressives, Liebevolles, Mütterliches, oft auch die Rolle des Opfers, ähnlich wie die eigene Mutter selbst Opfer brutaler Männer war. Auf diesem Hintergrund entwickelt sie dann letztlich ein globales dysmorphophobisches Syndrom mit persistierendem Wunsch nach Autokastration.

- *Unterwerfung/Flucht aus Verantwortung:* Mann-zu-Frau-Transsexualismus ist gemäß Sörensen und Hertoft (1982) als präödipale Störung mit der Angst, eine rein maskuline Identität anzuerkennen, aufzufassen. Hieraus resultiert eine Flucht in weibliche Phantasien und eine entsprechende Präsentation mit Bestätigung durch ästhetische Ich-Ideale sowie ein antiaggressives, auf eine Idylle ausgerichtetes Verhalten. Die herausragenden Charakteristika sind hierbei Unterwerfung und Pseudofeminität.
- *Körperliche Abneigung:* Unter diese Kategorie können männliche Individuen mit dem Wunsch, ihr Genitale loszuwerden, subsumiert werden. Diese Männer sind häufig ängstlich, impulsiv und selbstverletzend. Viele glauben, dass sie durch Entfernen ihres Penis „Ruhe finden". Bei ihnen steht nicht so sehr der Wunsch im Vordergrund, eine Frau zu sein, als vielmehr derjenige, nicht mehr Mann zu sein. Die bei diesen oft vorliegende Phantasie, penetriert zu werden, ist eine sadomasochistische. Oppenheimer (1991) etwa sah den Hass auf Maskulinität als bestimmenden psychologischen Faktor. Freuds Fall Schreber (1911, McAlpine, Hunter 1955), eine frühe Studie über eine wahnhaft-schizophrene Geschlechtstransformation, ist in diesem Kontext anzuführen, handelt es sich doch um eine Flucht aus der als gefährlich erachteten und ungewünschten Maskulinität.

Transsexualismus als Produkt einer nichtkonflikthaften Entwicklung?

Neben psychogenetischen Erörterungen, die Transsexualismus als Produkt eines Entwicklungsdefektes oder Konfliktes ansehen, existieren auch Arbeiten, in denen eine nicht-konflikthafte Entwicklung von Geschlechtsidentitätsstörungen und Transsexualismus im besonderen postuliert wird (Davenport, Harrison 1977). So sprachen Money und Hampson (1955) und Money,

Hampson und Hampson (1957) von einem „imprinting"-Prozess während des zweiten oder dritten Lebensjahres. Stoller (1969) beschrieb familienatiologische Faktoren und nahm als Ursache der Mann-zu-Frau-Transsexualität eine pathologisch-symbiotische Mutter-Kind-Beziehung an. Hierauf basierend postulierte er für Mann-zu-Frau-Transsexuelle ein konfliktfreies Prägungsmodell, wohingegen er für die Entstehung der Frau-zu-Mann-Transsexualität wiederum ein Konfliktmodell favorisierte. Da die Theorien von Stoller sehr einflussreich waren, sollen sie im folgenden etwas ausführlicher dargestellt werden.

Stollers Theorien zur Ätiologie der Transsexualität

In seinem Konzept der Kern-Geschlechtsidentität (core-gender-identity) postulierte Stoller (1968), dass es sich dabei um einen Teil der Identität im Sinne des grundlegenden Gefühls von Mann oder Frau zu sein handelt. Üblicherweise etabliert sich diese Überzeugung in den ersten zwei bis drei Lebensjahren. Die Kern-Geschlechtsidentität wird dabei durch fünf Bedingungsgefüge heraus gebildet:

- Biologische und anatomische (genitale) Faktoren;
- Geschlechtszuweisung und Erziehung;
- Prägung (imprinting), wobei für Stoller offen blieb, ob dieser bei Vögeln und Säugetieren beobachtete und von Money und Hampson (1955) beschriebene Mechanismus tatsächlich bei Menschen existiert;
- Klassisches und operantes Konditionieren.

Einen weiteren Erklärungsansatz der Mann-zu-Frau-Transsexualität stellte Stoller 1975 (c) vor: Nach seiner Theorie der „blissful symbiosis" werden Jungen nur dann transsexuell, wenn eine seltene Koinzidenz folgender, jeweils notwendiger Faktoren vorliegt: Eine spezielle Schönheit des Jungen von Geburt an, eine bisexuelle Mutter, ein körperlich oder psychisch abwesender, mitunter selbst effeminierter Vater, der zulässt, dass sich eine exzessive Symbiose zwischen Mutter und Sohn entwickelt und über einen Zeitraum von mehreren Jahren nicht unterbrochen/beendet wird. Stoller (1979) erachtete Femininität im Knabenalter als einen reliablen Marker für späteres homosexuelles oder gar transsexuelles Verhalten. Wenn Femininität bei Jungen in frühen Lebensjahren auftrete, ausgeprägt sei und natürlich erscheine, laufe es auf die Ausbildung eines Transsexualismus hinaus. Wenn diese hingegen mit Trauma und Konflikten vermischt ist, resultieren seiner Ansicht nach entweder transvestitische Verhaltensmuster inklusive des fetischistisch-konnotierten „cross-dressings" oder homosexuelles Empfinden. Bzgl. der Behandelbarkeit derartiger (Fehl-) entwicklungen empfahl Stoller zur Erlangung von mehr Maskulinität ein möglichst frühes Heranführen Betroffener an männliche Rollenerwartungen.

Die Mütter derjenigen Mädchen, die transsexuell wurden, identifizierte Stoller (1972) als überwiegend müde, traurig und leidend. Die Töchter entwickeln seiner Theorie nach das Gefühl, ihre Mutter schützen und sich um diese wie ein Ehemann kümmern zu müssen. Die Mütter, häufig selbst zu lange von ihren Ehemännern alleingelassen und nicht in der Lage, ihr Kind adäquat zu bemuttern, unterstützen diese Bestrebungen der Töchter. Die eigene Depression über das Unvermögen der Mutter zu einer symbiotischen Beziehung und das Nichtbeistehen des Vaters überwindet die Tochter dadurch, dass sie sich schließlich in männlicher Weise um die Mutter kümmert, was diese zugleich aufgrund ihrer eigenen Biographie belohnt. Die Beziehung solcher Töchter, die transsexuell werden, zu ihren Vätern charakterisierte Stoller folgendermaßen: Bei Geburt imponiert das Mädchen nicht als schön und niedlich, sondern als stark und kräftig. Da die Mut-

ter – wie angeführt – selbst klinisch depressiv bzw. körperlich krank ist, ersetzt die Tochter diese in der gestörten elterlichen Beziehung. Hierbei baut der Vater zur Tochter eine enge Beziehung auf und erfreut sich an ihrem körperlich aktiven und geschickten Verhalten: Er nimmt sie insofern gern bei seinen Unternehmungen und Hobbys mit, was bei ihr maskulines Verhalten bestärkt. Dieser Prozess der Vermännlichung wird zudem durch das nicht sehr anmutige Erscheinungsbild des Mädchens unterstützt.

Die theoretischen Konstrukte von Stoller wurden in der wissenschaftlichen Literatur mehrfach grundlegend in Frage gestellt (siehe etwa Mahler 1965, Eber 1980, Springer 1981, Pfäfflin 1993). Es auch wurde darauf hingewiesen, dass seine Ausführungen im Laufe der Zeit Wandlungen unterworfen waren. So musste Stoller seine These von einer „biological force", d.h. eines in aller Stille wirkenden biologischen Faktors fallen lassen als sich herausstellte, dass seine dieser Annahme zugrundegelegte Kasuistik auf einer Falschaussage basierte. Stoller schlug zur Interpretation der Genese der geschlechtlichen Identität nunmehr das Konzept eines Prägungsparadigmas, vor, das ebenfalls in der wissenschaftlichen Diskussion hinterfragt wurde. Die von Stoller behauptete grundsätzliche Differenz zwischen männlicher und weiblicher Transsexualität lässt zudem theoretisch viele Fragen offen. Während Stoller die weibliche Transsexualität psychodynamisch erklärt, orientiert am Konfliktmodell, postulierte er für die männliche Transsexualität eine eher lerntheoretisch konzeptualisierte konfliktfreie Genese (siehe Pfäfflin 1994). Bei Stollers Ausführungen ist darüber hinaus grundsätzlich zu bedenken, dass seine Überlegungen vornehmlich aus Beobachtungen an Intersex-Syndromen gewonnen wurden bzw. an kasuistischen Untersuchungen einzelner in ihrer geschlechtlichen Identität gestörten Kinder und Erwachsener.

Familiendynamische Erwägungen bei Mann-zu-Frau-Transsexualismus

Bzgl. familiendynamischer Erwägungen zur Erklärung des Transsexualismus ist grundsätzlich anzuführen, dass die transsexuelle Symptomatik bei verschiedenartigen Familienkonstellationen beobachtet werden kann (Benedetti 1981). Ein psychodynamisches Drei-Generationen-Modell stellte Meyer (1980) vor: Die großmütterliche Kühle und mangelnde Fürsorge dem Kind gegenüber führt danach zu einer bisexuellen Orientierung und einem starken Penismerkmal der Mutter, die das später transsexuell empfindende Kind, den eigentlichen Indexpatienten, als Quelle der Reparation in ihren Phantasien absorbiert. In einer retrospektiven Untersuchung an allen 74 Patienten, die sich innerhalb eines Jahres aufgrund eines transsexuellen Empfindens mit Wunsch nach Geschlechtsumwandlung in der psychiatrischen Spezialsprechstunde der Johns Hopkins Universität vorgestellt hatten, untersuchten Halle et al. (1980) die Rolle der Großmütter in bezug auf den Transsexualismus. Ein Drittel der untersuchten Indexpatienten war in Familiensituationen aufgewachsen, in denen die Großmütter mütterlicherseits während der frühen Kindheit eine zentrale Rolle in der Erziehung übernommen hatten. Die Autoren erläuterten, dass all diese Patienten Verluste eines oder beider Elternteile durch Krankheit, Tod oder Trennung bzw. Scheidung oder auch durch ein Verlassen der Familie erlitten hatten. Aufgrund dieser Umstände, d.h. eingedenk der hiermit verbundenen psychischen Belastung, könne die Übernahme der Elternrolle durch die Großmutter nicht als ätiologischer Faktor in der Entwicklung der Transsexualität bei dieser Subpopulation angesehen werden, zumal die Präsenz einer Großmutter in einer derartigen Konstellation nicht per se zu der Entwicklung eines Transsexualismus führe. Andererseits lassen die erhobenen Daten vermuten, dass das Verhalten und die Einstellungen dieser Großmütter – und hier-

mit sei insbesondere ihr Ermutigen des Crossdressing bei den Untersuchten gemeint – durchaus eine Rolle in der Ausbildung dieser Störung gespielt haben könnte. Die Autoren diskutierten zudem einen indirekten Einfluss der Großmütter auf die psychosexuelle Entwicklung dieser Patienten durch die stattgehabte psychosexuelle Erziehung der eigenen Töchter, also der Mütter der Betroffenen. Wenn Mütter dieser (später transsexuell empfindenden) Patienten erziehungsbedingt selbst eine sexuelle Konfusion und/oder Ambivalenz im Hinblick auf ihre Geschlechtsrolle aufgewiesen hätten, dann könnte diese Einstellung und Verhaltensweise der Großmütter aufgrund der geschilderten besonderen Familienkonstellation sowohl indirekt als auch direkt einen Effekt auf die Entwicklung der Geschlechtsidentität dieser Patienten bewirken. Auf der Basis dieser Überlegungen hielten es Haller et al. für sinnvoll, weitere Familienstudien an Transsexuellen durchzuführen.

Bei Mann-zu-Frau-Transsexualismus besteht ebenso wie bei Frau-zu-Mann-Transsexualismus eine basale Angst sowie eine unsichere Geschlechtsidentität, wobei Sörensen (1981) und Sörensen, Hertoft (1982) für beide unterschiedliche Coping-Mechanismen beschreiben: Die Unsicherheit der Betroffenen begründet sich auf die früheste Kindheit und manifestiert sich in einer deutlich infantilen und archaischen ambivalenten Beziehung zu beiden Eltern, die auch im Erwachsenenalter besteht. Bei den Mann-zu-Frau-Transsexuellen wird die spezifische Abwehr nach Überzeugung der Autoren in der Ambivalenz zur Mutter deutlich. Diese wird einerseits als die Nächste empfunden, die Einzige, mit der der transsexuell Empfindende als Kind eine enge emotionale Beziehung innehatte. Auf der anderen Seite ist der Betreffende durch ihre Autorität verängstigt. Die Konstellation, dass die Transsexuellen häufig über die Mutter zugleich in guter und schlechter Weise reden, entspricht der Entwicklungsstufe eines Kindes in der präödipalen Phase.

Zur psychodynamischen Bedeutung des Crossdressing

Nach der Hypothese der „phallischen Mutter" (Fenichel 1930) kommt es beim Jungen durch den abwesenden oder passiven Vater zu einer pathologischen Identifikation mit der durch phallische Merkmale charakterisierten Mutter. Die Aggressivität der Mutter löst im Jungen zugleich Furcht aus, nicht nur im Sinne des körperlichen Verlustes (Kastrationsangst), sondern im Sinne des Identitätsverlustes, nämlich nicht länger männlich zu sein. Krueger (1978) wies allerdings auf die Unspezifität dieser Hypothese hin, da diese Konstellation bei einer Vielzahl sexueller Paraphilien beschrieben wird. Gemäß Levine (1993) resultieren alle paraphilen Abwehrformen des Jungen/ Mannes aus der Existenz der Geschlechterdifferenz und dienen der Überwindung der Kastrationsangst bei penetrierendem Sexualverkehr. Der transvestitische Fetischist benötigt das Kleidungsstück, den Fetisch, und die autogynäphile Phantasie, um erregt zu sein, als eine Art psychische Brücke zur Ermöglichung penetrierenden heterosexuellen Verkehrs. Der Autor grenzt hiervon zugleich die Form des Fetischismus ab, die bei Jugendlichen übergangsweise auftreten kann und dann dem Vermögen weicht, heterosexuellen Kontakt an sich erregend zu erleben. Bei fetischistischen Transvestiten besteht zwischen der Erregung über die Umkleidungsphantasien und der über einen heterosexuellen Kontakt an sich eine Art Equilibrium, welches bei Patienten mit Wunsch nach Geschlechtswechsel zugunsten der Umkleidungsphantasien verschoben ist, da diese nunmehr ihr Interesse am Körper der weiblichen Partnerin verloren haben. Transvestitische Männer unterliegen somit unter bestimmten Umständen der Gefahr, ein transsexuelles Empfinden zu entwickeln, wobei in der wissenschaftlichen Literatur zum klinischen Syndrom Transvestitismus zwischen jüngeren und älteren Betroffenen, sog. „aging transvestites", unterschieden

wird. Die Persönlichkeitsorganisation von transvestitischen Männern ist gemäß Wise und Meyer (1980 a, b) auf Borderline-Niveau einzuordnen, ihre weiblichen und männlichen Identifikationen und Selbstbilder sind ebenso gespalten wie ihre aggressiven und liebesbezogenen Bedürfnisse. Das Transvestieren hat die Funktion, symbolisch die mütterliche Identifikation auszudrücken, um sehr frühe Ängste abzuwehren (Mahler 1963). Bei ausgeprägtem Stress ist diese symbolische Expression insuffizient und kollabiert in das Verlangen, die mütterliche Identifikation real durch einen Geschlechtswechsel auszudrücken. Das transsexuelle Empfinden bei Transvestiten kann dann episodisch und wiederkehrend auftreten, mitunter bildet sich bei diesen aber auch eine progrediente transsexuelle Entwicklung mit Konsolidierung des gegengeschlechtlichen Erlebens aus. Als mögliche psychodynamisch relevante Stressoren diesbezüglich werden vorrangig zu große Nähe, etwa in der Ehe, die Verantwortung als Elternteil und hierbei insbesondere die Vaterrolle gegenüber einem Sohn, sowie der Verlust von Kraft oder Status, z.B. durch das Älterwerden an sich, durch interkurrente Erkrankungen, Potenzprobleme oder auch berufliche Schwierigkeiten, herausgestellt.

Spezifische Aspekte der Psychogenese der Frau-zu-Mann-Transsexualität

Für Frau-zu-Mann-Transsexuelle wird von einigen Autoren eine narzisstisch-phallische Attitüde mit Betonung von Aktivitäten und Nachahmung männlichen Verhaltens als charakteristisch beschrieben, die den Versuch darstellt, die eigene Unsicherheit zu überwinden und Anerkennung zu erlangen (Sörensen 1981, Sörensen, Hertoft 1982). Es handelt sich nach diesen Überlegungen um einen pseudophallischen Abwehrmechanismus mit der beständigen Erfordernis, Dominanz, Aktivität und Initiative zu zeigen. Insbesondere in noch jungen Partnerschaften demonstriert der

Frau-zu-Mann-Transsexuelle diese Eigenschaften, um basale Angst und Unsicherheit zu überwinden und sich selbst und die Umgebung von der eigenen Männlichkeit zu überzeugen, wohingegen passives und untergebenes Verhalten Angst erzeugt. Das transsexuelle Empfinden bei Frau-zu-Mann-Transsexuellen wird zudem als Flucht aus allem interpretiert, was die betroffenen Frauen mit ihrem Geschlecht als Unglück verbinden, insbesondere das Unterworfensein, die Penetration und das Gebärenmüssen. Die Ausführungen zur *intrafamiliären* Dynamik bei Frau-zu-Mann-Transsexuellen in der wissenschaftlichen Literatur lehnen sich überwiegend an die Überlegungen von Stoller (1975 a) an: Die späteren Frau-zu-Mann-Transsexuellen identifizieren sich mit dem maskulinen Vater, die Mutter hingegen ist schwach, weniger bewundernswert, emotional unerreichbar. Das Mädchen entwickelt eine beschützende Attitüde im Hinblick auf die Mutter, die alle dynamischen Aspekte der ödipalen Beziehung zwischen Vater und Sohn innehat. Die Manifestation des „cross-gender" Verhaltens tritt nach Überzeugung der Autoren sehr früh auf, d.h. vor dem dritten Lebensjahr (Socarides 1970, 1978, Pauly 1974 a, b).

In Anlehnung an die Ausführungen von Volkan und Masri (1989) können sechs charakteristische Phasen in der Psychologie der weiblichen Transsexuellen unterschieden werden:

- Das weibliche Kind hat die unbewusste Phantasie, dass es die Mutter nur retten kann, wenn es selbst männlich ist;
- das Mädchen beginnt, irgendeinen Gegenstand zwischen ihren Beinen zu platzieren als eine Art Vorläufer für den späteren Wunsch nach einer Penisprothese. Es handelt sich hierbei um eine Art kindlichen Fetisch zur Überwindung der Trennungsangst;
- zugleich und gegensätzlich zu dieser Sehnsucht nach Verbindung mit der Mutter trennt dieses Übergangsobjekt,

ein symbolischer Penis, das Mädchen von der depressiven Mutter, die keinen Penis hat;
- wenn das Mädchen das ödipale Alter erreicht, sehnt es sich danach, sich aus der problematischen aber intensiven Beziehung mit den mütterlichen Repräsentanzen zu lösen und wünscht sich, vom Vater geliebt zu werden. Wenn es nicht in seinen weiblichen Anteilen bestätigt wird, identifiziert es sich mit dem Vater und wechselt ihr „unbelebtes Objekt" (inanimate object). Dies ist nunmehr der Phallus des Vaters;
- während der Adoleszenz gibt das Mädchen dieses Objekt auf und verlangt nun eine chirurgische Peniskonstruktion.

Zusammenfassende Betrachtung der Theorien zur Verursachung von Geschlechtsidentitätsstörungen

Die Geschlechtsidentität und ihre Störungen hatten in der Psychiatrie über lange Zeit, d.h. bis in die siebziger bzw. achtziger Jahre, eine eher randständige Bedeutung. Entsprechende Problembilder wurden zumeist nicht mit anderen Aspekten der Psyche im Zusammenhang gebracht. Zumindest das Vollbild des Transsexualismus ist jedoch nach unseren Erfahrungen – und dies wird im folgenden Kapitel über klinische Aspekte weiter aufgefächert – als eine psychiatrische Symptomatologie und als konflikthafte intrapsychische Kompromissbildung anzusehen und kann von den Psychosen, den Paraphilien, den Borderline-Störungen abgegrenzt werden, bei denen ähnliche Entwicklungsprobleme in der Kindheit/Adoleszenz und in ihrer klinischen Manifestation beschrieben werden.

Über die Theoriebildung zu den Ursachen der Geschlechtsidentitätsstörungen ist zusammenzufassen, dass Transsexualismus als schwerste Störung der Geschlechtsidentität sehr verschiedenen Ursachen zugeschrieben wird. Es wird als Resultat einer Virusinfektion, einer hormonellen Abnormität oder einer hypothalamischen

Modifikation aufgefasst, auf eine Art Prägung zurück geführt oder als Ergebnis einer besonderen Symbiose im Rahmen eines nicht-konflikthaften Prozesses. Obwohl es Bemühungen darum gegeben hat, Transsexualismus in den theoretischen Rahmen der psychoanalytischen Entwicklungspsychologie zu integrieren, bleibt die Pathogenese der Geschlechtsidentitätsstörungen insgesamt nach wie vor ungeklärt.

Als Vertreter der notwendigen integrativen Sichtweise vertrat Meyer schon 1980 die Auffassung, dass die Geschlechtsidentität nicht als ein primäres, sondern als ein sekundäres Phänomen und als fundamentale Errungenschaft in der Entwicklung der Persönlichkeit zu betrachten ist. Seiner Ansicht nach gibt es eine Tendenz der Geschlechtsdifferenzierung konkordant zur biologischen Ausstattung, was er darin begründet sieht, dass die Menschheit andernfalls nicht die geologisch triviale Spanne von 300.000 Jahren überlebt hätte. Neben biologischen bzw. konstitutionellen Gegebenheiten werde die Formierung der Geschlechtsidentität durch frühe und späte Schwierigkeiten beeinflusst und etabliere sich im Rahmen eines komplizierten Akquisitionsprozesses, der auf einer Vielzahl von Erfahrungen, Identifikationen, Kognitionen und Phantasien beruht. Ebenso wie bei allen seelischen Phänomen handele es sich um einen plastischen, vitalen und potentiell auch später noch modifizierbaren Prozess.

Auch Coates (1990) integratives Modell zur Ontogenese von Geschlechtsidentitätsstörungen im Knabenalter kann als überzeugendes Beispiel für einen integrativen Ansatz gelten. Es verweist auf die mehrdimensionale Bedingtheit dieser Störungen mit der Erfordernis eines Zusammenwirkens mehrerer Einflussfaktoren zu ganz bestimmten vulnerablen Zeiten: Nur wenn eine Anzahl bio-psychischer Entwicklungsfaktoren während einer kritischen und begrenzten Entwicklungsperiode in auffälliger Weise miteinander agieren, kann es danach zur Ausbildung einer Geschlechtsidentitätsstörung kommen. Temperament, eine familiäre Disposition, eine besondere Familiensituation sowie erheblicher Stress müssen zu einem gemeinsamen Bedingungsgefüge kumulieren und zu massiver Angst bei dem betroffenen Kind während einer distinkten vulnerablen Periode der Entwicklung führen. Das relative Gewicht der einzelnen Faktoren unterscheidet sich dabei zweifellos von Individuum zu Individuum. Ist einer dieser Faktoren sehr ausgeprägt, bedarf es nicht mehr so sehr der anderen, um das Syndrom zu produzieren. Um das Phänomen gänzlich zu verstehen, ist es für Coates notwendig, die Bedeutung der gegengeschlechtlichen Identifikation für das einzelne Kind herauszuarbeiten. Diese Ausführungen unterstreichen die Bedeutung multifaktorieller Einflüsse bei der Entstehung von Geschlechtsidentitätsstörungen, bei denen es sich um eine Spektrumstörung handelt, wie im weiteren noch erläutert werden wird. Festzuhalten ist, dass bisher weder biologische noch psychogenetische Ansätze allein eine ausreichende ätiologische Erklärung geben konnten.

2.3 Klinische Aspekte von Geschlechtsidentitätsstörungen

Für den praktischen Umgang mit Ratsuchenden, aber auch für die wissenschaftliche Auseinandersetzung ist eine Unterteilung in bestimmte Subtypen von Geschlechtsidentitätsstörungen sehr nützlich, da so eine präzisere Zuordnung und Eingrenzung der einzelnen Problematik möglich gemacht wird. Aus diesem Grund geht es in diesem Kapitel um Ansätze zur Bildung von entsprechenden Untergruppen. Da dabei immer zugleich differentialdiagnostische Überlegungen eine wesentliche Rolle spielen, folgt darauf ein Überblick über wichtige Symptome und Krankheitsbilder, die bei der Diagnostik berücksichtigt werden müssen. Abschließend werden die vorliegenden empirischen Befunde zu psychopathologischen Aspekten bei Geschlechtsidentitätsstörungen gesichtet und der mögliche Bedeutungszusammenhang erörtert.

Das differentialdiagnostische Spektrum bei Geschlechtsidentitätsstörungen

Wenngleich die in Kapitel 3 dargestellten Studien darauf hindeuten, dass bei einem erheblichen Anteil der Geschlechtsidentitätsstörungen vermutlich präödipale bzw. ich-strukturelle Störungen identifizierbar sind, sind Störungen der geschlechtlichen Identität auch von ihrem psychopathologischen Hintergrund heterogen und können im Kontext sehr verschiedener psychosozialer und sexueller Lebensgeschichten, Selbstkonzepte und erlittenen Traumatisierungen auftreten. Die Diagnostik der (transsexuellen) Geschlechtsidentitätsstörung sollte deshalb auf einer ausführlichen sexualmedizinischen und psychiatrisch-psychotherapeutischen Einschätzung im Längsschnitt basieren. Wie bei anderen Störungsbildern auch ist eine möglichst umfassende Gesamteinschätzung sinnvoll, die im Sinne einer mehrdimensionalen Diagnostik neben der Hauptdiagnose auch Persönlichkeitsstörungen im Blick hat und ggf. auch Angaben zu stoffgebundener Abhängigkeit, zu Suizidalität und zu Selbstverletzungen in der Vorgeschichte beinhaltet. Zudem sollte das Strukturniveau der Persönlichkeit und das Vermögen zur Alltagsbewältigung eingestuft werden.

Differentialdiagnostisch müssen vorrangig etwaige psychotische oder andersartige seelische Störungen ausgeschlossen werden. Der Eindruck des Untersuchers bzgl. der Überzeugungskraft der gegengeschlechtlichen Erscheinung ist ein zentrales, wenn auch schwer objektivierbares Kriterium in der Beurteilung einer transsexuellen Entwicklung (vgl. Clement, Senff

1996). In einer detaillierten somatischen Abklärung mit internistisch-endokrinologischer Untersuchung, urologischer bzw. gynäkologischer und gegebenenfalls auch genetischer Befunderhebung müssen Intersex-Syndrome ausgeschlossen und andere somatische Abweichungen abgeklärt werden. Ergänzend ist bei Hinweisen auf neurologische Auffälligkeiten die Durchführung einer entsprechend weitergehenden Diagnostik, beispielsweise in Form einer craniellen Kernspintomographie oder auch einer Liquoruntersuchung zu erwägen. Einzelheiten zu diagnostischen Leitlinien sowie Behandlungsstandards werden in Kapitel 5. aufgeführt.

Als Differentialdiagnosen der Transsexualität sind vorrangig folgende Störungen zu berücksichtigen: Der (fetischistische) Transvestitismus sowie eine Ich-dyston erlebte (effeminierte) männliche Homosexualität, des weiteren können Geschlechtsidentitätsstörungen als Äquivalent einer psychotischen Symptomatik auftreten oder auch Folge einer intersexuellen Störung sein (Poland 1991). Tabelle 4 gibt eine Übersicht über relevante Differentialdiagnosen unter Einbeziehung der von Person und Ovesey (1974 a und b) eingeführten Unterscheidung in primäre und sekundäre Transsexuelle, eine vielfach als nicht mehr zeitgemäß und übersimplifizierend kritisierte Differenzierung, die allerdings aus eigener Einschätzung im klinischen Kontext durchaus eine sinnvolle und praktikable Unterteilung darstellen kann.

Als weiterer Aspekt bei der Einordnung von Störungen mit transsexuellem Empfinden bzw. von Geschlechtsidentitätsstörungen soll die Diskussion darüber, ob sich die Erscheinungsbilder (und nicht nur die klassifikatorischen Konventionen) dieser Phänomene über die Zeit gewandelt haben, hier noch einmal kurz aufgegriffen werden: Sigusch wies 1991 in der Revision seiner Ende der siebziger Jahre publizierten und seitdem im deutschsprachigen Wissenschaftsraum vielbeachteten Leitsymptome der Transsexualität (Sigusch, Meyenburg, Reiche 1978 a, b, c) auf das veränderte Erscheinungsbild transsexueller Entwicklungen hin. Zugleich und in gewissem Widerspruch zu seinem Plädoyer für eine Enttotalisierung und Depathologisierung der Transsexualität räumte er ein, dass die Differentialdiagnostik keineswegs leichter geworden sei und dass insbesondere auch Störungen des Jugendalters sowie gewis-

Tabelle 2. Übersicht über das differentialdiagnostische Spektrum der Geschlechtsidentitätsstörungen bei Erwachsenen

---

Transsexualität
Unterteilung in:

Primäre Transsexuelle (ca. 10–25%, *Levine und Lothstein 1981*)
= lebenslang bestehende profunde Störung der Geschlechtsidentität (GI); vergleichsweise geringes inneres Konfliktpotential

Sekundäre Transsexuelle (ca. 75–90%, *Levine und Lothstein 1981*)
= aufzufassen als Versagen vorgängiger (meist reiferer) Adaptationsformen der GI, zumeist stresskorreliert ausgelöst, häufig verstärkt bzw. aufrechterhalten durch Umgebungsfaktoren; gekennzeichnet durch ausgeprägtere intrapsychische Konflikte

Bei sekundärer Transsexualität sind vornehmlich zu berücksichtigen:

Störungen der Geschlechtsidentität vom nicht transsexuellen Typ
Störungen der Geschlechtsidentität nicht näher bezeichnet
Paraphilien
    – *Transvestitismus*
    – *transvestitischer Fetischismus*
    – *multiple Störungen der Sexualpräferenz*
    – *polymorphe Perversionen z.T. mit Suchtcharakter*
Abgewehrte (ich-dystone d.h. dem eigenen Persönlichkeitskonzept zuwiderlaufende, innerlich abgelehnte homosexuelle Objektwahl) bzw. *stigmatisierte, zumeist effeminierte Homosexualität*
Identitätsstörungen mit einer Störung der Geschlechtsidentität bei zugrundeliegender Persönlichkeitsstörungen:
    Borderline, paranoiden, schizoiden, psychopathischen, passiv abhängigen, narzißtischen, zwanghaften, hysterischen Typ sowie bei multipler Persönlichkeit
Identitätskonflikte/-krisen in der Adoleszenz
Alkoholismus/Substanzgebundene Abhängigkeiten

Weitere wichtige Differentialdiagnosen:

Zwangsstörungen
Dysmorphophobie
Monosymptomatische Paranoia
Endogene Psychosen aus dem schizophrenen Formenkreis
Endogene affektive Psychosen
Autismus
Hirnorganische Störungen, hierunter insbesondere bei:
    – Erkrankungen des Temporallappens
    – Minderbegabung
    – assoziiert mit Alkoholismus
Intersexualität bei chromosomalen und/oder hormonellen Anomalien,
(Intersexsyndrome sind nach ICD-10 und DSM IV differentialdiagnostisches Ausschlusskriterium für die Diagnose einer (transsexuellen) Geschlechtsidentitätsstörung)

---

sermaßen „kulturelle Verwirrungen des generischen Selbstverständnisses und der Sexualobjekte" oder auch selten organische Erkrankungen bedacht werden müssten. Im Gegensatz zu seiner vorbeschriebenen Einschätzung äußerte Sigusch nunmehr die Auffassung, dass diejenigen Transsexuellen, welche das jeweils andere Geschlechtsempfindungen zulassen könnten und nicht ausmerzen müssten, weniger von Zusammenbrüchen bedroht seien als solche, die er früher so überzeugend gefunden habe; ihre „generische Starre" lasse eigentlich schon erkennen, welche enorme, beinahe übermenschliche Abwehrleistungen sie erbringen müssten, um überhaupt leben zu können.

Klinische Subtypen

An dieser Stelle sollen Typologisierungsversuche zur Abgrenzung verschiedener Stilbildungen von Geschlechtsidentitätsstörungen zusammengetragen werden, die sowohl unter wissenschaftlichen als auch unter klinischen Gesichtspunkten zur weiterführenden Subtypisierung vorgenommen wurden.

Erwachsene männliche geschlechtsidentitätsgestörte Patienten präsentieren eine derartige Verschiedenheit von Symptomen, dass nicht angenommen werden kann, dass alle an derselben Störung leiden oder dass alle von nur einer klinischen Behandlungsmethode profitieren könnten (vgl. Blanchard 1985 a, b). Insofern ist es erforderlich, die unterschiedlichen Charakteristika in eine handhabbare Zahl deskriptiv homogener Gruppen aufzugliedern. Die Bemühungen, entsprechende typologische Schemata zu entwickeln, gehen bis auf Hirschfeld (1923) zurück und umfassen sehr verschiedenartige zugrundeliegende theoretische Modelle und Zugehensweisen.

Eine gute Übersicht über die vier wesentlichen Entwicklungsverläufe im Hinblick auf die Formierung der Geschlechtsidentität von Patienten mit Wunsch nach Geschlechtswechsel wurde 1993 von Levine

publiziert. Er unterschied dabei geschlechtsidentitätsgestörte Männer, die:

- von frühester Kindheit an eine feminine Entwicklung zeigen (ca. 19%),
- in der Kindheit eine Geschlechtsidentitätsstörung aufweisen und dann in der Adoleszenz zunächst eine effeminierte homosexuelle Adaptation annehmen (7%),
- nach einer unauffälligen, männlich anmutenden Kindheit etwa mit Einsetzen der Pubertät im privaten Bereich mit einem Cross-Dressing beginnen (51%). Im Gegensatz zu anderen Crossdressern gelinge es diesen geschlechtsdysphorischen Männern, von Levine „dysphoric transvestites" genannt, nicht, ihr männlichen und weiblichen Selbstanteile zu integrieren und als zwei Facetten der eigenen Person zu akzeptieren. Auch seien derartige Männer nicht imstande, ihre subjektive Femininität zu sublimieren, etwa durch eine Tätigkeit in weiblich geprägten Berufsfeldern oder als fürsorglicher Vater. Somit könnten diese Betroffenen für sich kein positiv besetztes androgynes Arrangement etablieren.
- durch eine konfuse Entwicklung der sexuellen Identität charakterisiert sind, die nicht in eine der zuvor genannten Kategorien eingeordnet werden kann. Zu erwähnen sind hier vorrangig Männer mit Paraphilien. Das hierbei auftretende Crossdressing habe die Funktion, den Schmerz bei schwacher Männlichkeit zu lindern. Der zugrundeliegende Bedeutungsgehalt besteht darin, die kindliche Phantasie zu nähren, dass das Leben glücklicher wäre, wäre man als Mädchen geboren.
- im Kontext einer sexuellen Dysfunktionen einen Wunsch nach Geschlechtswechsel formulieren. Levine nannte in diesem Kontext beispielsweise Männer mit Potenzstörungen. Es ist vorstellbar, dass es auf dem Boden einer insgesamt

recht fragilen männlichen Identität bei interkurrenter Störung der sexuellen Funktionsfähigkeit psychogener oder somatischer Genese zu einer Akzentuierung von Minderwertigkeitsgefühlen bis hin zu einem Infragestellen der männlichen Rolle kommen kann.

Die Bedeutung der sexuellen Orientierung im Hinblick auf die Subgruppierung von Geschlechtsidentitätsstörungen

Bereits 1923 unterschied Hirschfeld unter Berücksichtigung der sexuellen Orientierung vier Typen von Geschlechtsidentitätsstörungen bei Männern und gab auch eine Einschätzung bzgl. der Häufigkeitsverteilung ab:

- heterosexuelle (35%),
- homosexuelle (35%),
- sog. Automonosexuelle oder narzisstische (15%) sowie
- bisexuelle (15%).

Mittlerweile ist es aufgrund des empirischen Forschungsstandes unzweifelhaft, dass der sexuellen Orientierung in der Unterteilung der Geschlechtsidentitätsstörungen besondere differentialdiagnostische Bedeutung zukommt (Bosinski 1994). So stellten u.a. Blanchard, Clemmensen und Steiner (1987) heraus, dass sich die klinisch relevanten Merkmale der geschlechtsidentitätsgestörten biologischen Männer in erheblichem Maße nach der vorherrschenden sexuellen Orientierung unterscheiden. In dem Versuch einer wissenschaftlich fundierten und klinisch hilfreichen Subtypisierung wird dieses Charakteristikum des sexuellen Verhaltens – neben anderen – in dieser Arbeit somit wiederholt berücksichtigt werden.

Kern-Transsexuelle (Core Transsexuals)

Eine wichtige Arbeit zu typologischen Aspekten der Transsexualität legten die dänischen Forscher Sörensen und Hertoft 1980 vor. Diese Autoren plädierten nach-

drücklich für eine sorgfältige, phänomenologisch-klinische Klärung (elucidation) als notwendigen Ausgangspunkt der Diagnose und Behandlung des einzelnen Patienten. Im Unterschied zu den biologisch-weiblichen Transsexuellen glaubten diese Autoren bei den biologisch-männlichen Transsexuellen eine „Kerngruppe stabiler männlicher Transsexualität", sog „core transsexuals", identifizieren zu können, für die sie die folgende Kriterien vorschlugen: intakte Realitätsprüfung, stabiler, submissiver pseudofemininer Narzissmus, Agenitalität, stabile Ich-Stärke. Diese als „autoplastisch" bezeichnete Gruppe könne den primären Transsexuellen zugerechnet werden und stehe im Gegensatz zu einer größeren Randgruppe der „anderen" Transsexuellen mit weniger stabilen Symptomausprägungen. Bei dieser „alloplastischen" Gruppe seien hingegen die eigenen Genitalien stärker besetzt, der Wunsch nach Geschlechtsumwandlung wird hier als eher wechselhaft beschrieben und stellt offenbar keine konstante Abwehrstruktur dar und es sind auch (prä-)psychotische Verfassungen zu beobachten (Sörensen, Hertoft 1980, Sörensen 1981).

Gerade auf den letztgenannten Punkt, das Auftreten von Geschlechtsumwandlungswünschen bei (prä-)psychotischen Zustandsbildern legten Sörensen und Hertroft besonderen Wert, da sie vor allem bezüglich der Prognose einer geschlechtsumwandelnden Operation von hoher Bedeutung sei. Während bei der Gruppe männlicher Kerntranssexueller das psychische Abwehrgefüge stark, die Identität nicht umfassend bedroht und der Wunsch nach Geschlechtswechsel stabil sei und die sexuellen Impulse darin gebunden seien, sei bei den psychosenahen Patienten die Abwehr (vor allem gegen Angsteinbrüche) fragil, die Identität viel umfassender bedroht und daher durch Behandlungsmaßnahmen der Gefahr einer völligen Fragmentierung ausgesetzt.

Früher versus später Beginn der Transsexualität

Die eben genannte Altersgrenze, d.h. etwa der Zeitpunkt des Einsetzens der Pubertat, markiert die Grenze für eine Zuordnung als Geschlechtsidentitätsstörungen mit frühem (early) bzw. spätem Beginn (late onset). Diese Unterscheidung macht insofern Sinn, als „early onset transsexuals" in der Regel dadurch charakterisiert werden, dass sie eine recht geradlinige und recht stabile transsexuelle Entwicklung nehmen mit vergleichsweise geringem inneren Konfliktpotential. Diese Unterteilung überschneidet sich durchaus mit der von Person und Ovesey 1974 eingeführten und oben aufgeführten Unterscheidung von primären vs. sekundären Transsexuellen.

Interessanterweise weist das Alter bei Erstvorstellung aufgrund eines transsexuellen Empfindens Bezüge zur sexuellen Orientierung auf. So wird in der Literatur herausgestellt, dass gynäphile biologische Männer im Unterschied zu den eher jüngeren androphilen Männern üblicherweise erstmalig mit Mitte 30 Kontakt mit professionellen Helfern aufnehmen. Auch erste therapeutische Kontakte im Alter zwischen 50 und 60 Jahren sind nicht selten. So charakterisierten Roback, Felleman und Abramowitz (1984) in ihrer Vergleichsuntersuchung diejenigen transsexuell empfindenden Männer, die erst im höheren Alter (Durchschnittsalter von 51,7 Jahren) aufgrund eines Wunsches nach Geschlechtsumwandlung therapeutische Hilfe aufsuchten, im Unterschied zu entsprechend jüngeren (Durchschnittsalter von 24,4 Jahre) häufiger als depressiv und schizoid-zwanghaft; außerdem seien erstere häufiger verheiratet und auch mit höherer Wahrscheinlichkeit Vater. Es handele sich bei den Älteren eher um transvestitische, nicht sehr attraktive und nicht sehr feminin anmutende Männer z.T. mit Todesangst, die auch nicht so hysterisch erschienen und deren Impulsivität häufiger auf das Crossdressing begrenzt sei. Eine derartige Vorgeschich-

te mit dem Vermögen, über eine längere Zeit in der (gynäphilen) Männerrolle zurechtzukommen, reflektiert nach Ansicht dieser Autoren ein unsichereres, geringer ausgeprägtes und ambivalenteres transsexuelles Empfinden.

Primäre/sekundäre Transsexuelle

1974 führten Person und Ovesey (a und b) ihre Unterscheidung in primäre und sog. sekundäre Transsexuelle ein und äußerten die Vermutung, dass psychopathologisch beide Gruppen überwiegend als Borderline-Persönlichkeiten anzusehen seien. Gemäß dieser Theorie erleben primäre Transsexuelle seit ihrer frühen Kindheit ein Unbehagen mit ihrem angeborenen Geschlecht und fühlen sich sexuell zumeist zu Angehörigen des eigenen biologischen Geschlechtes hingezogen. Diese Subgruppe zeigt häufig eine irreversible, fixierte gegengeschlechtliche Identifikation, die auch dann persistiert, wenn geschlechtsumwandelnde Maßnahmen abgelehnt werden. Die Gruppe der primären Transsexuellen macht nach Einschätzung von Levine und Lothstein (1981) ca. 10–25% der geschlechtsidentitätsgestörten Patienten aus und ist durch eine lebenslang bestehende profunde Störung der Geschlechtsidentität mit vergleichsweise geringem inneren Konfliktpotential charakterisiert (Eber 1982).

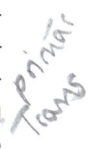

Die deutlich größere Gruppe der sekundären Transsexuellen leiden nach Person und Ovesey ebenso ihr Leben lang an einer Unsicherheit ihrer Geschlechtsidentität. Bei diesen kommt es aufgrund nicht zu bewältigender Lebensprobleme oder Konflikte zu einer Dekompensation ihrer vorherigen Anpassung. Die Impulse bzgl. eines Geschlechtswechsels weisen bei dieser störbaren und vulnerablen Gruppe häufig eine bemerkenswerte Variabilität ihrer klinischen Präsentation im Zeitverlauf auf und können episodisch auftreten. Der Wunsch nach einer operativen Geschlechtsumwandlung und nach anderen kosmetischen Prozeduren tritt in dieser heterogenen Subpopulation üblicherweise später auf.

Gender Dysphoria Syndrome

Der Terminus „gender dysphoria syndrome" bzw. „syndromes" (Laub und Fisk 1974) wurde hier bereits eingeführt. An dieser Stelle soll diese Begrifflichkeit noch einmal aufgegriffen werden, stellt sie doch eine der klinisch sehr gebräuchlichen Sammeldiagnosen dar, die vornehmlich folgende Subgruppen Geschlechtsidentitätsgestörter beinhaltet:

- die „klassischen" Transsexuellen,
- gewisse effeminierte Homosexuelle bzw. auch Homosexuelle mit Ichdystoner gleichgeschlechtlicher Orientierung,
- Transvestiten mit aufkommender Geschlechtsidentitätsstörung,
- Personen mit psychotischem Wahn im Hinblick auf ihre sexuelle Identität,
- Individuen mit z.T. impulsiven neurotischen Störungen, die sich auch gegen die eigene Geschlechtlichkeit richten,
- gewisse Personen mit schweren Sozio- und Psychopathien.

Subsysteme der Geschlechtsidentität

Ein Modell zweier konkurrierender Selbstsysteme, eines femininen und eines maskulinen Geschlechtsidentitätssubsystems, postulierten Doorn, Poortinga und Verschoor (1994). Die Autoren äußerten die Vermutung, dass Individuen im Laufe ihres Lebens ihre relative Position auf diesem Kontinuum verändern könnten. Sekundärer Transsexualismus ist hiernach als Überflutetwerden des Selbstsystems durch die neue „cross-gender"-Identität zu interpretieren.

In seinen Ausführungen nahm Vennix (1997) Bezug auf diese theoretischen Erläuterungen und unterschied bei „gender dysphoria" selbst vier Dimensionen:

- Die Aversion, Mann zu sein,
- der Wunsch, Frau zu sein,

- das Gefühl, nicht Mann zu sein,
- das Gefühl, Frau zu sein.

Ein starkes maskulines Subsystem ist in seinem Modell positiv mit fetischistischem Transvestitismus korreliert und das Crossdressing hat hierbei die Funktion eines Überwindens der männlichen Identität. Ein starkes weibliches Subsystem ist hingegen positiv mit einer Geschlechtstransposition korreliert und das Crossdressing dient bei dieser Konstellation der Bestätigung der weiblichen Identität. Wenn beide Subsysteme gleich ausgeprägt sind, wird Crossdressing hiernach vorwiegend zur Untermauerung der weiblichen Identität eingesetzt. Für Vennix stellt nur eine der Dimensionen der Gender-dysphoria, nämlich die Aversion, Mann zu sein, eine Indikation für das Vorliegen von Transsexualismus dar. Wenn bei einem geschlechtsidentitätsgestörten Mann, der in einer hetero-sexuellen Beziehung lebt, das Crossdressing durch das feminine Subsystem herbeigeführt werde, führe dies zu gravierenderen Problemen, als wenn das Transvestieren bei diesem Individuum mit fetischistischer Erregung verbunden sei, d.h. dieses Verhalten durch das maskuline Subsystem bedingt werde, weil aufgrund der heterosexuellen Partnerschaft weniger Platz für das feminine Subsystem gegeben sei. Der Autor sah Transvestitismus, Transgenderismus und Transsexualität auf einem Kontinuum ohne exakte Trennlinien. Autogynäphile Phantasien, eine weibliche Brust und/oder eine Vagina zu haben, seien positiv mit der Stärke des weiblichen Subsystems korreliert und stellen seiner Ansicht nach keine Kontraindikationen für Transsexualismus dar.

Bei Transgenderismus wiederum seien das männliche und das weibliche Subsystem etwa gleich stark, die Gefühle der Geschlechtsidentität somit ambivalent und partiell. Betroffene würden sich zumeist weibliche Brüste wünschen, hingegen keine Vagina. Bei Transgenderismus ist die Geschlechtstransposition nach Auffassung des Autors stärker als die Geschlechts-

veränderbar

dysphorie. Männliches und weibliches Subsystem liegen zumeist miteinander in Konflikt im Sinne einer kognitiven Dissonanz, woraus üblicherweise die Unterdrükkung des „Mädchens in sich selbst" resultiere. Hieraus könne die obsessive Beschäftigung damit, eine Frau zu sein, resultieren. Transgenderisten wünschten sich, als Frau zu leben, aber bei ihnen existiere zugleich keine starke Aversion dagegen, Mann zu sein. In sexuellen Phantasien würden sie ebenso die weibliche Rolle wählen. Der Autor hielt ein Comingout aus dem Verborgenen für notwendig, da das weibliche Subsystem Raum benötige, um die kognitive Dissonanz und die obsessive Präokkupation zu reduzieren. Eine tolerantere Einstellung unserer Kultur mit Freiheit der Geschlechtsrollen, auch am Arbeitsplatz, könne seiner Ansicht nach dazu beitragen, das Problem zu lindern.

Unter der Einschätzung, dass die meisten vorliegenden Studien vorwiegend auf transsexuell empfindende Personen mit Wunsch nach Geschlechtsumwandlung fokussiert hätten, entwickelten Eyler et al. (1997) ein Instrument, in dem sie auf einem Kontinuum neun Stufen der Selbstwahrnehmung der eigenen Geschlechtlichkeit unterschieden, um die Breite an Geschlechtsidentifikationen innerhalb klinischer Gruppen umfassender abbilden zu können. Ihre Kategorien waren dabei:

- weiblich,
- weiblich mit Männlichkeit,
- „gender blended" mit weiblicher Dominanz,
- „othergendered",
- „ungendered",
- „bigendered",
- „genderblended" mit männlicher Prädominanz,
- männlich mit Weiblichkeit,
- männlich.

breite der Geschlechtsidentifika...

Eine Geschlechtsidentifikation ist – und hierauf wiesen u.a. diese Autoren hin –

nicht unbedingt über die Lebenszeitspanne stabil, sondern kann sich verändern. Das vorgestellte Instrument sei gemäß erster Erfahrungen mittels einer Fragebogenuntersuchung für Kliniker und Forscher eine gangbare Alternative, um die Variabilität der Geschlechtsselbstperzeption auf einer einzigen Achse abzubilden.

Die gerade dargestellten Ansätze zu Subsystemen der Geschlechtlichkeit sowie zu einem entsprechenden Kontinuum erscheinen durchaus vielversprechend, um die klinischen Phänomene abzubilden und werden uns daher an späterer Stelle, im Kontext der eigenen empirischen Untersuchung nochmals eingehender beschäftigen.

Blanchards Typologisierungsansätze der Geschlechtsidentitätsstörungen bei Männern

Die „Gender Identity Clinic" am Clarke-Institute in Toronto existiert seit 1969. An dieser Institution wurden über die Jahre u.a. zahlreiche Untersuchungen zu Einzelaspekten des Transsexualismus durchgeführt, als deren besonderes Charakteristikum die sorgfältige Dokumentation der jeweiligen Untersuchungsmethoden hervorgehoben werden kann. Hier entfaltete Blanchard seine einflussreiche Forschungsaktivität und unternahm immer differenziertere Typologisierungsversuche unter der Zielsetzung, empirisch fundiert Subtypen von Geschlechtsidentitätsstörungen mit spezifischen Charakteristika und unterschiedlichen Verlaufsformen zu identifizieren und herauszuarbeiten. Die im Clarke-Institute seit 1980 etablierte, computergestütze Datenbank umfasste bis Anfang der neunziger Jahre bereits Informationen über etwa 3500 geschlechtsidentitätsgestörte Männer (Blanchard 1993 a).

Blanchard (1985a) hielt aufgrund seiner empirischen Erkenntnisse in der typologischen Charakterisierung von erwachsenen geschlechtsidentitätsgestörten Männern drei bzw. vier deskriptive Dimensionen für bedeutsam:

- Die Stabilität der Geschlechtsidentität,
- die erotische Partnerpräferenz,
- die Frage nach „cross-gender" Fetischismus, d.h. ob eine erotische Erregung in Verbindung mit Gedanken daran, Frau zu sein, vorlag/-liegt,
- die Frage nach früher „cross-gender-history", d.h. wieviel Feminität bereits im Kindesalter existierte.

Einteilungsversuche anhand der sexuellen Orientierung und der Bedeutung von Autogynäphilie

Der Terminus Autogynäphilie wurde in dieser Arbeit bereits mehrfach aufgegriffen und kurz erläutert. An dieser Stelle soll zunächst noch einmal eine ausführliche Begriffsdefinition gegeben werden, um dann auf die Bedeutung der sexuellen Phantasien und hier insbesondere der autogynäphilen für die Identifizierung von unterschiedlichen Prägnanztypen und Verlaufsformen von Geschlechtsidentitätsstörungen bei Männern einzugehen.

Der Terminus Autogynäphilie wurde ebenfalls von Blanchard (1989a) eingeführt und beschreibt die erotische Präferenz für Symbole der eigenen Weiblichkeit. Derartige Phantasien wurden bereits 1910 und 1918 von Hirschfeld beschrieben. Es ist herauszustellen, dass es sich bei autogynäphilen Phantasien um ein nicht seltenes Phänomen handelt, dem nicht unbedingt, auch nicht mittelbar, eine pathologische Bedeutung zukommt. Vielmehr handelt es sich um eine mögliche Facette erotischer Phantasien bei Männern.

Die Haupttypen nicht-androphiler Geschlechtsidentitätsstörungen bei Männern stellen gemäß Erkenntnissen aus empirischen Untersuchungen von Blanchard und seiner Arbeitsgruppe zu sexuellen Phantasien unterschiedliche Formen einer zugrundeliegenden Störung dar, der sog. „autogynephilic gender dysphoria" (Blanchard, Clemmemsen, Steiner 1987, Blanchard 1988, 1989 a, b). Bei autogynäphilen Männern kann es zu persistierenden Vorstellungen

kommen, selbst weibliche Körperteile zu haben, assoziiert mit dem starken Verlangen, diese Attribute – nicht nur beschränkt auf Phasen genitaler Erregung – durch hormonelle oder chirurgische Behandlung dauerhaft zu erlangen. Abhängig vom Ausmaß ihrer Geschlechtsidentitätsstörung und ihrer sexuellen Orientierung können biologische Männer nach Blanchards Auffassung auf einem Kontinuum eingeordnet werden:

- Transvestiten, „gender dysphoric transvestites" und „transsexual transvestites" sowie
- Homosexuelle, „gender dysphoric homosexuals" und transsexuelle Homosexuelle.

Bei dieser Unterteilung ist allerdings zu berücksichtigen, dass 15% der von Blanchard als homosexuelle Transsexuelle bezeichneten Personen aus ihrer Vorgeschichte ebenso über einen transvestitischen Fetischismus berichten.

Zur Bedeutung der sexuellen Aktivität von transsexuell Empfindenden

Die Bedeutung der sexuellen Aktivität für die diagnostische Einordnung einer Geschlechtsidentitätsstörung ist nach wie vor nicht abschließend erforscht, wenngleich sich die Auffassungen über die Jahre deutlich verändert haben. So postulierte etwa die Arbeitsgruppe um Sigusch in ihren Leitthesen aus den späten siebziger Jahren (Sigusch, Meyenburg, Reiche 1978 a), dass ein typisches Merkmal Transsexueller die fehlende oder schwach ausgeprägte sexuelle Appetenz sei, eine Aussage, die Sigusch in seinen späteren Stellungnahmen hierzu nicht mehr aufrecht erhielt (Sigusch 1991 a, b). Die 1967 von Pomeroy abgegebene Charakterisierung der präoperativen Situation Transsexueller relativierte bereits die angebliche Asexualität Transsexueller und deren strikte Abgrenzung von homosexuellem Verhalten. Auch Langevin, Paitich und Steiner (1977) stellten heraus, dass

Mann-zu-Frau-Transsexuelle ihren Penis durchaus häufiger lustvoll einsetzen würden als zuvor angenommen. Eichers (1992) Untersuchungen über 10 Jahre bestätigten, dass sexuelle Aktivitäten bzw. der Sexualtrieb eine größere Rolle spielt als in früheren Berichten angenommen. Bei den Mann-zu-Frau-Transsexuellen berichteten nur 15% über Hemmungen, aufgrund ihrer männlichen Genitalen keine sexuellen Beziehungen einzugehen. Bei den von diesem Autor berücksichtigten Frau-zu-Mann-Transsexuellen hatten 16% keine sexuellen Beziehungen, da sie durch ihr weibliches Körperbild gehemmt waren. Mehrfach wird in der aktuelleren Literatur betont, dass der Sexualtrieb Transsexueller in der Regel normal entwickelt sei und sich trotz der diskordanten Geschlechtsidentität in entsprechenden Aktivitäten äußere. Des weiteren räumen mittlerweile mehr und mehr Personen mit Geschlechtsidentitätsstörungen unterschiedliche sexuelle Orientierungen ein. Es gibt einige Hinweise dafür, dass eine Korrelation zwischen dem Zeitpunkt des Beginns der Geschlechtsdysphorie und der sexuellen Orientierung gegeben ist. Diese fundamentale bio-psycho-soziale Beziehung ist – und darauf wies beispielsweise Pauly (1992) hin – jedoch nur ansatzweise verstanden und weitere Forschung hierzu erforderlich und erstrebenswert. Neben der sexuellen Orientierung sind offenbar Parameter wie Ausmaß der sexuellen Aktivität und Praktiken geschlechtsidentitätsgestörter Individuen sowie die spezifischen Inhalte ihrer sexuellen Phantasien im Hinblick auf etwaige Typisierungsversuche und prädiktive Aussagen nicht unbedeutend.

Wege in die Geschlechtsdysphorie: klar abgrenzbare Einheiten oder Kontinuum?
Es ist nach wie vor eine unbeantwortete Frage, ob es sich bei den herausgearbeiteten Subtypen um klinisch distinkte Einheiten oder um Prägnanztypen auf einem Kontinuum handelt. Abschließend sollen einige Kommentare aus der Literatur den Diskurs hierzu illustrieren: Stoller (1973) etwa nahm einen bipolaren Blickwinkel ein und unterschied zwischen „kernhaft" transsexuellen und nicht-transsexuellen Männern, ebenso mit Wunsch nach Geschlechtswechsel. Die erste Gruppe besteht danach aus den am stärksten femininen Männern, die nie irgendeine Art von Maskulinität entwickeln konnten, wohingegen nicht-transsexuelle Männer eine gewisse maskuline Identifikation und Konflikthaftigkeit aufweisen. Money und Ehrhardt (1972) erachteten die Vorstellung, dass es eine Gruppe von „pure transsexuals" gäbe, für die Geschlechtsumwandlungsbehandlung angemessen sei, für überholt. Ihrer Ansicht nach setzen sich Menschen mit transsexuellem Empfinden aus einer heterogenen Gruppe von Betroffenen zusammen, die an einem breiten Spektrum von Geschlechtsidentitätsstörungen leiden. Buhrich und McConaghy (1977 a, b, c) vermuteten, dass die von ihnen herausgearbeiteten Subgruppen relativ diskrete Einheiten ausmachen, die zu einem gewissen Ausmaß überlappen. Meyer (1974), Wise und Meyer (1980 a), Beatrice (1985) und Fagan et al. (1988) sahen Patienten mit „gender dysphoria" ebenfalls eher auf einem Kontinuum.

Resümiert man die beschriebenen Versuche der Subtypisierung, so lässt sich zunächst festhalten, dass sie aus dem wichtigen Anliegen hervorgingen, aufgrund einer möglichst präzisen Charakterisierung der Merkmale und einer fundierten Diagnosestellung mit Identifizierung prognostisch relevanter Prädiktoren eine differenzierte Behandlungsempfehlung abgeben zu können. Es gibt in der wissenschaftlichen Nachuntersuchungsliteratur gewisse Hinweise dafür, dass einige geschlechtsidentitätsgestörte Patienten primär von der Geschlechtsumwandlungsbehandlung profitieren. Zugleich wird von kritischen Autoren betont, dass diese Behandlungsart nur für eine kleine Gruppe hochselektionierter

Geschlechtsidentitätsgestörter in Betracht gezogen werden sollte. Bei den meisten Patienten mit Wunsch nach Geschlechtswechsel, handelt es sich um „sekundäre Transsexuelle", für die ein primär psychotherapeutischer Zugang angezeigt ist. So wiesen etwa Mate-Kohle und Freschi (1988) auf die Erfordernis hin, in der klinischen Praxis fetischistische Transvestiten und effiminierte Homosexuelle von Transsexuellen zu unterscheiden, da auch bei diesen nicht selten der Wunsch nach medizinischer Geschlechtsumwandlung aufkommt, sie allerdings am besten von einer kompetenten, auf ihre Bedürfnisse zugeschnittenen nicht-chirurgischen Behandlung profitieren. Es ist in jedem Falle wichtig, eine transsexuelle Krise zu erkennen und die voreilige Diagnose eines Transsexualismus zu vermeiden. Somit kommt differentialdiagnostischen Überlegungen und der Einordnung der jeweils vorliegenden Störung, die gemäß der klinischen Erfahrungen des Verfassers zumeist nicht ausschließlich bzw. vorrangig die Geschlechtsidentität betrifft, sondern die ganze Persönlichkeit(sentwicklung) tangiert, eine wesentliche Bedeutung zu, begründet sich doch auf ihr die Entscheidung über den geeigneten Behandlungszugang und somit ggf. auch die über die Geschlechtsumwandlungsbehandlung. Insofern ist es im Hinblick auf eine klinisch relevante Abgrenzung phänomenologisch mitunter sehr ähnlicher Syndrome, die zugleich aber sehr verschiedenartige Wurzeln haben, unabdingbar, sich ausführlich mit den Differentialdiagnosen auseinander zu setzen, die bei Vorliegen einer Geschlechtsidentitätsstörung berücksichtigt werden müssen. Aus diesem Grund sollen uns die relevanten Differentialdiagnosen im folgenden beschäftigen.

2.3.1   Die Differentialdiagnosen bei Geschlechtsidentitätsstörungen

Transvestitismus und der Weg in die Geschlechtsidentitätsstörung

Der Begriff „Transvestitismus" fasst eine Anzahl von Phänomenen zusammen, die letztlich wenig Gemeinsames haben. Bei all diesen verschiedenen Subgruppen findet man allerdings psychologisch das Ringen um eine Balance zwischen männlichen und weiblichen Selbstrepräsentanzen. International ist heute für die Verhaltensebene auch der hier schon häufig verwendete Terminus Crossdressing (Langevin 1985, Bancroft 1989) üblich geworden, mit dem das episodische oder ständige Tragen von Kleidung des anderen Geschlechts unabhängig von der sexuellen (etwa fetischistischen) Konnotation, unabhängig von der Art der Kleidung und unabhängig davon, ob diese heimlich oder öffentlich getragen wird, gemeint ist (Bosinski 1994). Somit beinhaltet diese Begrifflichkeit neben Transvestiten auch Transsexuelle, womit bereits die Verwandtschaft der Phänomene bzw. die Überschneidungen der Störungsbilder anklingen.

Zur Ätiologie des Transvestitismus

Psychodynamisch wird der wesentliche Bedeutungsgehalt des Transvestitismus seit Fenichel (1930) in der Abwehr von Kastrationsangst gesehen. Es wird angenommen, dass Transvestitismus in sehr frühen Entwicklungsproblemen mit einer Behinderung des Vermögens, volle Objektbeziehungen aufzubauen, verwurzelt ist. Das Crossdressing hat in diesem Kontext die Funktion, symbolisch die mütterliche Identifikation auszudrücken, um frühe Ängste abzuwehren (Mahler 1963). Greenson (1966) charakterisierte die symbolische Bedeutung durch folgendes Bild: Der Transvestit fühlt sich in weiblichen Kleidern wie ein Känguruh-Junges im Beutel seiner Mutter. Bei ausgeprägtem Stress kann diese symbolische Expression insuffizient werden und in das Verlangen münden, die Identifikation mit der Mutter real durch einen Geschlechtswechsel herbeizuführen. In Analogie zu seiner Hypothese der Genese der Transsexualität postulierte Stoller (1968), dass Mütter von später transvestierenden Knaben eine sehr enge Beziehung zu ihrem Kind innehätten und ihr Kind zudem gelegentlich als Mädchen anziehen würden. Wichtig ist, dass Transvestitismus im Gegensatz zur Transsexualität erst einsetzt *nachdem* sich bereits eine strukturierte Maskulinität entwickelt hat.

Zum Verständnis der Beziehung von Crossdressing und sexueller Erregung ist kurz an die psychodynamischen Theorien des Fetischismus zu erinnern. Greenacre (1969) und vor ihm Winnicott (1953) stellten heraus, dass der Fetisch eine sexualisierte Form des normalen kindlichen Übergangsobjekts darstellt und wie ein „Flicken" Defekte und Defizite der Entwicklung ausgleichen und überdecken soll. Der transvestitische Fetischist benötigt das Kleidungsstück, d.h. den Fetisch, und die autogynäphile Phantasie, um erregt zu sein, als eine Art psychische Brücke zur Ermöglichung heterosexuellen Verhaltens. Bei (fetischistischen) Transvestiten besteht nach dieser Auffassung eine Art fragiles Gleichgewicht zwischen der Erregung über die Umkleidungsphantasien und über sexuelle Kontakte an sich. Der Wunsch nach einem Geschlechtswechsel kommt lediglich dann auf, wenn dieses Gleichgewicht ganz zugunsten der Umkleidungsphantasien verschoben und das Interesse am Körper der weiblichen Partnerin verloren gegangen ist.

Es existieren unterschiedliche Auffassungen über den Stellenwert der fetischistischen Erregung bei Transvestiten. Blanchard und Clemmensen (1988) arbeiteten folgende Zusammenhänge zwischen Geschlechtsdysphorie und fetischistischer Erregung heraus: Heterosexuelle (gynäphile) männliche Transvestiten mit ausgeprägter „gender dysphoria" berichteten im Vergleich zu denjenigen, die keine (oder keine ausge-

prägte) Dysphorie verspürten, über ein geringeres Ausmaß an fetischistischer Erregung und eine niedrigere Masturbationsfrequenz beim Umkleiden. Heterosexuelle (gynäphile) „gender dysphoric cross-dresser" sahen ihre fetischistische Erregung z.T. als unerwünschtes oder besorgniserregendes Nebenprodukt des Transvestierens an. Andererseits bekannte sich auch die Hälfte derjenigen, die eine ausgeprägte Geschlechtsidentitätsstörung aufwiesen, dass sie beim Crossdressing – zumindest gelegentlich – sexuell erregt seien oder masturbieren würden.

Buhrich (1978) beschäftigte sich mit der Motivation zum Crossdressing bei 33 heterosexuellen Transvestiten. Im Vergleich zu 24 Mann-zu-Frau-Transsexuellen ergab sich, dass das Crossdressing der transvestitischen Männer signifikant mehr zwanghafte und narzisstische Aspekte hatte als bei den Transsexuellen.

Gemäß der Ergebnisse von Blanchard, Clemmensen und Steiner (1987) sind Männer grundsätzlich nicht empfänglicher für eine Geschlechtsdysphorie, bei ihnen ist aber im Unterschied zu den Frauen häufiger der prädisponierende Faktor „fetischistischer Transvestismus" zu verzeichnen.

Erscheinungsformen des Transvestitismus
Üblicherweise werden zumindest drei unterschiedliche Erscheinungsformen von Transvestitismus bei Männern voneinander unterschieden:

- „Fetischistische" Transvestiten, bei denen die Bekleidung des anderen Geschlechts hauptsächlich zum Erreichen sexueller Erregung getragen wird (dazugehöriger Begriff: transvestitischer Fetischismus, ICD 10 F65.1, DSM IV 302.3).
- Die „kernhaften" Transvestiten. Diese werden durch Crossdressing befriedigt, sind durch eine vergleichsweise schwache weibliche Geschlechtsidentität zu charakterisieren, häufig verheiratet, vorrangig bzw. ausschließlich hetero-

sexuell (gynäphil) ausgerichtet und streben in der Regel keine gegengeschlechtliche Hormonbehandlung an. Individuen dieser Subgruppe kommen zumeist nur im Kontext einer etwaigen Dekompensation dieser Adaptation in psychiatrisch-psychotherapeutische Behandlung (ICD F 64.1).

- Die „marginalen" Transvestiten. Diese kommen aufgrund einer Geschlechtsdysphorie in Behandlung und sind beim therapeutischem Erstkontakt in der Regel jünger. Im Vergleich zu Betroffenen der beiden anderen Subgruppen weisen sie eine intensive feminine Geschlechtsidentität auf, haben sich häufiger bereits auch in der Öffentlichkeit umgekleidet und versuchen, ihre körperliche Erscheinung durch gegengeschlechtliche Hormone und chirurgische Intervention zu verändern. Diese Gruppe hat mehr homosexuelle (androphile) Erfahrungen gemacht (ICD 10 F64.9, DSM IV 302.6, subsumiert unter „nicht näher bezeichnete Geschlechtsidentitätsstörung").

Docter trug 1993 Daten einer nicht-klinischen Stichprobe von 692 Transvestiten zusammen und identifizierte mittels Cluster-Analysen vier Verhaltens-Dimensionen:

- „Cross-gender identity", die das gegengeschlechtliche Selbstempfinden reflektiert,
- die gegengeschlechtliche Feminisierung, d.h. eine hohe Motivation, den männlichen Körper zu feminisieren und in der gegengeschlechtlichen Rolle zu leben,
- „cross-gender sexual arousal", die transvestitisch-fetischistische Komponente
- die gegengeschlechtliche soziale und sexuelle Rolle, die soziale und sexuelle Interaktionen mit Männern beinhalte, während die Betroffenen „crossdressen".

Es stellte sich heraus, dass die in dieser Untersuchung abgegrenzten drei Subgruppen von Transvestiten, d.h. die „kernhaften", die „marginalen" und die (nunmehr) transsexuellen Transvestiten, auf diesen vier Dimensionen signifikant unterschiedliche Werte aufwiesen. Aufgrund der Einschätzung, dass das „traditionelle" Konzept der „gender dysphoria" zu breit und zu schlecht definiert sei, um akzeptable operationale Definitionen zu ermöglichen, empfahl Docter, dass solche Variablen wie die von ihm identifizierten bei der Beurteilung von gegengeschlechtlichem Verhalten Berücksichtigung finden sollten.

Bancroft (1989) unterschied vier Subpopulationen der Crossdresser:

- Fetischistische Transvestiten,
- homosexuelle Transvestiten: bei einem homosexuellen Transvestiten handele es sich um einen Mann oder eine Frau, deren sexuelle Erregung auf das gleiche Geschlecht ausgerichtet sei und deren Crossdressing nicht mit der ausgeprägten Intention verbunden sei, als gegengeschlechtliche Person betrachtet zu werden. Das Crossdressing sei hier nicht notwendigerweise ein fetischistisches und oft eher eine Art Karikatur als eine ernsthafte Impersonalisation,
- Doppelrollen-Transvestiten: die Doppelrollen-Transvestiten seien üblicherweise Männer, die einen Teil ihres Lebens als normaler heterosexueller Mann verbringen und sich andererseits als Frau verkleiden und als solche präsentieren. Das Crossdressing der Doppelrollen-Transvestiten sei üblicherweise dem von Transsexuellen ähnlich, aber erstere hätten kein Verlangen, das Geschlecht permanent zu wechseln. Sie würden vielmehr den Wunsch hegen, beide Optionen für sich zu erhalten,
- Transsexuelle.

In diesen vier Kategorien sind nach Bancroft die drei prinzipiellen Dimensionen des Crossdressing abgebildet

- die fetischistische Komponente,
- die der gegengeschlechtlichen Identität und Rolle sowie
- die sexuelle Orientierung oder Präferenz.

Die Beziehung zwischen Transvestitismus und Transsexualismus

Traditionell wurden nur solche Männer als Transvestiten bezeichnet, die in ihrer Geschlechtsrolle ausreichend männlich erschienen und in der Regel heterosexuell ausgerichtet waren. Bereits Hirschfeld (1910) unterschied dabei Transvestiten von (transvestitischen) Fetischisten, nahm aber noch keine Abgrenzung zum Transsexualismus vor. Hirschfeld beschrieb aber sog. „Neigungs-Transvestiten", bei denen sich der Transvestitismus nicht in andersgeschlechtlicher Umkleidung erschöpfe, sondern auch mit dem Drang nach einem der Tracht entsprechenden Namen und Beruf verknüpft sei.

Mittlerweile ist aus empirischen Verlaufsuntersuchungen bekannt, dass Transvestitismus bei adoleszenten oder erwachsenen Männern das häufigste Verhaltensmuster ausmacht, das einem möglichen Verlangen nach Geschlechtsumwandlungsbehandlung vorausgeht. Zudem wurde deutlich, dass es sich bei Transvestiten um eine heterogene Gruppe von Männern handelt: Männliche, weibliche, heterosexuelle, homosexuelle, bisexuelle und asexuelle sowie solche mit Paraphilien, denen die Selbstimagination als Frau und die Expression ihrer bewusst erlebten Weiblichkeit gemeinsam ist. Crossdressing und autogynäphile Phantasie, d.h. die Vorstellung, selbst Frau zu sein bzw. über weibliche Eigenschaften zu verfügen, sind nach Levine (1993) vermutlich als externe und interne Manifestationen desselben Phänomens anzusehen. Was auch immer die soziale, psycho-

logische oder biologische Grundlage dieser Vorstellung sei, stets könne sie beruhigende, angenehme Gefühle herbeiführen.

Gemäß Bancroft (1989) gibt es in der wissenschaftlichen Auseinandersetzung eine zunehmende Anerkennung für die Hypothese, dass Transvestitismus und Transsexualismus nicht nur koexistieren würden, sondern dass fetischistische Transvestiten auch über die Zeit transsexuell werden können. Dies kann, wie schon Benjamin (1966) vermutet hat, eine Reflektion eines latenten Transsexualismus darstellen, es ist jedoch auch denkbar – unabhängig vom Ursprung des Crossdressing –, dass wiederholtes Transvestieren und immer besser gelingendes Hineinfinden in die weibliche Rolle die männliche Geschlechtsidentität bei diesen Männern unterminiert. Es ist diese Menschen nicht ungewöhnlich, vor Eintreten in die transsexuelle Phase eine Phase „exzessiver" maskuliner Aktivität durchzumachen, um die demaskulinisierenden Effekte des Crossdressings zu kompensieren. Bei einigen Fällen scheint es so, dass, wenn diese „Schlacht verloren ist", die weibliche Rolle nicht nur den ersehnten Status darstellt, sondern auch eine Flucht aus dem Kampf um Männlichkeit beinhaltet. Oft ist dieser Wechsel begleitet von einer Veränderung der sexuellen Komponente in Form einer Abnahme der sexuellen Erregung beim Crossdressing.

Bancroft (1989) hielt in diesem Zusammenhang zwei Faktoren für bedeutsam: Die Suche nach weiblicher Identität sei für das transsexuelle Verhaltensmuster typisch, die fetischistische Antwort auf weibliche Kleidung für das fetischistisch-transvestitische Verhaltensmuster. Durch eine Interaktion könne ein gradueller Wechsel über die Zeit stattfinden. Dieses fetischistische Verhalten könne über die gesamte Lebensspanne des Individuums erhalten bleiben, die gegengeschlechtliche Rolle könne aber auch immer mehr an Bedeutung gewinnen und dann entweder zu der relativ stabilen Position des beide Rollen bekleidenden

„Doppelrollen-Transvestiten" führen oder zu einer transsexuellen Position mit dem unablässigen Wunsch nach Geschlechtswechsel. Der dritte Mechanismus, der eine Rolle spielen könne, sei der Wunsch, eine heterosexuelle Identität aufrecht zu erhalten und eine homosexuelle zu vermeiden. Dies könne ein Verlangen nach Geschlechtswechsel bestärken, damit dann die ersehnte sexuelle Beziehung zu einem Mann unter Aufrechterhaltung der Heterosexualität erhalten werden könne. Bei Frau-zu-Mann-Transsexuellen hingegen gäbe es keine fetischistische Komponente. Hier würden die anderen beiden Komponenten prädominieren. Typischerweise sei die Entwicklung einer relativ maskulinen Identität in der Kindheit assoziiert mit einer sexuellen Attraktion gegenüber Frauen. Wenn sich auch die Mehrheit derartiger Frauen als Erwachsene in eine homosexuelle Rolle mit oder ohne Crossdressing hinein entwickele, sei bei einigen die homosexuelle Identität nicht akzeptabel, weder für die Betroffenen selbst noch für ihre Partnerinnen. Die transsexuelle Position ermögliche dann eine Lösung, allerdings eine extrem schwierige.

Zur Beurteilung der Prognose von möglichen Geschlechtsidentitätsstörungen bei transvestitischem Verhalten schlug Levine (1993) eine Unterteilung nach folgenden drei Dimensionen vor:

• Die Ambition im Hinblick auf heterosexuellen Geschlechtsverkehr,
• die Anamnese im Hinblick auf sexuelle Erregung durch weibliche Kleidung,
• das Vermögen, männliche und weibliche Bestrebungen in verschiedene Selbstanteile einzuordnen.

Bemühungen, die Persönlichkeit von Transvestiten abzubilden, unterliegen den gleichen Problemen wie bei Studien über Homosexualität. Diejenigen, die Kontakt mit Kliniken aufnehmen, zeigen ausgeprägtere Persönlichkeitsstörungen als solche, die

Kontakte zu transvestitischen Organisationen aufrechterhalten. Insofern ist die aktuelle Studie von Docter und Prince (1997) interessant, die mittels Fragebogenuntersuchung 1034 Crossdresser einbeziehen konnten. Es handelt sich zudem um eine Folgeuntersuchung, die sich eng an die vorausgegangene Untersuchung von Prince und Bentler (1972) anlehnte. In dieser Studie identifizierten die Autoren wiederum eine kleine aber offenbar zunehmende Subgruppe, die starke transsexuelle Empfindungen angaben (17%): Mit dem Terminus Transgenderist werden hier solche Personen bezeichnet, die kontinuierlich in der gegengeschlechtlichen Geschlechtsrolle leben, ohne Schritte im Hinblick auf die Geschlechtsumwandlung zu unternehmen, bei abgeschlossener Geschlechtsumwandlung sprachen die Autoren von Transsexuellen. Mit wenigen Ausnahmen entsprachen die Resultate denen der Studie aus 1972. So bezeichneten sich 78% der Untersuchten selbst als heterosexuell, bis auf 17% waren alle einmal verheiratet, und 60% waren zum Zeitpunkt der Untersuchung verheiratet. Aus der aktuellen Stichprobe berichteten 45% (im Vergleich zu 24% aus 1972), Beratung in Anspruch genommen zu haben, und unter diesen gaben bis zu 5% starke transsexuelle Empfindungen an. Es ergab sich der Eindruck, dass heutzutage Transvestiten sowohl ihr maskulines als auch ihr feminines Selbst gleich stark betonen. Die Autoren versuchten im weiteren, Untergruppen zu bilden, u.z. zwischen den kernhaften, d.h. stabilen periodischen Crossdressern und den „marginalen Transvestiten" zu unterscheiden, die mehr „transgendered" oder transsexuell ausgerichtet seien. Bei dieser Unterteilung konnten zehn Indikatoren herausgearbeitet werden, hervorzuheben sind

• die gegengeschlechtliche Identität,
• das Eingestehen, ganz als Frau zu leben,

- die Tatsache, Schritte in Richtung einer Feminisation des Körpers unternommen zu haben,
- eine vergleichsweise geringe sexuelle Erregung beim Crossdressing.

Behandlungsansätze für geschlechtsidentitätsgestörte Transvestiten

In der klinischen Praxis gibt es bei einer dekompensierten transvestitischen Stilbildung nicht selten eine dann oft dramatisch vorgebrachte Forderung nach rascher operativer Geschlechtsumwandlung, die sogar durch das Risiko einer Autokastration oder durch Suizidalität kompliziert sein kann. Psychotherapie wird von den Betroffenen oft abgelehnt, weil Crossdressing und die Verunsicherung in der Geschlechtsidentität nicht als Konflikt, sondern als Ich-syntoner Wunsch nach mehr Feminität angesehen werden. Die geeignete Behandlung geschlechtsidentitätsgestörter Transvestiten wird gleichwohl in einem psychotherapeutischen Zugang gesehen, wie Kernberg (1975) ihn für Borderline-Patienten vorgeschlagen hat. In der Initialphase ist die Identifizierung der Stressoren, die das regressive Verhalten provoziert haben, angezeigt. In dieser Behandlungsphase kann es zu einer Akzentuierung der Depression kommen, da ein trauriger Affekt vor der kognitiven Realisierung der Inhalte für diesen Stimmungswandel aufkommt. Die Depression wird initial rationalisierend mit der Ablehnung der transformationschirurgischen Maßnahmen in Zusammenhang gebracht. In seinen Ausführungen über dekompensierte ältere Transvestiten wies Lothstein (1979 b) auf die Erfordernis hin, die depressive Verfassung vor der Geschlechtsdysphorie zu behandeln, gegebenenfalls auch mit Psychopharmaka. Der psychotherapeutische Zugang sollte seiner Ansicht nach insbesondere auf Probleme des Alterns wie das Nachlassen der körperlichen Gesundheit, die zunehmende soziale Isolation und die Furcht vor dem Tod fokussieren (Wise 1979). Geschlechtsidentitätsgestörten Patienten, die als klassische heterosexuelle (gynäphile) Transvestiten diagnostiziert werden, ist danach von geschlechtsumwandelnden Operationen abzuraten.

Psychosen und Geschlechtsidentitätsstörungen

Seit Freuds berühmtem Fall Schreber (1911) sind zahlreiche Kasuistiken über Geschlechtsidentitätsstörungen und Psychosen veröffentlicht worden. Der Zusammenhang zwischen der psychotischen Erkrankung und der vorliegenden Geschlechtsidentitätsstörung bis hin zum transsexuellem Empfinden mit Wunsch nach operativer Geschlechtsumwandlung wurde mittlerweile auch in einigen Arbeiten systematischer untersucht. In ihrer umfassenden zweiteiligen Übersichtsarbeit zu Schizophrenie und Sexualität beschrieben Akthar und Thomson (1980 a, b) das Auftreten wahnhafter sexueller Verwandlungserlebnisse und Zweifel an der eigenen Geschlechtsidentität gar als kernhafte schizophrene Erlebnisweisen. Die Autoren wiesen darauf hin, dass bereits McAlpine und Hunter (1955) in ihrer Aufarbeitung des Falles Schreber den Wahn einer geschlechtlichen Metamorphose und Zweifel über die sexuelle Identität als pathognomonisch für die Schizophrenie erachtet haben; weiterhin habe Bleuler (1911) in seiner Monographie über Schizophrenie den Wahn eines Geschlechtswechsels vorrangig als ein gedankliches Konstrukt eingeordnet, der nicht auf sensorischen genitalen Empfindungen basiert. Akthar und Thomson (1980 a, b) machten in ihren Ausführungen zugleich darauf aufmerksam, dass derartige Fälle von Schizophrenie nicht typisch seien, aber Relevanz für die Behandlung von transsexuellen Phänomenen innehätten.

Gittleson und Dawson-Butterworth (1967) unterschieden im Hinblick auf wahnhafte Störungen der Geschlechtsidentität thematisch drei Subtypen, der zum Ersuchen einer operativen Geschlechtsumwandlung führen kann:

- den Wahn, nicht länger Mann (oder Frau) zu sein,
- den Wahn, ein Neutrum oder ein Eunuch zu sein,
- den Wahn, das gegenteilige Geschlecht zu sein.

Anhand einer entsprechenden Kasuistik ergänzten Akthar und Thomson (1980 a) eine weitere Wahnthematik:

- der Wahn, beiden Geschlechtern gleichzeitig anzugehören.

Als weiterer verwandter Wahninhalt mit Beziehung zu Koro (siehe hierzu etwa Berrios, Morley 1984, Becker 1997) ist anzuführen:

- der Wahn in bezug auf Veränderungen von Größe oder Form der Geschlechtsteile.

Hoenig, Kenna und Youd (1971) errechneten eine Inzidenz von Schizophrenie von 2,8% bei Transsexuellen im Vergleich zu 0,5 bis 1% in der Allgemeinbevölkerung. Zugleich stellten diese Autoren heraus, dass die Inzidenz von manisch-depressiven Störungen bei Transsexuellen höher sei als die von Schizophrenien. Bzgl. des Zusammenhanges zwischen Transsexualismus und Psychose erörterten Hoenig und Kenna (1974) drei Möglichkeiten:

- beide Zustände sind als voneinander getrennte Syndrome anzusehen, die koinzidieren,
- Transsexualismus stellt eine Form der Schizophrenie dar,
- Transsexualismus ist als ein unspezifisches psychopathologisches Symptom aufzufassen.

Gemäß der epidemiologischen Erkenntnisse hielten die Autoren eine gewisse Assoziation beider Phänomene für möglich, Transsexualismus stelle aber offenbar keine Form

der Schizophrenie dar. Ob die Inzidenz schizophrener Psychosen bei Menschen mit transsexuellem Empfinden erhöht ist – wie es diese Daten nahelegen – muß allerdings bis heute als umstritten gelten. De Cuypere und Jannes (1997) stellten in ihrer Stichprobe bestehend aus 120 Patienten mit Wunsch nach Geschlechtsumwandlungsbehandlung aus den vergangenen zehn Jahren heraus, dass bei diesen die Komorbidität von Psychosen oder Borderline-Persönlichkeitsstörungen auf der einen und Transsexualismus auf der anderen Seite durchaus häufig sei, allerdings ohne konkrete Prävalenzzahlen zu nennen.

Dysmorphophobie und Geschlechtsidentitätsstörungen

Geschlechtsidentitätsstörungen können auch im Kontext von Dysmorphophobien aufkommen. So war bei der Untersuchung von Phillips et al. (1993) das Empfinden bei zwei der einbezogenen 30 Fälle von Dysmorphophobie auf den Penis fokussiert, eine der Frauen aus der Untersuchungspopulation hatte ihre Brust aufgeschlitzt, weil sie diese als hässlich erachtete. Bei der Dysmorphophobie handelt es sich um eine chronische Störung mit signifikanter Morbidität, bei der zudem eine hohe Komorbidität mit anderen psychiatrischen Störungen, insbesondere mit Affekt- sowie Angststörungen, zu verzeichnen ist. Bzgl. der diagnostischen Zuordnung derartiger Phänomene ist zu bedenken, dass hierbei die wahnhafte von der nicht-wahnhaften Dysmorphophobie abgegrenzt wird (Phillips, McElroy 1993, McElroy et al. 1993). Letztere wird als hypochondrische Störung angesehen und als somatoforme Störung klassifiziert (ICD 10 F 45.2), wohingegen die wahnhafte dysmorphe Körperstörung als wahnhafte Störung vom somatischen Typ, ähnlich einer monosymptomatischen hypochondrischen Psychose, eingeordnet wird (F 22.0) (Birtchnell 1988).

Bürgy arbeitete 1998 bei der Dysmorphophobie den Aspekt der Kommunikationsstörung heraus, aus dieser resultiere eine Diskrepanz zwischen dem eigenen Selbst und dem durch andere vermittelte Selbstbild, was zur Depersonalisation führe. Die „Mißgestaltsfurcht" sei seit Morselli (1886, zitiert nach Küchenhoff 1984) durch drei psychopathologische Kriterien charakterisiert: Die (wahnhafte) Überzeugung von einem körperlichen Defekt, die Scham gegenüber den Mitmenschen und die sexuelle Hemmung. Diese Trias sowie die bei der Dysmorphophobie beobachtbaren Persönlichkeitscharakteristika wie leichte Kränkbarkeit und Verletzbarkeit, Zurückweichen vor zwischenmenschlichen Beziehungen, eingeschränkte Ausdrucksfähigkeit und grüblerische Beschäftigung mit Veränderungen des Äußeren (Joraschky, Moesler 1992, Washeim Moesler 1995) sind den psychopathologischen Merkmalen transsexuell Empfindender nicht unähnlich.

Dissoziative Störungen und Geschlechtsidentitätsstörungen

Anders als im Fall von Ich-strukturellen bzw. Borderline-Störungen ist die Beziehung von transsexuellem Erleben bei dissoziativen Identitätsstörungen (DID) bislang kaum thematisiert worden – wobei von gewissen Überschneidungen dieser diagnostischen Kategorien auszugehen ist. Modestin und Ebner (1995) beschrieben den Fall einer jungen Frau mit dem Wunsch nach Geschlechtswechsel, die die DSM-III-R Kriterien für die Diagnose Transsexualität erfüllte. Bei der weiterführenden Exploration und Beobachtung ergab sich, dass bei dieser Patientin eine „multiple Persönlichkeit" (Multiple Personality Disorder = MPD) aufgedeckt wurde. Obwohl grundsätzlich die Möglichkeit einer reinen Koinzidenz beider Störungen gesehen wurde, gab es nach Ansicht der Autoren deutliche Hinweise darauf, dass der transsexuelle Wunsch bei dieser Patientin als Symptom der zugrundeliegenden Persönlichkeitsstörung (MDP) aufzufassen sei. Es konnten insgesamt vier Persönlichkeiten beobachtet

werden, von diesen auch eine in Gestalt eines mit seinem weiblichen Körper unzufriedenen fünf- bis fünfzehnjährigen Jungen, der den Wunsch nach Geschlechtswechsel verfolgte. Brenner beschrieb 1996 den Fall einer Patientin mit der Diagnose einer „multiplen Persönlichkeit", die klinisch in ihren verschiedenen alternierenden Ich-Zuständen durch transsexuelles Empfinden, Homosexualität bzw. sadomasochistisch geprägtes heterosexuelles Verhalten imponierte. Die Autorin interpretierte die Formierung dieser dissoziierten Sexualität im Kontext einer frühen Traumatisierung durch elterlichen Inzest und erörterte im weiteren die Bedeutung dieser mehrfacettigen perversen Sexualisierung für die Ausformung einer „multiplen Persönlichkeit".

Die dissoziative Identitätsstörung gilt in Europa nach wie vor als umstrittenes Krankheitsbild (Tölle 1997, Stübner, Völkl, Soyka 1998). In den USA ist diese Störung in den letzten 10 Jahren ins Zentrum der Aufmerksamkeit gerückt. Die DID wird zum Formenkreis der dissoziativen Störungen gezählt und gilt als schwerste chronische Störung dieser Art. Studien in den USA weisen darauf hin, dass es bestimmte Risikodiagnosen gibt, hinter denen sich eine DID besonders häufig verbergen kann. An Vordiagnosen werden hierbei in der Reihenfolge der Häufigkeit angegeben: Affektive Störungen, Persönlichkeitsstörungen, Angststörungen, Schizophrenie, Substanzmissbrauch, Anpassungsstörung, Somatisierungs- und Essstörungen (Ross 1997), aber auch Transsexualismus. Coons und Bowman (1988) arbeiteten in ihrer systematischen Untersuchung bei 13 von 50 Individuen mit MPD die Existenz gegengeschlechtlicher Persönlichkeiten heraus (=26%). Diese Autoren wiesen ebenso auf hohe Überschneidungen zu anderen Persönlichkeitsstörungen, insbesondere der Borderline-Persönlichkeitsstörung, hin.

Die Beziehung von dissoziativen Identitätsstörungen und Störungen der Geschlechtsidentität bedarf somit weiterer Aufmerksamkeit und sollte differential-diagnostisch bedacht werden. Auch in unserer Klinik stellten sich in den vergangenen Jahren vereinzelte Fälle von Geschlechtsidentitätsstörungen vor, bei denen sich Anhaltspunkte für das Zugrundeliegen einer dissoziativen Störung ergaben (Becker et al. 1999). Daraufhin wurde die standardisierte Erstdiagnostik optional um Instrumente zur weitergehenden Abklärung diesbezüglich erweitert, neben dem Screening-Instrument FDS (Spitzer, Freyberger, Kessler 1996) setzen wir gegebenenfalls das SKID-D Interview (Steinberg 1995, deutsche Fassung von Gast und Oswald 2001) ein.

Depressionen und Geschlechtsidentitätsstörungen

Nach eigenen Erfahrungen treten depressive Auslenkungen bei Personen, die aufgrund eines transsexuellen Empfindens mit Wunsch nach operativer Geschlechtsumwandlung entsprechende Behandlung suchen, nicht selten auf, wobei diesbezüglich in jedem Einzelfall zwischen vorbestehenden und möglicherweise der Leitsymptomatik zugrundeliegenden affektiven Erkrankungen, gleichzeitig bestehenden sowie reaktiven Störungen im Kontext der schwierigen Lebenssituation bzw. der ungelösten Geschlechtsidentitätsproblematik zu differenzieren ist. Walinder (1967) identifizierte in seiner Untersuchung bei präoperativen Transsexuellen in über 60% intermittierende Depressionen mit Suizidideen. In der Studie von Hore, Nicolle und Calnan (1975) über transsexuelle Männer waren Depressionen die vorrangige psychiatrische Diagnosekategorie. Mit depressiven Störungen bei homo- und bisexuellen Männern mit „gender dysphoria" beschäftigten sich Weinrich et al. (1995) und erörterten hierbei einen genetischen und/oder hormonalen Hintergrund der Störung ihrer Kerngeschlechtsidentität: Sie argumentierten, dass die Inzidenz von Depressionen bei

Frauen bekanntermaßen höher sei als bei Männern, wobei bislang unbekannt sei, was zu diesem Umstand beitrage. Es sei nun vorstellbar, dass derselbe Faktor bedinge, dass Depressionen bei geschlechtsdysphorischen Männern häufiger auftreten als bei nicht-dysphorischen.

Homosexualität und Geschlechtsidentitätsstörungen

Der Rahmen dieses Buches erlaubt nicht mehr als eine ansatzweise Erörterung der verschiedenen Aspekte der Homosexualität. In diesem Abschnitt wird es vorrangig um Berührungspunkte zwischen Homosexualität und Geschlechtsdysphorie aus klinischer Sicht gehen. Bzgl. der Theoriebildung ist insbesondere auf die umfangreiche und sorgfältige Arbeit von Springer (1981) zu verweisen sowie auf Goorens Kritik an biomedizinischen Hypothesen zur Entstehung der Homosexualität (1988). Andererseits deuten Befunde aus genetischen Arbeiten, Familienstudien, hirnmorpholologischen Untersuchungen sowie Längsschnittbeobachtungen an Kindern immer wieder auf gewisse konstellierende biologische Einflussfaktoren auf die Entwicklung der sexuellen Orientierung hin.

Grundsätzlich stellt sich bei Berücksichtigung der sexuellen Orientierung die Frage der angemessenen konzeptuellen Definition, worauf etwa Randall und Sell (1997) in ihrem Überblick über Methoden zur Abbildung und Messung der sexuellen Orientierung hinwiesen. So seien zwei Komponenten zu unterscheiden, nämlich die psychologische und die verhaltensbezogene. Le Vay (1993) etwa definierte sexuelle Orientierung als die Ausrichtung sexueller Gefühle oder Verhaltensweisen gegenüber Individuen des anderen Geschlechtes (Heterosexualität), des gleichen Geschlechtes (Homosexualität) oder einer Kombination aus beiden (Bisexualität). Weinrich (1994) definierte Homosexualität entweder als genitalen Akt oder als länger bestehenden sexualerotischen Status. Randall und Sell (1997) machten auf die unterschiedlichen theoretischen Ansätze aufmerksam, insbesondere auf die mittlerweile als überholt erachtete bipolare Skala von Kinsey, Pomeroy und Martin (1948), in der die Autoren ein Kontinuum zwischen exklusiv heterosexuell und exklusiv homosexuell mit insgesamt sechs Kategorien vorgeben, in der sie o.g. zwei Dimensionen der sexuellen Orientierung berücksichtigten, nämlich die der sexuellen Erfahrungen und die der psychosexuellen Reaktionen. Bem (1977)wiederum propagierte in den siebziger Jahren die Überzeugung, dass es zwei unabhängige Dimensionen nebeneinander gebe, das der Maskulinität und das der Feminilität, welche unabhängig auf verschiedenen Skalen abgebildet werden sollten. Unter Berücksichtigung dieser getrennten Dimensionen sei es möglich, zugleich sehr maskulin und sehr feminin (androgyn) zu sein oder auch undifferenziert, d.h. bzgl. der Sexualität entweder sehr hetero- und homosexuell (bisexuell) oder bzgl. dieser beiden Dimensionen nicht sehr ausgeprägt zu sein (asexuell).

In seiner vehementen Kritik an den geschlechtskorrigierenden Operationen vertrat Springer (1981) die These, dass ein Großteil „transsexueller" Patienten in Wirklichkeit aus stigmatisierten Homosexuellen mit schweren Identitätskrisen und sozialen Ängsten bestehe, d.h. dass Transsexuelle eigentlich Homosexuelle seien. Damit sich das Phänomen Transsexualität entwickeln kann, muss danach eine komplexe Vielfalt von Determinanten pathoplastisch zur Wirkung kommen. Springer betonte in diesem Kontext die Pathogenität kultureller Erscheinungen und schlussfolgerte unter präventiven Gesichtspunkten, dass ein gewisser Anteil der heute transsexuellen Personen von einer Änderung der Einstellung zur Homosexualität im Sinne einer Entstigmatisierung profitieren würde: „...So läßt sich daraus, daß die Kontroverse besteht, ob Homosexualität krankhaft sei und dies von einigen Autoren bejaht wird, und

daß andererseits Transsexualität als schicksalhafte Entwicklung dargestellt und der Wunsch nach Geschlechtsumwandlung für derartige Entwicklungen als berechtigt und erfüllbar bezeichnet wird, von den betroffenen Individuen konstruieren, daß Transsexualität in höherem Maße akzeptiert sei und eher auf Bereitschaft zur Behandlung stoße als Homosexualität. ..." (S. 240).

Auf die Bedeutung der sexuellen Orientierung im Verständnis von transsexuellen Entwicklungen wies 1989 Bancroft hin. Er zog Parallelen zur Entstehung der Homosexualität; Männer mit Verunsicherung ihrer Maskulinität könnten dieselbe dadurch reduzieren, dass sie eine homosexuelle Rolle annehmen, in der die Kriterien für Maskulinität different seien. Ebenso sei vorstellbar, dass Schwierigkeiten mit der zugewidmeten Geschlechtsrolle und der damit erwarteten sexuellen Orientierung die Annahme eines alternativen Geschlechtsverhaltens begünstigen. Das Individuum, das sich bemüht habe, erfolgreich eine maskuline Rolle aufrecht zu erhalten, erhoffe sich möglicherweise eine Befreiung durch die Übernahme einer weiblichen Identität.

Adoleszentenkonflikte und Geschlechtsidentitätsstörungen

Bei der differentialdiagnostischen Abklärung der Transsexualität sollten Adoleszentenkonflikte in jedem Fall einbezogen werden. Besonders Jugendliche, die durch ihre Entwicklung zukunftsgeängstigt sind, unterliegen der Gefahr, die Flucht aus ihrer Geschlechtsrolle unbewusst in der z.T. trügerischen Hoffnung anzutreten, dadurch ein anderer Mensch und mit dem Leben besser fertig zu werden. Meist handelt es sich um Ich-schwache Persönlichkeiten, die aufgrund hinzukommender Konflikte im beruflichen oder sonstigen sozialen Umfeld und insbesondere bei Schwierigkeiten in der selbständigen Lebensführung und bei der Absicherung ihres finanzielles Auskommens Angst vor der auf sie zukommenden Verantwortung entwickeln. In diesem Kontext ist vor einem „iatrogenen Transsexualismus" zu warnen und es ist therapeutisch vielmehr angezeigt, die Entwicklung einer weitergehenden Konsolidierung der transsexuellen Symptomatik durch eine psychotherapeutische Führung abzuwenden bzw. zumindest in einer längeren Behandlung ausführlich zu reflektieren. Aus unserer Sicht sind deshalb Geschlechtsumwandlungsbehandlungen in der Adoleszenz, wie sie vornehmlich von Cohen-Kettenis und van Goozen (Cohen-Kettenis 1992, 1994, Cohen-Kettenis, van Goozen 1997, Cohen-Kettenis 1998, Cohen-Kettenis, van Goozen 1998) mit dem Argument propagiert werden, dass junge Patienten einen Geschlechtswechsel besser und leichter bewältigen und dass die Ergebnisse im Hinblick auf die Überzeugungskraft des gegengeschlechtlichen Erscheinungsbildes gerade bei adoleszenten Transsexuellen als gut zu bezeichnen seien, mit äußerster Zurückhaltung zu beurteilen. Wie Sigusch 1996 kommentierte, besteht das erhebliche Risiko, „dass die Weichen zu früh in die falsche Richtung gestellt werden".

Paraphilien und Geschlechtsidentitätsstörungen

Crossdressing kommt nicht nur bei effeminiert homosexuellen Männern, fetischistisch-transvestitischen bzw. rein transvestitischen Neigungen vor, sondern kann mitunter auch im Kontext von Paraphilien beobachtet werden. Für die Erklärung des nicht selten beobachtbaren clusterartigen Auftretens paraphiler Neigungen mit Ausweitung der Praktiken und „Optimierung" der Rituale im Laufe der Zeit ist die Theorie von Eysenck (1976) interessant, die beispielsweise Wilson und Gosselin (1979) in ihrer Untersuchung über die Persönlichkeitscharakteristika einer Gruppe von 125 Fetischisten (zumeist Gummi- und Lederfetischisten), 285 Transvestiten, darunter offenbar 60 geschlechtsdysphorische mit Wunsch nach operativer Transformation

sowie 133 Sadomasochisten, im Vergleich zu einer normalen männlichen Kontrollgruppe überprüften. Hiernach werden sexuell Deviante als introvertiert beschrieben und sind durch einen vergleichsweise höheren Grad an „cortical arousal" charakterisiert. Aufgrund dieser Konstellation seien sie für konditionierte emotionale Fixierungen inklusive ungewöhnlicher sexueller Erregungen empfänglicher.

In der Literatur finden sich auch Arbeiten über Personen mit einer Vorliebe für eine autoerotische Asphyxie, in deren Ritualen offenbar zugleich auch autogynäphile Phantasien und fetischistisch-transvestitische Praktiken eine Rolle spielten (Luke et al. 1985). So publizierten Blanchard und Hucker (1991) eine Übersicht über 170 Männer, die im Kontext einer autoerotische Asphyxie vermutlich akzidentiell zu Tode gekommen waren. Es stellte sich heraus, dass „bondage" und Transvestitismus häufig mit autoerotischer Asphyxie vergesellschaftet waren.

2.3.2 Besonderheiten von Frauen mit Geschlechtsidentitätsstörungen

Die soziale Situation von Frau-zu-Mann-Transsexuellen

Wie bereits Pauly (1974 a, b) in ihrer Metaanalyse herausstellte, wird oft betont, dass Frau-zu-Mann-Transsexuelle besser in ihrer männlichen Rolle adaptiert sind als Mann-zu-Frau-Transsexuelle in der weiblichen. Die erstgenannten sind gemäß empirischer Untersuchungen auch deutlich besser in der Lage, stabile Beziehungen zu ihren (fast ausschließlich weiblichen) Partnern aufzubauen und aufrechtzuerhalten. Diese Einschätzung bestätigten u.a. Kockott und Fahrner (1988). Im Vergleich zu Mann-zu-Frau-Transsexuellen wurden die Frau-zu-Mann-Transsexuellen aus ihrer Nachuntersuchung als sozial integrierter charakterisiert und berichteten über vergleichsweise stabile, oft auch länger bestehende Partnerschaften, nicht selten bereits vor der operativen Geschlechtsumwandlung. Mann-zu-Frau-Transsexuelle hingegen gelang dies auch weiterhin nicht. Für diese ist es insbesondere vor der Transformationsbehandlung schwieriger, tolerante Partner zu finden, weshalb sie sich sexuell oft erst nach erfolgter Operation ausprobieren können und demzufolge über weniger Erfahrungen verfügen und häufiger enttäuscht werden. Zudem hielten die Autoren Unterschiede in der Erwartung potentieller Partner für denkbar. Die seltener zu verzeichnenden Partnerschaften zwischen Mann-zu-Frau-Transsexuellen und weiblichen Partnern schienen dabei länger anzudauern als die mit männlichen Partnern. Kockott und Fahrner zogen einen Vergleich des Partnerschaftsverhaltens von biologisch männlichen und weiblichen Transsexuellen zu dem weiblicher und männlicher Homosexueller (Saghir, Robins, Walbran 1969) und kamen zu dem Ergebnis, dass sich die jeweiligen Differenzen durchaus ähneln, was die Frage des Zusammenhangs des Beziehungsverhaltens zu Männlichkeit und Weiblichkeit aufwerfe. Möglicherweise seien diese Unterschiede genetisch bedingt, bereits in einer frühen Entwicklungsphase geprägt und blieben bestehen, unabhängig davon, ob der Wunsch nach Geschlechtswechsel aufkomme oder nicht.

Vermutlich gibt es auch im Hinblick auf die ätiologische Einordnung und Subtypisierung der Geschlechtsidentitätsstörungen geschlechtsbezogene Unterschiede, wobei allerdings grundsätzlich zu bedenken ist, dass eine definitive Aussage hierzu letztlich eine repräsentative Stichprobe voraussetzten würde. So stellten Dixen et al. (1984) in ihrer Untersuchung an 764 geschlechtsdysphorischen Personen (479 Männer und 285 Frauen) mit dem Wunsch nach geschlechtsumwandelnder Operation im „Gender Dysphoria Program Palo Alto" in Kalifornien/USA fest, dass in der Gruppe der geschlechtsidentitätsgestörten Frauen bei zwei Dritteln die Dia-gnose einer „klassischen Transsexualität" gestellt worden sei, wohingegen die häufigste Kategorisierung bei den geschlechtsidentitätsgestörten Männer die eines „Transvestitismus" war. Allerdings sind keine Einzelheiten über die Zusammmensetzung der Untersuchungspopulation und die Zugangswege in das Behandlungsprogramm bekannt.

Im Hinblick auf Ansätze zur Subtypisierung ist anzunehmen, dass es bei Frau-zu-Mann-Transsexuellen keine so klare Unterscheidung in eine Kern- und eine Randgruppe gibt wie bei Mann-zu-Frau-Transsexuellen; weibliche Homosexualität und Frau-zu-Mann-Transsexualität werden vielmehr zumeist als Kontinuum beschrieben (vgl. Pfäfflin, Junge 1992). Die Beobachtung, dass die Anamnese und die soziale Stabilität bei biologischen Männern mit Geschlechtsidentitätsstörungen problembehafteter ist als bei biologischen Frauen, liegt somit möglicherweise an den unterschiedlichen vorherrschenden Typen. Transvestitische Personen sind aufgrund ihrer brüchigeren gegengeschlechtlichen Identität vermutlich häufiger Konflikten ausgesetzt.

Auf einen anderen Aspekt wiesen Dixen et al. (1984) und Green (1987 a, b) hin, nämlich dass Frau-zu-Mann-Transsexuelle in unserer Gesellschaft weniger auffallen als Männer mit transsexuellem Empfinden. Es ist somit anzunehmen, dass Frau-zu-Mann-Transsexuelle einerseits aufgrund von geringerer Ambivalenz in kleinerem Umfang inneren Konflikten ausgeliefert sind und andererseits auch in ihrer unmittelbaren Umgebung weniger mit Unverständnis zu kämpfen haben. Es ist gut vorstellbar, dass diese Aspekte zumindest in gewisser Weise Einfluss auf die beobachteten Geschlechtsunterschiede haben können.

Psychopathologische Auffälligkeiten bei Frau-zu-Mann-Transsexuellen
Bei geschlechtsidentitätsgestörten Frauen wird entsprechend den Ausführungen der

Literatur im Vergleich zu betroffenen Männern in der Regel ein geringeres Ausmaß an psychopathologischen Auffälligkeiten beobachtet (Ehrhardt, Grisanti, McCauley 1979). Es existieren allerdings auch einige Untersuchungen, die entweder keine Unterschiede im Vergleich der psychopathologischen Störungen bei Frau-zu-Mann-Transsexuellen zu denen bei Mann-zu-Frau-Transsexuellen herausstellen konnten oder sogar deutlichere Auffälligkeiten bei den geschlechtsidentitätsgestörten Frauen beschrieben: So fanden Verschoor und Poortinga (1988) in ihrer diesbezüglichen Vergleichsuntersuchung abgesehen von einer besseren sozialen Adaptation der Frau-zu-Mann-Transsexuellen keine signifikanten Unterschiede im Hinblick auf psychiatrische Vorbehandlungen, Substanzmissbrauch oder Suizidversuche. In beiden Subgruppen ergab sich in dieser Untersuchung eine relativ hohe Inzidenz an psychiatrischen Vorbehandlungen und vorausgegangenen Suizidversuchen, was die Autoren wiederum im Zusammenhang mit hinreichend ausgeprägten psychosozialen Problemen einordneten. Bodlund et al. (1993) und Bodlund und Armelius (1994) identifizierten bei den von ihnen in ihre prospektive Studie einbezogenen neun Frau-zu-Mann-Transsexuellen im Vergleich zu zehn Mann-zu-Frau-Transsexuellen mittels des SCID-screen („Structural Clinical Interview", Spitzer et al. 1992) bei insgesamt nur geringen bis moderaten psychopathologischen Auffälligkeiten und recht hohem sozialen Funktionsniveau sogar eine deutlichere Persönlichkeitspathologie, die allerdings nur für die Dimension „passiv-aggressiv" ein signifikantes Niveau ereichte.

Mehrfach wird auf die Beobachtung hingewiesen, dass Mann-zu-Frau-Transsexuelle in stärkerer Weise ihre maskulinen Persönlichkeitsaspekte ablehnen als Frau-zu-Mann-Transsexuelle ihre femininen (Fleming, Bradford, Salt 1984). Nach Ansicht von Pfäfflin und Junge (1990) müsse man die populäre Annahme einer strikten Relation zwischen Geschlechtsidentität und Geschlechtsrolle in gewisser Weise relativieren, da Frau-zu-Mann-Transsexuelle offenbar in der Lage seien, frühere weibliche Rollenaspekte in ihre neue Rolle zu integrieren und nicht gänzlich abzulehnen. Die Autoren erörterten zugleich, ob diese geringere Rigidität sowie das bessere Integrationsvermögen die geringere Inzidenz von Geschlechtsidentitätsstörungen bei biologischen Frauen begründet.

2.3.3 Psychopathologische Aspekte bei Geschlechtsidentitätsstörungen

Generelle Angaben zu psychopathologischen Auffälligkeiten bei Geschlechtsidentitätsstörungen
Nach wie vor ist die Datenlage bzgl. psychiatrisch-epidemiologischer Parameter bei Geschlechtsidentitätsstörungen recht lückenhaft und widersprüchlich. Neben den bereits angeführten grundsätzlichen methodologischen Problemen, für diese heterogene Population überhaupt repräsentative Daten erheben zu können, werden in den meisten vorliegenden Untersuchungen keine Aussagen über die Lebenszeitprävalenzen von begleitenden seelischen Störungen gemacht, so dass letztlich kein Vergleich mit der Allgemeinbevölkerung möglich ist. Allerdings sind Anamnesen mit Angaben über psychiatrische Vorbehandlungen aufgrund von Substanzabhängigkeit, Suizidalität, Depressivität oder auch Adoleszentenkrisen bei Individuen mit einer Geschlechtsidentitätsstörung nicht ungewöhnlich (Brown 1990). Gemäß Dixen et al. (1984) haben bis zu 12% einer heterogenen Stichprobe von geschlechtsidentitätsgestörten Patienten in ihrem Leben psychiatrisch-stationäre Behandlung in Anspruch genommen. Levine und Lothstein (1981) identifizierten in ihrer Untersuchung einen hohen Prozentsatz (50–70%) von Achse-II-Diagnosen gemäß DSM bei Patienten mit einer Geschlechtsidentitätsstörung, vorrangig in Form von Borderline-Störungen und

schizoiden, hysterischen oder antisozialen Persönlichkeitsstörungen; andere Autoren kamen gar zu der Überzeugung, dass Achse-II-Störungen auf der Grundlage der Ergebnisse von psychologischen Testungen bei Individuen mit transsexuellem Empfinden, die mit dem Wunsch nach Geschlechtsumwandlung Behandlung aufsuchen, universal seien (Walker 1987).

Es erscheint somit als notwendig, bei der Einschätzung einer vorliegenden Geschlechtsidentitätsstörung das Ausmaß und die Qualität von psychopathologischen Auffälligkeiten zu berücksichtigen. Diese Auffassung wird auch durch mehrere, z.T. bereits ältere empirische Untersuchungen untermauert: So identifizierten Hoenig, Kenna und Youd (1970 a) in ihrer aus 60 Personen mit transsexuellem Empfinden (46 M-F-TS und 14 F-M-TS) zusammengesetzten Stichprobe eine sehr hohe Inzidenz an begleitenden psychiatrischen Störungen (so waren etwa zwei schizophren, sechs litten unter einer affektiven Psychose, elf wiesen eine Persönlichkeitsstörung auf). Das Vermögen, sich etwa beruflich anzupassen, wurde bei den Untersuchten als schlecht eingestuft. Antisoziales bzw. gar kriminelles Verhalten wurde bei der untersuchten Klientel in 47% festgestellt, wobei lediglich ein Fünftel der Probleme unmittelbar mit den psychosexuellen Abnormitäten verbunden war, Prostitution wurde insgesamt von 31% berichtet. Auch Randell (1971) wies auf die Tendenz einer erhöhten Inzidenz seelischer Erkrankungen bei Transsexuellen hin und sprach sich für eine Reserviertheit aus, an Schizophrenie erkrankte Individuen mit transsexuellem Empfinden geschlechtsumwandelnd zu operieren, ebenso Individuen mit deutlich psychopathischen Tendenzen oder polymorph Perverse bzw. solche mit ausgeprägten Perversionen. In seiner Untersuchung über psychopathologische Charakteristika von Transvestiten mit und ohne „gender dysphoria" sowie von Transsexuellen identifizierte Buhrich (1981) in allen drei Grup-

pen ein im Vergleich zur Normalbevölkerung erhöhtes Ausmaß an Stress, alle wiesen auch höhere Scores bzgl. Neurotizismus und Introversion auf. Die Mehrheit in diesen Gruppen hatte in der Vorgeschichte bereits psychiatrische Beratungen/Behandlungen wahrgenommen. Das Ausmaß an psychopathologischen Anpassungsstörungen korrelierte dabei nicht mit der Intensität der weiblichen Geschlechtsidentität. In der Mehrzahl der von Lothstein (1983) untersuchten Gruppe von 53 Frau-zu-Mann-Transsexuellen traten begleitend Achse-I- und II-Störungen auf, vorrangig Substanzmissbrauch, Schizophrenien, Depressionen und Borderline-Persönlichkeitsstörungen. Auch Roberto (1983) beschrieb eine ausgeprägte, das transsexuelle Syndrom begleitende Psychopathologie und kam zu der Überzeugung, dass die transsexuelle Störung selbst pathologisch sei. In der von Dixen et al. (1984) berücksichtigten Untersuchungspopulation von 764 Patienten mit Wunsch nach operativer Geschlechtsumwandlung im „Gender Dysphoria Program Palo Alto" war die relativ häufige Angabe von Drogenmissbrauch auffällig, allerdings zumeist von Marihuana, was seitens der Autoren bei einem Durchschnittsalter von Ende 20 nicht als ungewöhnlich eingeschätzt wurde. Darüber hinaus wurde eine relativ hohe Inzidenz an vorausgegangenen Suizidversuchen sowie an psychiatrischen Vorbehandlungen herausgestellt und als Hinweis auf die extreme Unzufriedenheit der Betroffenen mit ihrer Verfassung interpretiert. In einer kontrolliert angelegten Untersuchung über das psychologische Funktionsniveau von gynäphilen Transvestiten sowie prä- und postoperativen Transsexuellen identifizierte Beatrice (1985) eine Subgruppe von männlichen Individuen mit transsexuellem Empfinden, die durch eine sehr konfliktbehaftete Entwicklung ihrer weiblichen Anteile bei ausgeprägt beeinträchtigten Persönlichkeitsfunktionen gekennzeichnet war. Die operative Geschlechtsumwandlung ist bei dieser Risikopopulation vermutlich eher mit dem Risiko einer Zunahme der psychologischen Funktionsstörungen behaftet, so dass der Behandlungszugang bei dieser Klientel nach Überzeugung des Autors ein psychotherapeutischer sein sollte. Eine Adaptation in Form von fetischistischem Crossdressing oder „full-time cross-living" wurde hier als am wenigsten problematisch angesehen. Auch Verschoor und Poortinga (1988) beurteilten die von ihnen untersuchten Transsexuellen unter Berücksichtigung der anamnestischen Angaben und der sich hieraus ergebenden hohen Inzidenz bzgl. psychiatrischer Vorbehandlungen und Suizidversuche als psychopathologisch auffällig. In der von Burns, Farell und Brown (1990) berücksichtigten Stichprobe von 106 geschlechtsidentitätsgestörten Individuen mit transsexuellem Empfinden berichteten 39% anamnes- tisch über Selbstverletzungen in der Vorgeschichte, eine genitale Automutilation wurde dabei nicht angegeben. Von den 29 Personen (27% der Stichprobe), die nicht die DSM-III Kriterien für Transsexualität erfüllten, litten zwei an einer schizophreniformen Psychose, einer wies eine Dysmorphophobie im Hinblick auf seinen Penis auf, sechs eine Störung der sexuellen Orientierung (zumeist handelte es sich um homosexuelle Crossdresser), sieben waren depressiv, bei sechs lagen gravierende Persönlichkeitsstörungen vor und lediglich sieben hatten abgesehen von der Leitsymptomatik keine klassifizierbare seelische Störung. Obwohl 73% der Stichprobe die Kriterien für die Diagnose Transsexualität gemäß DSM-III erfüllten, wurden nur 24 der 106 geschlechts- identitätsgestörten Patienten (also 23%) geschlechtsumwandelnd operiert.

Es muss allerdings erwähnt werden, dass andere Arbeiten keine eindeutigen Hinweise auf ein erhöhtes Ausmaß an Psychopathologie bei geschlechtsidentitätsgestörten Personen mit Umwandlungsbegehren identifizieren konnten. Cole et al. (1997) konnten zur Frage nach etwaiger Komorbidität von „gender dysphoria" und relevanten anderen psychopathologischen Auffälligkeiten anhand der Krankenakten retrospektiv detaillierte Informationen über alle 435 geschlechtsdysphorischen Patienten (318 Männer und 117 Frauen) einer texanischen Geschlechtsidentitätsklinik seit 1980 zusammentragen. Zusätzlich füllte eine Subgruppe von 137 Personen den MMPI (Minnesota Multiphasic Personality Inventory). Gemäß Aktenlage hatten mehr als zwei Drittel eine gegengeschlechtliche Hormonbehandlung aufgenommen, was als Indikator für die Ernsthaftigkeit des Wunsches nach Geschlechtswechsel und als Einlassen auf den Alltagstest gewertet wurde. Ein Viertel hatte vor Eintritt in die Behandlung aufgrund eines Substanzabusus Probleme, aber nur bei etwa 7–10% fanden sich in der Vorgeschichte Hinweise auf andere psychische Erkrankungen, genitale Mutilationen oder Suizidversuche, was der Inzidenz dieser Störungen in der Allgemeinbevölkerung weitgehend entspricht. Diejenigen, die den MMPI komplettierten (93 Frauen und 44 Männer), wiesen in diesem Instrument Profile auf, die weitgehend frei von Psychopathologie im Hinblick auf Achse-I- und Achse-II- Kriterien waren. In bezug auf das Funktionsniveau war die Mehrheit der untersuchten Geschlechtsidentitätsgestörten offenbar in der Lage, ihre Beschäftigung zu erhalten, längerwährende Freundschaften und Beziehungen aufzubauen und Freizeitaktivitäten nach persönlicher Neigung vorzunehmen. Gemäß Cole et al. (1997) unterstützen diese Ergebnisse die Auffassung, dass „gender dysphoria" (üblicherweise) eine isolierte Diagnose darstelle und nicht als Teil irgendeiner generellen psychopathologischen Störung anzusehen sei. Somit konnten diese Autoren nicht den in einigen anderen Studien geäußerten Verdacht bestätigen, dass bei vielen geschlechtsidentitätsgestörten Patienten das Vorliegen von Achse-I-Störungen gemäß DSM IV evident sei.

Bei der Einordnung etwaiger psychopathologischer Auffälligkeiten sind andererseits auch die z.T. erheblichen psychologischen und sozialen Konsequenzen zu bedenken, die mit dem Gewahrwerden einer Geschlechtsidentitätsstörung bzw. gar dem Ausleben eines transsexuellen Empfindens assoziiert sind: etwa Stress aufgrund des Versuches, diesen Identitätskonflikt verborgen zu halten, Angst vor Bloßlegung, auch nach Aufnahme des Alltagstests, sozialvermeinendes Verhalten aufgrund einer erheblichen Verunsicherung oder auch Depressionen (Yueksel et al. 1992, Lothstein, Brown 1993).

Partnerschaft und familiäre Beziehungen

Im folgenden soll auf die Charakteristika der Partnerschaften von geschlechtsidentitätsgestörten Personen eingegangen werden, da sich in diesen viele klinisch relevante Aspekte widerspiegeln, etwa in bezug auf das Bindungsvermögen. Es existieren einige Studien, die sich mit den Charakteristika der Beziehungen sowie mit den Persönlichkeitsprofilen der Partner/innen beschäftigten: So stellten Huxley, Kenna und Brandon (1981 a, b) in ihrer Untersuchung an 55 Mann-zu-Frau-Transsexuellen und 17 Frau-zu-Mann-Transsexuellen heraus, dass Transsexuelle mit Partner/innen eher mit Vätern aufgewachsen sind, wohingegen diejenigen ohne Beziehung ihr erstes Lebensjahr häufiger ohne Vater verbracht hätten. Signifikant mehr aus der Gruppe mit Partner/innen wurden als sozial stabil eingeschätzt, zudem ergab sich bei diesen eine Tendenz, beruflich erfolgreicher zu sein, wohingegen die Unterschiede zwischen den beiden Gruppen im Hinblick auf das Persönlichkeitsprofil oder klinische Differenzen marginal ausfielen. Die Autoren beschäftigten sich auch mit den Charakteristika der Partner/innen der untersuchten Transsexuellen, neun von 35 mit Partner/innen ließen sich interviewen. Die Partnerschaften könnten am besten durch die Auffas-

sung beschrieben werden, dass Transsexualismus eine überwertige Idee darstellt, die vom Partner akzeptiert oder geteilt werde. Das Ausmaß, in dem diese Idee mitgetragen werde, sei abhängig von der affektiven Beziehung zwischen beiden, dem Dominanzmuster innerhalb der Beziehung und den sozialen und sexuellen Bedürfnissen der Partner.

Die Ehen von vier Frau-zu-Mann-Transsexuellen und einem Mann-zu-Frau-Transsexuellen untersuchten Studer, Kind und Kohler (1980) und beschäftigen sich vor allem mit Art und Struktur der ehelichen Beziehung sowie der Persönlichkeit der Lebenspartner. Die Paare erwiesen sich als erstaunlich stabil und sozial integriert, allerdings eher in etwas oberflächlicher und normativer Weise; alle fünf Ehepaare strebten eine möglichst unauffällige und traditionelle Ehe mit konventionellem Lebensstil an. Die Beziehungen erschienen dabei stark symbiotisch geprägt und daraufhin angelegt, den einmal erreichten Zustand zu halten und zu festigen, wohingegen die individuellen Entwicklungsmöglichkeiten aus Trennungsangst eher beschränkt waren. Die Partner, die sich als durchweg heterosexuell beschrieben, zeigten selbst Hinweise auf frühe emotionale Störungen und schienen in besonderen Lebenssituationen die primär von den Transsexuellen angestrebte Beziehung eingegangen zu sein. Steiner und Bernstein (1981) kamen in ihrer Untersuchung über Partnerschaften von Frau-zu-Mann-Transsexuellen zu einer ähnlichen Einschätzung. Zumeist handelte es sich um stabile, langbestehende Beziehungen, bei denen sowohl der Transsexuelle als auch seine Partnerin durchaus sexuelle Vorerfahrungen aufwiesen. Bei den untersuchten Frau-zu-Mann-Transsexuellen bestand ein Wunsch nach Familie und die Autoren gewannen den Eindruck, dass sich diese oft bewusst Frauen mit Kindern aussuchen würden. Auch die Partnerinnen, zumeist recht feminine, attraktive Frauen, berichteten über das Gefühl, eine heterosexuelle Beziehung innezuhaben. Die Transsexuellen waren häufig ihre ersten biologisch gleichgeschlechtlichen Intimpartner, wobei sie bei diesen einen Penis nicht vermisst haben. Vielmehr lehnen diese Frauen nicht selten vaginale Penetration ab und betrachten den Phallus eher als etwas feindliches, waffenartiges und haben zudem über vorausgegangene unbefriedigende Beziehungen zu biologischen Männern berichtet. Die Wahl eines Frau-zu-Mann-Transsexuellen als Partner sei somit als die eines „Mannes ohne Penis", quasi als „sicherer" Kompromiss zu interpretieren, etwa als Schutz gegen weitere Schwangerschaften oder gegenüber Kontakten mit „normalen" Männern.

Gurvich publizierte 1992 seine Studie über Charakteristika und Verhaltensweisen von Ehefrauen transsexuell empfindender Männer und fokussierte dabei auf deren Reaktionen und Coping-Mechanismen, wenn der Partner konkret die Geschlechtsumwandlung anstrebe. Die betroffenen Frauen beschrieben dann Gefühle wie Zurückweisung oder auch Schock, „Horror", Unglauben, Ärger, Selbstvorwürfe, Verlust an Selbstvertrauen und Depression und konnten aufgrund des mit dem Phänomen Transsexualismus verknüpften Tabus und des sozialen Stigmas kaum Hilfe finden.

Green untersuchte 1978 37 Kinder, die bei weiblich-homosexuellen (N = 21) oder transsexuellen Eltern aufwuchsen (N = neun bei M-F-Transsexuellen, N = neun bei F-M-Transsexuellen). Das Alter der Kinder belief sich dabei auf drei bis zwanzig Jahre (im Durchschnitt 9,3 Jahre); diese hatten über ein bis zu sechzehn Jahren (im Durchschnitt 4,9 Jahre) in einer derartigen Familienkonstellation gelebt. Ungeachtet dieser besonderen Umstände während ihres Heranwachsens berichteten 36 dieser Kinder über ein für ihr biologisches Geschlecht typisches Geschlechtsrollenverhalten im Hinblick auf die Merkmale kindliches Spiel, Kleidungsart und Präferenzen bzgl. ihrer „peer group". Die drei-

zehn älteren Kinder gaben zudem alle heterosexuell orientierte erotische Phantasien bzw. entsprechende erste Erfahrungen an.

Preuss und Eicher beschäftigten sich 1997 mit Problemen in der Eltern-Kind-Beziehung transsexueller Väter und Mütter. In ihrer klinischen Stichprobe waren etwa 30% der Mann-zu-Frau-Transsexuellen und 10% der Frau-zu-Mann-Transsexuellen Eltern. Mittels eines halbstandardisierten Interviews erhoben sie Fragen zur Elternschaft vor, während und nach Geschlechtswechsel. Es stellte sich heraus, dass es in den meisten Fällen durch die Umsetzung der Geschlechtsumwandlung zu einer Trennung der Eltern kam und sich der Kontakt zu den Kindern deutlich minimierte, wobei die Autoren bisher nur Mann-zu-Frau-Transsexuelle explorieren konnten. Diejenigen transsexuellen Väter, die bei ihren Familien blieben, hatten ihr transsexuelles Empfinden in der Regel bereits seit geraumer Zeit ihren Angehörigen offenbart und zu Hause in die Abläufe innerhalb der Familie integriert, so dass sich die Kinder hieran vor der öffentlichen Präsentation als Frau gewöhnen konnten. Bei einer Minderheit blieben die zumeist dann kleineren Kinder nach einer Trennung der Eltern entweder bei ihrem transsexuellen Elternteil oder es kam später zu einer Wiederannäherung älterer Kinder bzw. Jugendlicher an den (ehemaligen) Vater. Es gebe wenig Hinweise dafür, dass das transsexuelle Empfinden der betroffenen Väter und Mütter durch den Status der Elternschaft grundsätzlich in Frage gestellt würde.

Assalian et al. (1997) gingen der Frage nach, ob Kinder von Transsexuellen selbst auch eine Geschlechtsidentitätsstörung durchleben würden. In ihrer Querschnittsuntersuchung an drei Jungen und vier Mädchen zwischen drei und zwanzig Jahren ergab sich hierfür kein Anhalt. Die Kinder durchlitten in der Phase der Geschlechtsumwandlung des Elternteils allerdings eine Art Verlustgefühl ähnlich wie dies von Kindern beschrieben werde, deren Eltern sich trennen. Nach einer Adaptationsphase sei es ihnen dann möglich, mit der neuen Situation angemessen und unbeschadet zurecht zu kommen.

Kommentar

Im Hinblick auf klinische Aspekte ist abschließend herauszustellen, dass neben Arbeiten, die bei Personen mit transsexuellem Empfinden im Vergleich zur Normalbevölkerung keine relevante Erhöhung etwaiger psychopathologischer Auffälligkeiten feststellen konnten, empirische Untersuchungen existieren, die – bei unterschiedlicher Einschlusskriterien („gender dysphoria" vs. „kernhaft" Transsexuelle) – auf eine erhöhte Prävalenz psychopathologischer Störungen in dieser heterogenen Population hinwiesen. Ein kleiner Teil der Menschen mit Geschlechtsidentitätsstörungen sind offen psychotisch, andere berichten über wiederholte kriminelle Handlungen oder anhaltende Suizidalität. Eine Kernfrage bei multiplen psychischen Auffälligkeiten liegt sicherlich darin, ob diese aus der Geschlechtsdysphorie erklärbar sind oder ob es plausibler ist, letztere im Kontext einer umfassenderen Identitätsstörung zu verstehen. Aus dieser Einschätzung, die sich bisher auf die kritische Auseinandersetzung mit der hierzu verfügbaren

wissenschaftlichen Literatur und den eigenen klinischen Erfahrung begründet und deren Bedeutung im weiteren in der eigenen empirischen Untersuchung überprüft werden soll, ergibt sich u.E. die Erfordernis, bessere prognostische Kriterien herauszuarbeiten, um Aussagen über den weiteren Verlauf der jeweils vorliegenden Geschlechtsidentitätsstörung und der etwaig präsenten psychopathologischen Auffälligkeiten machen zu können verbunden mit der Möglichkeit, fundierte Empfehlungen zum gebotenen Behandlungszugang abgeben zu können. Auf diesem Hintergrund wurde die weiter unten dargestellte prospektiv angelegte Studie durchgeführt, um die prognostische Aussagekraft einer Vielzahl von psychometrischen und klinischen Variablen, die im Kontext einer umfangreichen Basiserhebung und sorgfältigen Verlaufsuntersuchung erfasst wurden, bestimmen zu können. Neben den Fragen nach Differentialdiagnose, Subtypen und Persönlichkeitsstruktur sollte hierbei insbesondere herausgearbeitet werden, unter welchen Bedingungen und bei welchen Merkmalskonstellationen es (am ehesten) zu einem organisierten, festgefügten Wunsch nach Geschlechtswechsel kommt und welche Merkmale für den weiteren Verlauf bedeutsam sind.

2.4 Langzeitverlauf und prognostische Indikatoren von Geschlechtsidentitätsstörungen

Wie viele Patienten mit Geschlechtsidentitätsstörungen durchlaufen tatsächlich den vollständigen Weg zu einer Geschlechtsumwandlung und welche Entwicklung nehmen die Personen, die auf die entsprechenden Behandlungen verzichten oder denen sie verwehrt wird? Diese zentralen Fragen sollen uns in diesem Abschnitt beschäftigen. Bei denjenigen, die einen medizinischen Geschlechtswechsel absolviert haben, interessiert dabei neben dem Ergebnis der somatischen Interventionen

vornehmlich, wie sich der weitere Werdegang gestaltet, vor allem im Hinblick auf die Lebenszufriedenheit und das Zurechtkommen in der neuen Geschlechtsrolle. Es geht also um den Langzeitverlauf, das sog. Outcome nach einer Geschlechtsumwandlungsbehandlung. In der Auseinandersetzung mit dieser Thematik soll die relevante Literatur kritisch beleuchtet werden.

Methodenkritik

Grundsätzlich ist festzuhalten, dass Untersuchungen zum Langzeitverlauf transsexuell empfindender Menschen aufgrund abweichender klassifikatorischer Konventionen sowie auch verschiedenartiger methodologischer Aspekte nur begrenzt vergleichbar sind. So wiesen u.a. Lundström, Pauly, Walinder (1984) auf abweichende Selektionskriterien für die Geschlechtsumwandlungsbehandlung und auf einen Mangel an Uniformität der angewandten Methoden hin. Auch Rauchfleisch, Barth und Battegay (1998) kommentierten, dass sich katamnestische Studien auf sehr unterschiedliche Kollektive stützen, voneinander abweichende Behandlungsstrategien verwenden und die Beurteilungskriterien im Hinblick auf „Erfolg" oder „Misserfolg" der hormonellen und operativen Intervention oft nur relativ grob gemessen werden. Bei der Interpretation der Befunde ist zudem zu berücksichtigen, welche Beziehung zwischen Wissenschaftler und Untersuchungsperson bestanden hat (Denny 1997), wobei aus methodischen Gründen Untersuchungen zum Outcome von Geschlechtsumwandlungsbehandlungen zur Minimierung des sog. Interviewer-Bias von unabhängigen, nicht in den Behandlungsprozess eingebundenen Forschern durchgeführt werden sollten (Lothstein 1982, Abramowitz 1986, Snaith 1987). Lothstein (1982) kritisierte zudem, dass in vielen Studien zur Beurteilung des psychologischen Funktionsniveaus kaum objektive Erhebungsinstrumente eingesetzt worden sind. Seiner Ansicht nach sind die publizierten Erfolgsraten für die Geschlechtsumwandlungsbehandlung von 68 bis 86% aufgrund des Mangels an Langzeitverläufen mit Vorsicht zu betrachten, wohingegen Pfäfflin und Junge (1992) dieses Argument ebenso wie Kockott (1996) als nicht (mehr) stichhaltig zurückwiesen, da sich nach ihrer Ansicht mittlerweile sich die Datenlage verbessert hat und eine große Anzahl recht aktueller katamnestischer Untersuchungen vorliegt. Pfäfflin und Junge machten in ihrer

Metaanalyse ebenso auf klassifikatorische Divergenzen, unterschiedliche Definitionen der Studienpopulationen sowie andere methodische Fallstricke aufmerksam. So haben sich nur wenige Arbeiten darum bemüht, ihre Stichproben nicht nur unter globalen differentialdiagnostischen, sondern unter psychopathologischen Gesichtspunkten zu homogenisieren. Bei der Bewertung der Ergebnisse ist zudem zu berücksichtigen, dass abgesehen von gewissen Studien aus Schweden, den Niederlanden oder aus Singapur – Länder, in denen ein zentrales Behandlungsprogramm mit der Möglichkeit der (weitgehenden) Vollerfassung (allerdings einer stark vorselektierten Untergruppe von Menschen, die aufgrund ihres Wunsches nach Geschlechtswechsel therapeutische Hilfe aufsuchten) existiert – die Untersuchungspopulationen in der Regel nicht als für eine Bevölkerung repräsentativ anzusehen sind. Bei den meisten Nachuntersuchungen Transsexueller handelt es sich – auch dies erläuterten Pfäfflin und Junge (1992) – um ex post facto Untersuchungen, bei denen nur Daten von einem Untersuchungszeitpunkt Berücksichtigung finden, was im Hinblick auf die Aussagekraft dieser Arbeiten bedacht werden muss.

Nach Ansicht von Blanchard (1985 a) basieren die Typologisierungsversuche der meisten Veröffentlichungen auf klinischen Interviews, was letztlich eine Vergleichbarkeit mit unabhängigen Studien nicht zulasse. Er sah in der Anwendung von Fragebögen mit Identifizierung formaler Kriterien eine Forschungsalternative auf dem Weg zu einer vollständigen und möglichst objektiven Klassifikation. Als weitere Unzulänglichkeit bei der Bewertung der Outcome-Studien ist die unterschiedliche Definition der Nachuntersuchungszeiträume anzuführen. Es erscheint naheliegend, den Katamnesezeitraum ab Behandlungsbeginn festzusetzen, alternativ kann es auch sinnvoll sein, den Zeitraum ab Beginn des Alltagstestes zu berücksichtigen, also den

Zeitpunkt, von dem an die Behandlung für den Patienten soziale Konsequenzen inne-hat. Hingegen erscheint das Datum der Transformationsoperation als Bezugspunkt weniger geeignet, da hierdurch der Stellenwert dieses Behandlungsbausteins in der Therapiekette überbetont werden würde.

Zur Authentizität der Lebensgeschichten

Bei der Einordnung anamnestischer Angaben von Menschen mit transsexuellem Empfinden ist zu berücksichtigen, dass die Wiedergabe der relevanten Vorgeschichte immer im Kontext des subjektiven Erlebens und der Bedürfnislage des Individuums gesehen werden muss. Money und Primrose machten bereits 1968 darauf aufmerksam, dass Mann-zu-Frau-Transsexuelle ihre Verhaltensweisen häufig übertreiben, um besser mit weiblichen Stereotypien überein zu stimmen. Transsexuelle könnten unter Umständen nach Lesen der Befunde auch ihre Konzeption des weiblichen Stereotyps verändern und seien diesbezüglich häufig durch ein entsprechendes Literatur-Studium beeinflussbar. Finney, Brandsma und Tondow (1975) wiesen darauf hin, dass keiner der von ihnen untersuchten Patienten mit Umwandlungsbegehren überhaupt eine psychotherapeutische Behandlung ersucht oder mit der Bitte um Einschätzung bzgl. der bestmöglichen Lösung für ihre Geschlechtsidentitätsproblematik vorgesprochen hätte. Alle seien vielmehr bereits mit der festen Überzeugung gekommen, ihr Geschlecht wechseln zu wollen, und hätten die Überweisung zum Psychiater (lediglich) als zu überwindendes Hindernis erachtet. Bei Mann-zu-Frau-Transsexuellen beschrieben diese Autoren ein „hysterisches" Verhaltensmuster mit der Kapazität zur selektiven Erinnerung, beispielsweise in Form des Negierens, jemals anders als weiblich gefühlt zu haben. Dieses erkläre auch die übertriebenen und z.T. naiven Verhaltensweisen und trage zur Ausformung der „typischen Anamnese" bei. Insbesondere bei den heterosexuellen geschlechts-

identitätsgestörten Patienten ihrer Stichprobe beobachteten Blanchard, Clemmensen und Steiner (1985) eine Tendenz, sich im Sinne sozialer Erwünschtheit zu äußern, d.h. ihre Lebensgeschichte dahingehend zu modifizieren, Verhaltensmuster und Charakteristika „klassisch Transsexueller" vorzuweisen. Bei den homosexuellen Individuen war diese Bestrebung, sich als moralisch integer, persönlich stabil und unverwundbar darzustellen, nicht derart signifikant. Brown (1990) hob hervor, dass geschlechts-identitätsgestörte Patienten häufig über detailliertere Kenntnisse bzgl. Transsexualität verfügen würden als ein hierauf nicht spezialisierter Psychiater. Darauf, dass man beim Transsexualismus immer die „verzerrende Klinifizierung" berücksichtigen muss, da ein Transsexueller zu einem sog. Experten anders spreche als zu seinem Gleichgesinnten, machte Sigusch (1991 a, b) aufmerksam.

Um derartige Widersprüche im Hinblick auf die Begutachtung im TSG-Verfahren zu begrenzen, der in praxi oft eine weichenstellende Bedeutung zukommt, plädierte Pfäfflin (1996) dafür, dass zumindest eines der beiden Gutachten durch den langfristigen Behandler erstellt werden sollte. Gemeinhin würden Konstanz und Gradlinigkeit transsexueller Entwicklungen seiner Ansicht nach über- und die konflikthaften Aspekte unterschätzt. Aus Gründen der Arbeitsersparnis ließen sich viele Gutachter von den Antragstellern vorab Lebensläufe schreiben, die vergleichsweise stereotyp und stromlinienförmig anmuten würden. Die „klassische Transsexuellenbiographie" sei der rekonstruktive und selbstaffirmative Lebenslauf eines Menschen, der beim Leser (Gutachter) die Anerkennung als Transsexueller bewirken soll. In langfristigen Behandlungen hingegen würden sich die Lebensläufe viel differenzierter und facettenreicher und somit zugleich „näher an der Realität" darstellen, was für diese Vorgehensweise spreche. Hierzu gibt es allerdings in den verschiedenen Bundesländern Deutschlands unterschiedliche Auffassungen und manche zuständigen Amtsgerichte verweisen auf §12 FGG, wonach der Sachverständige Gehilfe des Richters ist und diesen aufgrund seiner Sachkunde bei einer bestimmten Frage objektiv unvoreingenommen beraten soll, was ein Arzt, der in keinem Arzt-Patienten-Verhältnis zu dem Betroffenen steht oder gestanden hat, am besten kann. Diese Auffassung trägt der impliziten Kollusion Rechnung, die eintreten könnte, sofern Behandlung und Begutachtung in einer Hand liegen würde. Ohne Frage kommen jeder Sichtweise und Praxis spezifische Vor- und Nachteile zu.

Die Studie von Meyer und Reter (1979) und ihre Auswirkungen

Aufgrund ihrer Signalwirkung ist die – allerdings vielfach kritisierte – Studie von Meyer und Reter aus 1979 besonders erwähnenswert, da sie mangels eindeutiger Hinweise auf einen nachvollziehbaren Vorteil der Geschlechtsumwandlungsbehandlung die Schließung des operativen Programmes an der Gender Identity Clinic der Johns Hopkins Universität in Baltimore nach sich zog. Einige US-amerikanische Universitätskliniken stoppten danach aus unterschiedlichen Gründen ihre entsprechenden Programme, neben Johns Hopkins als „Vorreiter" weitere namhafte Kliniken und zwar Stanford in Palo Alto/Kalifornien oder auch Case Western Reserve in Cleveland/Ohio.

Meyer und Reter publizierten 1979 die Ergebnisse ihrer an der Johns Hopkins Universität durchgeführten Untersuchung, in der sie den Verlauf von 50 Patienten abbilden konnten, die initial aufgrund eines Wunsches nach einer medizinischen Geschlechtsumwandlung vorgesprochen hatten. 1971 wurden entsprechend 100 geschlechtsidentitätsgestörte Individuen einbezogen, 34 operierte und 66 nicht-operierte. Von diesen konnten 1974 51 Patienten nachverfolgt werden. Die Gruppe der Operierten wurde dabei durchschnittlich nach 62 Monaten nachuntersucht, die der Nicht-Operierten nach 25 Monaten. Obwohl der Rücklauf nur bei 52% lag, erachteten die Autoren ihre Ergebnisse als repräsentativ. Eine Randomisierung war aufgrund der Schwere und Irreversibilität der Transformationsoperation/en nicht möglich. Als Resümee stellten Meyer und Reter heraus, dass beim Vergleich der Operierten vs. der Nicht-Operierten keine objektivierbaren Vorzüge der Geschlechtsumwandlungsbehandlung im Hinblick auf das soziale Funktionsniveau herauskristallisiert werden konnten; lediglich die subjektive Zufriedenheit erschien bei denjenigen verbessert, die den Geschlechtswechsel vollzogen hatten.

Die „New York Times" zitierte Meyer folgendermaßen (zitiert nach Pfäfflin, Junge 1992): „Persönlich habe ich das Gefühl, dass chirurgische Eingriffe für eine psychiatrische Störung keine angemessene Behandlung sind, und für mich ist es offensichtlich, dass diese Patienten gravierende psychologische Probleme haben, die nach der Operation nicht weg sind." Nach Verfügung des Operationsstops an der Johns Hopkins-Universitätsklinik kam es in den amerikanischen Massenmedien zu heftigen Angriffen auf die damalige Praxis der Transsexualismusbehandlung (siehe dazu etwa Sigusch 1992).

Die Publikation von Meyer und Reter (1979), deren Ergebnisse sowohl in der westlichen Fachwelt als auch in der Laienpresse große Resonanz fanden, gilt als die am meisten beachtete und zugleich umstrittenste Nachuntersuchung. Zahlreiche Autoren setzten sich kritisch mit den methodischen Unzulänglichkeiten dieser Studie auseinander. Hierbei wiesen sie darauf hin, dass Meyer und Reter ungleiche Gruppen verglichen haben und die Ergebnisse sowie die hieraus resultierende Schlussfolgerung eines unzulänglichen therapeutischen Effektes der Geschlechtsumwandlungsbehandlung inklusive operativer Intervention/en letztlich auf insuffizientem Datenmaterial basiert. Gemäß Pauly wurden zudem 40% der nicht-operierten Patienten in der Zwischenzeit (1981) (dann doch) transformationsoperiert, d.h. lediglich 21 verblieben unoperiert. Von diesen wiederum hätten alle ihr anhaltendes Interesse an der operativen Geschlechtsumwandlung betont, allerdings ohne die erforderliche Probephase absolviert zu haben. Die signifikanten positiven Veränderungen im Hinblick auf die Anpassung (auch) in der Gruppe derjenigen ohne Transformationsoperation bewertete Pauly zwar als interessant, diese rechtfertigten seiner Überzeugung nach aber nicht die Schlussfolgerung, dass Umwandlungschirurgie bei keinem der Betroffenen indiziert gewesen sei.

Lothstein vertrat 1980 (b) die Auffassung, dass die Schließung des operativen „Sexual-Reassignment-Program" der Johns Hopkins Universität gemäß einer persönlichen Mitteilung von Money mehr politische als wissenschaftliche Gründe gehabt habe. Für diesen Operationsstop waren tatsächlich andere Gründe als die Ergebnisse der Nachuntersuchung von Meyer und Reter (1979) maßgeblich: einerseits der Weggang des Operateurs, andererseits der Umstand, dass sich die Johns Hopkins Universitätsklinik Pionierleistungen verpflichtet sieht und einmal etablierte Behandlungsmethoden nicht routinemäßig weiterverfolgt. Zudem spielten offenbar persönliche Rivalitäten innerhalb des „Gender Identity Committees" eine wesentliche Rolle. Unbeschadet dieser Umstände wurden Patienten mit transsexuellem Empfinden dort auch weiterhin diagnostiziert, psychiatrisch betreut und – sofern indiziert – zur Transformationsoperation nunmehr nach auswärts überwiesen (vgl. Pfäfflin, Junge 1992).

In seiner Übersichtsarbeit gab Brown (1990) einen vergleichsweise aktuellen Kommentar über die Situation spezialisierter „gender identity clinics", wobei er sich auf eine persönliche Mitteilung von van

Maasdam aus 1988 bezog: In der westlichen Hemisphere seien ungefähr zwanzig „gender identity clinics" als Spezialkliniken für die Evaluation und Behandlung der am schwersten geschlechtsidentitätsgestörten Patienten etabliert worden; einige von diesen würden mittlerweile nicht mehr eine chirurgische Umwandlungsbehandlung anbieten, andere wären ganz geschlossen worden und schätzungsweise nur zwölf würden hiernach als solche weiterexistieren.

Überblick über die verschiedenen Verlaufstypen bei Geschlechtidentitätsstörungen

Bei der Beurteilung der Outcome-Ergebnisse ist grundsätzlich die Einstellung derjenigen Wissenschaftler zu berücksichtigen, die über Verlaufs- von Nachuntersuchungen zur Geschlechtsumwandlung publizieren. So ist prinzipiell davon auszugehen, dass alle Autoren derartiger Nachuntersuchungen die hormonelle und die operative Geschlechtsumwandlungsbehandlung als akzeptable Beiträge zur Linderung der Not von solchen Patienten ansehen, die eine Diskrepanz zwischen körperlicher Anlage und Geschlechtsidentität erleben. Demzufolge existieren keine Nachuntersuchungsstudien von den Fachleuten, die derartige Eingriffe grundsätzlich ablehnen. Einige Autoren wie z.B. Ball (1981) mussten allerdings nach eigenem Bekunden z.T. erhebliche eigene Bedenken überwinden.

In Nachuntersuchungen werden somit vorrangig diejenigen verfolgt, die die Behandlungsoption „Geschlechtsumwandlung" inklusive der Transformationsoperation/en und der rechtlichen Schritte zur Legitimierung im anderen Geschlecht absolviert haben. Es ist jedoch darauf hinzuweisen, dass im Hinblick auf mögliche „Lösungswege" von geschlechtsidentitätsgestörten Personen, die überhaupt irgendwann Beratung/Behandlung nachgefragt haben, ganz unterschiedliche Verläufe beobachtet werden konnten. Bei all diesen Betrachtungen finden zudem diejenigen keine Berücksichtigung, die aufgrund ihrer Geschlechts-identitätsstörung/en nie professionelle Hilfe aufgesucht haben. Die am häufigsten be-obachteten „Lösungswege" von geschlechts-identitätsgestörten Individuen sind gemäß Carroll (1997):

- Ungelöstes Outcome: In einigen Studien gaben bis zu 50% der geschlechtsiden-titätsgestörten Probanden die Behandlung auf, ohne ihren Geschlechtsidentitäts-konflikt eindeutig gelöst zu haben,
- als das zweithäufigste Outcome für Geschlechtsidentitätsgestörte ist das Akzeptieren des vorgegebenen biolo-gischen Geschlechtes zu nennen. Aus Fallstudien ist bekannt, dass es einigen Betroffenen durch eine psychologische Behandlung möglich wird, ihr Ausgangs-geschlecht zu akzeptieren; zugleich existiere diesbezüglich allerdings kei-ne empirische Forschung, die die Ef-fektivität derartiger Behandlungen sub-stantiiert hat,
- eine dritte Lösungsmöglichkeit stellt das zeitweise Ausleben des gegengeschlecht-lichen Empfindens dar. Gewisse bevöl-kerungsbezogene Studien legen nahe, dass es eine Subgruppe von Männern gibt, die den Drang verspüren, weib-lich zu sein, die aber letztlich nur zeit-weise die weibliche Rolle ausleben bzw. sich dann entsprechend kleiden, teil-weise assoziiert mit sexueller Erregung,
- die vierte Lösungsmöglichkeit für In-dividuen mit Gender Dysphoria ist in dieser Betrachtung die Geschlechtsum-wandlung. Carroll wies darauf hin, dass diese Form des Outcome zugleich die ist, die am häufigsten empirisch unter-sucht wurde.

Die Frage, wie viele Menschen mit Ge-schlechtsidentitätsstörungen sich nun wirk-lich geschlechtsangleichenden Operatio-nen unterziehen, lässt sich nicht sicher beantworten, da es keine definitiven epi-demiologischen Daten gibt und bestenfalls

die administrative Prävalenz, d.h. die Zahl derjenigen, die deshalb ärztliche/therapeu-tische Hilfe aufsuchen oder/und entspre-chende rechtliche Schritte beantragen, erfasst werden kann.

Verlaufsuntersuchungen aus den letzten 35 Jahren
Eine Literaturübersicht über den Werdegang geschlechtsidentitätsgestörter Patienten seit den sechziger Jahren gab Lothstein (1982). Über die Follow-Up Studien der ersten Dekade (1960–1970) resümierte er, dass diese vorrangig auf das Ausmaß soziopsy-chologischer Parameter fokussiert haben, die durch eine operative Behandlung ver-bessert worden seien. Die Geschlechtsum-wandlungsbehandlung wurde gemäß der ge-wonnenen Erkenntnisse als Behandlung der Wahl für Transsexualismus angesehen und dies trotz einiger negativer Verläufe inklu-sive Suiziden, psychiatrischen Störungen und Rückumwandlungen. In den siebziger Jahren war dann eine deutliche Zunahme von Umwandlungsbegehren zu verzeich-nen, hierunter auch von zahlreichen „se-kundären" Transsexuellen. Lothstein vertrat dazu die Ansicht, dass entsprechend den empirischen Ergebnissen einiger Untersu-chungen aus den siebziger und achtziger Jahren die Geschlechtsumwandlungs-behandlung bei gewissen Patienten zu ei-ner Verbesserung ihres sozioökonomischen Funktionierens führen könne. Zugleich habe sich allerdings herausgestellt, dass viele geschlechtsidentitätsgestörte Patienten auch nach dem medizinischen Geschlechts-wechsel unverändert ausgeprägte psycho-pathologische Auffälligkeiten aufweisen. Aus dieser Erkenntnis resultierte die Em-pfehlung, dass Patienten mit Umwandlungs-begehren sowohl prä- als auch postopera-tiv begleitet bzw. psychotherapeutisch betreut werden sollten.

Wichtige Übersichtsarbeiten
Wir verfügen heute über einige Sammel-katamnesen, insbesondere die von Pauly

(1965, 1968, 1981), Lundström (1981), Lothstein (1982), Abramowitz (1986), Green und Flemming (1990) sowie über die sehr umfangreiche Metaanalyse von Pfäfflin und Junge (1992). Bevor im folgenden spezifische Aspekte der Untersuchungen zum Outcome von Individuen nach Geschlechtsumwandlung aufgeführt und detaillierter erörtert werden, soll hier zunächst ein zusammenfassender Überblick über die wesentlichen Ergebnisse der vorliegenden Nachuntersuchungen gegeben werden.

Gemäß der o.g. Katamnesen nehmen etwa 15% der Patienten, die sich einer Geschlechtsumwandlung unterziehen, einen ungünstigen Verlauf. Hiernach gibt es in der Gruppe der Frau-zu-Mann-Transsexuellen ebenso viele Problemfälle wie in der der Mann-zu-Frau-Transsexuellen. Optimale chirurgische Resultate sind bedeutsam für einen positiven Verlauf. Ein relativ hohes Alter bei Erstkontakt wird hingegen als Risikofaktor angesehen. Persönliche und soziale Instabilität werden als relevante Bedingungsfaktoren für einen ungünstigen Verlauf angesehen mit nur mangelhaftem Hineinfinden in die gewünschte Geschlechtsrolle; die Geschlechtsumwandlungsbehandlung kann (in der Regel) nicht die hiermit verknüpften Schwierigkeiten lösen. Bei sekundären Transsexuellen wird häufiger über einen eher schwierigen Verlauf auch nach Geschlechtsumwandlung berichtet. Es gibt andererseits Hinweise aus empirischen Untersuchungen, dass sich diese Subgruppe leidlich mit ihrem Leben arrangieren kann, wenn geschlechtsumwandelnde Operationen nicht befürwortet werden oder nicht zugänglich sind.

Pauly gab 1981 in Tabellenform eine Übersicht über das Outcome von 283 Mann-zu-Frau-Transsexuellen und 83 Frau-zu-Mann-Transsexuellen, die geschlechtsumwandelnd behandelt worden waren, und unterteilte die Ergebnisse in die Kategorien „befriedigend", „unbefriedigend" sowie in „unsicher bzw. unbekannt". 71,4% der Verläufe bei Mann-zu-Frau-Transsexuellen

wurden demzufolge als befriedigend eingeordnet, 8,1% als unbefriedigend, 17% als unsicher, 2,1% begingen Suizid. In der Übersicht von Lundström, Pauly und Walinder (1984) wurden insbesondere die Arbeiten von Lundström (1981), die eben genannte von Pauly (1981) sowie die von Lothstein (1982) berücksichtigt. Aufgrund der Beobachtung, dass höheres Alter offenbar eine ungünstige Vorbedingung darstellt und dass sekundär Transsexuelle unter der Geschlechtsumwandlungsbehandlung häufig problembehaftete Verläufe aufweisen, andererseits durchaus ein akzeptables Leben möglich scheint, wenn sie für die Transformationsoperation nicht zugelassen werden, resultiert die Empfehlung dieses Autors, bei denjenigen Patienten in der Befürwortung der Geschlechtsumwandlungsbehandlung sehr zurückhaltend zu sein, die instabile Lebensverläufe aufwiesen oder bereits älter als 30 Jahre seien. In seinem Überblick über 20 Jahre empirische Forschung zum Thema berücksichtigte Abramowitz (1986) 14 quantitative Studien. Bei ungefähr zwei Drittel der durch Geschlechtsumwandlung behandelten Klientel wurde eine Verbesserung angegeben, die Rate deutlich problembehafteter Verläufe belief sich auf etwa 7%. Die Übersichtsarbeit von Green und Flemming aus 1990 bezog 11 Einzelarbeiten sowie die Sammelreferate von Pauly (1981), Lundström (1981), und Abramowitz (1986) ein, womit sie insgesamt 200 Mann-zu-Frau-Transsexuelle und 130 Frau-zu-Mann-Transsexuelle überblickten. Die Autoren verwahrten sich gegen die Politik vieler US-amerikanischer Krankenversicherungen, die Kostenübernahme für die Transformationsoperation/en mit der Begründung abzulehnen, dass es sich lediglich um kosmetische und/oder experimentelle Maßnahmen handele, was sie angesichts des Leidens der betroffenen Patienten als zynisch bewerteten.

Die sehr umfangreiche Metaanalyse von Pfäfflin und Junge aus 1992 berücksichtigte Nachuntersuchungen nach Geschlechtsumwandlung zwischen 1961 und 1991. Nur wenige Arbeiten fallen nach Auffassung der Autoren in die Kategorie differentieller Therapie-Effizienz-Forschung, wohingegen die meisten Nachuntersuchungen zu jener Rubrik gehörten, die Meyer et al. (1991) mit dem Stichwort Rechtfertigung charakterisierten. Als erwünschte Veränderungen über den Beobachtungszeitraum wurden von Pfäfflin und Junge folgende herausgearbeitet:

- Die wohl wichtigste und in den meisten Untersuchungen gefundene Veränderung ist die Zunahme der subjektiven Zufriedenheit,
- im Hinblick auf den Gesamtkomplex psychische Stabilität ergab sich bei summarischer Betrachtung, dass in der überwiegenden Zahl der Nachuntersuchungen, in denen dieser Bereich erfasst wurde, ebenfalls mehr positive als negative Auswirkungen identifiziert werden konnten,
- positive Wirkungen konnten darüber hinaus in den meisten Verlaufsstudien auch hinsichtlich des sozioökonomischen Funktionsniveaus herausgestellt werden, d.h. bzgl. der Kontaktfähigkeit in Partnerschaften, zu Angehörigen, in der Nachbarschaft sowie am Arbeitsplatz. Bzgl. Partnerschaften und sexuellem Erleben ergab sich, dass es Frau-zu-Mann-Transsexuellen besser als Mann-zu-Frau-Transsexuellen gelang, stabile und befriedigende Partnerschaften aufzubauen oder aufrechtzuerhalten,
- bemerkenswert und zugleich aufgrund der doch eher begrenzten operativen Möglichkeiten nicht unbedingt zu erwarten war auch, dass die sexuelle Befriedigung bei Frau-zu-Mann-Trans-sexuellen nach der operativen Geschlechtsumwandlung statistisch signifikant größer war als vor der Behandlung und dies trotz der weitaus begrenzteren operativen Möglichkeiten gerade im Genitalbereich.

Im Hinblick auf zukünftige Forschungsaktivitäten in diesem Bereich kommentierten Pfäfflin und Junge abschließend, dass der Fokus weiterer wissenschaftlicher Nachuntersuchungen unter prognostischen Gesichtspunkten auf dem behandlungsspezifischen Faktor liegen sollte, zumal dieser die Schnittstelle sei, an der sich klinische und soziologische Perspektiven derzeit am engsten berühren. Midence und Hargreaves forderten 1997 aus psychologischer Sicht weitere Forschungsbemühungen, um psychologische Behandlungsansätze zur Verbesserung der Lebensqualität Transsexueller zu evaluieren. In den vorliegenden wissenschaftlichen Untersuchungen sei bisher so gut wie nicht auf die kognitiven Charakteristika und das psychologische Funktionieren der Betroffenen fokussiert worden.

Rahmenbedingungen einer differenzierten und integrierten geschlechtsumwandelnden Behandlung

Die in der überzeugend aufgebauten und gründlichen Nachuntersuchung von Walinder und Thuwe 1975 zugrundegelegten Rahmenbedingungen der geschlechtsumwandelnden Behandlung sollen hier beispielhaft für ein fundiertes Behandlungssetting vorgestellt werden: Als wichtigste Voraussetzung für die Indikationsstellung erachteten die Autoren die Überprüfung der Diagnose mittels einer mindestens ein-, besser sogar zweijährigen Beobachtung durch entsprechend qualifizierte Ärzte. Beginn, Verlauf und Symptomatologie des transsexuellen Empfindens sollten dabei die diagnostischen Kriterien erfüllen. Ergänzend zu der ausführlichen psychiatrischen Beurteilung im Zeitverlauf, die am besten auch eine stationäre Beobachtung beinhalte, forderten Walinder und Thuwe eine somatische differentialdiagnostische Abklärung möglicher medizinischer Ursachen des transsexuellen Empfindens. Des weiteren sprachen sie sich für den Einsatz psychologischer Tests inklusive der Anwendung von Maskulinitäts- und Femininitäts-Skalen aus. Der/die Patient/in sollte mindestens ein Jahr in der gegengeschlechtlichen Rolle gelebt und damit gezeigt haben, dass er/sie die regelmäßig zu erwartenden Schwierigkeiten bewältige. Die Autoren betonten, dass vor dem Einleiten etwaiger medizinischer und/oder gesetzlicher Transformationsmaßnahmen andere Formen der Behandlung ausgeschöpft sein und die soziale Situation konsolidiert sein sollte; geeignete Indikatoren hierfür wurden etwa in der beruflichen Situation und in der Einstellung des privaten sozialen Umfeldes gesehen. Regelmäßige Kontakte zum Behandlungsteam während des Therapieverlaufes wurden zudem vorausgesetzt. Auf die besondere prognostische Bedeutung eines guten und auch nachvollziehbaren Zurechtkommens in der angestrebten Geschlechtsrolle für die Indikationsstellung im Hinblick auf die Geschlechtsumwandlung, d.h. das Bestehen des Alltagstestes, haben auch andere Autoren hingewiesen. So hielten Laub und Fisk (1974) hinsichtlich der Prognose weniger die zugrunde liegende Diagnose für entscheidend als vielmehr ein erfolgreiches Absolvieren der ein- bis dreijährigen therapeutischen Probephase in der angestrebten Geschlechtsrolle mit nachweisbarem ökonomischen, sozialen, psychologischen und sexuellen Funktionieren.

Ungünstige Prädiktoren und Kontraindikationen

Als prognostisch ungünstige Faktoren im Hinblick auf das Outcome von geschlechtsumgewandelten Transsexuellen wurden in der Nachuntersuchungsliteratur folgende identifiziert (vgl. Pfäfflin und Junge 1992):

- *Instabile Persönlichkeit:* Eine instabile Persönlichkeit ist charakterisiert durch ausgeprägte Unreife, eine niedrige Toleranz- und Frustrationsschwelle, eine erhöhte Suggestibilität und eine akzentuierte emotionale Instabilität. Diese Persönlichkeitsfaktoren gehen z.T. mit eingeschränktem Realitätsbezug einher. Zudem hegen geschlechtsidentitätsgestörte Patienten mit instabiler Persönlichkeit oft unrealistische Erwartungen im Hinblick auf das, was die Geschlechtsumwandlungsbehandlung ermöglichen kann,

- *Kriminalität:* d.h. zumindest gravierende Vorstrafen,

- *Unselbständigkeit bzw. unzureichende Selbstbehauptung:* Ein „erfolgreiches Bestehen" des Alltagstests und die Fähigkeit zum finanziellen Selbstunterhalt werden in der Regel als Voraussetzung für die Operationsindikation gefordert. Fallbeispiele über ungünstige Verläufe, Suizidalität und Rollenrückkehr sowie die allgemeine klinische Erfahrung haben die prognostisch große Bedeutung des Faktors soziale Stabilität bestätigt. Zugleich sprechen allerdings die mitgeteilten Daten in vielen Fällen dafür, dass Arbeitslosigkeit und Sozialhilfeabhängigkeit vor allem bei Mann-zu-Frau-Transsexuellen verbreitet ist, wobei in eine differenzierte Betrachtung die allgemeine Arbeitsmarktsituation einbezogen werden muss,

- *Unzulängliche Unterstützung durch die Familie bzw. mangelnder Rückhalt im privaten Kontext,*

- *Unzureichendes Vermögen, sich bei Problemen selbst zu stabilisieren,*

- *Ungünstiger Körperbau im Hinblick auf die neue Geschlechtsrolle:* Hiermit sind bei Mann-zu-Frau-Transsexuellen etwa eine immense Körpergröße, eine ausgesprochen stabile Knochenstruktur, große Hände, eine athletische Muskulatur oder auch eine ausgeprägte Behaarung gemeint,

- *Gynäphile Orientierung bei Mann-zu-Frau-Transsexuellen:* Stoller (1973), Lothstein (1979 a) und Wise, Meyer (1980 a) äußerten übereinstimmend die Überzeugung, dass heterosexuelle, d.h. gynäphile Patienten, die z.T. transvestieren und bei denen irgendwann das Verlangen nach medizinischer Geschlechtsumwandlung aufkomme, in größerer Gefahr seien, die Transformationsbehandlung postoperativ zu bedauern. Diese Einschätzung wird durch die Ergebnisse der Studien von Walinder, Lundström und Thuwe (1978) über prognostische Faktoren und von Blanchard et al. (1989) untermauert. Bei der Untersuchung letztgenannter Autoren zur Lebenszufriedenheit handelte es sich um eine Katamnese über 111 geschlechtsumgewandelte Transsexuelle mindestens ein Jahr nach deren Transformationsoperation/en. In dieser postalisch durchgeführten Fragebogenerhebung bestätigte sich, dass gynäphile Mann-zu-Frau-Transsexuelle eher die geschlechtsumwandelnde Operation bedauerten. Ein Teil der Unzufriedenheit wurde auf die Erfahrung zurückgeführt, dass es als Frau schwieriger sei, eine gleichwertige Arbeit zur Einkommenssicherung zu finden, wobei sozioökonomische Faktoren allerdings nicht bei allen Betroffenen bedeutsam waren und wenn, dann auch eher indirekt. Aus diesen Erkenntnissen resultiert die Empfehlung, gynäphile Patienten mit Wunsch nach Geschlechtsumwandlung mit besonderer Sorgfalt zu evaluieren, zugleich wird diese Partnerpräferenz nicht als absolute Kontraktindikation angesehen,

* *Ausgeprägtes sexuelles Interesse bzw. zufriedenstellende Sexualität im biologischen Geschlecht,*
* *Fortgeschrittenes Alter zum Zeitpunkt des Ersuchens der medizinischen Geschlechtsumwandlung:* Der prognostische Stellenwert dieses Faktors wird allerdings in der Literatur unterschiedlich eingestuft. Docter berichtete (1985) über den Fall eines im Alter von 74 Jahren geschlechtsumwandelnd operierten Patienten und Kamprad und Gooren (1991) sogar über den eines 78 jährigen,

* *Abbruch einer begonnenen Hormonbehandlung sowie nicht abgestimmte Hormoneinnahme,*
* *Ausgeprägte biographische Distanz zwischen Patient und Therapeut,*
* *Abgeleisteter Militärdienst.*

Diese Erkenntnisse resultieren vornehmlich aus der Analyse solcher Verläufe, bei denen die Betroffenen rückblickend die Geschlechtsumwandlung bedauert hatten. Walinder, Lundström und Thuwe (1978) verglichen Charakteristika von solchen Patienten, die im Nachhinein die rechtliche und ggf. auch die medizinische Geschlechtsumwandlung bereuten mit denjenigen, die danach über eine verbesserte Zufriedenheit berichteten. Der Grund dafür, dass die oben angeführten Charakteristika mit einem ungünstigem Outcome korrelieren, ist danach unbekannt. Die Autoren diskutierten allerdings, ob ein fortgeschrittenes Alter bei Erstkontakt bzgl. Geschlechtsumwandlung, ein abgeleisteter Militärdienst, befriedigende heterosexuelle Erfahrungen sowie ausgeprägteres sexuelles Interesse darauf hinweisen, dass bei derart charakterisierten Individuen die transsexuelle Symptomatik aufgrund einer Ambivalenz bzgl. der Geschlechtsumwandlung von vergleichsweise geringer Intensität sei. Insbesondere wenn diese Prädiktoren in Kombination auftreten, sollte hiernach das therapeutische Procedere bedacht werden, wobei die differenzierte Betrachtung des Einzelfalles jeweils Vorrang hat. Bezogen auf die Zahl aller Personen, die eine Geschlechtsumwandlung anstreben und schließlich auch herbeiführen, sei der Anteil derer, die diese Entscheidung im Nachhinein bereuen, gering. Zu den Ergebnissen aus Schweden ist anzumerken, dass transsexuell empfindende Personen nach schwedischem Personenstandsrecht bereits präoperativ eine Namensänderung herbeiführen können. Einige der in dieser Studie berücksichtigten Patienten, die im Nachhinein die stattgehabten Umwandlungsmaßnahmen bedauerten, befanden sich – übertragen auf deutsche Verhältnisse – erst im Alltagstest und hatten noch keine irreversiblen medizinischen Maßnahmen erfahren.

Bei ihrer Nachuntersuchung von eingangs als Kern-Transsexuellen eingestuften Betroffenen konnten Hunt und Hampson (1980) keine Veränderung des Ausmaßes an Psychopathologie finden, es kristallisierte sich lediglich eine marginale Verbesserung der ökonomischen Situation oder der persönlichen Beziehungen heraus. Die persönliche Stabilität und präoperative Angepasstheit in der gegengeschlechtlichen Rolle wurde auch von diesen Autoren als das wichtigste Auswahlkriterium für die Geschlechtsumwandlungsbehandlung identifiziert. Hieraus ergab sich die Empfehlung, potentielle Bewerber im Hinblick auf die Geschlechtsumwandlungsbehandlung entsprechend zu selektieren, da bei Individuen mit Hinweisen auf eine instabile und unreife Persönlichkeit und Schwierigkeiten in der Beziehungsaufnahme diese Probleme auch nach chirurgischer Umwandlung fortbestehen.

Eine weitere Untersuchung, die beim Vergleich operierte vs. nicht operierte Transsexuelle keinen deutlichen Unterschied zugunsten der Behandlungsmethode „medizinische Geschlechtsumwandlung" ergab, stellt die Katamnese von Essers und Diederichs aus 1996 dar. Die Gesamtklientel ihrer Stichprobe aus den Jahren 1976 bis 1992 umfasste 76 Personen, von denen 40 in die Untersuchung einbezogen werden konnten. Zum Zeitpunkt der Nachuntersuchung waren 19 Mann-zu-Frau-Transsexuelle und 9 Frau-zu-Mann-Transsexuelle operiert, 12 nicht operiert, d.h. 10 Mann-zu-Frau-Transsexuelle und 2 Frau-zu-Mann-Transsexuelle. Bei 25 (62,5%) ließen sich anamnestisch aus den Akten schwerwiegende Behinderungen der psychosexuellen Entwicklung eruieren (Traumata, Abwesenheit eines Elternteils, pathologische Familieninteraktion etc.), die gemäß Einschätzung der Autoren möglicherweise einen ersten

Hinweis auf die Genese des transsexuellen Symptoms geben könnten. Die berufliche Situation vor der Behandlung war überwiegend geprägt durch eine subjektiv geringe Zufriedenheit, Schwierigkeit mit Arbeitgebern, Arbeitslosigkeit oder finanzielle Abhängigkeit. Die soziale Situation der Betroffenen war durch eine gewisse Isolation, unzureichende emotionale Unterstützung durch Familie und Freunde und den Mangel an langfristigen, verlässlichen Beziehungen charakterisiert. Die psychische Situation war durch die Inanspruchnahme von psychiatrisch-psychotherapeutischen Hilfen, suizidale Krisen, depressive Verstimmungen und Suchtprobleme geprägt. Über den Katamnesezeitraum hatte sich die berufliche, soziale und psychische Situation beider untersuchter Gruppen nach der Behandlung graduell verbessert, gleichwohl fiel der Grad der Verbesserung deutlich niedriger aus als in vergleichbaren Studien. In bezug auf die berufliche Situation fand sich der Verbesserungsgrad bei den Nicht-operierten deutlicher ausgeprägt als bei den Operierten. Auch im Hinblick auf die soziale Situation schnitten die Nicht-operierten im Prä/post-Vergleich besser ab als die Operierten. Am eindrücklichsten waren die Veränderungen im Prä/post-Vergleich im Hinblick auf die psychische Befindlichkeit, wobei wiederum für die Gruppe der Nichtoperierten bessere katamnestische Befunde bei schlechteren anamnestischen Ausgangswerten zu verzeichnen waren. Beim Vergleich der Selbst- und Fremdeinschätzung war die Fremdbeurteilung hinsichtlich der psychischen Verfassung zum Katamnesezeitpunkt deutlich negativer als die Einschätzung der Befragten. Grundsätzlich zeigte der Untergruppenvergleich, dass die Befindlichkeit der transsexuellen Männer zum Zeitpunkt der Katamneseerhebung bei frühem Behandlungsbeginn auffallend besser war als die der transsexuellen Frauen. Darüber hinaus stellte sich ein höherer Verbesserungsgrad bei den Nichtoperierten im Vergleich zu den Operierten heraus. Die

Autoren kommentierten, dass damit einmal mehr gezeigt werde, dass die therapeutische Wirksamkeit der Einflussgröße Operation bei der Behandlung transsexueller Patienten für deren Gesamtbefindlichkeit eher von untergeordneter Bedeutung zu sein scheine. Es habe gezeigt werden können, dass die Behandlung insgesamt und nicht einzelne spezielle Maßnahmen die Gesamtsituation der Patienten verbessere.

Recht ungünstig fielen die Ergebnisse der von Rauchfleisch, Barth und Battegay 1998 publizierten Langzeitkatamnese aus, in die sie 69 transsexuelle Patienten (48 Männer und 21 Frauen) einbezogen. Von diesen konnten fünf bis zwanzig Jahre später dreizehn Mann-zu-Frau-Transsexuelle und vier Frau-zu-Mann-Transsexuelle nachuntersucht werden. Bei den meisten der Mann-zu-Frau-Transsexuellen hatte sich die soziale Situation und das Befinden signifikant verschlechtert. So bezogen neun von dreizehn Individuen Renten oder Fürsorgeleistungen und lebten sozial weitgehend isoliert, acht von diesen klagten über geringes sexuelles Erleben, zehn litten unter Ängsten, Depressivität und Suchtverhalten, drei bereuten die Operation, einer davon passager, bei den beiden anderen wurde eine Rückoperation durchgeführt, einer von diesen hatte nach der Umwandlungsbehandlung eine Psychose entwickelt. Die Autoren vermuteten, dass sich ihre recht negativen Befunde vor allem durch die lange Katamnesezeit erklären lassen würden, offensichtlich habe es bis zur Einsicht, dass die zentrale Identitätsstörung mit der hormonellen und operativen Angleichung an das Gegengeschlecht letztlich nicht kompensierbar sei, längere Zeit gebraucht; aufgrund dieser Unzufriedenheit habe sich dann im weiterem der Wunsch, „rückoperiert" zu werden, herauskristallisiert. Die Verhältnisse bei den Frau-zu-Mann-Transsexuellen ergaben etwas bessere Befunde, von den vier, die im Kontext der Langzeitkatamnese exploriert werden konnten, waren zwei voll berufstätig und lebten in

mehrjährigen festen Beziehungen. Die beiden anderen litten aber unter Depressivität und Suchtproblemen und wirkten affektlabil. Bzgl. des weniger problembehafteten Verlaufes bei den Frau-zu-Mann-Transsexuellen sei nach diesen Autoren allerdings zu berücksichtigen, dass sie häufig bereits präoperativ beruflich und sozial besser integriert und emotional stabiler gewesen wären als die meisten der in dieser Studie einbezogenen Mann-zu-Frau-Transsexuellen.

Im Vergleich zu anderen Studien schnitten die von diesen Autoren einbezogenen Patienten somit im Hinblick auf die meisten Kriterien schlechter ab. Insbesondere die soziale Situation hatte sich bei diesen nach der Operation signifikant verschlechtert. Auffällig war ferner die Diskrepanz, die zwischen der von den Patienten fast stereotyp geäußerten Zufriedenheit mit der Operation einerseits und den beobachtbaren und z.T. von den Patienten auch direkt beklagten Gefühlen der Depression bzw. der Verzweiflung andererseits bestand. Diese Diskrepanz interpretierten die Autoren als Ausdruck von massiven Verleugungs- und Spaltungstendenzen. Aufs ihren Resultaten zogen Rauchfleisch, Barth und Battegay (1998) drei Konsequenzen:

- Die Indikationsstellung sei sorgfältig einzuhalten, insbesondere eine mindestens einjährige psychotherapeutische Begleitung vor der Operation.
- Die Frage der emotionalen Stabilität und Belastbarkeit sowie der Psychosegefährdung sei vor Erwägen einer geschlechtsumwandelnden Behandlung besonders gründlich abzuklären.
- Für die Prognose sei die prä- und postoperative berufliche und soziale Integration von zentraler Bedeutung.

Es ist in diesem Kontext noch einmal zu vergegenwärtigen, dass Überlegungen zu Indikation und Kontraindikation/en bzgl. der Behandlungsoption Geschlechtsumwandlung sicherlich vorrangig durch die diagnostische bzw. differentialdiagnostische Einordnung der vorliegenden Phänomene unter Berücksichtigung von Qualität und Quantität etwaiger psychopathologischer Auffälligkeiten und der Würdigung der individuellen Situation und des Copingvermögens abhängt. Auf der anderen Seite spielt bei allen derartigen Betrachtungen allerdings immer auch ein subjektiver Faktor eine gewisse Rolle, d.h. die grundsätzliche Einstellung im Hinblick auf diesen Behandlungszugang.

Suizidalität

Zur Suizidalität bei Transsexuellen finden sich in der Literatur einige Fallberichte (siehe z.B. Stoller 1969, Ihlenfeld 1973, Sigusch 1991 a) sowie gewisse Angaben in der Nachuntersuchungsliteratur, allerdings existieren abgesehen von der Veröffentlichung von Lundström (1981) kaum verlässliche Daten über die Langzeitprognose operierter Transsexueller im Hinblick auf das Kriterium Suizidalität. Insgesamt wird das Suizidrisiko bei Transsexualität in der Literatur unterschiedlich eingestuft und man muss die Datenlage so zusammenfassen, dass Suizidversuche vor und zu Beginn der Behandlung überdurchschnittlich häufig sind, die Häufigkeit aber im Verlauf und nach der Geschlechtsumwandlungsbehandlung offenbar abnimmt, wobei die Validität dieses Kriteriums als begrenzt anzusehen ist. Eicher (1992) hingegen fasste die von ihm überblickte Nachuntersuchungsliteratur dahingehend zusammen, dass die Suizidalität bei erfolgreich operierten Transsexuellen nicht höher sei als in der allgemeinen Bevölkerung; eine Einschätzung, die unter Würdigung der mannigfaltigen Schwierigkeiten dieser Klientel und der oft zugrundeliegenden bzw. begleitenden psychopathologischen Auffälligkeiten aus unserer Sicht eher anzuzweifeln ist.

(Un-)Zufriedenheit mit der Geschlechtsumwandlung

Im weiteren sollen Berichte über unzulängliche Verläufe nach Geschlechtsumwandlung angeführt werden, um auch hierdurch Aufschluss bzgl. etwaiger prognostischer Faktoren zu gewinnen. In der Literatur existieren durchaus kontroverse Angaben über die Zufriedenheit mit der Geschlechtsumwandlungsbehandlung: Berücksichtigt man die Arbeiten von Walinder und Thuwe (1975), Mate-Kole und Freschi (1988) und Blanchard, Steiner und Clemmensen (1985), so werden 86% der Umgewandelten als zufrieden bezeichnet und im nachhinein bedauern lediglich 2% diese Behandlung.

In ihrer Nachuntersuchung verfolgten Lindemalm, Körlin und Uddenberg (1986) 13 Mann-zu-Frau-Transsexuelle über einen Beobachtungszeitraum von sechs bis 25 Jahren nach. Entgegen der üblicherweise in der Nachuntersuchungsliteratur mitgeteilten Misserfolgsrate von maximal 20% gaben diese Autoren eine entsprechende von 30% an. Als Kriterien für ein Scheitern bezogen sie nicht nur ein explizites Bedauern über die operative Geschlechtsumwandlung ein, sondern auch entsprechende indirekte Reueäußerungen sowie ein insgesamt schlechtes soziales Zurechtkommen. Diese Sichtweise wurde von Pfäfflin und Junge (1992) als überkritische Voreingenommenheit beanstandet, ihrer Ansicht nach ist „Reue" ohne konkrete Rückumwandlungswünsche ein recht hypothetisches Konstrukt, dem kaum prognostischer Wert zukomme. In ihrer retrospektiven Kohortenuntersuchung über alle 218 zwischen 1972 bis 1992 in Schweden registrierten geschlechtsidentitätsgestörten Patienten identifizierten Landén, Walinder und Lundström (1997) 3,8%, d.h. 13 Individuen, die die Geschlechtsumwandlung im nachhinein bedauerten. Diese Subgruppe war durch eine unzulängliche Unterstützung durch die Familie gekennzeichnet, ein Bedauern trat auch dann auf, wenn der

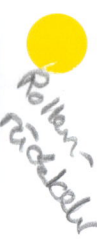

Betroffene nicht zur Kerngruppe der Transsexuellen zuzurechnen war.

Über eine definitive Rollenrückkehr wird insgesamt nur vereinzelt berichtet, bei Frau-zu-Mann-Transsexuellen seltener als bei Mann-zu-Frau-Transsexuellen. In der von Pfäfflin und Junge (1992) berücksichtigten Nachuntersuchungsliteratur wurde eine solche bei zwanzig Mann-zu-Frau-Transsexuellen beschrieben, wovon vierzehn unzweifelhaft waren. Zudem sind in der Literatur fünf Fälle von Rollenrückkehr bei Frau-zu-Mann-Transsexuellen dokumentiert, wobei hierunter vermutlich eine Doppelnennung zu berücksichtigen ist. Osburg und Weitze (1993) beschrieben in ihrer Betrachtung über zehn Jahre Transsexuellengesetz, dass im gesamten Zeitraum lediglich sechs Personen (0,4%) einen Rückumwandlungsantrag stellten, davon einer nach Personenstandsänderung. Allerdings führen vermutlich nicht alle Fälle von missglücktem oder irrtümlich erfolgten Geschlechtswechsel zu einem Antrag auf Rückumwandlung, einige Betroffene verharren vielmehr trotz Unzufriedenheit in der nun zugewidmeten Rolle, dies auch aufgrund unzulänglicher Möglichkeiten einer körperlichen Rückumwandlung, zudem ist anzunehmen, dass einige andere Betroffene sich suizidieren. Landén et al. verglichen 1998 in einer Kohorte von 218 in den Jahren 1972–1992 in Schweden geschlechtsumgewandelten Individuen diejenigen, die ihre Entscheidung durch eine Rückumkehr ins biologische Geschlecht revidiert hatten, mit solchen, die keine derartigen Schritte eingeleitet hatten. Die Rückumwandlung erfolgte bei 3,8% dieser Population 4–24 Jahre nach der medizinischen Geschlechtsumwandlung. Mittels einer logistischen Regressionsanalyse identifizierten die Autoren dabei zwei Faktoren, die mit dem Bedauern der stattgehabten Geschlechtsumwandlung verknüpft war:

- Mangelhafte Unterstützung durch die Familie

- Nicht-Zugehörigkeit zur Kerngruppe der Transsexuellen.

Die Autoren resümierten, dass sich über die Jahre das Outcome von Geschlechtsumwandlungsbehandlungen verbessert habe. Aufgrund der identifizierten Risikofaktoren ergäbe sich allerdings die Erfordernis, substanzielle Verbesserungen in der Einbeziehung und Unterstützung von Familienangehörigen und nahen Freunden von Betroffenen, d.h. potentiellen Kandidaten im Hinblick auf geschlechtsumwandelnde Maßnahmen, vorzunehmen.

Prädiktoren und Wirkfaktoren der geschlechtskorrigierenden Behandlung

Insgesamt konnten sieben Faktoren isoliert werden, die zum Effekt und zur Effektivität der Behandlung der Geschlechtsumwandlung beitragen (vgl. Pfäfflin und Junge 1992):

- *Kontinuierlicher Kontakt zu einem Forschungsprogramm/einer Behandlungseinrichtung:* Mit ihrer multivariaten Querschnittsanalyse konnten Blanchard und Steiner (1983) in großen kanadischen Stichproben zeigen, dass psychische Beschwerden und Neurotizismen im gesamten Verlauf der Geschlechtsumwandlungsbehandlung statistisch signifikant abnahmen, d.h. bereits vor und unabhängig von den operativen Eingriffen. Diese Autoren konnten belegen, dass die gemessenen positiven Veränderungen nicht allein auf die verstrichene Zeit, d.h. das bloße Älter- und Erwachsenerwerden der untersuchten Personen zurückzuführen waren, sondern auf Effekte der Adaptation in der angestrebten Geschlechtsrolle,

- *Leben in der anderen Geschlechtsrolle (sog. Alltagstest):* Das erfolgreiche Absolvieren des Alltagstestes ist bereits vor der Einleitung somatischer Behandlungsmaßnahmen wesentlicher Bestandteil der Geschlechtsumwandlung, was beispielsweise durch die Untersuchung von Hunt und Hampson (1980) belegt wurde. In dieser war ein positives Outcome auf ein professionelles Einordnen der Geschlechtsidentitätsstörung mit Ausschluss atypischer Fälle, eine ausreichend lange Beobachtungsperiode (Alltagstest) sowie auf eine therapeutische Betreuung im weiteren Verlauf zurückzuführen,

• *Effekte der gegengeschlechtlichen Hormonbehandlung,*

• *Beratung, psychiatrische bzw. psychotherapeutische Behandlung:* Die Bedeutung einer kontinuierlichen psychiatrisch-/psychotherapeutischen Begleitung stellten u.a. Lothstein (1980 a) und McCauley und Ehrhardt (1984) heraus. Transsexuelle mit deutlichen psychopathologischen Charakteristika zeigen gemäß der Untersuchung von Botzer und Vehrs (1997) dann einen besseren Verlauf/ein positiveres Outcome, wenn sie während ihrer Geschlechtsumwandlung mehr als sechs Monate bzw. mehr als zwanzig Sitzungen Psychotherapie absolviert haben. Im Hinblick auf die empfohlene Zeitdauer der psychotherapeutischen Begleitung ist noch einmal darauf hinzuweisen, dass es Anhaltspunkte dafür gibt, dass eine Fortführung derselben auch nach Abschluss der eigentlichen Umwandlungsbehandlung sinnvoll ist und mit einem besseren Outcome einhergeht.

• *Operative geschlechtsumwandelnde Eingriffe:* In der Nachuntersuchung von Fahrner, Kockott und Duran (1987) ergab sich im Vergleich von operierten vs. nicht-operierten Transsexuellen beiderlei biologischen Geschlechts, dass erstere 4,6 Jahre nach Ersterhebung in den Dimensionen „psychosoziale Integration" und „Depressivität" deutlich besser abschnitten, wobei sich erste stabilisierende Effekte bereits im Verlauf der präoperativen Betreuung ergaben. Interessant an dieser Studie ist auch die Unterteilung der Stichprobe in vier Subgruppen, solche mit unverändertem Wunsch nach Chirurgie, Ambivalente (d.h. Zögerliche), solche, die ihren Wunsch nach Geschlechtswechsel aufgegeben hatten und wiederum in ihrem biologischen Geschlecht lebten, sowie solche, die in der angestrebten Geschlechtsrolle ohne einen aktuellen Wunsch nach chirurgischer Umwandlung lebten. Es stellte sich heraus, dass die zögerlichen Patienten erkennbar älter waren, oft verheiratet bzw. mit langbestehenden Partnerschaften und unter Zugrundelegen ihres biologischen Geschlechts exklusiv heterosexuell orientiert. Die anderen Gruppen unterschieden sich hingegen nicht substantiell von der der operierten Transsexuellen. Mate-Kole, Freschi und Robin (1990) untersuchten prospektiv zwei gleichgroße Gruppen von jeweils 20 Mann-zu-Frau-Trans-sexuellen, bei allen war eine Indikation im Hinblick auf die operative Geschlechtsumwandlung gestellt worden. Diese wurden zufallsverteilt entweder innerhalb kurzer Zeit operiert oder zunächst längerfristig psychiatrisch/psychotherapeutisch betreut, wobei bei allen einbezogenen Individuen vorab die Diagnosesicherung über mindestens sechs Monate erfolgt war und alle Studienpatienten vor operativer Geschlechtsumwandlung mindestens über ein Jahr den Alltagstest absolviert haben mussten. Die Gruppe der (bereits) Operierten zeigte in dieser Vergleichsuntersuchung statistisch signifikant mehr positive Veränderungen, womit der stabilisierende Effekt der Transformationsoperation belegt wurde,

• *Die Qualität der Transformationschirurgie:* Auf die Bedeutung der operativen Möglichkeiten wiesen Bodlund und Armelius (1994) hin: In ihrer Bewertung der Follow-Up-Untersuchungen geschlechtsumgewandelter transsexueller Patienten aus den letzten 20 Jahren stellten sie heraus, dass sich das Outcome insgesamt über die Jahre vermutlich durch restriktive und zugleich immer qualifiziertere Selektionsverfahren, unterstützenden Kontakt während des Umwandlungsprozesses sowie durch die Optimierung der chirurgischen Möglichkeiten verbessert habe. In der Langzeitkatamnese von Eldh, Berg und Gustafsson (1997) zur Beurteilung der chirurgischen Resultate berichteten 86% der einbezogenen 139 geschlechtsumgewandelten Transsexuellen (Rücklaufquote 66%) im Durchschnitt 5,8 Jahre nach Operation über eine hohe Zufriedenheit, wobei die Autoren die Bedeutung optimaler chirurgischer Resultate für einen erfolgreichen Verlauf herausstellten,

- *Die juristische Anerkennung des Geschlechtswechsels in Form der Namens- und Personenstandsänderung* (Hoenig et al. 1970 a, b).

Positive Behandlungsergebnisse bei Transsexuellen sind also nicht auf die Operation allein, vielleicht nicht einmal in erster Hinsicht auf diese zurückzuführen, sondern auf die Therapie insgesamt, d. h. letztlich auf Empathie, Aufmerksamkeit und Anerkennung, die der Patient erfährt.

Die Rolle der Sexualität bei Mann-zu-Frau-Transsexuellen und bei Frau-zu-Mann-Transsexuellen nach operativer Geschlechtsumwandlung

Mit diesem zumeist wenig beachteten Faktor beschäftigte sich die Nachuntersuchung operierter Mann-zu-Frau-Transsexuelle von Kröhn et al. (1981). Es stellte sich heraus, dass ein nicht unerheblicher Anteil der Untersuchten auch postoperativ „homosexuelle" d.h. gynäphile Kontakte unterhielt. Bemerkenswert war die Selbstdarstellung des Erlebens und Verhaltens in der intimen Situation in Form des Bedürfnisses, genommen zu werden, nach Passivität und Hingabe, nach der Position des Succuccus, d.h. eine teils ängstliche, teils überkompensierte

Distanzierung vom stereotypen männlichen Verhaltensmuster. Bei der histologischen Untersuchung des mittels Probeexcizionen aus der Neo-Vagina entnommenen Gewebes ergab sich das Vorliegen einer Metaplasie im Sinne einer funktionellen Anpassung; gut die Hälfte der Mann-zu-Frau-Transsexuellen berichtete auch über eine Lubrikation, die vermutlich auf die verabreichten Östrogene zurückzuführen war. Über die Ergebnisse einer aktuelleren Untersuchung zum sexuologischen und psychologischen Outcome von 17 Mann-zu-Frau-Transsexuellen nach Geschlechtsumwandlung referierten Schroder und Carroll (1997). Hierbei fokussierten sie u.a. auf den gynäkologischen Befund nach Transformationchirurgie und wandten zur standardisierten Erfassung den selbstentwickelten „New Woman's Gynecological Index" an. Zur Beurteilung des neovaginalen Blutflusses wurde eine Photoplethysmographie durchgeführt. Als Hauptgrund für die operative Geschlechtsumwandlung gaben die untersuchten Transsexuellen an, normale bzw. vollständige Frauen sein zu wollen. Die Hälfte berichtete darüber, androphil zu empfinden, zwei Drittel beschrieben sich als bisexuell und etwa ein Fünftel fühlte sich sexuell zu Frauen hingezogen. Zwei Drittel der operierten Mann-zu-Frau-Transsexuellen äußerten, zu masturbieren und hierbei orgasmusfähig zu sein. Zwei Drittel berichtete darüber, Vaginalverkehr auszuüben. Etwas mehr als die Hälfte erlebte im intimen Partnerkontakt einen Orgasmus. Etwa die Hälfte beschrieb sich als sexuell erfüllt, hingegen war ein Viertel der Stichprobe mit ihrem Sexualleben gänzlich unzufrieden. Es stellte sich heraus, dass eine hohe Zufriedenheit mit dem Erscheinungsbild der neugeschaffenen Genitalien, mit deren Empfindsamkeit und Funktionsfähigkeit sowie eine größere vaginale Tiefe korreliert waren mit einer besseren sexuellen Zufriedenheit, der häufigeren Angabe der Orgasmusfähigkeit und einer ausgeprägteren Gesamtzufriedenheit mit der Geschlechtsumwandlung.

Green resümierte 1998 in seiner Zusammenschau über Verlaufsuntersuchungen an Mann-zu-Frau- sowie Frau-zu-Mann-Transsexuellen, dass es nach wie vor kaum aussagekräftige Berichte über die postoperative sexuelle Funktions- und Erlebnisfähigkeit gäbe. So existierten letztlich keine Untersuchungen über physiologische Parameter der sexuellen Erregung. Die wenigen vorliegenden Publikationen würden methodologische Einschränkungen aufweisen, so sei die Validität von Selbstangaben zu diesem Themenkomplex, etwa zur Orgasmusfähigkeit, zu hinterfragen und die diesbezüglich gemachten Angaben nur eingeschränkt zu interpretieren. Zur Verbesserung des Erkenntnisstandes forderte der Autor die Durchführung von entsprechenden physiologischen Untersuchungen im Labor an operierten Transsexuellen.

Kommentar

Bezüglich des heutigen Stellenwertes der Geschlechtsumwandlung in der Behandlung Transsexueller decken sich unsere Erfahrungen mit den Ausführungen von Kockott (1996), der die hierzu vorliegende Datenlage ebenso wie Pfäfflin und Junge (1992) mittlerweile für aussagekräftig hält. In den aktuelleren katamnestischen Untersuchungen wurden – so fasste Kockott zusammen – übereinstimmend vorwiegend positive Wirkungen auf die Lebensqualität transsexueller Menschen beschrieben, wobei er herausstellte, dass dies vor allem dann zutraf, wenn die geschlechtskorrigierende Operation in ein Gesamtpaket therapeutischen Handelns eingebettet war, in dem die psychotherapeutische Begleitbehandlung eine wesentliche Rolle spielte.

In Ergänzung dieser katamnestisch gewonnenen Erkenntnisse über den Langzeitverlauf sollen abschließend folgende Aspekte betont werden:

Die Einschätzung der jeweils vorliegenden Geschlechtsidentitätsstörung ist in der Regel mit einem entsprechenden Behandlungsvorgehen verknüpft. Wie erwähnt, hat sich in zahlreichen Studien ergeben, dass die Geschlechtsumwandlung nicht für jede/n Patient/in/en, die/der aus subjektiver Sicht und innerer Not ein transsexuelles Empfinden beschreibt und ein Umwandlungsbegehren vorbringt, die angemessene Behandlung darstellt. Abhängig von der Stabilität der Gesamtpersönlichkeit, zugrundeliegenden bzw. begleitenden psychischen Störungen, dem Ausmaß des sozialen Rückhalts und damit nicht zuletzt der Lebenssituation muss das geeignete Behandlungsprocedere individuell unter Berücksichtigung der Beständigkeit und Unabänderlichkeit des Wunsches nach Geschlechtswechsel abgestimmt und die jeweilige Einschätzung sorgfältig im Längsschnitt überprüft werden. Diese Auffassung wird durch die Erkenntnisse der hier referierten Arbeiten untermauert. Es zeigte sich klar, wie wichtig Langzeitdiagnostik und Langzeitbehandlung sind, um zu differenzieren, ob es sich diagnostisch nur um eine milde Form von Gender Dysphoria handelt, bei der hormonelle und operative Behandlungen entbehrlich bzw. gar kontraindiziert sind, oder um eine transsexuelle Entwicklung, bei der diese Behandlungsmaßnahmen zumindest eine bessere Lebenszufriedenheit herbeifuhren konnen.

2.5 Behandlungsansätze und rechtliche Situation

Welches Vorgehen hat sich in der Behandlung von Geschlechtsidentitätsstörungen heute etabliert, wie ist sein Rationale, welches sind seine wesentlichen Bestandteile und in welche rechtliche Situation ist es eingebettet? Das sind die Fragen, um die es im folgenden Abschnitt gehen soll. Dem Leser wird auffallen, dass das praktische Tun in diesem Feld keineswegs durchgängig „evidence based", also an den gesicherten Erkenntnissen der Wissenschaft orientiert ist, sondern vielfach aus Kompromissbildungen besteht zwischen den Wünschen der Betroffenen, den Ansichten und Wertvorstellungen von Behandlern und „Fachleuten", den rechtlichen und gesundheitspolitischen Rahmenbedingungen sowie der Eigendynamik des Feldes selbst. Bedingt durch unseren eigenen Arbeitshintergrund und die doch teilweise erheblichen nationalen Unterschiede werden sich die Ausführungen zur rechtlichen Situation sowie zu den Behandlungsrichtlinien (Standards of Care) überwiegend auf Deutschland beziehen.

2.5.1 Überblick über den derzeit üblichen Behandlungsgang bei Transsexualität

Im folgenden sollen hier die einzelnen Behandlungsschritte zunächst im Überblick betrachtet werden, wobei eine Unterteilung in fünf Abschnitte in Anlehnung an Kockott (1996) zugrundegelegt wird.

Die *erste Phase*, die der Diagnostik, umfasst in Abhängigkeit von der Sicherheit der Diagnose „Transsexualität" mehrere Monate bis zu einem Jahr. In dieser Zeit geht es vorrangig um die fundierte differentialdiagnostische Abklärung der spezifischen Geschlechtsidentitätsstörung, wobei der Diagnostik ein hoher Stellenwert zukommt, zumal es sich bei der von vielen Betroffenen angestrebten Geschlechtsumwandlung um eine invasive und irreversible Maßnahme handelt (Oefelein, Stalla 1999). Für die Entscheidung über das geeignete Behandlungsprocedere müssen insofern unbedingt etwaige Kontraindikationen berücksichtigt werden. Unter Würdigung des derzeitigen wissenschaftlichen Erkenntnisstandes sind diesbezüglich folgende psychopathologische Ausschlusskriterien bzw. Differentialdiagnosen zu berücksichtigen: Nicht nur eine akute, sondern auch eine remittierte produktive Psychose wird

üblicherweise als Kontraindikation für die medizinische Geschlechtsumwandlung angesehen, ebenso eine schwere affektive Psychose, ein Anfallsleiden, andere hirnorganische Beeinträchtigungen wie etwa dementielle Entwicklungen oder auch schwere geistige Behinderungen, manifeste Alkohol- und Drogenabhängigkeit, Psychopathien bzw. schwere Persönlichkeitsstörungen, erhebliche Soziopathien, ausgeprägtere sexuelle Deviationen, Suizidalität, soweit sie in Form von Suizidtaten manifest geworden ist, und auch gravierendere Selbstverstümmelungsversuche.

Im Kontext der differentialdiagnostischen Abklärung ist auch eine ausführliche körperliche Untersuchung und Bestimmung endokrinologischer Parameter wichtig, um nicht etwaige somatische Auffälligkeiten, etwa das Vorliegen eines intersexuellen Syndroms, zu übersehen (Windgassen, Szukaj, Michael 1997).

Die begleitende psychotherapeutische Betreuung sollte bereits in dieser ersten Phase beginnen, um den Betroffenen zu helfen, die innere Stimmigkeit und Konstanz ihres transsexuellen Empfindens zu überprüfen, eine realistische Einschätzung ihres Wunschziels zu erlangen und Möglichkeiten und Grenzen der Hormonbehandlung und der geschlechtskorrigierenden Operation angemessen erfassen zu können. Frequenz und Intensität dieser psychotherapeutischen Betreuung kann dabei einer intensiven analytischen oder tiefenpsychologisch fundierten Psychotherapie im Sinne der Antragsrichtlinien oder eher einer stützenden psychotherapeutischen Begleitung entsprechen.

Die *zweite Phase* der Geschlechtsumwandlungsbehandlung macht der sog. Alltagstest („real-life test") aus, eine Zeit, in der die/der Transsexuelle ihre/seine intendierte Geschlechtsrolle im alltäglichen Leben ausprobiert und, therapeutisch begleitet, umsetzt. Dieser Alltagstest wird mittlerweile von den meisten Experten als zentraler Bestandteil der Therapie von Patienten mit transsexuellem Empfinden angesehen und stellt einen guten Indikator für die Lebbarkeit der gegengeschlechtlichen Rolle und das Copingvermögen insbesondere im Hinblick auf interkurrente Akzeptanzprobleme dar. Die Empfehlungen zur Zeitdauer schwanken dabei in der Literatur erheblich: Als Mindestdauer werden meist Zeiträume zwischen ein und drei Jahren angesehen, im Einzelfall wurden sogar fünf Jahre als geboten erachtet (Stone 1977), was allerdings unter Akzeptanzgesichtspunkten als illusorisch erscheint.

Die *dritte Phase* stellt die gegengeschlechtliche Hormonbehandlung dar, die *vierte Phase* die geschlechtskorrigierende/n Operation/en.

Die *fünfte Phase* ist die der Nachbetreuung, wobei auch nach Abschluss der somatischen Umwandlungsschritte eine weitere psychotherapeutische Begleitung zu empfehlen ist.

Wie in diesem Buch immer wieder gezeigt wird, existieren nach wie vor sehr unterschiedliche Auffassungen über die Einordnung transsexueller Verfassungen und deren angemessene Behandlung. Insbesondere auch im Hinblick auf den Stellenwert psychotherapeutischer Interventionen gibt es recht divergierende Einschätzungen. Benjamin (1954) etwa kommentierte: „Ich kenne keinen Fall, in dem sogar intensive und lange Psychoanalyse irgendeinen Erfolg gehabt hätte." Mehr als vierzig Jahre später stellt sich allerdings die Frage, ob dieses Postulat nach wie vor Gültigkeit hat. Tatsächlich reichen die Einstellungen zu den Möglichkeiten psychotherapeutischer Einflussnahme von völliger Resignation bis zu großer Erwartung, wobei sich hier ein diagnostischer Zirkelschluss eingeschliffen hat, der besagt, dass eine „echte" Transsexualität psychotherapeutisch nicht verändert werden kann und der Betroffene, bei dem sich während der Psychotherapie der Wunsch nach geschlechtskorrigierenden Maßnahmen entaktualisiert hat, dann eben keine „echte" Transsexualität hatte. So

besagte die in Deutschland einflussreiche Position von Eicher (1992), dass Transsexualität als eine komplette Transposition der Geschlechtsidentität anzusehen ist, die nur durch die medizinische Geschlechtsumwandlung behandelt werden kann: „Wir haben keinen Transsexuellen gesehen, der von uns operiert wurde und der bereit gewesen wäre, sich von seinem Ziel der Operation abbringen zu lassen oder bei dem es möglich gewesen wäre, eine Motivation zu wecken mit dem Ziel, an einer Umkehrung seiner Geschlechtsidentität zu arbeiten." Hingegen sah Eicher eine inkomplette und partielle Transposition, wie sie bei Patienten mit „gender dysphoria" vorliege, als psychotherapeutisch beeinflussbar an. Nur bei solchen Grenzfällen sei es möglich, durch Psychotherapie einen „Geschlechtswechsel in Richtung auf das anatomische Geschlecht" zu erreichen. Solche Positionen wurden jedoch von anderen als Selbstrechtfertigung (Küchenhoff 1988) eingeordnet, da die Behauptung der Therapieresistenz zu einem geschlossenen System führt, das dann den logischen Fehlschluss ermöglicht, psychotherapeutische behandelbare transsexuelle Patienten seien keine wirklichen Transsexuellen.

Es ist in diesem Kontext daran zu erinnern, dass sich in unserer Übersicht zu den Nachtuntersuchungen eindeutige Hinweise darauf ergeben haben, dass eine psychotherapeutische Begleitung das Behandlungsergebnis verbessert, und zwar unabhängig von der Entscheidung im Hinblick auf das Umsetzen oder Aufgeben des transsexuellen Wunsches. So kristallisierten sich in der Metaanalyse von Pfäfflin und Junge (1992) vor allem der kontinuierliche Kontakt mit einem organisierten Forschungsprogramm bzw. regelmäßige Beratungen und psychotherapeutische Begleitung als positive Prädiktoren heraus. Zugleich darf allerdings nicht übersehen werden, dass in der Nachuntersuchungsliteratur hierzu nur recht dürftige Ausführungen, zumeist auf kasuistischen Berichten basierend, existieren. Die publizierten Fallberichte über psychotherapeutische Behandlungen Transsexueller sind gemäß Clement und Senff (1996) insofern auch in gewisser Weise einseitig, als zumeist nur ausgewählte langfristige Einzelbehandlungen über mehrere hundert Sitzungen dargestellt werden (etwa bei Desirat 1985, Meyenburg 1992). Nur selten wird hingegen über Therapien mit begrenzter Stundenzahl berichtet (Laszig, Krauss, Clement 1995).

Seitens der Kostenträger wird in der Bundesrepublik Deutschland eine psychotherapeutische Betreuung im Vorfeld einer etwaigen geschlechtsumwandelnden Behandlung erwartet. Die hiesige Erfahrung ist die, dass die medizinischen Dienste der Krankenkassen bei Transsexuellen im Rahmen ihres Bewilligungsverfahrens somatischer Transformationsmaßnahmen heutzutage eine eineinhalbjährige psychotherapeutische Begleitung voraussetzen. Diese sorgfältige Überprüfung ist aus unserer Sicht durchaus zu begrüßen, ist doch zu hoffen, dass dadruch die 1997 publizierten Richtlinienempfehlungen (Standards of Care, Becker et al. 1997) für den deutschsprachigen Raum allgemein Berücksichtigung finden. Letztlich kann so auch am ehesten eine Transparenz bzgl. der angemessenen therapeutischen Vorgehensweise gewährleistet und damit zur Qualitätssicherung beigetragen werden.

Zur Frage, ob es durch Psychotherapie gelingen kann, ein transsexuelles Empfinden dahingehend zu beeinflussen, dass der Wunsch nach Geschlechtsumwandlung aufgegeben und das betroffene Individuum eine andere Adaptation bzgl. seiner Geschlechtsidentitätsstörung finden kann, gibt es bis heute nur wenige wissenschaftliche Veröffentlichungen. Es existieren einige zumeist ältere kasuistische Berichte über Individuen mit transsexuellem Empfinden, bei denen psychotherapeutische Behandlungszugänge eine Milderung oder ein Verschwinden der Zielsymptomatik bewirkt haben: Barlow et al. (1973), Barlow, Abel, Blanchard (1979)

Davenport, Harrison (1977), Dellaert, Kunke (1969), Kirkpatrick, Friedman (1976). Lothstein und Levine publizierten 1981 die Ergebnisse ihrer Untersuchung zur psychotherapeutischen Behandlung von geschlechtsidentitätsgestörten Patienten. Von 50 Betroffenen, die mit individueller oder Gruppenpsychotherapie und ggf. operativer Geschlechtsumwandlung behandelt wurden, konnten 70% für sich eine nichtchirurgische Lösung finden. Die Autoren betonten, dass nicht alle geschlechtsidentitätsgestörten Patienten „poor candidates for psychotherapy" sind. Pauly (1981) kommentierte hierzu, es sei am besten anzuerkennen, dass man alle möglichen Alternativen im Management dieser den Therapeuten herausfordernden Patienten auslote, bevor die operative Geschlechtsumwandlung befürwortet werde. 30% der männlichen Patienten, die eine operative Geschlechtsumwandlung anstreben, können nach Einschätzung von Morgan (1978) als homophob klassifiziert werden. Nach Überzeugung dieses Autors ist es durch Psychotherapie möglich, für die Mehrzahl dieser Fälle eine befriedigende homosexuelle oder bisexuelle Anpassung zu finden. Auf die komplexe Beziehung zwischen Homosexualität und weiblichem Transsexualismus (Frau-zu-Mann-Transsexualität) als Lösungsversuch wiesen McCauley und Erhardt (1977, 1984) hin und betonten, dass Psychotherapie für diese Patientinnen von großem Nutzen sei, vor allem bzgl. der Differenzierung homosexueller und transsexueller Tendenzen und der Verbesserung familiärer und anderer sozialer Beziehungen. Bei einigen der psychotherapeutisch behandelten und nachverfolgten Patientinnen ließ das Verlangen nach operativer Geschlechtsumwandlung nach, die homosexuelle (d.h. gynäphile) Erregung blieb unverändert. In der Beobachtungsperiode bestand die Geschlechtsidentitätsproblematik auch bei denjenigen grundsätzlich fort, die ihren Wunsch nach operativer Geschlechtsumwandlung aufgegeben hatten, und wurde in Zeiten von Belastungen oder Depressionen reaktiviert.

Stufen, Techniken und Inhalte der psychotherapeutischen Behandlung Transsexueller

Spezifische Muster der therapeutischen Beziehung arbeitete Lothstein (1977) heraus: Die erste Phase seitens des Patienten benannte er als die des „Exhibitionismus/ Konfessionalismus", die zweite als die des „Argwohn und Skeptizismus", die dritte als die der „Überidealisierung und Omnipotenz", die vierte als die der „Devaluation" und schließlich die fünfte als die der „Ablehnung, Trennung vs. der Akzeptanz-Beziehungs-Phase". Von Seiten des Therapeuten stellte er folgende fünf Phasen heraus: erstens die des „Voyeurismus", zweitens die der „kognitiven Konfusion", drittens die der „Verdrängung und Trennung vs. Überidentifikation", viertens die des „Geschlecht des Therapeuten/Geschlechtsrollenkonsolidierung" und fünftens die der „Durcharbeitung". Anhand einer Kasuistik über eine Psychoanalyse eines bereits operierten Mann-zu-Frau-Transsexuellen machte Quinodoz (1998) auf die initialen Bedenken und die Gegenübertragungsphänomene aufmerksam, mit denen Psychotherapeuten bei der Behandlung von Transsexuellen umzugehen haben. Hierauf wies auch Mäder-Kruse (1999) wies, die technischen Schwierigkeiten seien „zugegebenermaßen hoch". Diese Autorin sprach sich für eine „forschend beobachtende Haltung" aus, die es dem Patienten ermögliche, im Rahmen der Psychotherapie die „fordernde Umwelt" gemäß Winnicott (1984) aufzubauen und so Reifungsprozesse nachzuholen. Eine Position der „objective open-mindedness" propagierten Green und Money (1969) und kommentierten, dass eine abwartende und zusehende Attitüde zusammen mit Interesse an der Entwicklung und Manifestation von Männlichkeit bzw. Weiblichkeit sowie der Wunsch, einem anderen Menschen im Hinblick auf die Lösung seines profunden emotionalen Konfliktes Hilfestellung zu leisten, therapeutisch interessant und für den Patienten hilfreich sein könne.

Nach eigenen Erfahrungen erscheint es wichtig, in der Psychotherapie mit geschlechtidentitätsgestörten Personen realistische Ziele zu setzen und als Therapeut eine vergleichsweise aktive und zugleich flexible, dabei nicht direktiv-konfrontative, wertende sondern eine grundsätzlich Ich-stützende Rolle einzunehmen und Gegenübertragungsmaterial zu interpretieren. Am wichtigsten ist die Verbesserung der seelischen Stabilität des Patienten und zwar unabhängig vom transsexuellen Wunsch. Dies kann die Förderung des Selbstwertgefühls, der Impulssteuerung und der zwischenmenschlichen Beziehungen beinhalten, auch eine Bestätigung der Heterosexualität mit Verminderung der Häufigkeit des Cross-Dressing oder aber ein Heranführen an die Annahme eines homosexuellen Lebensstils. Wichtige Elemente der Therapie sind zudem das Beantworten von Fragen und ggf. erst später der Versuch, diese zu analysieren, sowie das Realisieren, dass eine Verspätung oder Abwesenheit des Patienten Resultat der gestörten Objektbeziehungen sein kann und ein derartiges Verhalten, zumindest initial, als Teil der Pathologie zu akzeptieren. Als sinnvoll hat sich ferner das gelegentliche Anbieten von didaktischem Material über die gegengeschlechtliche Hormonbehandlung, über operative geschlechtsumwandelnde Maßnahmen sowie über rechtliche Rahmenbedingungen erwiesen, auch um den inneren Druck des Patienten, die Wünsche auszuagieren, zu mindern. Zur Krisenintervention ist ggf. die psychiatrische stationäre Behandlung zu erwägen, um suizidale Depressionen und selbstzerstörerisches impulsives Verhalten zu kontrollieren.

Ein Plädoyer für eine konfliktorientierte Psychotherapie Geschlechtsidentitätsgestörter gaben auch Laszig, Knauss und Clement (1995) ab, vorrangig als Beziehungsangebot im Sinne eines „holding" bei neutraler Haltung hinsichtlich des Operationswunsches. Die Autoren betonten, dass generelle Therapieziele wie Beziehungsfähigkeit, Wohlbefinden, Arbeits-, Konflikt- und Genussfähigkeit auch in der Behandlungen Transsexueller bedeutsam seien, eine etwaige Operation schmälere diesen Therapieerfolg nicht. Es sei falsch, den Behandlungserfolg an der Aufgabe des Umwandlungswunsches zu messen, da Psychotherapie mit diesem Therapieziel kein Angebot darstelle, sondern bedrohlich erscheinen müsse. In diesem Kontext ist Psychotherapie bei Patienten mit „gender dysphoria" somit nicht exklusiv und unvereinbar mit anderen Behandlungsoptionen anzusehen, worauf u.a. Levine (1980) hinwies.

Verhaltenstherapeutische Behandlungskonzepte

Über ein stufenweises verhaltenstherapeutisch geprägtes Programm zur (Re)Adaptation geschlechtsidentitätsgestörter Patienten an das biologische Geschlecht berichteten Barlow et al. (1973) sowie Barlow, Abel und Blanchard (1979) und sahen hierin eine Alternative zur chirurgischen Umwandlung. Durch eine psychosoziale Intervention kann demnach auch das geschlechtsspezifische Bewegungsspektrum entsprechend beeinflusst werden. Eingeübt wurde zudem ein für das biologische Geschlecht als „angemessen" angesehenes Sozialverhalten inklusive der Modifikation einer etwaig abweichenden Sexualität. Rose berichtete (1992) über die verhaltenstherapeutische Behandlung eines Mann-zu-Frau-Transsexuellen, die zu einer Geschlechtserhaltung beitragen konnte. Hierzu ist zu kommentieren, dass die Angemessenheit und Wirksamkeit eines derartigen therapeutisch intendierten Vorgehens nach unseren Erfahrungen nur schwerlich nachzuvollziehen ist.

Zur Bedeutung einer postoperativen psychotherapeutischen Begleitung

Auch über die operative Umwandlung hinaus wird die kontinuierliche Nachbehandlung und Fortsetzung einer supportiven Psychotherapie bei Transsexuellen möglichst über Jahre hinweg für angezeigt erachtet (siehe etwa Alanko, Achte 1971, van Kesteren, Gooren, Megens 1996), zumal einige Transsexuelle nach erfolgter Operation erst einmal in ein depressives „Loch" fallen, worauf u.a. Diederichs (1993) hinwies. Lothstein (1980 a) sah die psychotherapeutische Behandlung Transsexueller gerade auch postoperativ als wichtig an, komme doch z.T. erst postoperativ ein therapeutisches Arbeitsbündnis zustande, worauf aktuell auch Becker (1998), Cohen-Kettenis und Gooren (1999) sowie Rehman et al. (1999) hinwiesen. Die Probleme der transsexuellen Patienten sind psychisch verankert und demzufolge durch operative Eingriffe allein nicht zu beheben, sondern bedürfen der weiteren psychotherapeutischen Bearbeitung.

Kommentar

Eine auf die Möglichkeiten und spezifischen Probleme der geschlechtsidentitätsgestörten Klientel zugeschnittene Psychotherapie ist essentieller Bestandteil eines entsprechenden Behandlungszugangs, wobei sich Erfolg oder Misserfolg derselben nicht daran messen lassen kann, ob der/die Betroffene den Wunsch nach Geschlechtsumwandlung fallen lässt. Psychotherapie und Chirurgie sollten auch deshalb nicht diametral gesetzt werden, weil anscheinend erst die Verfügbarkeit operativer Möglichkeiten manchem Patienten die Einsicht erlaubt, dass er nicht transsexuell ist. Auch unter Würdigung eigener Erfahrungen ist daher für mehr Aufgeschlossenheit gegenüber einer psychotherapeutischen Begleitung geschlechtsidentitätsgestörter Patienten zu plädieren, geht es doch vorwiegend um ein kontinuierliches Beziehungsangebot sowie eine reflektierte Grundhaltung mit

Interesse am individuellen Schicksal und nicht so sehr um ein langjährig akquiriertes Spezialwissen. Eine fundierte Einschätzung der vorliegenden Störung und damit verbundenen differenzierten Therapieempfehlung ist grundsätzlich am besten im Längsschnitt, d.h. im Rahmen einer kontinuierlichen psychotherapeutisch geprägten Begleitung, möglich. Diese sollte im übrigen nicht mit der operativen Geschlechtsumwandlung – sofern diese vorgenommen wird – enden, vielmehr ist es wichtig, gerade auch hiernach therapeutische Hilfe zur Bewältigung der Anpassung an die „neue Normalität" zu ermöglichen.

2.5.2 Endokrinologische Aspekte in der Behandlung Transsexueller

Die Hormonbehandlung von Mann-zu-Frau-Transsexuellen

Grundsätzlich ist zu fordern, dass die Verabreichung gegengeschlechtlicher Hormone an Transsexuelle erst nach Diagnosesicherung während einer ausreichend langen psychiatrisch/psychotherapeutischen Behandlung und der erfolgreichen Erprobung eines Lebens in der angestrebten Geschlechtsrolle im sog. Alltagstest erfolgen darf. Vor der Hormonbehandlung muss eine umfassende endokrinologische Untersuchung stattfinden, um nicht Hypogonadismus, Intersexualität oder auch Schilddrüsenstörungen bzw. andere endokrinologische Auffälligkeiten zu übersehen (Rüffer 1991). Kontraindikationen und Risikofaktoren müssen abgeklärt sein und mit dem Patienten erörtert werden (Rüffer 1992). Die gegengeschlechtliche Hormonbehandlung hat bei Transsexuellen das Ziel, den Körper dem Wunschgeschlecht anzugleichen. Bei Mann-zu-Frau-Transsexuellen werden Östrogene, eventuell in Kombination mit Gestagenen und Antiandrogenen, appliziert oder oral verabreicht. Detaillierte Empfehlungen bzgl. der Gabe gegengeschlechtlicher Hormone inklusive Indikation und Kontraindikationen lassen sich beispielsweise bei

Eicher (1992, 1996 a) finden. Ebenso wie van Kesteren et al. (1996) wies Eicher darauf hin, dass die kontinuierliche Fortführung derselben auch postoperativ lebenslang erforderlich sei, da die Sekretion von geschlechtsspezifischen Hormonen aus der Nebennierenrinde in der Regel nicht ausreichend hoch sei und somit nach Entfernen der Keimdrüsen ansonsten spezifische Hormonausfallerscheinungen zu befürchten seien. Es kann hierbei insbesondere zu Osteoporose mit Spontanfrakturen kommen, ähnlich wie es von Vogt (1980) bei Testosteron-insuffizienten Patienten beschrieben worden ist. Moderne Therapieregime sind gemäß Schlatterer et al. (1998) effektiv und das Nebenwirkungsrisiko (s.u.) zugleich mittlerweile vergleichsweise gering.

Im Hinblick auf das Mindestalter, ab dem (ggf.) frühestens eine gegengeschlechtliche Hormonbehandlung erwogen werden sollte, ist im Einklang mit Meyenburg (1994, 1996, 1999) zu konstatieren, dass die Verschreibung derselben für Jugendliche unter 18 Jahren aufgrund der noch nicht abgeschlossenen sexuellen und geschlechtlichen Identitätsbildung als gravierender Therapiefehler angesehen werden muss. Die Argumentation von Cohen-Kettenes, van Goozen (1997) und Cohen-Kettenes (1998), Jugendlichen unter Umständen bereits im Alter von 16 bis 18 Jahren gegengeschlechtliche Hormone zu verabreichen, da eine frühe hormonelle Intervention viel psychisches und physisches Leid vermeiden könne und die Ergebnisse im Hinblick auf die Überzeugungskraft des Erscheinungsbildes als gut zu bezeichnen seien, erscheint hingegen nicht unproblematisch. Offenbar wird jedoch bei transsexuell empfindenden Jugendlichen, bei denen in den Niederlanden geschlechtsumwandelnde therapeutische Maßnahmen als indiziert erachtet wurden, seitens der Behandler üblicherweise zunächst eine als potentiell reversibel beschriebene partielle Blockade der Geschlechtshormone vorgenommen, um die Wirkung in Form einer Verzögerung der weiteren Geschlechtsreifung und die Resonanz der Betroffenen und ihrer Eltern hierauf zu testen (Cohen-Kettenes 1994, 1995, Gooren, Delemarre-van de Waal 1996, Cohen-Kettenes, van Goozen 1997).

An erwünschten körperlichen Reaktionen unter der gegengeschlechtlichen Hormonbehandlung entwickelt sich bei Mann-zu-Frau-Transsexuellen ein Wachstum der Brustwarzen sowie eine Zunahme des Brustdrüsengewebes im Sinne einer Gynäkomastie, wobei das Ausmaß dabei auch alters- und konstitutionsabhängig ist. Es stellt sich zudem eine Veränderung des Hautturgors sowie eine Fettumverteilung hin zu einem nunmehr weiblichen Muster ein (Giltay et al. 1998, Elbers et al. 1999). Im Gefolge der gegengeschlechtlichen Hormonbehandlung verringert sich des weiteren allmählich der Bartwuchs und es kommt zu einer Abnahme der sexuellen Appetenz, der Erektionen, des Ejakulatvolumens und der Orgasmusfähigkeit. Schließlich, nach einigen Monaten, tritt eine irreversible Atrophie der primären männlichen Geschlechtsorgane auf.

Van Goozen et al. (1995) untersuchten 15 Mann-zu-Frau-Transsexuelle vor und im Verlauf der gegengeschlechtlichen Hormonbehandlung mit Antiandrogenen sowie mit Östrogenen. Sie hoben eine direkte und schnelle Veränderung geschlechtsspezifischer Verhaltensweisen in Form einer Reduktion aggressiver Regungen sowie einer Abnahme von sexueller Lust und Erregung hervor. Diese Autorengruppe beobachtete unter der gegengeschlechtlichen Hormonbehandlung zudem Veränderungen im kognitiven Leistungsbereich sowohl bei Mann-zu-Frau-Transsexuellen als auch bei Frau-zu-Mann-Transsexuellen (Slabbekoorn et al 1999).

Bzgl. möglicher Nebenwirkungen seitens der Östrogen-Therapie bei Mann-zu-Frau-Transsexuellen sind insbesondere thromboembolische Komplikationen beschrieben worden (van Kesteren, Asscheman, Gooren 1995), gemäß van Kesteren (1996)

sei grundsätzlich aber kein erhöhtes Risiko für kardiovaskuläre Erkrankungen zu verzeichnen, die Mortalität bei Mann-zu-Frau-Transsexuellen (und ebenso bei Frau-zu-Mann-Transsexuellen) unter gegengeschlechtlicher Hormonbehandlung sei nicht erhöht (van Kesteren et al 1998). New et al. (1997), McCrohon et al. (1997) und Basson (1998) erörterten wiederum, dass die Gabe physiologischer Oestrogendosen nicht nur bei postmenopausalen Frauen sondern auch bei Mann-zu-Frau-Transsexuellen kardioprotektiv sei, dabei sprach sich letzterer Autor aufgrund einer Nutzen/Risiko Abwägung zugleich – ebenso wie 1998 Futterweit – für vergleichsweise niedrige Substitutionsdosen in der Behandlung von Frau-zu-Mann-Transsexuellen aus. Offenbar geht auch die Oestrogentherapie mit einem osteoanabolen Effekt bei biologisch männlichen Individuen einher (Hierl et al. 1999, Reutrakul et al. 1999), so dass bei entsprechender kontinuierlicher Substitution trotz des iatrogenen Testosteronmangels kein erhöhtes Osteoporoserisiko befürchtet werden muss (van Kesteren et al. 1998, Schlatterer et al. 1998).

Auf die Möglichkeit, dass auch Mann-zu-Frau-Transsexuelle an einer benignen Prostatahyperplasie oder gar an Prostatakrebs erkranken können, wiesen Brown und Wilson (1997) bzw. van Haarst et al. (1998) hin. Gemäß Gooren, Asscheman und Newling (1997) ist es dabei zwar naheliegend, dass orchiektomierte Mann-zu-Frau-Transsexuelle unter Östrogen-Therapie nur ein geringes Risiko diesbezüglich aufweisen, zugleich gebe es allerdings auch gewisse theoretische Überlegungen im Hinblick auf die Rolle des Östrogens in der Ätiologie der Prostataerkrankung. So treten Prostatahyperplasie und -krebs typischerweise dann auf, wenn der Testosteronspiegel fällt und der Östrogenspiegel ansteigt.

Die Hormonbehandlung von Frau-zu-Mann-Transsexuellen

Unter der gegengeschlechtlichen Hormonbehandlung kommt es bei Frau-zu-Mann-Transsexuellen zu irreversiblen morphologischen Veränderungen an der Klitoris im Sinne einer Hypertrophie und am Kehlkopf verbunden mit einer Veränderung der Stimmlage. Des weiteren ist eine Fettumverteilung hin zu einem männlichen Muster zu beobachten (Eicher 1996 a, Elbers et al. 1997), auch das Bindegewebe verändert sich, die Gesichtszüge werden kantiger. Als Komplikation der gegengeschlechtlichen Hormonbehandlung können sich bei Frau-zu-Mann-Transsexuellen abnorm hohe Blutfette entwickeln, die wiederum das Risiko einer koronaren Herzerkrankung erhöhen. Gooren et al. (1997) berichteten darüber, dass sich bei Frau-zu-Mann-Transsexuellen das kardiovaskuläre Risiko unter gegengeschlechtlicher Hormonbehandlung dem entsprechenden kardiovaskulären Risiko von biologischen Männern annähere, gemäß McCredie et al. (1998) zurückzuführen auf einen ungünstigen Einfluss des Testosterons auf die Gefäßreaktivität. Zudem besteht (grundsätzlich) das Risiko von endometrialem Krebs oder auch von Brustkrebs (Elliot 1997). Insbesondere nach beidseitiger Adnektomie im Kontext der operativen Geschlechtsumwandlung ist der Ausgleich des Geschlechtshormondefizites erforderlich, um der Osteoporoseneigung entgegen zu wirken, bei Mann-zu-Frau-Transsexuellen in Form der kontinuierlichen Gabe von Androgenen (Lips et al. 1996, Goh, Ratnam 1997, van Kesteren et al. 1998).

Zur Kritik an der Praxis der gegengeschlechtlichen Hormonbehandlungen

Die Behandlungsrealität in bezug auf die Rahmenbedingungen der gegengeschlechtlichen Hormonbehandlung ist oft eine andere ist als die, die von den Richtlinien gefordert wird: In US-amerikanischen Untersuchungen wurden anscheinend nicht selten gleich zu Anfang der Behandlung gegengeschlechtliche Hormone gegeben, worauf u.a. Pfäfflin und Junge (1992) hinwiesen; die Erfordernisse des Alltagstestes wurden dabei ganz offensichtlich von vielen Patienten in keiner Weise erfüllt und möglicherweise von den behandelnden Ärzten auch nicht gefordert. Auch in Deutschland gibt es nach unserer Erfahrung nicht wenige Ärzte, die alsbald gegengeschlechtliche Hormone verschreiben, ohne sich selbst ausreichend über den Stand der therapeutischen Maßnahmen zu informieren und leichtfertig bzw. eigenmächtig die Indikation hierzu stellen. Zudem ist zu berücksichtigen, dass sich gemäß einer Schätzung von Lang (1997) über die Situation in Österreich, die aber ebenso für die Verhältnisse in der Bundesrepublik Deutschland zutreffen dürfte, etwa ein Drittel aller Transsexuellen bereits vor Behandlungsaufnahme über den Schwarzmarkt gegengeschlechtliche Hormone besorgen. Sicher ist auch der Hinweis von Kantstein (1996) berechtigt und bedenkenswert: Seiner Ansicht nach wird die Tatsache außer acht gelassen, dass nicht jede Störung der Geschlechtsidentität Transsexualismus ist, der Behandelte jedoch durch die Verabreichung der gegengeschlechtlichen Hormone und die hiermit einhergehende Wirkung in die andere Geschlechtsrolle gedrängt werde. Nicht wenige und vielleicht sogar die Mehrzahl der Transsexuellen in den neunziger Jahren – letztere Einschätzung vertraten beispielsweise Denny und Bolin (1997) – stellen sich ihre eigenen Behandlungsbausteine im Hinblick auf die angestrebte Geschlechtsumwandlung zusammen, quasi „a la carte". So erfuhren wir von einem der Patienten aus der Untersuchungsstichprobe, dass eine britische Privatklinik über Annoncen in einschlägigen Transsexuellen-/Transvestitenmagazinen damit wirbt, Hormonpräparate gegen Übermittlung eines entsprechenden Schecks postalisch zuzuschicken, was in diesem Fall auch gegen ein überzogenes Honorar erfolgt ist, ohne dass eine entsprechende ärztliche Überwachung inklusive Blutentnahmen vorab oder während der Behandlung sichergestellt worden wäre. Einschlägige Angebote, die sogar die alsbaldige operative Umwandlung gegen Vorabzahlung beinhalten, werden mittlerweile auch über das Internet unterbreitet.

2.5.3 Die Transformationschirurgie und ihre Möglichkeiten

Obwohl die geschlechtstransformierenden operativen Möglichkeiten bei Transsexuellen in den letzten Jahren durch immer ausgefeiltere Techniken deutlich verbessert werden konnten, so dass mittlerweile durchaus ästhetisch und funktionell zufriedenstellende Ergebnisse erzielt werden, sind hierbei zugleich auch immer mögliche Grenzen und Komplikationen zu bedenken, handelt es sich doch um elektive Eingriffe, die ja z.T. mehrzeitig vorgenommen werden müssen. Grundsätzlich gilt es auch zu berücksichtigen, dass diese Maßnahmen nicht im eigentlichen Sinne als kurativ angesehen werden können, auch der Aspekt, dass letztlich somatisch regelrechte und empfindsame Körperregionen plastisch-chirurgisch entfernt bzw. modifiziert werden, sollte nicht ausgeblendet werden. Üblicherweise sollte der Chirurg für die operative Geschlechtskorrektur zwei befürwortende unabhängige, ausführliche ärztliche Stellungnahmen anfordern, aus denen zweifelsfrei die Zustimmung zu einem geschlechtskorrigierenden Eingriff hervorgeht. Zudem ist der Operateur, der eine Mitverantwortung bei der Indikationsstellung und für etwaige Konsequenzen trägt, aufgefordert, sich seine eigene Meinung zu bilden. In der Praxis werden heutzutage bei Patienten mit deutscher Staatsangehörigkeit offenbar in der Regel die im Verfahren nach dem Transsexuellengesetz erstellten Gutachten berücksichtigt, wobei anzumerken ist, dass diese auftragsgemäß zu behandlungsrelevanten Fragen nicht Stellung beziehen, zumindest nicht direkt.

Bzgl. der operativen Maßnahmen im Rahmen der Geschlechtsumwandlung sind bei Mann-zu-Frau-Transsexuellen folgende Eingriffe anzuführen: In erster Linie die genitale Operation mit Entfernung der Hoden und eines Großteils des männlichen Penis mit gleichzeitiger Schaffung einer Neovagina. Diese Vagina wird zumeist aus der umgestülpten Penishaut geformt, zudem wird Gewebe der Glans Penis zur Schaffung einer künstlichen Klitoris verwendet. Die unterschiedlichen Operationsverfahren sind ausführlich in der einschlägigen urologischen bzw. chirurgischen Fachliteratur publiziert und nicht Gegenstand dieser Arbeit. Die unbedingt gebotene operative Nachsorge beinhaltet die Wundversorgung und die regelmäßige Bougierung der Neovagina. Als weiterer (möglicher) operativer Eingriff bei Mann-zu-Frau-Transsexuellen wird nicht selten eine Mammaaugmentationsplastik vorgenommen, d.h. die operative Vergrößerung der Brust, sofern durch die gegengeschlechtliche Hormonbehandlung nur eine unbefriedigende Gynäkomastie erreicht werden konnte. Die „Notwendigkeit" dieser operativen Maßnahme im Hinblick auf das Erzielen einer weiblichen Erscheinung ist grundsätzlich eher zu hinterfragen und eine Indikation hierzu gegebenenfalls im Rahmen einer Bewertung des Einzelfalles zu prüfen. Darüber hinaus gehende operative Korrekturwünsche sind nach unseren Erfahrungen mit großer Zurückhaltung zu betrachten. Springer (1981) sprach in diesem Kontext auch vom sog. „polychirurgischen Bestrebungen". Nicht selten erwägen Mann-zu-Frau-Transsexuelle über die genannten operativen Eingriffe hinaus zusätzliche plastisch-chirurgische Veränderungen im Gesichtsbereich, u.a. Nasenkorrektur (Hage, Vossen, Becking 1997), Unterfütterung von Wangen und Lippen sowie eine Nachkonturierung der Augenbrauen. Zudem wird z.T. der Wunsch nach Reduktion des Kehlkopfes (Giraldo, de Grado, Montes 1997) sowie bzgl. einer

Korrektur an den Stimmlippen zur Modifikation der Tonhöhe formuliert (Rosanowski, Eysholdt 1999, Gross 1999) – Eingriffe, die sicherlich kritisch abgewogen werden müssen. Hingegen kann ein spezielles Sprachtraining durchaus hilfreich sein (Oates, Dacakis 1986). Die Epilierung von Gesichts- und Körperhaarung soll an dieser Stelle auch kurz Erwähnung finden, auch wenn es sich nicht um eine chirurgische Behandlungsprozedur im eigentlichen Sinne handelt.

Bei Frau-zu-Mann-Transsexuellen erfolgt im Rahmen der „operativen Geschlechtsumwandlung" neben der Hysterektomie sowie der Entfernung der Adnexen (Eicher 1995) üblicherweise die Ablatio beider Mammae und die plastisch-chirurgische Verkleinerung der Brustwarzen, um – soweit möglich – ein männliches Erscheinungsbild herbeizuführen. Die operative Technik richtet sich hierbei auch nach den biologischen Gegebenheiten, insbesondere der Größe der weiblichen Brüste. Die Anlage einer Phalloplastik und die Schaffung von Hodensurrogaten kann hingegen nach wie vor nicht als etablierter Behandlungsschritt gelten, ist sie doch komplikationsbehaftet (Hage, Taets-van Amerongen, Van-Driest 1999) und das operative Ergebnis im Hinblick auf ästhetische Aspekte, Funktionsfähigkeit und Empfindungsvermögen weiterhin wenig überzeugend. Zudem existieren recht unterschiedliche Auffassungen über die optimale chirurgische Vorgehensweise, so wird z.T. mit einer Bauchmuskel- und Leistenhautlappenplastik (Zielinski 1999) oder einer Phalloplastik mit Unterarmtransplantat (Hage, Bloem, Suliman 1993, Daverio 1995, Exner 1995, Hage, Winters, van Lieshout 1996, Fang et al. 1998, 1999, Khouri, Young, Casoli 1998, Liedl 1999, Vesely, Hage 1999, Vesely et al. 1999) gearbeitet. Mittlerweile wird seitens der beteiligten chirurgischen Disziplinen angestrebt, den Frau-zu-Mann-Transsexuellen mittels immer diffizilerer Techniken postoperativ Sexualverkehr zu

ermöglichen, etwa durch die Anlage einer funktionsadaptiven hydraulischen Penisprothese (Hage 1997) oder der Schaffung einer arteriovenosen Fistel im Neophallus (Hage, Monstrey 1998), wobei zugleich versucht wird, die Orgasmusfähigkeit zu erhalten (Bosinski et al.1994).

2.5.4 Die rechtlichen Rahmenbedingungen

Eingangs sei darauf aufmerksam gemacht, dass in der Bundesrepublik Deutschland kein anderes Krankheitsbild existiert, für das – quasi eingebettet in das therapeutische Procedere – eigene rechtliche Rahmenbedingungen geschaffen wurden. Somit hat das Transsexuellengesetz eine Sonderposition mit durchaus reflektionswürdigen Implikationen inne.

Das Transsexuellengesetz (TSG)
Die Bundesrepublik Deutschland etablierte 1981 als zweites Land weltweit die rechtlichen Rahmenbedingungen Transsexueller durch das Transsexuellengesetz, welches am 10.09.1980 verabschiedet wurde und am 01.01.1981 in Kraft trat. §1 erlaubt, den Vornamen ändern zu lassen sofern zwei über das zuständige Gericht beauftragte und mit der Materie vertraute Gutachter das Vorliegen einer „transsexuellen Prägung" bestätigen. §8 ermöglicht die Personenstandsänderung nach operativer „Geschlechtsanpassung" inklusive Herbeiführung der Fortpflanzungsunfähigkeit. Die ursprünglich vorgegebene Altersgrenze von 25 Jahren für §1 ist mittlerweile, d.h. mit Beschluss des Bundesverfassungsgerichtes vom 26. Januar 1991, weggefallen (Bundesgesetzblatt 1980, Beier 1991, o.V. 1993). Der Begutachtung nach §1 des TSG kommt in praxi in bezug auf die Weichenstellung eine zentrale Funktion zu, da die Vornamensänderung so gut wie immer der Einstieg in die Geschlechtsumwandlung ist (Bosinski et al. 1994, Langer, Hartmann 1997).

Exkurs: rechtliche Situation der Transsexuellen in anderen Ländern

Schweden führte als erstes Land 1972 ein eigenes Gesetz für Transsexuelle ein, *Italien* 1982. In den *Niederlanden* war die Vornamensänderung ebenso wie in *Großbritannien* schon vor Implementierung spezifischer Gesetze ohne weiteres möglich, da der Vorname nicht dem Geschlecht zu entsprechen braucht. 1985 trat in den Niederlanden dann ein Gesetz für Transsexuelle in Kraft, welches die Feststellung der neuen Geschlechtszugehörigkeit ermöglicht. Dieses Gesetz beinhaltet keine Altersgrenze, die betroffene Regelung gilt zudem auch für Ausländer, sofern diese sich mindestens ein Jahr legal in den Niederlanden aufhalten (Gooren et al. 1994). Die *Türkei* ist nach der Recherche von Lang (1997) das einzige außereuropäische Land, welches 1988 ein Transsexuellengesetz erlassen hat. In Großbritannien war bzw. ist die juristische Auffassung über den rechtlichen Status operierter Transsexueller bzgl. Personenstandsangelegenheiten allerdings durch Intoleranz charakterisiert, indem dort ein biologischer Test zur Feststellung der Geschlechtszugehörigkeit herangezogen und den Transsexuellen aufgrund eines sog. Ehenichtigkeitsgrundes das Recht auf Eheschließung verwehrt wurde bzw. womöglich noch wird. In *Frankreich* wurden vor einigen Jahren die rechtliche Rahmenbedingungen im Hinblick auf die juristische Anerkennung der Transsexualität bzw. des Geschlechtswechsels modifiziert (Gromb, Chanseau, Lazarini 1997); nunmehr bedarf es hierfür u.a. eines entsprechenden Gutachtenverfahrens. In *Portugal* existiert gemäß Costa-Santos und Madeira (1996) noch keine Rechtsgrundlage zur Legitimation der Geschlechtsumwandlungen. Die Autoren wiesen in ihren Ausführungen auf die 1989 verabschiedeten Empfehlungen (Nr. 1117) des Europaparlaments zur rechtlichen Behandlung Transsexueller hin und plädierten für die Übernahme derselben. Gemäß den Ausführungen von Cryan und O'Donoghue (1992) existiert(e) in der *Republik Irland* nicht die Möglichkeit einer Geschlechtsumwandlungsbehandlung und offenbar auch kein entsprechender Rechtsrahmen für eine Personenstandsänderung. Findley referierte 1997, dass *British Columbia/Kanada* voraussichtlich die erste kanadische Provinz sein werde, die zum Schutz der Menschenrechte und zur Vermeidung der Diskriminierung auch „gender blender" ausdrücklich berücksichtige, somit neben prä- und postoperativen Transsexuellen u.a. auch „crossdresser", „drag queens und kings" sowie Transvestiten. Über die gesellschaftliche Akzeptanz und die Behandlungssituation von Transsexuellen in *Japan* berichtete 1998 Kuroyanagi, ohne allerdings dezidiert die rechtlichen Rahmenbedingungen zu charakterisieren. Offenbar ist die medizinische Geschlechtumwandlung in Japan erst sei Mitte der neunziger Jahre von den medizinischen Fachgremien als mögliche Behandlungsform anerkannt worden.

Sozialrechtliche Aspekte

Bzgl. der sozialrechtlichen Aspekte des Transsexualismus ist auf das Urteil des Bundessozialgerichts (BSG) in Kassel vom August 1987 hinzuweisen. Dieses Urteil legt eine sehr enge Definition des Krankheitsbegriffs zugrunde, in der die Behandlungsbedürftigkeit bei Transsexualität erst durch Vorhandensein eines Leidensdruckes erfüllt ist. Unter dieser Voraussetzung werden dann sog. geschlechtsangleichende Maßnahmen im Sinne der RVO übernommen, da sie „nachweislich mit hoher Wahrscheinlichkeit zumindest eine Linderung des Leidens bewirken". Zugleich ist nach diesem BSG-Urteil vorgegeben, zunächst eine psychotherapeutische Behandlung vorzuschalten, denn erst nach erfolgloser Psychotherapie werden somatische Behandlungsmethoden als zweckmäßig angesehen (vgl. Spengler 1978, Pfäfflin 1984, Reese und Wille 1988, Augstein 1992) und nur dann auch aus juristischer Sicht legitimiert: Unter Bezugnahme auf Ratzel (1995) kommentierte Liedl 1999 hierzu: „Da geschlechtsangleichende Operationen schwere Eingriffe in gesunde Körperteile darstellen und die gesamte Persönlichkeit verändern, sind sie nur in ganz eindeutigen Ausnahmefällen indiziert und sind nur dann nicht sittenwidrig, wenn sie zur Vermeidung schwerster seelischer und körperlicher Beeinträchtigungen unerlässlich erscheinen".

2.5.5 Richtlinien in der Behandlung Transsexueller

Die Standards-of-Care der „Harry-Benjamin-International-Gender-Dysphoria-Association"

Anfang der sechziger Jahre wurde von Benjamin die „Harry-Benjamin-Foundation" mit dem Ziel gegründet, Fragen der Geschlechtsrollenorientierung und -identität zu erforschen; 1979 etablierte sich die „Harry-Benjamin-International-Gender-Dysphoria-Association" (HBIGDA) als internationale Fachgesellschaft, zugleich erfolgte die Verabschiedung der Behandlungsrichtlinien für geschlechtsidentitätsgestörte Patienten. Bzgl. der Inhalte dieser Richtlinien (in der Version von Walker et al. 1990) ist zu kommentieren, dass sie von vielen Autoren lediglich als Minimalstandards angesehen werden und zudem weitgehend auf US-amerikanische Verhältnisse zugeschnittenen sind. Danach wurden hormonelle und operative Geschlechtsumwandlungen sowohl bei Patienten mit Transsexualität (gemäß der DSM III R oder der ICD 10) als auch bei Patienten mit „gender dysphoria" sowie auch bei Intersex-Patienten zugelassen. Diese Ausweitung des Indikationsspektrums für die hormonelle und operative Geschlechtsumwandlungen ist konsequenzenreich, da es vielfältige Hintergründe transsexueller Empfindungen gibt, insbesondere die mögliche Berücksichtigung von Psychotikern erscheint problematisch.

Die aktuelle Version der „Standards of Care: The Hormonal and Surgical Sex Reassignment of Gender Dysphoric Persons"

wurde im übrigen 1998 von Levine et al. veröffentlicht.

Standards der Behandlung und Begutachtung in der Bundesrepublik Deutschland

Ende 1996 verabschiedete die von der Deutschen Gesellschaft für Sexualforschung, der Akademie für Sexualmedizin und der Gesellschaft für Sexualwissenschaften einberufene interdisziplinäre Expertenkommission deutschsprachige „Standards der Behandlung und Begutachtung von Transsexuellen". Diese wurden 1997 in der „Zeitschrift für Sexualforschung" und in der „Sexuologie" in vollem Wortlaut veröffentlicht (Becker et al., 1997 a, b).

Die einzelnen Abschnitte der deutschsprachigen Richtlinien lauten:

- Standards der Diagnostik und Differentialdiagnostik,
- Standards der Psychotherapie/psychotherapeutischen Begleitung,
- Standards der Indikationsstellung zur somatischen Behandlung,
- Standards der somatischen Behandlung,
- Standards der Begutachtung nach dem Transsexuellengesetz.

Einleitend gaben die Autoren eine Definition der Transsexualität ab und führten aus, dass nach den Klassifikationsschemata (ICD 10 und DSM IV) Transsexualität als eine besondere Form der Geschlechtsidentitätsstörungen angesehen werde. Wegen der weitreichenden und irreversiblen Folgen hormoneller und/oder chirurgischer Transformationsmaßnahmen wird die Notwendigkeit einer sorgfältigen Diagnostik und Differentialdiagnostik herausgestellt, wobei eine zuverlässige Beurteilung nur im Rahmen eines längerfristigen diagnostisch-therapeutischen Prozesses möglich sei. Es wurde zugleich konstatiert, dass die Standards Mindestanforderungen darstellen und empfohlen, etwaige Abweichungen in der Behandlung im Einzelfall zu dokumentieren.

Abschließend sei bemerkt, dass in der unübersichtlichen Landschaft der komplizierten Zuständigkeiten und unter Berücksichtigung der Unzulänglichkeiten in der gegenwärtigen Praxis des ärztlich-therapeutischen Umganges mit geschlechtsidentitätsgestörten Patienten neben verbindlichen und zugleich transparenten Richtlinienempfehlungen die Verbesserung der Koordination und Kooperation der beteiligten Behandler unverzichtbar erscheint. So kann am ehesten verhindert werden, dass sich ein „iatrogener Transsexualismus" entwickelt und dass andererseits einige Patienten „eine Odyssee durch mehrere Arzt- und Beratungspraxen hinter sich haben, bis sie zu sexualmedizinisch qualifizierten Therapeuten gelangen" (Bosinski 1996).

3. Persönlichkeitsmerkmale und Prognosekriterien bei Störungen der Geschlechtsidentität: Ergebnisse der eigenen Untersuchung

In der Abteilung für klinische Psychiatrie und Psychotherapie der Medizinischen Hochschule Hannover und dem ihr zugeordneten Arbeitsbereich Klinische Psychologie besteht eine lange Tradition in der Behandlung von Patienten mit Geschlechtsidentitätsstörungen (Langer 1985, Désirat 1985). Anfang der neunziger Jahre wurde diese Tradition von den Verfassern durch die Etablierung einer speziellen Sprechstunde fortgeführt, in der Patienten mit Geschlechtsidentitätsstörungen eine ausführliche Beratung sowie eine sorgfältige diagnostische Ersteinschätzung angeboten wird. Aus der praktischen Arbeit in dieser Sprechstunde erwuchs der Plan, eine prospektive Studie durchzuführen, um den Kenntnisstand zu den Persönlichkeitsmerkmalen und den Prognosekriterien in diesem Feld zu verbessern (siehe dazu Becker, Hartmann 1994). Die im folgenden dargestellten Forschungsergebnisse sollen dem Leser sowohl einen Überblick über die Resultate der umfangreichen und mehrdimensional angelegten Basiserhebung geben, der sich alle Ratsuchenden auf freiwilliger Basis unterzogen, als auch die wichtigsten Aspekte der Verlaufsuntersuchung vorstellen, die im Durchschnitt 2,5 Jahre nach Erstuntersuchung durchgeführt wurde.

3.1 Hintergrund und Zielsetzungen der prospektiv angelegten Untersuchung

Wie bereits in der Einleitung erwähnt, entstand der Anstoß zu dieser prospektiv angelegten Untersuchung aus dem sich spätestens seit Anfang der neunziger Jahre verstärkenden klinischen Eindruck, dass die Merkmale der Ratsuchenden sich verändert hatten und in zunehmendem Maße Personen mit ausgeprägten psychischen Störungen Hilfe suchten, in deren psychopathologischer Struktur Probleme mit der geschlechtlichen Identität nur eine Facette unter vielen darstellten. Vielmehr schien der Wunsch nach einem Geschlechtswechsel und die „Identität" als Transsexuelle(r) zu einer Lösungsschablone disparater Entwicklungsverläufe bzw. biographischer und psychopathologischer Konstellationen geworden zu sein (vgl. Becker, Hartmann

1994, Langer 1995). Dies führte einerseits zu einem Unbehagen in der klinischen Praxis, die die häufig beschriebenen Schwierigkeiten im Umgang mit diesen Patienten noch akzentuierte, stellte andererseits aber auch einen Ansporn dar, neue Erkenntnisse zu sammeln und die klinischen Eindrücke wissenschaftlich aufzuarbeiten und zu evaluieren. In der umfangreichen Basisdiagnostik unseres Projekts interessierte daher neben Fragen nach Differentialdiagnosen, Subtypen und Persönlichkeitsstrukturen vor allem, unter welchen Bedingungen und bei welchen Merkmalskonstellationen es (am ehesten) zu einem organisierten, festgefügten Wunsch nach einem Geschlechtswechsel kommt. Aufgrund der Beobachtung, dass ein signifikanter Anteil der Personen, die aufgrund einer Geschlechtsidentitätsstörung unsere Spezialsprechstunde aufsuchten, Anzeichen neurotischer und/oder Persönlichkeitsstörungen aufwiesen, interessierte uns vor allem auch die Vorhersagekraft (prädiktive Validität) der zahl-reichen von uns erhobenen von psychometrischen und klinischen Merkmalen.

Betrachtet man die Hauptziele der Untersuchung im Zusammenhang, so bestanden diese neben der Verbesserung des Kenntnisstands zur Phänomenologie, zur Verursachung und zum Verlauf von Geschlechtsidentitätsstörungen in einer klinisch-psychiatrisch ausgerichteten Perspektive durch eine umfassende, mehrdimensionale Datenerhebung, in dem den Versuch einer Differenzierung und Sub-Typisierung der Patientenstichprobe nach persönlichkeitsdiagnostischen und klinischen Merkmalen, in der Bestimmung des Stellenwerts von Geschlechterdifferenzen und Unterschieden nach der sexuellen Orientierung (androphil vs. gynäphil) und nicht zuletzt in dem Versuch der Isolierung von prognostisch relevanten Kriterien aus dem erhobenen Variablenpool zu nennen. Inhaltlich sollte ein besonderer Schwerpunkt auf Prozesse der Selbst-Regulation.

3.2 Komponenten der Basiserhebung und der Verlaufsuntersuchung

Die Untersuchungsinstrumente der Basiserhebung
Unter Berücksichtigung der gesetzten Ziele wurde ein diagnostisches Untersuchungsprogramm zusammengestellt, das sich aus zwei Basiskomponenten zusammensetzt: (a) persönliche Untersuchungsgespräche mit den Patienten und (b) ein Anzahl von Fragebögen, die vom Patienten auszufüllen sind.

Die Untersuchungsgespräche: Mit allen Patienten wurden ausführliche Untersuchungsgespräche zur klinisch-psychiatrischen und klinisch-psychologischen Diagnostik geführt. Es handelte sich in der Regel um wenigstens 2–3 Gespräche. Ein zweiter Bestandteil der Untersuchungsgespräche war ein strukturelles Interview nach Konzepten von Kernberg (1984), das durchgeführt wurde, um relevante Aspekte der Selbst-Pathologie, der narzisstischen Regulation und der Objektbeziehungen zu erfassen. Die Ergebnisse dieses Interviews wurden in Form einer Kriterienliste festgehalten.

Die Fragebögen: Das umfangreiche Set an Fragebögen lässt sich unterteilen in selbstentwickelte bzw. aus dem Englischen übersetzte Spezialskalen für Störungen der Geschlechtsidentität sowie standardisierte und normierte Persönlichkeitsinventare und andere Persönlichkeitsfragebögen.

An *Spezialskalen* wurden eingesetzt:
• ein selbst-entwickelter Fragebogen zur Entwicklung der Geschlechtsidentitätsstörung (GD-Fragebogen),
• ein Fragebogen zur sexuellen Orientierung (Androphilia-Gynephilia-Index, AGI),
• ein Fragebogen zu Aspekten des Tragens gegengeschlechtlicher Kleidung („cross-

gender-fetishism scale", CGF). Die beiden letztgenannten Instrumente beruhen auf eigenen Übersetzungen von Fragebögen der Gender Identity Clinic des Clarke Institute of Psychiatry in Toronto (Blanchard 1985 b).

An *psychometrischen Standardverfahren* wurden angewendet:
- die deutsche Kurzform des Minnesota Multiphasic Personality Inventory (MMPI, Gehring, Blaser 1993),
- der 16-Persönlichkeits-Faktoren-Test (16 PF, Schneewind, Graf 1983),
- der Rosenzweig Picture-Frustration-Test (PFT, Rauchfleisch 1979),
- das Narzißmusinventar (NAI, Deneke, Hilgenstock 1989),
- die Symptom-Checkliste von Derogatis (SCL-90-R, Franke 1995),
- der Fragebogen zum Körperbild (FKB-20, Clement, Löwe 1996) sowie
- der Fragebogen zur Beurteilung des eigenen Körpers (FbeK, Strauß, Richter-Appelt 1996).

Ergänzend wurden – wenn möglich – fremdanamnestische Informationen über enge Bezugspersonen und Kollegen, d.h. beispielsweise Hausärzte oder auch Psychiater und Psychotherapeuten, eingeholt. Es wurde zudem angestrebt, die Bestimmung der relevanten endokrinologischen Parameter (vor etwaiger gegengeschlechtlicher Hormonbehandlung) zu veranlassen und ggf. eine weitergehende somatische Abklärung in die Wege geleitet. Die in die Studie einbezogenen Patienten hatten Zugang zu regelmäßiger Betreuung in unserer Poliklinik, wobei die kontinuierliche Behandlung selbst aus Kapazitätsgründen sowie aufgrund der Entfernung z.T. durch auswärtige zumeist niedergelassene Kollegen stattfand, mit denen eine konstruktive Zusammenarbeit angestrebt wurde. Mit Hilfe dieser intensiven Anbindung sollten neben einer kompetenten Betreuung die Voraussetzungen dafür geschaffen werden, die einbezogenen Personen in ihrem weiteren Werdegang erfassen zu können.

Die Bestandteile der Verlaufsuntersuchung

Die Verlaufsuntersuchung beinhaltete wiederum ein ausführliches klinisches Interview, außerdem wurden die geschlechtsidentitätsgestörten Teilnehmer der Studie gebeten, einen Erhebungsbogen mit vorgegebenen Kategorien auszufüllen. Die Untersuchung erfolgte dabei möglichst persönlich, konnte dies nicht realisiert werden ggf. auch telefonisch. Gelang es trotz mehrfacher Anschreiben bzw. Anrufe gar nicht, die Studienteilnehmer zu erreichen oder waren diese nicht zur Teilnahme zu motivieren, wurde u.U. versucht, über die Hausärzte oder die ambulanten Therapeuten fremdanamnestische Angaben über den zwischenzeitlichen Werdegang einzuholen; in einigen Fällen erfolgte diesbezüglich ergänzend auch eine Kontaktaufnahme mit den Angehörigen. Unter Zugrundelegung der hierbei erhobenen Daten wurde dann eine Einschätzung vorgenommen im Hinblick auf die verschiedenen Aspekte der Geschlechtsdysphorie, den Status der Geschlechtsumwandlung sowie die rechtliche Situation zum Zeitpunkt der Verlaufsuntersuchung vor, wobei diese in einem selbstentworfenen Auswertungsbogen entsprechend den vorgegebenen Kriterien dokumentierte wurde. Des weiteren wurde über jede/n geschlechtsidentitätsgestörte/n Studienteilnehmer/in ein ausführlichen ärztlicher Verlaufsbericht erstellt. Darüber hinaus wurde bei der Verlaufsuntersuchung wiederum eine Batterie von selbstentwickelten und standardisierten psychometrischen Fragebogen inklusive des 16-Persönlichkeits-Faktoren-Test (16 PF, Schneewind, Graf 1983), der Symptom-Checkliste von Derogatis (SCL-90-R, Franke 1995), des Fragebogen zum Körperbild (FKB-20, Clement, Löwe 1996) sowie die Checkliste zur Lebenszufriedenheit (CLL), eine unter Zugrundelegung der Konzepte von Fugl-Meyer (1997) zusammengestellte Fragebogenliste zur Abbildung zentraler Aspekte der Lebenszufriedenheit, eingesetzt.

Beschreibung der Stichprobe

Die den folgenden Datenanalysen zugrundeliegende Stichprobe besteht aus 64 konsekutiven Patienten. Vor Darstellung der wesentlichen Charakteristika unserer Stichprobe ist darauf hinzuweisen, dass die Gruppe der geschlechtsidentitätsgestörten biologischen Männer in der Mehrzahl der folgenden Auswertungen nach der sexuellen Orientierung in androphile und gynäphile Männer unterteilt wird. Dieses Vorgehen begründet sich auf eigenen (Hartmann, Becker, Rüffer 1997) sowie auf den Erfahrungen anderer Zentren (Blanchard, Clemmensen, Steiner 1987), dass sich die klinisch relevanten Merkmale der biologischen Männer in erheblichem Maße nach der jeweils vorherrschenden sexuellen Orientierung unterscheiden. Es ist mithin sinnvoll, diesen Umstand auch angemessen zu berücksichtigen, da sonst eine wichtige Varianzquelle unberücksichtigt bleibt. Da die geschlechtsidentitätsgestörten biologischen Frauen fast ausnahmslos erotisch auf Frauen orientiert, also gynäphil sind, erübrigt sich bei diesen eine entsprechende Differenzierung. Eine weitere Vorbemerkung betrifft die Sprachregelung: zur Vereinfachung wird in der Ergebnisdarstellung jeweils das biologische Geschlecht der Patienten als Basis genommen. Auf diese Weise lassen sich die ansonsten im Text verwendeten aber etwas umständlichen Formulierungen wie „Mann-zu-Frau-Transsexuelle" vermeiden und die Lesbarkeit des Textes verbessern.

Unter Berücksichtigung der Geschlechterverteilung und der sexuellen Orientierung zeigt sich, dass die Stichprobe mit N = 19 Frauen, N = 23 androphilen Män-

Tabelle 3. Übersicht über die wichtigsten soziodemographischen Merkmale (Angaben in %)

Merkmal	Frauen	androphile Männer	Männer Gesamt	gynäphile
Zivilstand:				
ledig	100,0	91,3	63,6	84,4
verheiratet		8,7	22,7	10,9
geschieden			13,6	4,7
Zuletzt besuchter Schultyp:				
Sonderschule/Hauptschule	52,6	66,7	33,4	50,8
Realschule	21,1	14,3	19,0	18,0
Gymnasium	21,1		14,3	11,5
Hochschule/Uni	5,3	19,0	33,3	19,7
Ausgeübter Beruf:				
Arbeiter/Facharbeiter	23,5	20,0	15,8	19,6
Angestellter/Beamter	11,8	25,0	42,1	26,8
Selbständiger		5,0		1,8
Auszubildender/Student	23,5	5,0	5,3	10,7
Hausfrau/Rentner	5,9	5,0	10,5	7,1
ohne Beruf	35,3	40,0	26,3	33,9
Lebensunterhalt:				
Berufstätig (voll/teilzeit)	44,4	47,8	59,1	50,7
Sozialhilfe	11,1	8,7		6,3
Arbeitslosenunterstützung/-hilfe	22,2	26,1	22,7	23,8
Rente/Pension		8,7	4,5	4,8
durch Partner/sonstige	22,3	8,7	13,6	14,2

ner und N = 22 gynäphilen Männer in drei etwa gleich große Gruppen unterteilt ist.

Das Durchschnittsalter der Gesamtstichprobe bei Erstkontakt betrug 34,2 Jahre (s = 9,7). Den im Schnitt deutlich älteren geschlechtsidentitätsgestörten gynäphilen Männern (m = 40,8, s = 10,9) stehen mit den geschlechtsidentitätsgestörten androphilen Männern (m = 32,9, s = 6,9) und den geschlechtsidentitätsgestörten Frauen (m = 28,1, s = 6,4) zwei jüngere Gruppen gegenüber. Die Altersunterschiede sind hochsignifikant ($F_{(2,61)}$ = 12,2, p < 0.01) und die post-hoc-Tests zeigen, dass lediglich der Unterschied zwischen den geschlechtsidentitätsgestörten Frauen und den geschlechtsidentitätsgestörten androphilen Männern nicht signifikant ist.

Tabelle 3 fasst die wichtigsten soziodemographischen Merkmale dieser Stichprobe zusammen. Alle Zahlenangaben sind Gruppenprozente.

Tabelle 3 zeigt, dass die in dieser Untersuchung berücksichtigten Patienten überwiegend ledig waren und erwartungsgemäß nur die geschlechtsidentitätsgestörten

gynäphilen Männer häufiger verheiratet waren. Das Bildungsniveau ist bei den geschlechtsidentitätsgestörten gynäphilen Männern deutlich, bei den geschlechtsidentitätsgestörten Frauen etwas höher als bei den geschlechtsidentitätsgestörten androphilen Männern. Das entspricht in der Gesamtstichprobe in etwa dem Bevölkerungsschnitt. Bemerkenswert ist, dass ca. ein Drittel der Stichprobe zum Zeitpunkt der Datenerhebung ohne Beruf bzw. Berufsausbildung ist und dieser Prozentsatz bei den geschlechtsidentitätsgestörten androphilen Männern mit 40% besonders hoch ist. Damit korrespondierend ist nur die Hälfte der Patienten berufstätig, wobei dieser Anteil bei den geschlechtsidentitätsgestörten gynäphilen Männern deutlich höher ist als in den beiden anderen Gruppen. Der Anteil der auf Arbeitslosenunterstützung/-hilfe angewiesenen Personen ist mit knapp 24% deutlich höher als die durchschnittliche Arbeitslosenquote, so dass die hier einbezogene Klientel im Bereich Lebensunterhalt und Berufstätigkeit insgesamt schlechter gestellt ist.

3.3 Die Ergebnisse der Basisdiagnostik

3.3.1 Die standardisierten Testverfahren

Das Minnesota Multiphasic Personality Inventory (MMPI)

Beim MMPI, der hier in der deutschen Kurzform (Gehring, Blaser 1993) eingesetzt wurde, handelt es sich um ein seit langem erprobtes mehrdimensionales Persönlichkeitsinventar, das in der Ausrichtung seiner Subskalen an die traditionelle psychiatrische Krankheitslehre angelehnt ist und über eine gute Diskriminationsfähigkeit im Bereich psychopathologischer Fragestellungen verfügt. Obwohl der MMPI wegen bestimmter konstruktiver Besonderheiten und einiger Itemformulierungen nicht unumstritten ist, wurde er in dieser Studie eingesetzt, da er eine gewisse Vergleich-

barkeit mit anderen – vor allem älteren – Untersuchungen gewährleistet. Darüber hinaus ist er eines der wenigen „Breitspektrum-Verfahren" im klinischen Bereich und erlaubt durch seine Validitätsskalen eine gewisse Abschätzung von Verfälschungstendenzen (Simulation/Dissimulation) oder mangelnder Sorgfalt in der Testbearbeitung.

Die Ergebnisse der Validitätsskalen zeigen, dass alle Werte für die Gesamtgruppe unter der Grenze von T = 60 liegen und die Resultate insgesamt interpretierbar sind.

Zur besseren Übersichtlichkeit ist der Profilverlauf für die drei Gruppen in Abbildung 1 graphisch dargestellt. Die Ergebnisse des MMPI lassen deutliche Abwei-

Tabelle 4. Mittlere T-Werte und Standardabweichungen der klinischen Skalen des MMPI

Skala	Frauen		androphile Männer		gynäphile Männer		gesamt	
	M	SD	M	SD	M	SD	M	SD
HS	59,94	14,58	61,52	14,76	61,72	13,00	61,13	13,88
D	61,06	13,53	63,17	12,24	63,55	12,23	62,68	12,46
HY	64,03	12,80	66,43	13,27	65,64	13,27	65,43	12,95
PD	61,36	8,82	66,76	10,91	65,04	8,03	64,55	9,44
MF	60,06	9,26	72,76	9,96	69,48	10,13	67,83	11,00
PA	60,39	7,94	65,36	14,18	58,98	10,02	61,59	11,31
PT	56,61	12,41	65,67	15,62	62,14	14,86	61,72	14,68
SC	59,03	10,24	67,71	17,46	59,73	11,61	62,27	13,94
MA	54,17	9,05	57,81	9,93	55,00	6,01	55,72	8,43
SI	52,19	9,30	60,74	11,30	59,77	12,12	57,87	11,51

chungen vom Normbereich für die Mehrzahl der klinischen Skalen erkennen. Die deutliche Abweichung in der MF-Skala (maskulin-feminin Interessen-Skala), die die grundlegenden geschlechtsassoziierten Interessenverteilungen erfasst, ist angesichts der Grundproblematik dieser Klientel nicht verwunderlich, wobei die sehr viel geringere Normabweichung bei den Frauen auffällt und im Vergleich zu den Männern als weniger forcierte Ausrichtung an den üblichen Rollenerwartungen des Wunschgeschlechts interpretiert werden kann.

Alle drei Gruppen weisen erhöhte Werte in der „neurotischen Trias", den Skalen HS (Hypochondrie), D (Depression) und HY (Hysterie) auf, die in der deutschen Version des MMPI als die zuverlässigsten Skalen gelten. Diese Resultate sprechen für eine verstärkte neurotische Symptombela-

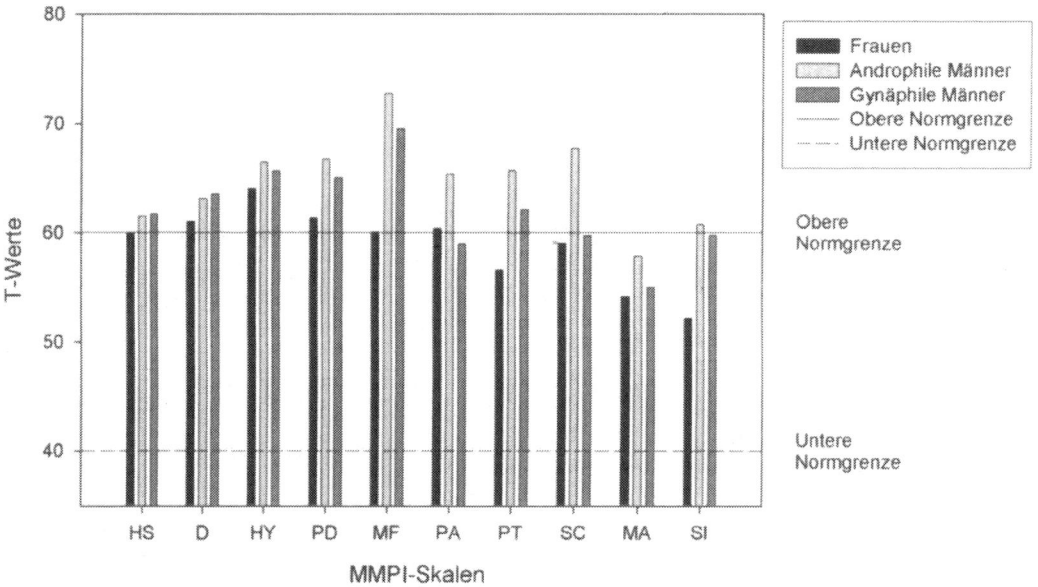

Abb. 1. Die Ergebnisse des MMPI

stung in Gestalt von Gefühlen der Besorgtheit, Angespanntheit und Unzulänglichkeit, von Somatisierungstendenzen, psychischen Problemen und einer Neigung zu dramatisierender Ausgestaltung sowie von ausgeprägten Gesundheitssorgen und körperlichen Beschwerden bei begrenzter Einsicht in die emotionale Basis der Symptome.

Ebenfalls in allen Gruppen erhöht, wenn auch bei den Frauen nur marginal, sind die Werte für die Skala PD (Psychopathie), bei deren Interpretation man aber bedenken muss, dass diese Skala (ebenso wie die Skala SC, s.u.) sensitiv für unkonventionelle, normabweichende Subgruppen ist. Klinisch lässt diese Skala eine Tendenz zur Impulsivität und Aggressivität erkennen, zu individualistischem Verhalten und zur Nichtbeachtung sozialer Normen. Wie Abbildung 1 zeigt, gibt es auch in anderen klinischen Skalen Abweichungen, die sich jedoch auf einzelne Subgruppen beschränken. Tabelle 5 enthält daher zunächst die Ergebnisse der varianzanalytischen Überprüfung auf signifikante Gruppenunterschiede, in die zur besseren Übersichtlichkeit nur die signifikanten Ergebnisse, bzw. die Skalen, für die zumindest ein Trend erkennbar ist, aufgenommen wurden.

Tabelle 5 zeigt, dass neben der Skala MF (maskulin-feminin Interessen Skala) nur die Unterschiede in der Skala SI (soziale Introversion) statistisch signifikant sind, für die Skala SC (Schizoidie) ergibt sich eine Tendenz. Die post-hoc-Vergleiche (Scheffé-Test) lassen erkennen, dass in beiden Skalen die Frauen niedrigere Werte als die androphilen Männer haben. In der klinischen Interpretation bedeutet das, dass androphile Männer insgesamt und besonders im Vergleich zu den Frauen im MMPI psychopathologisch auffällig sind. Neben den bereits dargestellten Abweichungen zeigen die erhöhten Werte in der Skala PA (Paranoia), dass sich in dieser Gruppe vermehrt Tendenzen zu Misstrauen, Überempfindlichkeit und erhöhtem Selbstbezug finden. Daneben gibt es vermehrt Ängste und übermäßige Besorgnis, ein geringes Selbstvertrauen und Selbstzweifel, hohe Anforderungen an die eigene Person sowie Angst vor emotionalen Bindungen (Skala PT, Psychasthenie). Die erhöhten Werte in der Skala SC (Schizoidie) schließlich lassen eine erhöhte Tendenz zu Eigensinnigkeit, zur Unzufriedenheit mit sich selbst und anderen Menschen sowie zu ungewöhnlichen Denken erkennen.

Im MMPI ergeben sich für die Stichprobe also insgesamt deutliche Zeichen für eine erhöhte psychopathologische Symptombelastung, die in der Gesamtstichprobe primär die „neurotische Trias" aus den Skalen Hypochondrie, Depressivität und Hysterie betrifft. Betrachtet man die drei Untergruppen, so sind die Männer psychisch gestörter als die Frauen. Die androphilen Männer weisen das insgesamt auffälligste Profil im MMPI auf, da in dieser Gruppe in der Mehrzahl der Skalen erhöhte Werte auftreten.

Der 16 Persönlichkeitsfaktoren-Test (16 PF)

Der 16 PF ist ein international vielfach verwendeter und erprobter Test zur mehrdimensionalen Persönlichkeitsdiagnostik, der zur Erfassung zentraler Dimensionen der Persönlichkeitsstruktur geeignet ist. Die theoretischen Grundannahmen, auf denen

Tabelle 5. Ergebnis der Varianzanalysen für die MMPI-Skalen

Skala	Freiheitsgrade	F-Wert	Signifikanz
MMPI-MF	2,58	8,596	0.001
MMPI-SC	2,58	2,582	0.084
MMPI-SI	2,58	3,394	0.040

der 16 PF beruht, lassen sich der Gruppe der faktorenanalytischen Persönlichkeitstheorien zuordnen. Die nach psychometrischen Gesichtspunkten entwickelte deutschsprachige Version des Tests (Schneewind, Graf 1983) besteht aus 192 Items, die 16 Primärdimensionen der Persönlichkeit erfassen sollen. Aus diesen (untereinander korrelierten) Primärdimensionen wurden dann fünf Sekundärfaktoren gebildet, die im Sinne globalerer Persönlichkeitsdimensionen zu interpretieren sind. Der 16 PF wurde in das Instrumentarium dieser Studie aufgenommen, um Anhaltspunkte über zentrale Persönlichkeitseigenschaften der untersuchten Patienten zu erhalten. Die Tabellen 10 und 11 enthalten die mittleren Sten-Werte (Sten = Standard-Ten-Skala, Durchschnittbereich: Sten 4–7) und Standardabweichungen der Primärdimensionen und Sekundärfaktoren des 16 PF. Da im Text vorwiegend die normabweichenden Werte kommentiert werden, werden vorab zur besseren Orientierung die polaren Skalenbenennungen der deutschen Version für alle Skalen aufgeführt (Tabelle 9).

Niedrige Sten-Werte entsprechen der linken Skalenkennzeichnung, hohe der rechten. Ebenfalls zur besseren Orientierung werden Werte außerhalb des Normbereichs durch Fettdruck hervorgehoben.

Abbildung 2 stellt zur besseren Veranschaulichung die Profile der drei Gruppen der Stichprobe für die Primärdimensionen des 16 PF dar. Die graphische Darstellung und die Tabellen zeigen, dass sich insgesamt nur relativ wenige Abweichungen vom statistischen Normbereich finden. Für die Gesamtstichprobe gibt es Abweichungen nur in den Primärdimensionen C (in Richtung emotionale Störbarkeit) und I (in Richtung Sensibilität). Bei den Sekundärfaktoren liegt lediglich der Faktor QIV (in Richtung geringe Entschlussbereitschaft) außerhalb des Durchschnittsbereichs. Abbildung 2 verdeutlicht darüber hinaus, dass das 16 PF-Profil der Frauen bis auf die Dimension E (erhöhte Selbstbehauptung) vollständig im Normbereich liegt, d.h. dass die weiblichen Patienten der Stichprobe in ihren am 16 PF gemessenen Persönlichkeitseigenschaften somit im Vergleich zu ih-

Tabelle 6. Übersicht über die Skalen des 16 PF

Primärdimension A:	Sachorientierung vs. Kontaktorientierung
Primärdimension B:	konkretes Denken vs. abstraktes Denken
Primärdimension C:	emotionale Störbarkeit vs. emotionale Widerstandsfähigkeit
Primärdimension E:	soziale Anpassung vs. Selbstbehauptung
Primärdimension F:	Besonnenheit vs. Begeisterungsfähigkeit
Primärdimension G:	Flexibilität vs. Pflichtbewusstsein
Primärdimension H:	Zurückhaltung vs. Selbstsicherheit
Primärdimension I:	Robustheit vs. Sensibilität
Primärdimension L:	Vertrauensbereitschaft vs. skeptische Haltung
Primärdimension M:	Pragmatismus vs. Unkonventionalität
Primärdimension N:	Unbefangenheit vs. Überlegtheit
Primärdimension O:	Selbstvertrauen vs. Besorgtheit
Primärdimension Q1:	Sicherheitsinteresse vs. Veränderungsbereitschaft
Primärdimension Q2:	Gruppenverbundenheit vs. Eigenständigkeit
Primärdimension Q3:	Spontaneität vs. Selbstkontrolle
Primärdimension Q4:	innere Ruhe vs. innere Gespanntheit
Sekundärfaktor QI:	geringe Normgebundenheit vs. hohe Normgebundenheit
Sekundärfaktor QII:	geringe Belastbarkeit vs. hohe Belastbarkeit
Sekundärfaktor QIII:	geringe Unabhängigkeit vs. hohe Unabhängigkeit
Sekundärfaktor QIV:	geringe Entschlussbereitschaft vs. hohe Entschlussbereitschaft
Sekundärfaktor QV:	geringe Kontaktbereitschaft vs. hohe Kontaktbereitschaft

Tabelle 7. Mittlere Sten-Werte und Standardabweichungen der Primärdimensionen des 16 PF

Skala	Frauen		androphile Männer		gynäphile Männer		gesamt	
	M	SD	M	SD	M	SD	M	SD
A	5,00	2,10	6,26	1,66	5,24	1,70	5,57	1,85
B	6,38	2,10	5,52	1,70	6,76	1,55	6,18	1,82
C	4,56	1,97	**2,65**	1,77	**2,95**	1,69	**3,27**	1,94
E	**7,19**	2,14	4,70	2,12	4,90	1,92	5,43	2,29
F	5,94	1,29	4,78	1,88	4,57	1,83	5,02	1,79
G	4,81	1,42	4,96	1,71	**3,76**	2,05	4,50	1,83
H	5,88	1,50	**3,83**	1,99	**3,76**	2,34	4,35	2,18
I	4,00	2,16	**8,96**	1,52	**7,19**	2,29	**7,02**	2,79
L	6,13	2,19	5,52	1,93	5,76	1,55	5,77	1,86
M	6,31	2,41	6,70	1,94	6,81	1,99	6,63	2,07
N	4,69	1,82	4,83	1,90	5,10	1,81	4,88	1,82
O	5,25	2,14	**7,35**	2,14	**7,05**	2,16	6,68	2,29
Q1	6,69	1,82	5,70	1,94	6,10	2,00	6,10	1,94
Q2	5,75	2,46	5,78	2,43	6,43	2,13	6,00	2,32
Q3	5,25	1,44	4,09	1,83	**3,52**	1,66	4,20	1,78
Q4	4,63	1,89	5,87	1,84	6,05	2,18	5,60	2,04

ren Referenzgruppen keinerlei Auffälligkeiten aufweisen. Das Bild bei den Männer sieht anders aus, wenngleich sich auch hier, bis auf zwei Ausnahmen, nur wenige und geringradige Normabweichungen ergeben haben. Abweichungen gibt es bei den androphilen und gynäphilen Männern in der Skala C (in Richtung emotionale Störbarkeit) und in der Skala I (in Richtung Sensibilität), wobei hier die androphilen Männer einen deutlich höheren Wert aufweisen. Geringradige Abweichungen vom Durchschnittsbereich finden sich bei den gynäphilen Männern noch in der Dimension G (in Richtung Flexibilität) und in beiden männlichen Gruppen in der Dimension H (in Richtung Zurückhaltung) und O (in Richtung Besorgtheit). Eine weitere Abweichung zeigt sich schließlich bei den gynäphilen Männer in Dimension Q3 (in Richtung Spontanität).

Die Sekundärfaktoren des 16 PF sind bei den Frauen alle im Normbereich, während bei den Männern einige, wieder überwiegend geringgradige Abweichungen vorliegen. Diese betreffen bei den gynäphilen Männern den Faktor QI (in Richtung geringe Normgebundenheit) und in beiden Männergruppen die Faktoren QIII (in Richtung geringe Unabhängigkeit) und QIV (in

Tabelle 8. Mittlere Sten-Werte und Standardabweichungen der Sekundärfaktoren des 16 PF

Skala	Frauen		androphile Männer		gynäphile Männer		gesamt	
	M	SD	M	SD	M	SD	M	SD
QI	4,75	1,95	4,70	1,74	**3,86**	1,68	4,42	1,80
QII	6,00	1,67	4,35	1,67	4,62	2,25	4,88	1,98
QIII	6,06	1,81	**3,83**	2,33	**3,95**	1,80	4,47	2,21
QIV	6,81	2,23	**1,87**	1,01	**3,14**	1,98	**3,63**	2,65
QV	5,50	2,19	4,52	2,25	4,48	1,94	4,77	2,14

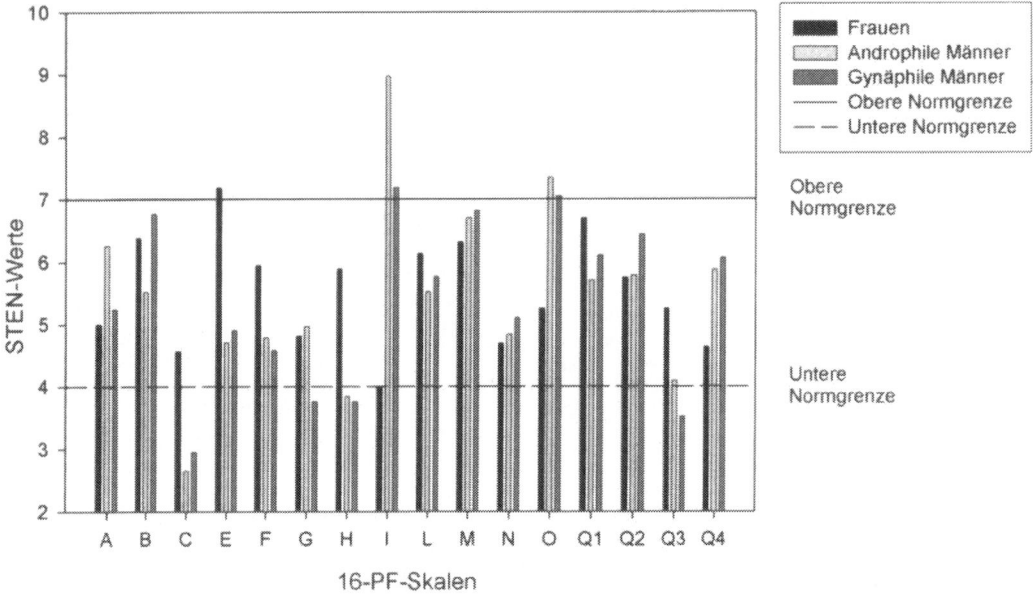

Abb. 2. Die Ergebnisse des 16-PF

Richtung geringe Entschlussbereitschaft), wobei die letzte Abweichung wieder bei den androphilen Männern deutlich stärker ausgeprägt ist.

Die Ergebnisse der varianzanalytischen Überprüfung statistisch signifikanter Gruppenunterschiede in den Primärdimensionen des 16 PF ist in Tabelle 9 zusammengefasst. Die Post-Hoc-Vergleiche zeigen, dass die Tendenz in Skala A auf höhere Werte der androphilen Männer (in Richtung Kontaktorientierung) im Vergleich zu den Frauen und gynäphilen Männern zurückgeht. In Skala C haben die androphilen Männer signifikant niedrigere Werte (in Richtung emotionale Störbarkeit) als die Frauen, in Skala F haben die gynäphilen Männer signifikant niedrigere Werte (in Richtung Be-

sonnenheit) als die Frauen (in Richtung Begeisterungsfähigkeit) und in Skala I haben die androphilen Männer signfikant höhere Werte (in Richtung Sensibilität) als die Frauen und die gynäphilen Männer.

Resümiert man das Ergebnis des 16 PF, so ist festzuhalten, dass einem praktisch vollständig der statistischen Norm entsprechenden Persönlichkeitsprofil bei den Frauen deutliche, wenn auch überwiegend geringgradige, Normabweichungen in beiden männlichen Gruppen gegenüberstehen. Hervorzuheben ist bei den Männern der Stichprobe demnach vor allem die erhöhte emotionale Störbarkeit, die sich nach der Skalendefinition in einem stärkeren Gefühl der Beunruhigung, stärkerem Ärger über alltägliche Schwierigkeiten, einer schlech-

Tabelle 9. Ergebnis der Varianzanalysen für die Primärdimensionen des 16 PF

Skala	Freiheitsgrade	F-Wert	Signifikanz
A	2, 57	2,524	0.089
C	2, 57	4,152	0.021
F	2, 57	3,659	0.032
I	2, 57	10,137	0.000

teren Bewältigung von Enttäuschungen und einer erhöhten Neigung, in kritischen Situationen aufzugeben, äußert. Darüber hinaus gibt es bei den Männern eine erhöhte Flexibilität im Sinne einer Orientierung an eigenen Standards und einem an den eigenen Bedürfnissen ausgerichteten Verhaltensstil sowie einer erhöhten Zurückhaltung im Gepräge eines vorsichtigen und gehemmten Gefühlsausdrucks und einer Tendenz zum sozialen Rückzug. Die bei den gynäphilen Männern leicht, bei den androphilen dagegen deutlich erhöhte Sensibilität lässt Persönlichkeitseigenschaften wie Feinfühligkeit, ästhetisches Empfinden und Gefühlsorientierung erkennen, aber auch eine fordernde Ungeduld, einen Drang nach Aufmerksamkeit und Zuneigung sowie einen eher intuitiven, Verantwortung und Festlegungen ausweichenden Verhaltensstil. Das Eigenschaftsprofil der Männer wird komplettiert durch eine (geringgradig) erhöhte Besorgtheit, zu der auch eine Tendenz zur Entmutigung und eine erhöhte Kritikempfindlichkeit gehören, sowie bei den gynäphilen Männern eine verstärkte Spontaneität im Sinne eines an der augenblicklichen Bedürfnislage ausgerichteten, wenig vorausplanenden und eher sprunghaften Verhaltensstils.

Der Rosenzweig Picture-Frustration Test (PFT)

Der Picture-Frustration Test (PFT) wurde vor ca. 50 Jahren von Rosenzweig (1948) entwickelt und ist eines der bekanntesten und international am häufigsten angewendeten semi-projektiven Testverfahren. Es gehört zu den sogenannten projektiven Verfahren, weil in seinem Grundprinzip davon ausgegangen wird, dass in die Bearbeitung der Testaufgaben Stimmungen, implizite Annahmen oder unbewusste Tendenzen einfließen, gleichsam in den Wahrnehmungsgegenstand „projiziert" werden. Eben diese Projektionen sind die entscheidenden Zielgrößen des Tests, der so – anders als standardisierte, mit geschlossenen Antwort-

skalen arbeitende Fragebögen – in „Tiefenschichten" der Persönlichkeit vorzudringen versucht und untergründige Dynamiken und unbewusste Wünsche und Ängste erfassen möchte. Der PFT ist semiprojektiv, da er im Unterschied zum Rorschach-Test oder zum TAT einen wesentlich höheren Strukturierungsgrad und eine geringere thematische Bandbreite besitzt, was wiederum seine Aussagekraft und seine Präzision erhöht. Der PFT misst die *psychische Belastbarkeit* und die *Frustrationstoleranz* eines Probanden im Umgang mit *frustrierenden Situationen*. Bei den frustrierenden Stimuli gibt es „Ich-blockierende", in denen ein Hindernis den Probanden hemmt, enttäuscht oder behindert, und „Über-Ich-blockierende" Situationen, in denen der Proband durch eine andere Person beschuldigt, angeklagt oder getadelt wird. Die Antworten des Probanden werden anhand eines „Signierungskataloges" ausgewertet und analysiert, der auf einer von Rosenzweig entwickelten Frustrationstheorie beruht. In diesem Modell unterscheidet Rosenzweig drei grundlegende *Reaktionstypen* im Umgang mit frustrierenden Situationen, die er als Obstacle-Dominance (O-D: der Frustrationscharakter der Situation steht ganz im Vordergrund), Ego-Defense (E-D: der Bezug auf das eigene Ich in Form von Aggression, Konzilianz oder Selbsttadel überwiegt) und Need-Persistence (N-P: der Druck zur Lösung der Situa- tion überwiegt) bezeichnet. Darüber hinaus unterscheidet Rosenzweig drei *Aggressionsrichtungen*, für die er die Begriffe Extrapunitivität (Kategorie E: Aggressionen werden überwiegend gegen die Außenwelt gerichtet), Intropunitivität (Kategorie I: die aggressiven Impulse werden gegen die eigene Person gerichtet) und Impunitivität (Kategorie M: Aggressionen werden durch Bagatellisierung, Sich-Fügen oder Konzilianz umgangen) geprägt hat. Aus diesen Reaktionstypen und Aggressionsrichtungen wird eine Matrix von neun Auswertungsfaktoren aufgespannt, zu denen noch zwei weitere Varianten und einige spezielle Indizes hinzukommen, die hier außer Acht gelassen werden können. Der Test erlaubt so einen differenzierten Überblick über die vorherrschenden Reaktionstendenzen und den Verhaltensstil einer Person im Umgang mit Frustration und Aggression. Der PFT wurde 1979 von Rauchfleisch für den deutschen Sprachraum neu normiert und mit einem Auswertungsblatt ausgestattet, wodurch eine zuverlässigere und objektivere Anwendung möglich gemacht wurde. Der PFT wurde in dieser Studie verwendet, da er aufgrund seiner thematischen Zielrichtung für das Problemfeld von besonderem Interesse erschien und aufgrund seines semi-projektiven Charakters Zugangsmöglichkeiten in weniger bewusste und kontrolliert gesteuerte Dimensionen der Persönlichkeit eröffnen kann.

Tabelle 10 enthält die mittleren Stanine-Werte (Stanine = Standard-Nine-Skala, Normbereich von Stanine 4–6) und Standardabweichungen für die Haupt-Auswertungsfaktoren des PFT. Zur besseren Übersicht werden die Werte für die drei Reaktionstypen und Aggressionsrichtungen

vor den einzelnen Auswertungsfaktoren dargestellt und normabweichende Werte wieder durch Fettdruck hervorgehoben.

Zur besseren Übersicht sind in Abbildung 3 die Ergebnisse für die sechs Haupt-Kategorien des PFT graphisch dargestellt.

Ein Blick auf Tabelle 10 zeigt, dass in der Gesamtstichprobe nur minimale Abweichungen vom Normbereich existieren, was – wie auch Abbildung 3 erkennen lässt – darauf zurückzuführen ist, dass sich Normabweichungen zwischen den Gruppen teilweise nivellieren und insbesondere die gynäphilen Männer ein vollkommen normgerechtes Ergebnisprofil im PFT aufweisen. Es ist daher festzuhalten, dass sich die gynäphilen Männer im Umgang mit psychischen Belastungen und Frustrationen nicht vom durchschnittlichen Reaktionsstil ihrer Referenzgruppe unterscheiden.

Bei den androphilen Männern ergeben sich demgegenüber stärkere Abweichungen und die Frauen der Stichprobe weisen ein PFT-Profil auf, das sich deutlich von der jeweilig gültigen statistischen Norm unterscheidet. Betrachtet man bei den Frau-

Tabelle 10. Mittlere Stanine-Werte und Standardabweichungen der Kategorien und Faktoren des PFT

Skala	Frauen		androphile Männer		gynäphile Männer		gesamt	
	M	SD	M	SD	M	SD	M	SD
Kat. E	**3,88**	2,18	**3,86**	1,85	4,86	2,17	4,22	2,09
Kat. I	5,47	2,24	5,71	1,90	5,19	1,91	5,46	1,96
Kat. M	**6,29**	1,79	**6,05**	2,09	5,24	2,55	5,83	2,20
O-D	**2,82**	1,63	4,19	1,03	4,24	1,92	**3,81**	1,66
E-D	5,59	2,40	5,00	1,70	5,14	1,98	5,22	2,00
N-P	**6,41**	1,93	5,86	1,71	5,67	2,11	5,95	1,92
E'	**3,35**	1,11	4,10	1,51	4,81	1,89	4,14	1,64
I'	**3,35**	1,22	4,57	1,66	4,38	1,67	4,15	1,60
M'	4,47	1,87	4,81	2,14	4,48	1,86	4,59	1,94
E	4,12	2,37	**3,81**	1,63	4,76	2,10	4,24	2,04
I	**6,41**	2,09	**6,14**	1,59	5,29	1,90	5,92	1,89
M	**6,12**	2,23	**6,24**	1,64	5,38	2,44	5,90	2,12
E	**6,24**	1,95	5,86	2,06	5,52	2,02	5,85	2,00
I	5,59	1,97	5,29	1,71	5,19	2,04	5,34	1,88
M	5,71	2,47	5,43	1,72	5,24	2,21	5,44	2,10
E	5,47	1,91	4,57	1,57	**6,05**	1,68	5,36	1,80
I	**6,65**	1,80	**6,38**	1,80	5,19	1,81	**6,03**	1,88

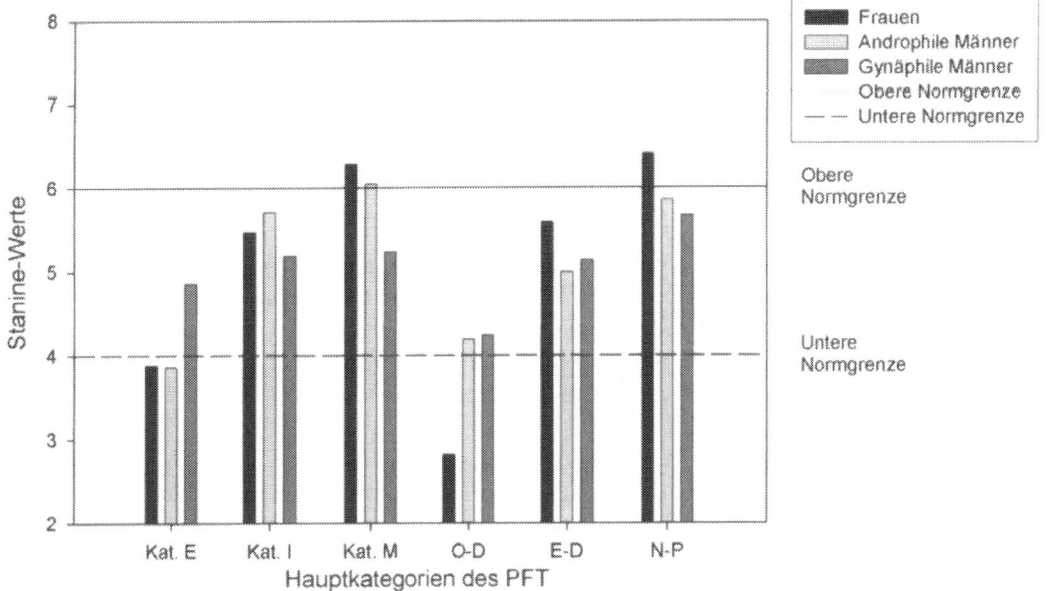

Abb. 3. Die Ergebnisse des Rosenzweig Picture-Frustration Test (PFT)

en zunächst die Haupt-Kategorien, so zeigt Abbildung 3, dass eine Tendenz besteht, den Frustrations- und Widerstandscharakter einer Situation nicht wahrzunehmen oder auszublenden, während gleichzeitig ein starker Bedürfnisdruck zur Lösung derartiger Situationen besteht und entsprechende psychosoziale Belastungssituationen nur schlecht „ausgehalten" werden können. Abbildung 3 zeigt weiter, dass bei den Frauen und den androphilen Männern die vorherrschenden Reaktionsstile darin bestehen, Auseinandersetzungen auszuweichen und Reaktionen weniger nach außen, sondern bevorzugt nach innen, gegen das eigene Ich zu richten. Die niedrigen Werte der Kategorie E lassen einen Mangel an sozial adäquater und erfolgreicher Durchsetzungsfähigkeit erkennen, während die hohen Werte der Kategorie M vermehrte Ausweich-, Bagatellisierungs- und Verdrängungstendenzen abbilden, ein Verhaltensstil, der sich auch so umschreiben lässt, dass man sich selbst und andere über den Frustrations- und Widerstandscharakter einer Situation hinwegzutäuschen versucht. Dabei

zeigen die erhöhten Werte im Auswertungsfaktor ‚E', dass diese Reaktionstendenzen von einer starken Anspruchshaltung an andere Menschen begleitet wird im Sinne von Erwartungen, dass andere die belastende Situation einer Lösung zuführen. Der ebenfalls bei den Frauen und androphilen Männern überdurchschnittlich ausgeprägte Faktor ‚I' beschreibt eine Reaktionstendenz im Umgang mit Schuldvorwürfen, die darin besteht, eine eigene Schuld nicht zu akzeptieren, sondern die Verantwortung abzulehnen und auf unvermeidbare Umstände zurückzuführen.

Tabelle 11 zeigt, dass sich nur für wenige Skalen des PFT statistisch signifikante Gruppenunterschiede ergeben haben. Die Post-Hoc-Tests lassen erkennen, dass im Auswertungsfaktor E' die Frauen signifikant niedrigere Werte als die gynäphilen Männer haben und somit weniger dazu neigen, den Frustrationscharakter einer Situation ernst zu werten bzw. sich davon blockieren zu lassen. Auch in der Kategorie O-D haben die Frauen niedrigere Werte als die gynäphilen Männer, was bereits interpre-

Tabelle 11. Ergebnis der Varianzanalysen für die Kategorien und Faktoren des PFT

Skala	Freiheitsgrade	F-Wert	Signifikanz
E'	2,56	3,189	0.049
O-D	2,56	2,698	0.076
E	2,56	4,089	0.022

tiert wurde, und der Unterschied im Faktor *E* geht schließlich darauf zurück, dass die gynäphilen Männer hier höhere Werte als die androphilen Männer aufweisen und somit eher dazu neigen, Schuldvorwürfe abzuwehren und Verantwortung zu leugnen.

Insgesamt lassen die Ergebnisse dieses komplexen Testverfahrens einige Normabweichungen und charakteristische Reaktionsstile der untersuchten Patienten im Umgang mit Belastungssituationen und Frustration und Aggression erkennen, wobei die gynäphilen Männer das (statistisch gesehen) unauffälligste und die Frauen das prononcierteste Profil aufweisen. Hervorzuheben ist die in allen Gruppen vorfindbare Tendenz, den frustrierenden und widerständigen Charakter von Situationen gering zu werten bzw. ganz auszublenden bei einer gleichzeitigen starken Bedürfnisspannung zur Lösung uneindeutiger oder belastender Situationen, eine Kombination, die dazu geneigt ist, einen Druck zu erzeugen in Richtung „irgend etwas zu tun". Die tatsächlichen Handlungsmöglichkeiten sind dabei speziell bei den Frauen und androphilen Männern eher begrenzt. Die Fähigkeit zur aktiven, sozial adäquaten, durchaus auch aggressiven Durchsetzung eigener Bedürfnisse ist gering ausgeprägt und es dominieren Reaktionsstile des Ausweichens, des Bagatellisierens oder Verleugnens von Frustrationen und Widerständen sowie ein auf die eigene Person gerichteter Reaktionstrend. Hinzu kommt, dass in diesen beiden Gruppen eine starke Erwartungshaltung an andere zur Lösung der Schwierigkeiten besteht. In diesen beiden Gruppen findet sich somit eine schwierige Kombination von starkem Lösungsdruck, unzureichender Einschätzung der tatsächlichen Widerstände oder Frustrationen und eher schlechten Handlungsmöglichkeiten.

Das Narzißmusinventar (NAI)

Das Narzißmus-Inventar (NAI) ist ein in der Abteilung für Psychosomatik und Psychotherapie der Universitäts-Klinik Hamburg (Deneke, Hilgenstock 1989) entwickeltes mehrdimensionales Fragebogenverfahren zur Erfassung von verschiedenen Aspekten des narzisstischen Persönlichkeitssystems. Das NAI soll theoretisch relevante Aspekte der Organisation und Regulation des narzisstischen Systems abbilden, soweit sie einer Selbstbeobachtung durch den Probanden zugänglich sind. Da diese Selbsteinschätzungsmöglichkeit Grenzen hat, eignet sich das NAI in erster Linie zur Ergänzung und Absicherung einer klinischen Urteilsbildung. In der theoretischen Fundierung des NAI fassen die Autoren den Begriff Narzissmus in Anlehnung an Mentzos (1984) im Sinne einer Systemkonzeption. Das narzisstische Subsystem ist im Persönlichkeitsgefüge für die Prozesse des Selbsterlebens und der Selbstwertregulation verantwortlich. „Narzisstisch" ist so nicht à priori ein psychopathologischer Terminus, sondern kennzeichnet Regulations- und Steuerungsvorgänge, die – in den verschiedensten Ausgestaltungen – bei jedem Menschen von zentraler Bedeutung sind. Die Elemente und Komponenten des narzisstischen Systems sind nach dieser Konzeption nicht isoliert, sondern bilden ein dynamisches, in komplexer Weise verknüpftes und aufeinander bezogenes Ganzes, das sich ständig reorganisiert. Das Selbstsystem wird als „organisiertes Weltmodell eines Menschen"

(Deneke, Hilgenstock 1989, S. 8) verstanden, dessen Elemente „alle seelisch-geistigen und motorischen Aktivitäten, die intern reprasentiert werden" (Deneke, Hilgenstock 1989, S. 8) umfassen, also bewusste und unbewusste Erinnerungen, Phantasien sowie alle subjektiv bedeutsamen „Objekterfahrungen" und „Objektimagines". Die in diesem System ständig ablaufenden Regulationsvorgänge sehen die Testautoren von zwei motivationalen Grundprinzipen bestimmt, einer auf das Erreichen von Ruhe-Gleichgewichtszuständen ausgerichteten Strebung (defensivintentional) und einer Strebung, die auf die Suche nach sensorisch-affektiver Stimulierung gerichtet ist (positiv-intentional). Für beide Grundprinzipien existieren verschiedene Zielbereiche wie die Befriedigung von körpernahen oder Sicherheitsbedürfnissen auf der einen und Neugier und die Suche nach neuen Erfahrungen auf der anderen Seite. Ein ungestörtes narzisstisches System ist gut austariert und verfügt über Regulationsmechanismen, um eine möglichst optimale Balance herzustellen. Das charakteristische Muster dieser zur Regulation eingesetzten Mechanismen bestimmt die Persönlichkeit und das Selbstbild eines Menschen entscheidend mit, ist der eigenen Introspektion prinzipiell zugänglich und bildet die Basis des NAI. Die insgesamt 18 einzelnen Skalen des NAI wurden faktorenanalytisch gebildet und vier Grunddimensionen zugeordnet und kennzeichnen die unterschiedlichen narzisstischen Regulationsmodi, die im NAI erfasst werden können. Zum leichteren Verständnis der folgenden Tabellen und Abbildungen wird zunächst eine Übersicht (Tabelle 12) über die Dimensionen und Skalenbezeichnungen des NAI präsentiert.

Bei der Interpretation von Tabelle 13 sowie der folgenden Abbildungen muss bedacht werden, dass im NAI flächentransformierte Normwerte (T-Werte), auf-

Tabelle 12. Übersicht über die Dimensionen und Skalen des NAI

Dimension I: Das bedrohte Selbst	
Skala OHS:	ohnmächtiges Selbst
Skala AIV:	Affekt-/Impulskontrollverlust
Skala DRP:	Derealisation/Depersonalisation
Skala BAH:	basales Hoffnungspotential
Skala KLS:	Kleinheitsselbst
Skala NEK:	negatives Körperselbst
Skala SOI:	soziale Isolierung
Skala ARR:	archaischer Rückzug
Dimension II: Das „klassisch" narzisstische Selbst	
Skala GRS:	Größenselbst
Skala SIS:	Sehnsucht nach idealem Selbstobjekt
Skala GLB:	Gier nach Lob und Bestätigung
Skala NAW:	narzisstische Wut
Dimension III: Das idealistische Selbst	
Skala AUI:	Autarkie-Ideal
Skala OBA:	Objekt-Abwertung
Skala WEI:	Werte-Ideal
Skala SYS:	symbiotischer Selbstschutz
Dimension IV: Das hypochondrische Selbst	
Skala HYA:	hypochondrische Angstbindung
Skala NAK:	narzisstischer Krankheitsgewinn

Tabelle 13. Mittlere T-Werte und Standardabweichungen der Skalen des NAI (Referenz: psychiatrische und psychosomatische Patienten)

Skala	Frauen		androphile Männer		gynäphile Männer		Gesamt	
	M	SD	M	SD	M	SD	M	SD
OHS	46,47	9,42	54,00	9,62	49,41	7,99	50,25	9,37
AIV	45,29	11,96	50,41	9,97	48,14	8,45	48,16	10,10
DRP	54,00	8,40	**59,59**	7,95	55,05	9,53	**56,42**	8,86
BAH	53,82	7,84	50,95	8,63	49,73	11,47	51,31	9,55
KLS	45,06	5,56	50,91	7,01	51,37	9,31	49,44	7,96
NEK	**62,47**	5,35	**66,05**	10,64	**62,68**	9,84	**63,84**	9,16
SOI	48,06	8,63	51,86	8,16	54,23	7,52	51,66	8,31
ARR	45,41	10,20	53,95	9,41	53,00	9,21	51,23	10,09
GRS	**57,17**	10,35	48,68	9,97	49,82	10,69	51,46	10,79
SIS	48,47	8,54	50,68	9,57	48,64	8,09	49,33	8,68
GLB	49,94	8,18	49,55	10,53	50,05	9,53	49,84	9,41
NAW	50,47	8,54	52,23	9,00	52,09	9,21	51,69	8,84
AUI	**56,94**	9,67	52,36	8,70	50,55	8,30	52,98	9,07
OBA	53,12	8,93	54,32	9,42	52,00	9,40	53,15	9,18
WEI	**58,29**	8,01	54,95	9,90	49,95	12,33	54,07	10,79
SYS	54,88	10,33	53,18	10,18	47,36	7,80	51,56	9,83
HYA	47,35	10,19	53,37	10,83	48,00	8,70	49,75	10,14
NAK	51,18	6,89	49,41	10,67	44,77	11,40	48,23	10,26

geteilt nach Alter und Geschlecht, bislang nur für eine Patientenstichprobe angeboten werden, die sich aus verschiedenen psychiatrischen und psychosomatischen Krankheitsbildern zusammensetzt. Vergleichswerte einer „Normalstichprobe" liegen lediglich in Form von Mittelwerten und Standardabweichungen vor. Die hier aufgeführten T-Werte (Durchschnittsbereich jeweils 40–60) beziehen sich also auf Patienten, d.h. T-Werte in der Größenordnung von 50 besagen, dass sich die untersuchte Stichprobe in dieser Skala nicht signifikant von psychiatrisch-psychosomatischen Patienten unterscheidet. Werte, die mehr oder minder deutlich über T = 55 liegen, lassen sich also – mit aller gebotenen Zurückhaltung – so interpretieren, dass die einbezogenen geschlechtsidentitätsgestörten Patienten in dieser Skala inhaltlich bedeutsam erhöhte Werte aufweisen. Entsprechend erhöhte Werte sind in Tabelle 16 markiert und in einem zweiten Schritt mit den Mittelwerten und Standardabweichungen der im Testmanual aufgeführten Analysen-

stichprobe von „Normalpersonen" verglichen. Dieser Mangel des NAI macht die Interpretation der Resultate zwar mühsamer, schränkt diese jedoch nicht grundsätzlich ein.

Abbildung 4 zeigt die mittleren T-Werte der drei Gruppen der hiesigen Stichprobe zunächst für die vier Dimensionen des NAI. Es ist deutlich, dass in den beiden Dimensionen ‚Das klassisch narzisstische Selbst' und ‚Das hypochondrische Selbst' keine Abweichungen vom Normbereich vorliegen. Tabelle 13 bestätigt dieses Bild, da in diesen beiden Dimensionen lediglich der erhöhte Wert der Frauen in der Skala ‚Größenselbst', die zur Dimension ‚Das klassisch narzisstische Selbst' gehört, auffällt. Dieser Regulationsmechanismus, der die eigene Person mit Vorstellungen besonderer Begabung und Attraktivität ausstattet sowie Größen- und Grandiositätsphantasien enthält, mit denen Kränkungen und Bedrohungen abgewehrt werden sollen, ist demnach bei den Frauen prononciert. Abbildung 4 zeigt darüber hinaus,

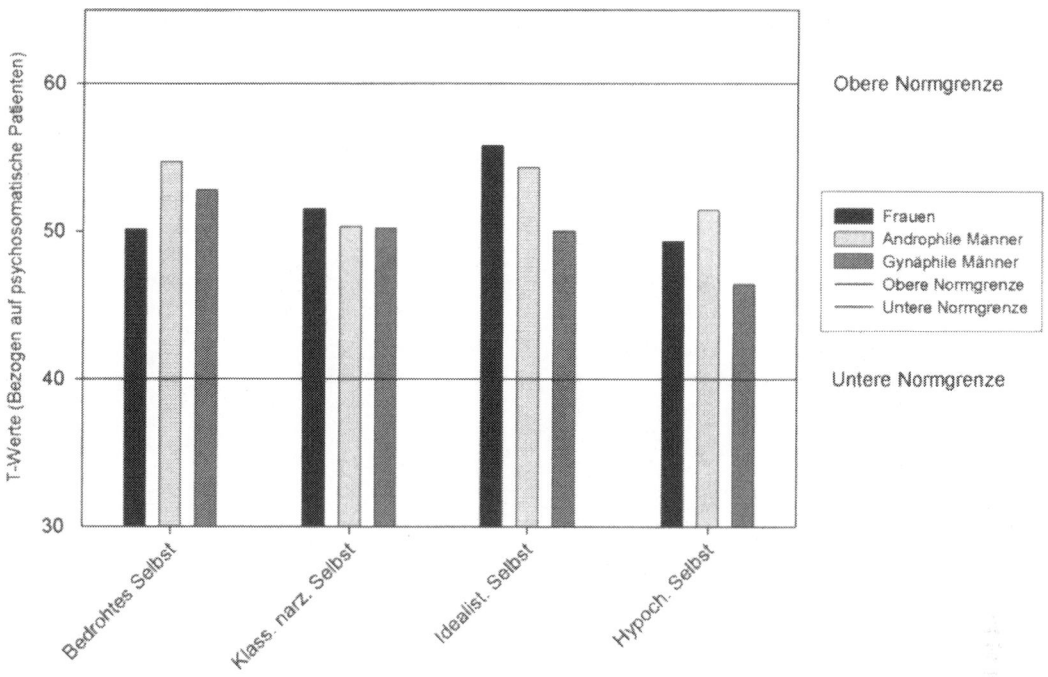

Abb. 4. Die 4 Dimensionen des Narzißmus-Inventars

dass sich in den beiden Dimensionen ‚Das bedrohte Selbst' sowie ‚Das idealistische Selbst' – zumindest in einzelnen Subgruppen – höhere Werte finden, so dass es loh- nenswert erscheint, diese beiden Dimensionen näher zu betrachten.

In Abbildung 5 sind daher die Resulta- te für die einzelnen Skalen der Dimensi-

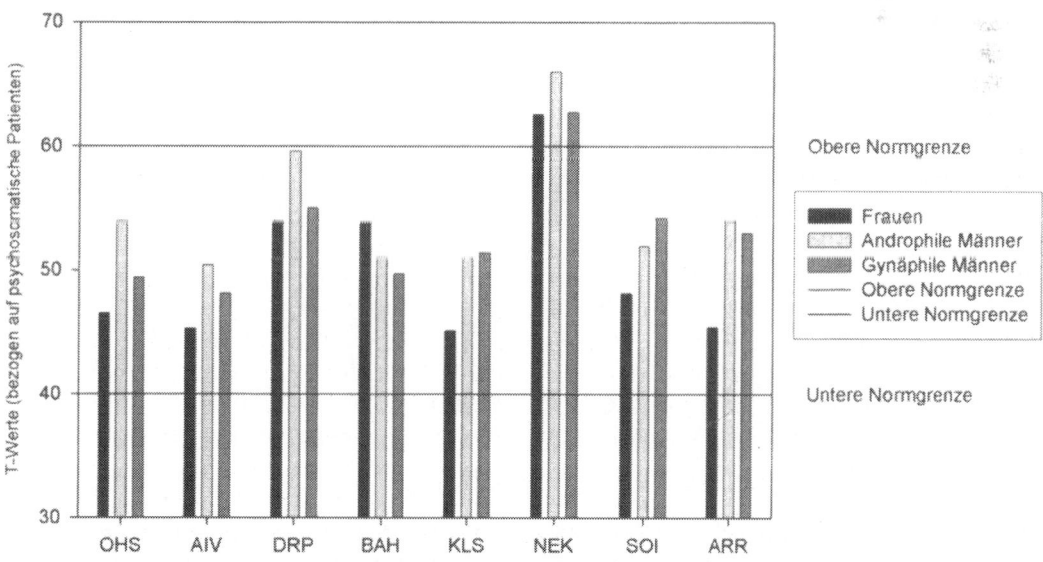

Abb. 5. Die Skalen der NAI-Dimension „Das bedrohte Selbst"

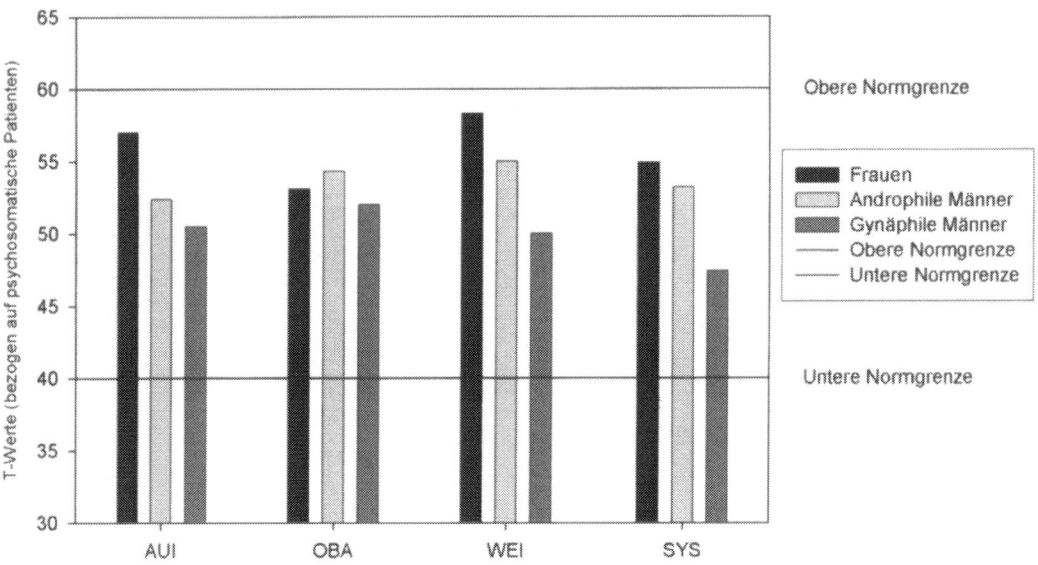

Abb. 6. Die Skalen der NAI-Dimension „Das idealistische Selbst"

on ‚Das bedrohte Selbst' dargestellt. Mit einem Sternchen sind Werte gekennzeichnet, die deutlich (mehr als eine Standardabweichung) vom Mittelwert der Analysenstichprobe aus Normalprobanden abweichen, somit in jedem Fall als relevante Auffälligkeit interpretierbar sind. Die klar erhöhten Werte in der Skala NEK (negatives Körperselbst) sind in Anbetracht der Kernproblematik unserer Patienten nicht verwunderlich. Im NAI wird dieser Regulationsmodus als Versuch interpretiert, „der totalen Selbstentleerung und -entwertung dadurch zu entgehen, dass das Unwerterleben, das die ganze Person bedroht, auf ihre körperlichen Repräsentanzen eingegrenzt wird" (Deneke, Hilgenstock 1989, S. 31). Negative Selbstanteile werden so abgespalten und es bestehen Phantasien, dass das bedrohte Selbst gerettet werden kann, wenn der Körper „abgestoßen" oder versteckt wird. Der Bezug zur „transsexuellen Lösung" dürfte hier eindeutig sein und wird in der Diskussion aufgegriffen werden.

Eine weitere Skala, die bei den Frauen und gynäphilen Männern leichtgradig, bei den androphilen Männern signifikant erhöht ist, ist die Skala DRP (Derealisation/Deper-

sonalisation). Auch dieser Mechanismus der Selbstorganisation ist auf eine Bedrohung der eigenen Kohärenz zurückzuführen, der mit dissoziativen und Spaltungsvorgängen begegnet werden soll, die ihrerseits jedoch zu einer weiteren Destabilisierung beitragen, da Derealisations- oder Depersonalisationsphänomene selbst bedrohlich wirken. Der Eindruck, dass die geschlechtsidentitätsgestörten androphilen Männer in der NAI-Dimension ‚Das bedrohte Selbst' die ausgeprägtesten Werte aufweisen, zeigt sich schließlich noch in den Skalen OHS (ohnmächtiges Selbst) und ARR (archaischer Rückzug), die ebenfalls unterschiedlich akzentuierte Reaktionsstile auf Bedrohungen oder Fragmentierungen der narzisstischen Regulationsvorgänge abbilden. Im einen Modus erlebt die Person sich von Ängsten oder Leeregefühlen überflutet und richtet destruktive Impulse primär gegen sich selbst, im anderen Modus finden sich dagegen ausgeprägte Rückzugstendenzen aus menschlichen Beziehungen, die überwiegend als enttäuschend erlebt werden.

Abbildung 6 stellt die Resultate für die vier Skalen der NAI-Dimension ‚Das idealistische Selbst' graphisch dar. Während die

Tabelle 14. Ergebnis der Varianzanalysen für die Skalen des NAI

Skala	Freiheitsgrade	F-Wert	Signifikanz
DRP	2, 57	4,574	0.014
NEK	2, 58	5,853	0.005
SOI	2, 58	2,410	0.099
GRS	2, 58	3,555	0.035

Werte der geschlechtsidentitätsgestörten Männer, und vor allem wieder diejenigen der gynäphilen Männer, überwiegend unauffällig sind, weisen die geschlechtsidentitätsgestörten Frauen in zwei Skalen signifikant (im Vergleich zu altersentsprechenden Normalprobandinnen) erhöhte Werte auf. Die Skala AUI (Autarkie-Ideal) kennzeichnet einen Regulationsmodus, in dem Eigenverantwortlichkeit und Selbstbestimmung als zentrale Verhaltensmaximen herausgestellt werden. Ziele sind aus eigener Kraft zu erreichen und es finden sich hohe Leistungsanforderungen und ein permanenter Erfolgsdruck. Im NAI wird dieser Mechanismus als Kompensationsversuch von Insuffizienzerfahrungen oder -gefühlen interpretiert sowie als Abwehr von Abhängigkeitsgefühlen, die ihrerseits auf der Angst beruhen, von unzuverlässigen Bezugspersonen im Stich gelassen zu werden. Die ebenfalls bei den geschlechtsidentitätsgestörten Frauen signifikant erhöhte Skala WEI (Werte-Ideal) beschreibt einen ganz ähnlichen Mechanismus, in dem die eigenen Wertmaßstäbe als überlegen erlebt und überbetont werden. In diesem Modus wird die eigene Person aufgewertet und er dient gleichzeitig der Abfuhr aggressiver Impulse.

Tabelle 14 zeigt die Ergebnisse der Varianzanalysen für die Skalen des NAI. Der signifikante Unterschied in der Skala DRP (Derealisation/Depersonalisation) geht nach den Post-Hoc-Vergleichen darauf zurück, dass die androphilen Männer deutlich höhere Werte als die gynäphilen Männer aufweisen, was im übrigen auch für die Skala NEK (negatives Körperselbst) gilt.

Die Tendenz in der Skala SOI (soziale Isolierung) beruht auf höheren Werten der gynäphilen Männer im Vergleich zu den Frauen und in der Skala GRS (Größenselbst) haben, wie bereits dargestellt, die Frauen signifikant höhere Werte als beide männlichen Gruppen.

Ein erstes *Resümée* des NAI lässt erkennen, dass sich in dieser Stichprobe Auffälligkeiten und Normabweichungen in den von diesem Verfahren erfassten Bereichen auf die Dimensionen 'Das Bedrohte Selbst' und 'Das idealistische Selbst' beschränken. Hervorzuheben ist das deutlich erhöhte 'negative Körperselbst' in allen drei Untergruppen, während sich in den anderen Regulationsmechanismen gruppenspezifische Modi finden. Generell gilt, dass die geschlechtsidentitätsgestörten gynäphilen Männer in diesem Verfahren (mit Ausnahme der Skala NEK, s.o.) kaum Auffälligkeiten aufweisen, während die geschlechtsidentitätsgestörten androphilen Männer im Bereich des 'bedrohten Selbst' Akzentuierungen im Sinne einer verstärkten Tendenz zu Derealisationen/Depersonalisationen sowie zu Gefühlen der Ohnmacht und zum sozialen Rückzug aufweisen. Dieser eher fragilen, anfälligen, in ihrer Kohärenz bedrohten Selbstorganisation mit ihren spezifischen Regulationsmechanismen steht bei den geschlechtsidentitätsgestörten Frauen eine Organisationsstruktur gegenüber, die von Elementen eines 'Größenselbst' sowie von einem starken Werte- und Autarkie-Ideal geprägt ist, in dem die eigenen Maßstäbe überhöht und betont, andere Personen tendenziell herabgewertet werden und der eigene, unabhängig zu gehende Weg

Tabelle 15. Übersicht über die Skalen und Kennwerte der SCL-90-R

Skala 1: Somatisierung:	körperliche Belastung – funktionelle Störungen
Skala 2: Zwanghaftigkeit:	Konzentrations-/Arbeitsstörungen – Zwanghaftigkeit
Skala 3: Unsicherheit:	soziale Unsicherheit – Gefühl von Unzulänglichkeit
Skala 4: Depressivität:	Traurigkeit – schwere Depression
Skala 5: Ängstlichkeit:	Nervosität – tiefe Angst
Skala 6: Aggressivität:	Reizbarkeit – Aggressivität/Feindseligkeit
Skala 7: Phobische Angst:	Gefühl der Bedrohung – massive phobische Angst
Skala 8: Paranoides Denken:	Mißtrauen – starkes paranoides Denken
Skala 9: Psychotizismus:	Gefühl von Isolation/Entfremdung – evidente Psychose
Kennwert GSI:	Grundsätzliche psychische Belastung
Kennwert PSDI:	Intensität der Antworten
Kennwert PST:	Anzahl der Symptome, bei denen Belastung vorliegt

scheinbar „unangreifbar" und unkorrigierbar in das Zentrum gerückt wird. Auch diese Mechanismen dienen aber vermutlich der Abwehr von Insuffizienzgefühlen und der Bewältigung von Enttäuschungen aus wichtigen personalen Beziehungen.

Die Symptom-Checkliste von Derogatis (SCL-90-R)

Die SCL-90-R ist ein international vielfach verwendetes und anerkanntes mehrdimensionales Selbstbeurteilungsverfahren zur Messung der aktuellen subjektiven Beeinträchtigung durch psychische oder körperliche Symptome. In der SCL-90-R wird die subjektive psychosomatische Beeinträchtigung des Probanden in einem Zeitfenster

von sieben Tagen erfasst. Die Symptombelastung wird auf neun (faktoranalytisch gebildeten) Skalen sowie in drei globalen Kennwerten gemessen, deren Benennungen und Abstufungen in Tabelle 15 aufgeführt sind. Da die SCL-90-R uns von N = 26 Personen vorliegt, erfolgte keine varianzanalytische Überprüfung signifikanter Gruppenunterschiede.

Tabelle 16 und Abbildung 7 stellen die Ergebnisse der 26 geschlechtsidentitätsgestörten Personen (10 Frauen, 16 Männer) dar, bei denen die SCL-90-R bisher zur Anwendung gekommen ist. Es ist zu erkennen, dass die Frauen dieser Stichprobe keine Symptombelastung aufweisen, die sich vom Durchschnittbereich ihrer Referenzgruppe

Tabelle 16. Mittlere T-Werte und Standardabweichungen der Skalen der SCL-90-R

Skala	Frauen		androphile Männer		gynäphile Männer		Gesamt	
	M	SD	M	SD	M	SD	M	SD
Somat.	50,40	14,84	53,14	13,41	54,89	10,20	52,69	12,64
Zwang.	51,70	14,21	55,71	9,83	55,00	11,39	53,92	11,86
Unsich.	56,10	12,29	**61,14**	12,33	**63,33**	14,29	59,96	12,91
Depress.	58,00	11,61	**60,43**	13,67	**65,11**	9,83	**61,12**	11,58
Ängstl.	54,60	13,02	59,29	14,67	56,67	11,79	56,58	12,68
Aggress.	52,70	12,28	49,29	9,41	53,00	10,89	51,88	10,77
Phob.	52,60	12,60	**60,14**	17,98	55,33	15,52	55,58	14,87
Paranoid	53,00	10,39	57,86	9,48	57,56	6,60	55,88	8,93
Psychot.	57,60	12,97	58,29	13,56	**60,44**	11,01	58,77	12,05
GSI	56,10	12,78	**62,14**	12,94	**62,00**	10,49	59,77	11,95
PSDI	57,70	11,90	**62,29**	5,02	58,78	8,33	59,31	9,10
PST	55,00	12,75	56,14	12,94	**60,44**	11,73	57,19	12,20

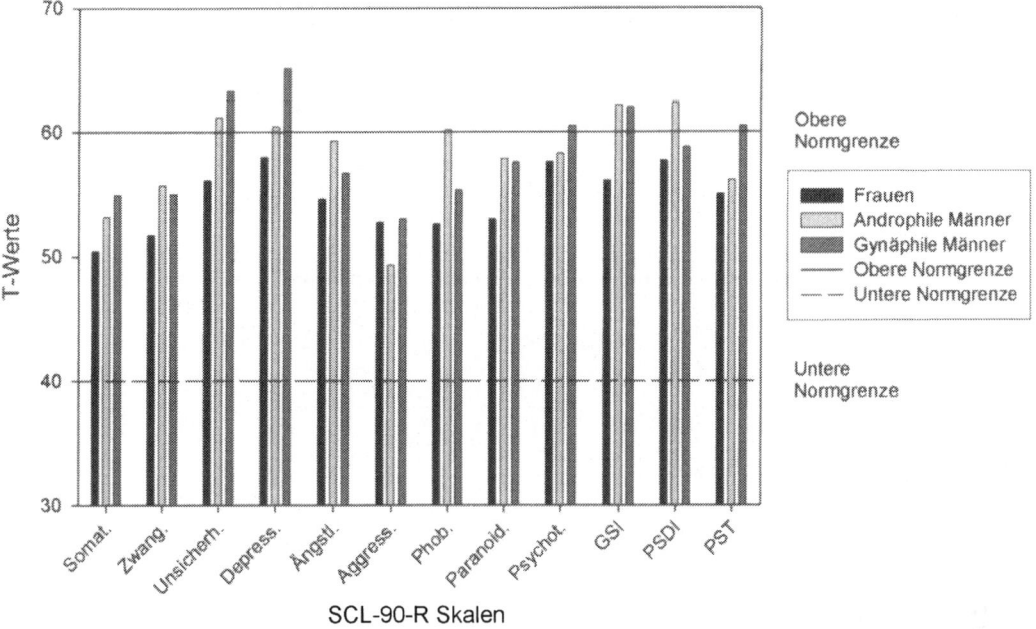

Abb. 7. Die Ergebnisse der SCL-90-R

signifikant abhebt. Grenzwertig erhöht sind lediglich die Skalen ‚Depressivität' und ‚Psychotizismus', wobei letztere in diesem Ausprägungsbereich ein Gefühl der Isolation und Entfremdung – auch gegenüber dem eigenen Körper – beschreibt und vor allem aus diesem Grund bei den untersuchten geschlechtsidentitätsgestörten Patienten (auch bei den Männern) erhöht sein dürfte.

Im Unterschied zu den Frauen finden sich in beiden männlichen Gruppen deutlichere Symptombelastungen, die bei den gynäphilen Männern eine stärkere Ausprägung aufweisen. In beiden Gruppen ist die Unsicherheit im Sozialkontakt sowie die Depressivität erhöht. Entsprechend den Skalendefinitionen gibt es demnach bei den Männern aus der Stichprobe vermehrt Gefühle persönlicher Unzulänglichkeit und Minderwertigkeit, der Selbstabwertung und des Unwohlseins im interpersonellen Bereich. Darüber hinaus beschreibt die Skala ‚Unsicherheit im Sozialkontakt' eine kritische Einstellung gegenüber anderen Men-

schen, aber auch eine generelle emotionale Verletzlichkeit und eine Unbeholfenheit im Umgang mit dem anderen Geschlecht. Zu der Unsicherheit im Sozialkontakt gesellt sich bei den androphilen Männern eine erhöhte Neigung zur phobischen Angst hinzu, die sich vor allem in agoraphobischen Symptomen ausdrückt. Manifeste Symptome klinischer Depressivität (dysphorische Stimmung, reduziertes Lebensinteresse, Verlust vitaler Energie) finden sich besonders bei den gynäphilen Männern. Der Kennwert GSI fasst die signifikant erhöhte allgemeine psychische Belastung bei den Männern zusammen und der Kennwert PSDI, der die Intensität der Antworten kennzeichnet, ist darüber hinaus bei den androphilen Männern erhöht.

Da die SCL-90-R nur bei einem Teil der in diese prospektiv angelegten Studie einbezogenen Patienten vorliegt, sind die Ergebnisse mit der gebotenen Zurückhaltung zu interpretieren. Bei einer durchschnittlichen psychischen Symptombelastung der Frauen findet sich bei den Männern dieser

Stichprobe eine ausgeprägtere psychische Beeinträchtigung, die wiederum die gynä-philen Männer stärker betrifft. Betrachtet man die Symptombereiche, so sind vorrangig die ausgeprägte Depressivität, die Unsi-cherheit im Sozialkontakt sowie eine Nei-gung zu Ängsten und Gefühle der Entfrem-dung und Isolierung hervorzuheben, die die Hauptbelastungsfaktoren der Männer dar-stellen.

3.3.2 Die nicht-standardisierten Untersuchungsinstrumente

Der Androphilie-Gynäphilie-Index (AGI)
Bei dem Androphilie-Gynäphilie-Index (AGI) und der im nächsten Abschnitt präsentier-ten „cross-gender-fetishism-scale" (CGF) handelt es sich um zwei Selbstbeurteilungs-fragebögen, die an der „Gender Identity Clinic" des Clarke Institute of Psychiatry in Toronto/Kanada entwickelt wurden. So-wohl der AGI als auch die CGF gehen auf Entwürfe der Arbeitsgruppe um Kurt Freund (Freund, Steiner, Chan 1982) zurück, der sich intensiv mit Fragen der sexuellen Partner-präferenz beschäftigte. Die Fragebögen wurden später von dessen Schüler Blanchard weiterentwickelt und in einer Reihe von Studien angewendet. Sowohl AGI als auch GGF wurden von Blanchard als objektive Messinstrumente entwickelt, um die Po-pulation der männlichen Patienten mit Ge-schlechtsidentitätsstörungen in eine klei-ne Anzahl von „deskriptiv homogenen" Gruppen unterteilen zu können. Blanchard stellte dazu ein Klassifizierungsschema vor, das auf drei Dimensionen beruht:

* die Stabilität der Geschlechtsidentität (sind die „cross-gender"-Gefühle oder Wünsche nur episodisch, intermittie-rend, oder anhaltend und kontinuierlich),
* die erotische Partnerpräferenz (eher auf Männer oder eher auf Frauen gerichtet),
* der „cross-gender-fetishism" (gibt es oder gab es sexuelle Erregung durch Vorstel-lungen, eine Frau zu sein).

In Blanchard's System sollen diese drei Dimensionen eine diagnostische Einord-nung der männlichen Patienten in Trans-vestiten, „Borderline"-Transsexuelle, hete-rosexuell-fetischistische Transsexuelle und homosexuell-nicht-fetischistische Trans-sexuelle ermöglichen. In der Publikation von 1985(b) ging Blanchard davon aus, dass sich die Gruppe der männlichen Trans-sexuellen unterteilen lässt in eine Grup-pe, deren sexuelle Präferenz auf das glei-che biologische Geschlecht gerichtet ist (androphil) und die in der Regel keine Anamnese eines „cross-gender-fetishism" aufweisen und eine andere Gruppe, die gynäphil ist und in ihrer Anamnese zumin-dest Phasen eines „cross-gender-fetishism" aufweist. Für diese Gruppe prägte Blanchard später (1989) den Begriff der Autogynäphilie, der bereits ausführlicher dargestellt wur-de. AGI und CGF sind also gleichsam Operationalisierungen der Dimensionen zwei und drei des obigen Typisierungs-schemas. Die beiden Skalen von Blanchard wurden in die diagnostische Batterie auf-genommen, da auch nach unserer klini-scher Erfahrung eine Subklassifizierung der männlichen Patienten aus forschungs-bezogenen und klinischen Gründen erfor-derlich ist und die beiden Dimensionen, die von diesen Instrumenten erfasst wer-den, ebenfalls von Bedeutung sind. Auch gemäß der eigenen Erfahrung sind die bio-logischen Frauen in diesen Dimensionen wesentlich „uniformer". Sie waren in die-ser Stichprobe bis auf eine Ausnahme alle gynäphil orientiert und wiesen keine An-zeichen eines „cross-gender-fetishism" männlicher Couleur auf. Die Ergebnisse der beiden Skalen werden hier mit Blick auf die inhaltlich interessanten und relevan-ten Resultate dargestellt und bei dem AGI soll auch ein Blick auf die Antworten der Frauen geworfen werden.

Die AGI-Skala besteht aus 23 Fragen, die verschiedene Aspekte der erotischen Partnerpräferenz und entsprechender rea-ler Erfahrungen abgreifen und in ihrer Differenziertheit einen guten Einblick in die sexuelle Orientierung des Probanden erlauben. Im folgenden werden die wichtigsten Ergebnisse des AGI, getrennt für die Männer und die Frauen, kurz vorgestellt und kommentiert.

Die Ergebnisse des Androphilie-Gynäphilie-Index (AGI) für die Männer

Vor der Kommentierung der wichtigsten Ergebnisse der AGI für die Männer ist daran zu erinnern, dass die Zuordnung in ‚androphil' und ‚gynäphil', die dem Leser im Ergebnisteil immer wieder begegnet, anhand der klinischen Urteilsbildung, auf der Datenbasis der Anamneseerhebung und der ausführlichen klinischen Interviews vorgenommen wurde. Dies erschien zuverlässiger als die Selbstbeurteilung in der AGI, zumal nicht vorauszusehen war, von wie vielen Patienten diese Skalen einmal vorliegen würden. Die Zuordnung wurde bei jedem Patienten von einem zweiten Beurteiler der Arbeitsgruppe „gegengeprüft", nur bei wenigen Patienten aber war die Einschätzung aufgrund eines ausgeprägteren bi-sexuellen Verhaltensstils oder einer noch „in statu nascendi" befindlichen sexuellen Orientierung schwieriger. In diesen Fällen wurden die Patienten, mit Blick auf die statistischen Auswertungen, der insgesamt besser „passenden" Kategorie zugeordnet. Die AGI-Resultate sind also auch aus diesem Grund von Interesse, da sie zeigen können, inwieweit diese Zuordnung der Selbstbeurteilung gemäß des AGI entspricht.

Da man bei der Mehrzahl der AGI-Items von einem Rangskalenniveau ausgehen kann, wurden die Unterschiede zwischen den beiden Gruppen mit dem Mann-Whitney-U-Test auf Signifikanz geprüft (Bortz 1993). Tabelle 18 fasst die Resultate dieses Tests für die Items zusammen, für die sich signifikante Gruppendifferenzen ergeben haben. Betrachtet man die Beantwortung der einzelnen Items sowie die Gruppenunterschiede in Tabelle 18, so zei-

gen sich einerseits eine Reihe deutlicher Unterschiede in zentralen, die sexuelle Partnerpräferenz betreffenden Items, die die klinisch getroffene Zuordnung insgesamt recht gut bestätigen, andererseits aber auch eine Reihe von Überlappungen zwischen den Gruppen, die darauf hindeuten, dass die oben beschriebene Dichotomisierung von Blanchard bei einer Reihe von Patienten nicht der Realität entspricht. Dies gilt für die Ebene der Wünsche und Vorstellungen noch mehr als für die tatsächlichen Erfahrungen. So bejahten 36,8% der gynäphilen Männer die Frage, ob sie sich seit ihrem 16. Lebensjahr jemals gleich stark oder stärker durch Männer als durch Frauen sexuell angezogen fühlten, und nur etwa ein Drittel in dieser Gruppe gab an, Männer noch niemals sexuell attraktiv gefunden zu haben. Allerdings haben sich nur knapp ein Drittel der gynäphilen Männer tatsächlich schon einmal in einen Mann verliebt (gegenüber 76,2% der androphilen Männer) und nur 20% haben sexuelle Berührungen mit einem Mann erlebt. Darüber hinaus haben 90% der als gynäphil eingeschätzten Männer niemals den Versuch gemacht, einen nackten oder unbekleideten Mann zu beobachten (Item 18), 85,7% waren seit der Pubertät einmal in eine Frau verliebt (Item 22) und bei 85% spielen Frauen in den sexuellen Phantasien die zentrale Rolle (Item 15).

Betrachtet man gezielt die Antworten der untersuchten geschlechtsidentitätsgestörten androphilen Männer, dann fällt auf, dass die sexuelle Präferenz sich früh, bei über 90% vor der Pubertät, manifestiert und die Mehrzahl sich dominante, „maskuline" Männer als Partner wünscht, wobei ein Drittel einen homosexuellen Mann vorziehen würde. Ein nicht unerheblicher Anteil in der androphilen Gruppe verfügt über geringe oder gar keine realen sexuellen Erfahrungen mit Männern und knapp ein Viertel war seit dem 16. Lebensjahr noch niemals in einen Mann verliebt. Auch bei den klinisch als androphil eingestuf-

Tabelle 18. Ergebnisse des Mann-Whitney-U-Tests für die Items des AGI

AGI-Item	Mittlerer Rang androph. Männer (N = 21)	Mittlerer Rang gynäphile Männer (N = 21)	Mann-Whitney-U	Z	Signifikanz (2-seitig)
10: gewünschte Reaktion der Frau	25,14	17,86	144,00	−2,089	0.037
12: Alter bei Berührung männlicher Geschlechtsteile	17,57	24,60	138,00	−2.157	0.031
13: jemals in Mann verliebt	16,50	26,50	115,50	−3,053	0.002
14: bevorzugte sex. Erfahrung der Frau	26,30	14,70	84,00	−3,329	0.001
15: Frauen in sex. Phantasien	27,95	13,70	64,00	−4,217	0.000
18: Versuch des Beobachtens nackter Männer	14,52	27,80	74,00	−3,992	0.000
19: sex. Erregung beim Betrachten nackter Frauen	27,50	15,50	94,50	−3,287	0.001
21: mehr als 5 Mal Sex mit Frau in 14 Tagen	25,08	13,92	74,50	−3,419	0.001
22: jemals in Frau verliebt	26,50	16,50	115,50	−3,139	0.002

ten Männern gibt es gynäphile Vorstellungen. Für immerhin 19% spielen Frauen in der sexuellen Phantasie eine wichtige Rolle und 38,1% waren seit der Pubertät mindestens einmal in eine Frau verliebt. Diese Gefühle scheinen jedoch weniger den Bereich der sexuellen Erregung i.e.S. zu betreffen, da nur knapp 10% beim Betrachten nackter Frauen deutlichere Erregung verspürt und es nur bei 5,3% schon einmal einen Zeitraum intensiverer sexueller Kontakte zu Frauen gegeben hat.

Insgesamt bestätigt das Ergebnis der AGI den klinischen Eindruck, dass sich die männlichen Patienten mit Geschlechtsidentitätsstörungen recht gut als androphil oder gynäphil zuordnen lassen. Die AGI-Items zeigen eine Reihe signifikanter Unterschiede entlang der hier klinisch vorgenommenen Einstufung, sie zeigen aber auch eine deutliche Überlappung oder Durchmischung der sexuellen Präferenz bei einer nicht unerheblichen Anzahl der untersuchten Patienten, die allerdings mehr die Ebene der Vorstellungen und Wünsche als die der realen Erfahrungen betrifft. Einerseits scheint die sexuelle Partnerpräferenz – speziell bei den androphilen Männern – früh ausgebildet und determiniert zu sein, andererseits zeigten die AGI, dass sie bei vielen männlichen geschlechtsidentitätsgestörten Patienten keine statische Größe ist, sondern dynamisch der Lebensentwicklung folgt bzw. in einer dichten Wechselbeziehung zu dieser steht.

Die Ergebnisse des Androphilie-Gynäphilie-Index (AGI) für die Frauen

Da die AGI-Skala auf männliche Patienten und deren Partnerpräferenz zugeschnitten ist und die Fragebögen auch nur von 10 der 19 in die Studie einbezogenen Frauen vorliegen, sollen die Ergebnisse der weiblichen Patienten hier nur kurz gestreift werden. Es wurde bereits darauf hingewiesen, dass sich in dieser Stichprobe auch die vielfach in anderen Zentren gemachte Erfahrung bestätigt, dass die biologischen Frauen mit Geschlechtsidentitätsstörungen in ihrer sexuellen Orientierung fast ausschließlich gynäphil sind. Lediglich eine Patientin wurde als androphil eingeschätzt, wobei sich diese Zuordnung auch in der AGI-Skala bestätigte. 90,9% der Frauen waren seit ihrem 16. Lebensjahr nie in einen Mann verliebt und für den gleichen Prozentsatz spielen Frauen in der sexuellen Phantasie immer die zentrale Rolle. 60% haben jemals einen Mann bzw. Jungen geküsst, aber 72,7% haben niemals die Geschlechtsteile eines Mannes berührt. Verschiedene Items lassen erkennen, dass für die Mehrzahl der Frauen Männer einmal eine gewisse Attraktivität besessen haben oder noch besitzen, aber nur 12,5% geben an, dass sie sich seit ihrem 16. Lebensjahr jemals gleich stark oder stärker von Männern sexuell angezogen gefühlt haben, was für die Eindeutigkeit und Festgefügtheit der sexuellen Präferenz bei den (untersuchten) geschlechtsidentitätsgestörten Frauen spricht. Insgesamt bestätigt also die AGI-Skala die vorgenommene klinische Zuordnung und die in der Literatur immer wieder bekräftigte Erfahrung, dass geschlechtsidentitätsgestörte Frauen fast immer gynäphil sind.

Die „Cross-Gender-Fetishism-Scale" (CGF)

Die CGF (Blanchard 1985 b) dient der Erfassung der dritten, von Blanchard zur Typologisierung männlicher Patienten mit Geschlechtsidentitätsstörungen herangezogenen Dimension. Diese Dimension erfasst ein sehr wichtiges diagnostisches Merkmal, nämlich ob und ggf. in welchem Ausmaß das Tragen weiblicher Kleidung bzw. das Tragen von oder die Beschäftigung mit weiblichen Utensilien mit sexueller Erregung, Masturbation und Orgasmus verbunden ist oder nicht. Im Literaturteil wurde bereits auf die entlang dieser Dimension etwa im DSM-IV gemachten klassifikatorischen Unterscheidungen ausführlich eingegangen. Die CGF besteht aus 11 Items, die sich mit Aspekten erotischer Erregung in Verbindung mit dem Anziehen und Tragen weiblicher Kleidung oder weiblicher Körperpflege/Kosmetik beschäftigen. Blanchard verweist nachdrücklich auf die wichtige Unterscheidung zwischen „einfachem" Fetischismus und „cross-gender-fetishism", die in der CGF zum Ausdruck kommen soll. Auch ein einfacher Fetischismus hat als zentralen erotischen Reiz oft weibliche Kleidungsstücke, kann grundsätzlich aber ein sehr breites Spektrum von Stimuli (z.B. Leder, Lack, Gummi, Körperteile, bestimmte Handlungen etc.) sexuell „besetzen" und nach der traditionellen psychoanalytischen Perversionslehre steht der Fetisch dabei als „pars pro toto" für die Frau als Objekt des Begehrens. Beim „cross-gender-fetishism" dagegen geht es hingegen kernhaft um die Vorstellung von sich selbst als Frau, die ebenfalls erotisch besetzt und sexuell erregend ist. Die weibliche Kleidung, die Verrichtung „weiblicher" Körperpflege, Kosmetik oder anderer, als weiblich geltender Handlungen symbolisieren in dieser Spielart also die eigene Weiblichkeit, das erregende Bild von sich selbst als Frau. Der Unterschied zum nichtfetischistischen „cross-dressing" besteht seinerseits wiederum darin, dass dabei das Anziehen und Tragen weiblicher Kleidung nicht mit sexueller Erregung und Masturbation assoziiert ist, sondern eher als „normal", zum eigenen Erleben passend oder beruhigend und wohltuend empfunden wird. Da es sich bei diesen Varianten des Crossdres-

Tabelle 19. Ergebnisse des Mann-Whitney-U-Tests für die Items des CGF

CGF-Item	Mittlerer Rang androph. Männer (N = 22)	Mittlerer Rang gynäphile Männer (N = 22)	Mann-Whitney-U	Z	Signifikanz (2-seitig)
1: sex. Erregung durch Tragen weiblicher Kleidung	26,50	18,50	154,00	−2,478	0.013
3: Zeitraum von 1 Jahr mit Erregung durch weibliche Kleidung	25,50	19,50	176,00	−1.859	0.063
5: Erregung bei weiblichem Parfum oder Make-Up	24,86	19,27	171,00	−1,706	0.088
6: sex. Erregung beim Tragen weiblicher Unterwäsche	25,50	19,50	176,00	−1,796	0.073

sing" nicht um statische Erscheinungsformen handelt, sondern man gemäß entsprechender empirischer Befunde bei etlichen Patienten dynamische Veränderungen findet (oft von der fetischistischen hin zur nichtfetischistischen Variante), zielen die CGF-Items darauf ab, ob überhaupt eine Anamnese eines „cross-gender-fetishism" vorliegt, also ob jemals von weiblicher Kleidung die beschriebene Erregungsqualität ausgegangen ist.

In Tabelle 19 sind die anhand des Mann-Whitney-U-Tests ermittelten signifikanten bzw. tendenziell signifikanten Gruppenunterschiede dargestellt. Die Tabelle zeigt, dass erwartungsgemäß der Anteil des „cross-gender-fetishism" bei den hier untersuchten geschlechtsidentitätsgestörten gynäphilen Männern signifikant höher ist. 81,8% gegenüber 45,5% der geschlechtsidentitätsgestörten androphilen Männer geben in dieser Gruppe an, dass sie sich jemals durch das Tragen weiblicher Kleidung sexuell erregt gefühlt haben und die Hälfte der gynäphilen Männer (gegenüber 22,7% der androphilen Männer) hat einmal über den

Zeitraum von mindestens einem Jahr kontinuierlich sexuelle Erregung durch weibliche Kleidung erlebt.

Auch die Erregungsqualität von weiblichem Parfüm, Kosmetik sowie von Unter- und Nachtwäsche ist bei den gynäphilen Männer deutlich ausgeprägter, wenn diese Unterschiede auch knapp unter der Signifikanzgrenze bleiben. 54,5% der gynäphilen Männer (gegenüber 31,8% der androphilen) berichten, dass sie jemals im Zusammenhang mit weiblicher Kleidung masturbiert haben und 40,9% (gegenüber 22,7%) haben jemals bei entsprechenden Vorstellungen masturbiert. Es ist auffällig, dass alle Items, die die Masturbation zum Inhalt haben, nicht signifikant zwischen den Gruppen unterscheiden. Eine mögliche Erklärung hierfür könnte in dem Umstand liegen, dass ein ausgeprägter (d.h. mit manifesten sexuellen Handlungen verbundener) „cross-gender-fetishism" lange Zeit gleichsam als „Ausschlusskriterium" für einen „echten" Transsexualismus gegolten hat, was bei vielen Betroffenen zu entsprechenden (bewusst oder unbewusst gesteuerten) Verleugnungstendenzen geführt hat. Die Bedeutung des „cross-gender-fetischism" wird heute anders bewertet, doch die klinische Erfahrung zeigt, dass Tendenzen zur „Umdeutung" der eigenen Biographie und des eigenen Erlebens sehr wohl noch vorfindbar sind. Es muss aber Spekulation bleiben, inwieweit bei den Patienten dieser Stichprobe derartige Einflüsse beim Bearbeiten der CGF von Bedeutung gewesen sind.

Festzuhalten bleibt, dass neben den beschriebenen Gruppenunterschieden das Tragen weiblicher Kleidung für das Gros der hier einbezogenen geschlechtsidentitätsgestörten männlichen Patienten einen erheblichen Stellenwert hat und fester Bestandteil des Lebens und Erlebens ist. So haben 72,7% der androphilen und 63,6% der gynäphilen Männer jemals über einen Zeitraum von einem Jahr oder länger durchgängig weibliche Unterwäsche oder Kleidung getragen. Gleichzeitig ist die Bedeutung dieses Crossdressing und vor allem das Ausmaß der sexuellen Erregung in beschriebener Weise unterschiedlich. Allerdings zeigen die CGF-Ergebnisse, dass immerhin auch 45,5% der androphilen Männer der Stichprobe jemals sexuelle Erregung beim Tragen weiblicher Kleidung verspürt und knapp ein Drittel dieser Gruppe dabei auch masturbiert hat. Demnach gibt es hier zwar signifikante Unterschiede, aber keine eindeutige Demarkationslinie, die das Vorkommen des „cross-gender-fetishism" klar entlang der sexuellen Partnerpräferenz aufteilt, wie Blanchard es in der Publikation von 1985 (b) postuliert hat. Man muss Blanchard allerdings zugute halten, dass sich seine idealtypische Aufteilung auf „transsexuelle" Männer bezog, während sich in dieser Stichprobe eine Anzahl von Männern findet, die in Blanchards damaliger Terminologie als ‚Borderline Transsexuelle' zu gelten haben. Dennoch bleibt für das klinische Feld, wie es heute vorfindbar ist, die Schlussfolgerung, dass zwar die überwiegende Mehrzahl der geschlechtsiden-

titätsgestörten gynäphilen Männer (aber eben nicht alle) eine Anamnese von „cross-gender-fetischism" aufweist, sich diese allerdings auch bei ca. einem Drittel der androphilen Männer finden lässt. Die klinische Realität scheint also auch hier (wie schon bei der sexuellen Präferenz) eindeutige, distinkte Unterteilungen nicht zuzulassen.

Die Ergebnisse des strukturellen Interviews

Als Ergänzung zu den bei allen Patienten durchgeführten klinisch-psychiatrischen Untersuchungsgesprächen, in denen neben der psychiatrischen Diagnostik besondere Schwerpunkte auf die Entwicklung und die spezifischen Merkmale der Geschlechtsidentitätsstörung gelegt wurden, wurde regelhaft ein weiteres klinisches Interview in das diagnostische Vorgehen aufgenommen, das an der von Kernberg (1984) entwickelten Interviewtechnik orientiert ist. Hier wird der Begriff „strukturelles Interview" benutzt, wobei hiermit nicht der Anspruch verbunden ist, dass dieses Interview exakt den Kernberg'schen Vorgaben und Intentionen entspricht. Die Interviews wurden von einem Mitglied der Arbeitsgruppe durchgeführt (U. Hartmann), das ebenso über langjährige Erfahrung im Bereich der Geschlechtsidentitätsstörungen verfügt und in tiefenpsychologisch fundierter Psychotherapie ausgebildet ist. Hiermit sollten vor allem zwei Ziele verfolgt werden:

- der betreffende Patient sollte von einem zweiten Kliniker persönlich kennen gelernt und diagnostisch beurteilt werden,
- es sollte eine spezielle Einschätzung in bezug auf psychopathologische Aspekte der Persönlichkeit erfolgen und dabei besonderes Augenmerk auf ‚narzisstische' Regulationsvorgänge gelegt werden, die in dieser prospektiv angelegten Studie einen Schwerpunkt ausmachen sollen.

Das strukturelle Interview ist vor diesem Hintergrund auch dazu gedacht, die Selbstbeurteilung der narzisstischen Regulationsmechanismen im Narzißmus-Inventar (NAI) zu überprüfen und ggf. zu ergänzen.

Für Kernberg (1984) dient das strukturelle Interview nicht nur der Präzisierung der Differentialdiagnose, sondern auch zur Erhebung von Informationen mit wichtigen prognostischen und therapeutischen Implikationen, wie der Motivation, der Introspektionsfähigkeit, den vorherrschenden Abwehrmechanismen und den Möglichkeiten des Patienten zum Eingehen eines Arbeitsbündnisses. Technisch soll das durch eine Kombination eines speziellen Fokus auf die Interaktion zwischen Patient und Interviewer mit der Erfassung und Interpretation konflikthafter Problembereiche und Abwehrmanöver erreicht werden, so wie sie sich in der Interaktion manifestieren. Dabei soll möglichst die ganze Bandbreite psychischer Symptome von neurotischen Symptomen über Borderline-Zustände bis hin zu Anzeichen psychotischen Erlebens abgegriffen werden. In einem Zyklus von Klärung, Konfrontation und vorsichtiger Interpretation sollen Reaktionen des Patienten induziert werden, die ihrerseits der diagnostischen Klarifizierung dienen. Für weitere Details der theoretischen Fundierung und des technischen Vorgehens sei der Leser auf die mehrfach zitierte Veröffentlichung von Kernberg sowie auf die weiteren Publikationen dieses Autors verwiesen.

In der vorliegenden Studie erfolgte das strukturelle Interview immer nach den (meist mehreren) klinisch-psychiatrischen Gesprächen, deren ausführliche Berichte dem Interviewer in fast allen Fällen vorab vorlagen. Das hatte den Vorteil, dass die wesentlichen Eckpfeiler der individuellen Entwicklung und die Charakteristika der Geschlechtsidentitätsprobleme vorab bekannt waren und dass sich das strukturelle Interview auf die beschriebenen Ziele konzentrieren konnte. Der Nachteil, dass so

keine unabhängige Einschätzung möglich ist, erscheint demgegenüber von geringerem Gewicht, da eine solche Intention mit dem strukturellen Interview ohnehin nicht verfolgt wurde. Die Ergebnisse des Narzißmus-Inventars waren dem Interviewer dagegen nicht bekannt. Entsprechend dem von Kernberg beschriebenen Vorgehen ist das Gespräch durch eine bestimmte Abfolge von Fragen strukturiert, die weitgehend wörtlich gestellt werden:

*   „Es interessiert mich zu erfahren, warum Sie hier sind, wie Ihre Schwierigkeiten oder Probleme aussehen, was Sie von der Behandlung erwarten und wo Sie in dieser Hinsicht jetzt stehen."
*   „Sie haben mir von Ihren Schwierigkeiten erzählt, jetzt würde ich gern mehr über Sie selbst als Person hören. Können Sie sich selbst beschreiben, Ihre Persönlichkeit, das, was ich Ihrer Meinung nach wissen sollte, um ein wirkliches Gefühl für Sie als Mensch zu bekommen".
*   „Ich würde gern noch etwas mehr über Sie als Person hören, über die Art und Weise, wie Sie sich selbst erfahren, wie Sie denken, dass andere Menschen Sie erfahren, über alles, wovon Sie denken, dass es mir helfen könnte, mir innerhalb unserer begrenzten Zeit ein genaueres Bild von Ihnen zu machen".
*   „Ich möchte Sie bitten, mir etwas über die Menschen zu erzählen, die im Augenblick in Ihrem Leben am wichtigsten sind. Könnten Sie mir etwas über Sie erzählen, so dass ich mir, angesichts unserer begrenzten Zeit, doch einen klaren Eindruck von Ihnen verschaffen kann".

Wie oben beschrieben wird dabei versucht, bedeutungsvolle Symptome sowie bestimmte Abwehr- oder Regulationsmechanismen immer auch in der aktuellen Interaktion zu erkennen und weiter zu klären. Die folgenden Inhaltsbereiche werden dabei üblicherweise im strukturellen Interview fokussiert:

*   der Grad der Über-Ich-Integration,
*   neurotische Symptome,
*   pathologische Charakterzüge,

- die vorherrschenden Abwehrmechanismen,
- Vorliegen und Grad einer Identitätsdiffusion,
- die Realitätsprüfung,
- die Qualität der Objektbeziehungen.

Nach den ersten Erfahrungen mit dieser Art des Interviews wurde ein Auswertungsbogen entwickelt, der eine formalisierte qualitative Einschätzung der bei unserer Klientel besonders interessierenden Kriterien ermöglichen sollte. Dieser Auswertungsbogen liegt den im folgenden präsentierten Ergebnissen zugrunde.

Die Ergebnisse des Auswertungsbogens für die drei Gruppen der Stichprobe sind in Tabelle 20 zusammengefasst. Die Überprüfung auf signifikante Gruppenunterschiede erfolgte mit dem Kruskal-Wallis-Test, einem verteilungsfreien Pendant zur Varianzanalyse (Tabelle 21).

In den Kriterien, die an dieses Interview angelegt werden, sind die geschlechtsidentitätsgestörten Frauen der Stichprobe insgesamt unauffälliger und weniger „gestört" als die Männer. Dies trifft insbesondere für den Bereich der Objektbeziehungen zu, die qua definitionem neben den realen interpersonellen Beziehungen auch die Beziehung zu den inneren Objektrepräsentanzen mitberücksichtigen. Bei 43,8% der Frauen, aber nur 30% der gynäphilen und 19% der androphilen Männer können die Objektbeziehungen als ungestört, d.h. von den in den anderen Kriterien dieses Bereichs abgebildeten Verzerrungen weitgehend frei, eingestuft werden. Betrachtet man die anderen Kategorien zu den Objektbeziehungen, dann fällt auf, dass viele der untersuchten Patienten (mit 66,7% die androphilen Männer am stärksten) Rückzugstendenzen aufweisen, also ausgeprägte Merkmale sozialer Introversion in Gestalt einer Unfähigkeit zu oder einem Ausweichen vor Beziehungen zu anderen Menschen. Ebenfalls häufig vorfindbar sind Projektionstendenzen, bei denen eigene Fehler und Probleme in das Gegenüber projiziert werden und (subjektiv als unangenehme Eigenschaften des anderen wahrgenommen) so Beziehungen erschweren oder unmöglich machen. Narzisstisch strukturierte Objektbeziehungen, bei denen der Beziehungspartner zum Selbstobjekt wird und den typischen Überhöhungs-/Erniedrigungstendenzen unterliegt, sind gleichfalls in allen drei Gruppen recht häufig feststellbar. Deutliche und – wie Tabelle 21 zeigt – auch statistisch signifikante Unterschiede ergeben sich dagegen für eine dependente Qualität der Beziehungen, die nur bei den geschlechtsidentitätsgestörten Männern (bei den gynäphilen mit 45% deutlich ausgeprägt) vorkommt, was in gleicher Weise auch für eine instabil-chaotische Form der Beziehungen zutrifft, die bei knapp 30% der androphilen und 15% der gynäphilen Männer zu verzeichnen ist. Diese Einstufung wird weiter unten im Rahmen der clusteranalytischen Ergebnisse mit den entsprechenden Skalen des Narzißmus-Inventars verglichen.

Außerhalb des Bereichs der Objektbeziehungen ergibt sich ein signifikanter Gruppenunterschied für das Kriterium ‚Identitätsdiffusion', die bei keiner einzigen Frau, aber bei einem recht hohen Anteil der Männer festgestellt werden kann. Dieses Resultat kann zum einen Indikator einer stärkeren „Grundpathologie" der Männer im Bereich der Identität sein, spricht aber auch dafür, dass die strukturierende, Halt gebende und stabilisierende Qualität der gegengeschlechtlichen Identifizierung und des Wunsches nach einem Geschlechtswechsel geringer ausgeprägt ist, was sich auch in den brüchigeren Ich-Grenzen und dem Depersonalisationserleben manifestiert. Bei einem erheblichen Anteil der berücksichtigten Patienten ist ein Substanzmissbrauch in der Vorgeschichte festzustellen, Defizite in der Impuls- und Affektkontrolle ergeben sich ebenfalls bei jeweils einem Drittel der Frauen und der androphilen Männer und bei 45% der gynäphilen Män-

Tabelle 20. Die Ergebnisse des strukturellen Interviews. Alle Prozentangaben beziehen sich auf den Anteil der jeweiligen Untergruppe (Spaltenprozent der gültigen Werte)

Kriterium	Androphile Männer (%) N = 21	gynäphile Männer (%) N = 22	Frauen (%) N = 16
Grad der Über-Ich-Integration			
rigides, „sadistisches" Über-Ich	14,3	10,0	6,3
unauffällig	57,1	75,0	87,5
defizitär	28,6	15,0	6,3
Identitätsdiffusion			
nicht feststellbar	61,9	45,0	100,0
vorhanden	38,1	55,0	–
Depersonalisationserleben			
ja	55,0	30,0	25,0
nein	45,0	70,0	75,0
Impulskontrolle			
übermässig	9,5	10,0	12,5
unauffällig	57,1	45,0	56,3
defizitär	33,3	45,0	31,3
reale Traumatisierungen			
nicht erlebt	71,4	85,0	93,8
vorhanden	28,6	15,0	6,3
Substanzmißbrauch			
ja	28,6	45,0	37,5
nein	71,4	55,0	62,5
Selbst-/Objekt-trennung, Ich-grenzen			
unauffällig	60,0	70,0	87,5
gestört	40,0	30,0	12,5
Objektbeziehungen ungestört („echt", reziprok)			
ja	19,0	30,0	43,8
nein	81,0	70,0	56,3
Objektbeziehungen projektiv			
ja	47,6	30,0	31,3
nein	52,4	70,0	68,7
Objektbeziehungen rückzügig			
ja	66,7	55,0	43,8
nein	33,3	45,0	56,2
Objektbeziehungen narzißtisch			
ja	42,9	50,0	37,5
nein	57,1	50,0	62,5
Objektbeziehungen dependent/masochistisch			
ja	33,3	45,0	–
nein	66,7	55,0	100,0
Objektbeziehungen manipulativ/sadistisch			
ja	4,8	10,0	–
nein	95,2	90,0	100,0
Objektbeziehungen: Gut-/Böse-Spaltungen			
ja	38,1	50,0	31,3
nein	61,9	50,0	68,2
Objektbeziehungen instabil, chaotisch			
ja	28,6	15,0	–
nein	71,4	85,0	100,0

Tabelle 21. Ergebnisse des Kruskal-Wallis-Tests für die Kriterien des strukturellen Interviews

Kriterium	Mittlerer Rang androph. Männer (N = 21)	Mittlerer Rang gynäphile Männer (N = 20)	Mittlerer Rang Frauen (N = 16)	Chi-Quadrat (df = 2)	Signifi-kanz
Identitätsdiffusion	30,36	35,17	19,50	12,221	0.002
Objektbeziehungen dependent/masochistisch	27,17	23,90	36,50	8,720	0.013
Objektbeziehungen instabil/chaotisch	25,00	28,80	33,00	5,227	0.073

ner. Reale Traumatisierungen ließen sich bei 28,6% der androphilen Männer eruieren, während die Anteile in den beiden anderen Gruppen geringer sind. Gerade bei diesem Kriterium ist allerdings zu bedenken, dass in einem einstündigen, primär auf andere Merkmale zielenden, von einem „fremden" Interviewer geführten Gespräch nicht die Vertrauensbasis bestehen kann, in dem dieser Bereich von den Betroffenen (soweit überhaupt bewusst zugänglich) offen angesprochen werden kann.

3.3.3 Die Bildung homogener Subgruppen nach den Ergebnissen des Narzißmus-Inventars

Die Ergebnisse der Cluster-Analysen

Die Differenzierung und Subtypisierung des Patientenkollektivs nach persönlichkeitsdiagnostischen und klinischen Merkmalen stellt eines der Hauptziele dieser prospektiv angelegten Studie dar. In der Einleitung und im Methodikteil wurden die Hintergründe des Interesses an der Herausarbeitung „deskriptiv homogener", sich nach bestimmten Merkmalen untereinander ähnlicher Patienten-„typen" ausführlich erläutert; betrachtet man stärker die Variablen als die Fälle liegt das Augenmerk entsprechend eher auf ähnlichen Merkmalskonstellationen. Im folgenden werden die Ergebnisse dieser Ähnlichkeitsgruppierung dargestellt: Als statistisches Verfahren wurde für diese Fragestellung die Clusteranalyse ange-

wandt, ein multivariates Verfahren, durch das sich die Untersuchungsgegenstände auf eine Weise gruppieren lassen, so „dass die Unterschiede zwischen den Objekten einer Gruppe bzw. eines ‚Clusters' möglichst gering und die Unterschiede zwischen den Clustern möglichst groß sind" (Bortz 1993). Entsprechend der Zielsetzung, Gruppen zu bilden, die sich vor allem bzgl. der vorherrschenden narzisstischen Regulationsmodi ähnlich sind, wurden die Fälle nach ihren Werten im Narzißmus-Inventar (NAI) geclustert. Um mit einer überschaubaren Zahl von Variablen arbeiten zu können, wurden aus den einzelnen Skalenwerten Summenwerte für die vier Grunddimensionen des NAI gebildet, die dann als Variablen in die Clusteranalyse eingingen. Technisch wurde ein zweistufiges Vorgehen favorisiert, wie es in der Literatur (z.B. von Bortz 1993) häufiger empfohlen wird.

In der *ersten Stufe* wurde mit den Z-standardisierten Werten für die vier NAI-Dimensionen und der euklidischen Metrik als Ähnlichkeitsmaß eine hierarchische Clusteranalyse mit der Ward-Methode als Cluster-Algorithmus gerechnet. Hierarchische Methoden sind üblicherweise agglomerativ, d.h. es wird mit der feinsten Partitionierung begonnen (jeder Fall bildet ein eigenes Cluster), je nach Algorithmus die Distanz zwischen den Objekten bestimmt und die beiden Fälle zu einem Cluster fusioniert, die die größte Ähnlichkeit bzw. die geringste Distanz aufweisen. Auf jeder Agglomerationsstufe wird dieses Vorgehen wiederholt, bis schließlich alle Fälle in einem Cluster zusammengefasst sind.

Mit Hilfe eines Dendrogramms lässt sich die Abfolge dieses Prozesses und die Distanz zwischen den jeweils fusionierten Clustern nachvollziehen, um so besser die geeignete Clusterzahl bestimmen zu können. Die Ward-Methode (Minimum-Varianz-Methode) vereinigt sukzessiv die Cluster, mit deren Fusion die geringste Zunahme der Gesamt-Fehlerquadratsumme einhergeht und hat so Ähnlichkeiten mit der Varianzanalyse. Hierarchische Verfahren können zwar eine akzeptable „Clusterlösung" erbringen, haben aber den Nachteil, dass die Zuordnung eines Falles zu einem Cluster im Verlauf der Agglomeration nicht mehr revidierbar ist, wenngleich sich seine „relative" Zuordnung je nach Fortschritt der Clusterung verändert. Daher ist es oft sinnvoll, eine mit einem hierarchischen Verfahren errechnete Partitionierung mit einem nicht-hierarchischen Verfahren weiter zu optimieren. In der *zweiten Stufe* wurde daher die am günstigsten erscheinende Partitionierung als Startgruppierung einer nicht-hierarchischen Clusteranalyse vorgegeben, in der der Abstand zwischen den Cluster-Centroiden durch sukzessives „Verschieben" der einzelnen Fälle zwischen den Clustern maximiert und so die beste Clusteraufteilung bestimmt wird. Auf weitere methodische Einzelheiten wird im Zuge der Ergebnisdarstellung noch eingegangen.

Angesichts der Größe dieser Stichprobe erfolgte eine Konzentration auf eine Clusterzahl von drei bis fünf, um einerseits eine ausreichend große Differenzierung zu ermöglichen, andererseits aber auch zu kleine „Splittercluster" zu vermeiden. Nach genauer Prüfung des Agglomerationsverlaufs, der Distanzen und Zuordnungen der einzelnen Fälle fiel die Entscheidung für eine Vier-Cluster-Lösung, die als Startgruppierung in ein nicht-hierarchisches Verfahren nach der k-means-Methode (Bortz 1993) eingegeben wurde. Dabei werden die Fälle, abhängig von ihrer Distanz zu den einzelnen Clusterschwerpunkten, so lange verschoben (wobei die Centroide in jeder Iteration neu berechnet werden), bis jeder Fall in einem Cluster ist, zu dessen Schwerpunkt er die geringste Distanz aufweist. Cluster 1 besteht aus $N = 23$ Personen, Cluster 2 aus $N = 18$, Cluster 3 aus $N = 6$ und Cluster 4 aus $N = 12$ Personen.

Die bestimmenden Merkmalen der vier Cluster sollen nun im folgenden ausführlich erörtert werden. Betrachtet man zunächst die Dimensionen, die zur Clusterbil-

dung herangezogen wurden, so zeigt sich, dass Cluster 1 durch eine „milde" narzisstische Pathologie gekennzeichnet ist, die primär ‚das bedrohte Selbst' und die Objektbeziehungen (das idealistische Selbst) betreffen. Cluster 2 zeigt mit niedrigen Werten in allen 4 Dimensionen des NAI keine Anzeichen pathologischer Selbst-Regulationsmechanismen, was auch für das kleinste Cluster 3 gilt, wobei hier die extrem niedrigen Werte in den Dimensionen 3 und 4 auffallen, die möglicherweise auf Dissimulationstendenzen hindeuten. Cluster 4 weist demgegenüber in allen vier NAI-Dimensionen die mit Abstand am höchsten Werte und ausgeprägte Zeichen narzisstischer Pathologie auf. Bricht man die vier Dimensionen des NAI wieder in die einzelnen Skalen auf, ergibt sich ein genaueres Bild der Cluster-Merkmale: Der Übersichtlichkeit halber sollen hier – dem üblichen Verfahren entsprechend – die Variablen, die für ein Cluster entweder durch ihre hohe oder niedrige Ausprägung bestimmend sind, mit einem Pfeil nach oben bzw. nach unten gekennzeichnet werden, während ein Gedankenstrich bedeuten soll, dass die betreffende Variable für das Cluster keinen determinierenden Wert hat. Variablen, für die ein signifikanter Mittelwertunterschied zwischen den Clustern existiert, werden durch ein Sternchen markiert.

Die hohe Anzahl signifikanter Unterschiede zwischen den Clustern (in 16 von 18 Skalen) beruht auf dem Umstand, dass die Dimensionen des NAI ja zur Clusterbildung und damit zur „Distanzmaximierung" zwischen den Clustern verwendet wurden. In Tabelle 22 bestätigt sich das Bild ausgeprägter narzisstischer Pathologie in Cluster 4, die praktisch alle einzelnen Regulationsmechanismen betrifft, die im NAI erfasst werden können. Abgesehen vom ‚negativen Körperselbst' stellt Cluster 3 quasi das Negativ von Cluster 4 dar, was sich auch in dem größten Centroid-Abstand zwischen diesen beiden Gruppen widerspiegelt. Besonders im Bereich der Objekt-

Tabelle 22. Ausprägung der NAI-Skalen in den Clustern

NAI-Skala	Cluster 1	Cluster 2	Cluster 3	Cluster 4
OHS: ohnmächtiges Selbst*	–	⇓	–	⇑
AIV: Affekt-/Impulskontrollverlust*	⇑	–	–	⇑
DRP: Derealisation/Depersonalisation*	⇑	–	–	⇑
BAH: basales Hoffnungspotential	–	–	⇓	–
KLS: Kleinheitsselbst*	–	–	–	–
NEK: negatives Körperselbst*	⇑	–	⇑	⇑
SOI: soziale Isolierung	–	–	–	–
ARR: archaischer Rückzug*	–	⇓	–	⇑
GRS: Größenselbst*	–	–	⇓	⇑
SIS: Sehnsucht nach idealem Selbstobjekt*	–	–	–	⇑
GLB: Gier nach Lob und Bestätigung*	–	–	–	⇑
NAW: narzißtische Wut*	–	–	⇓	⇑
AUI: Autarkie-Ideal*	–	–	–	–
OBA: Objekt-Abwertung*	⇑	–	⇓	⇑
WEI: Werte-Ideal*	–	–	⇓	⇑
SYS: symbiotischer Selbstschutz*	⇑	–	–	⇑
HYA: hypochondrische Angstbindung*	–	–	⇓	⇑
NAK: narzißtischer Krankheitsgewinn*	–	–	⇓	⇑

* signifikanter (p < .05) Mittelwertunterschied zwischen Clustern

beziehungen und des ‚hypochondrischen Selbst' sind eine Reihe von Skalen sehr niedrig ausgeprägt, wobei die Interpretation dieses Befunds noch etwas zurückgestellt werden soll, bis sich ein vollständigeres Bild der Clustermerkmale ergeben hat. Tabelle 22 zeigt weiter, dass Cluster 2 – gemessen am NAI – ein gleichsam „blandes" Cluster ist, in dem die meisten Selbst-Regulationsmechanismen in einer unauffälligen, durchschnittlichen Ausprägung vorkommen und keine Anzeichen einer narzisstischen Pathologie vorfindbar sind. Cluster 1 schließlich scheint im NAI eine Art „intermediäres" Cluster zu sein, mit einer höheren Ähnlichkeit zu Cluster 2 als zu Cluster 3 und 4. Erhöhte Ausprägungen von Selbst-Regulationsmechanismen finden sich hier im Bereich der Objektbeziehungen (Objekt-Abwertung, symbiotischer Selbstschutz) sowie im Bereich des ‚ohnmächtigen Selbst'.

Im folgenden soll der Versuch unternommen werden, durch Herausarbeitung der Merkmale der in den vier Clustern versammelten Personen ein genaueres Bild der Charakteristika der Cluster zu erhalten und zu sehen, inwieweit es sich dabei um eine sinnvolle und praktikable Subtypisierung der Patienten dieser Stichprobe handelt. Zunächst sollen die soziodemographischen Merkmale und dann die standardisierten und nicht-standardisierten diagnostischen Instrumente auf Unterschiede der Cluster untersucht werden.

Soziodemographische Merkmale der Cluster

In Tabelle 23 sind die wichtigsten soziodemographischen Merkmale der vier Cluster zusammengefasst. Das Durchschnittsalter ist in Cluster 1 und 2 höher als in den beiden anderen Clustern, der Unterschied bleibt aber mit einem p = 0.096 unterhalb der Signifikanzgrenze. Bei einem Stichprobenanteil biologischer Frauen von 30% zeigt Tabelle 23 dass sich die Frauen tendenziell stärker in den Clustern 2 und 4 finden, während Cluster 3 bis auf eine Frau nur aus Männern besteht. Auch bzgl. der sexuellen Präferenz gibt es keine signifikanten Unterschiede zwischen den Clustern, le-

Tabelle 23. Übersicht über die soziodemographischen Merkmale der Cluster

Merkmal	Cluster 1 (N = 23)	Cluster 2 (N = 18)	Cluster 3 (N = 6)	Cluster 4 (N = 12)
Durchschnittsalter	37,04	34,44	29,33	29,42
biologisches Geschlecht				
männlich	78,3	61,1	83,3	66,7
weiblich	21,7	38,9	16,7	33,3
sexuelle Präferenz				
androphil	34,8	22,2	33,3	58,3
gynäphil	65,2	77,8	66,7	41,7
Zivilstand:				
ledig	73,9	83,3	100.0	91,7
verheiratet	17,4	11,1	–	8,3
geschieden	8,7	5,6	–	–
zuletzt besuchter Schultyp:*				
Sonderschule/Hauptschule	72,7	33,3	16,7	60,0
Realschule	18,2	11,1	16,7	30,0
Gymnasium	–	22,2	33,3	–
Hochschule/Uni	9,1	33,3	33,3	10,0
ausgeübter Beruf:				
Arbeiter/Facharbeiter	19,0	26,7	–	25,0
Angestellter/Beamter	33,3	26,7	50,0	–
Selbständiger	–	6,7	–	–
Auszubildender/Student	–	20,0	25,0	16,7
Hausfrau/Rentner	9,5	6,7	–	–
ohne Beruf	38,1	13,3	25,0	58,3
mittlerer Intelligenzquotient (IQ, nach MWT-B)*	107	109	128	103

* $p < 0.05$ (Test je nach Skalenniveau: Varianzanalyse, U-Test, chi2-Test)

diglich Cluster 4 hat einen relativ hohen Anteil androphiler Personen. Das Gleiche gilt für den Zivilstand, d.h. dass die Personen, die Cluster 3 und 4 vereinigen, bis auf eine Ausnahme alle ledig sind, was mit dem niedrigeren Lebensalter korrespondiert. Ein deutlicher und auch statistisch signifikanter Unterschied zeigt sich dagegen im zuletzt besuchten Schultyp.

Während jeweils 90% von Cluster 1 und Cluster 4 Haupt- oder Realschulbildung aufweisen, ist das Bildungsniveau in den Clustern 2 und 3 deutlich höher, da hier jeweils über 50% (in Cluster 3 sogar zwei Drittel) ein Gymnasium oder eine Hochschule besucht haben. Die Unterschiede im Bildungsniveau spiegeln sich im Merkmal ‚ausgeübter Beruf' wider, in dem Cluster 1 und besonders Cluster 4 hohe Anteile in der Ka-

tegorie ‚ohne Beruf' haben. Ein interessanter, für die Charakterisierung von Cluster 3 sicherlich wichtiger Unterschied zwischen den Clustern findet sich schließlich noch im Intelligenzquotienten, der mit dem bildungsabhängigen Wortschatztest MWT-B (Lehrl 1993) gemessen wurde. Cluster 3 weist hier mit einem IQ von 128 deutlich höhere Werte auf als die anderen Cluster, die sich jeweils im Durchschnittsbereich bewegen.

Eine erste Analyse der soziodemographischen Clustermerkmale deutet also darauf hin, dass die Cluster, in denen sich Indikatoren einer stärkeren narzisstischen Pathologie finden (1 und 4), auch einen ungünstigeren sozialen Status aufweisen, während sich biologisches Geschlecht und sexuelle Präferenz mit den geschilderten Schwankungen über die Cluster verteilen.

Tabelle 24. Merkmale der Cluster im MMPI

MMPI-Skala	Cluster 1	Cluster 2	Cluster 3	Cluster 4
HS: Hypochondrie	⇑	⇑	–	⇑
D: Depression	⇑	⇑	⇑	⇑ ⇑
HY: Hysterie	⇑	⇑	⇑	⇑ ⇑
PD: Psychopathie*	⇑	⇑	⇑	⇑ ⇑
MF: maskulin/feminin*	⇑ ⇑	⇑	⇑ ⇑	⇑ ⇑
PA: Paranoia*	–	–	–	⇑ ⇑
PT: Psychasthenie	⇑	–	⇑	⇑ ⇑
SC: Schizoidie*	–	–	–	⇑ ⇑
MA: Hypomanie*	–	–	–	⇑
SI: soziale Introversion	⇑	–	–	–

* p < 0.05

Die Merkmale der Cluster in den standardisierten Testverfahren

In Tabelle 24 sind die Merkmale der vier Cluster in den Skalen des MMPI zusammengefasst.

Tabelle 24 zeigt, dass die ‚neurotische Trias' des MMPI aus den Skalen Hypochondrie, Depression und Hysterie in allen Clustern erhöht ist, neurotische Symptome also in allen Gruppen verstärkt anzutreffen sind.

Tabelle 25. Merkmale der Cluster im 16-PF

16-PF-Skala	Cluster 1	Cluster 2	Cluster 3	Cluster 4
A: Sachorientierung vs. Kontaktorientierung	–	–	–	–
B: konkretes Denken vs. abstraktes Denken*	–	⇑	⇑	–
C: emot. Störbarkeit vs. emot. Widerstands- fähigkeit*	⇓	–	⇓	⇓ ⇓
E: soz. Anpassung vs. Selbstbehauptung	–	–	–	–
F: Besonnenheit vs. Begeisterungsfähigkeit	–	–	–	–
G: Flexibilität vs. Pflichtbewußtsein*	–	–	⇓	–
H: Zurückhaltung vs. Selbstsicherheit	⇓	–	⇓	–
I: Robustheit vs. Sensibilität	⇑	–	⇑	–
L: Vertrauensbereitschaft vs. skeptische Haltung*	–	–	⇑	⇓
M: Pragmatismus vs. Unkonventionalität	–	⇑	⇑	–
N: Unbefangenheit vs. Überlegenheit	–	–	–	–
O: Selbstvertrauen vs. Besorgtheit*	–	–	⇑	⇑ ⇑
Q1: Sicherheitsinteresse vs. Veränderungs- bereitschaft	–	–	–	–
Q2: Gruppenverbundenheit vs. Eigenständigkeit	–	–	–	–
Q3: Spontaneität vs. Selbstkontrolle	–	–	⇓	⇓
Q4: innere Ruhe vs. innere Gespanntheit*	–	⇓	–	⇑
QI: geringe vs. hohe Normgebundenheit	–	–	⇓	–
QII: geringe vs. hohe Belastbarkeit*	–	–	–	⇓
QIII: geringe vs. hohe Unabhängigkeit	⇓	–	⇓	–
QIV: geringe vs. hohe Entschlussbereitschaft	⇓	⇓	⇓	⇓
QV: geringe vs. hohe Kontaktbereitschaft	–	–	–	–

* p < 0.05

Jenseits dieser neurotischen Trias differenzieren sich die MMPI-Profile jedoch und überdurchschnittlich ausgeprägte psychopathologische Merkmale anderer Couleur finden sich – mit Ausnahme der Psychasthenie in Cluster 3 – nur noch in den Clustern 1 und 4. Cluster 1 ist neben einer erhöhten Psychasthenie noch durch normabweichende Werte in der sozialen Introversion charakterisiert, während Cluster 4 eine ausgeprägte Psychopathologie in allen MMPI-Skalen außer der sozialen Introversion aufweist. Stark erhöhte Werte (oberhalb T = 70) sind durch zwei Pfeile nach oben kenntlich gemacht. In den MMPI-Profilen ist somit eine gute Übereinstimmung zum bisherigen Bild der vier Cluster zu finden: einer mäßig ausgeprägten (neurotischen) Symptombelastung in den Clustern 2 und 3 stehen eine deutlichere psychiatrische Symptomatik in Cluster 1 und eine sehr starke psychopathologische Normabweichung in Cluster 4 gegenüber.

Tabelle 25 fasst die Clustermerkmale im 16-PF zusammen. Entsprechend den jeweils aufgeführten bipolaren Skalenbenennungen bedeutet ein *Pfeil nach oben* eine überdurchschnittliche Ausprägung des *rechten* Skalenpols, ein *Pfeil nach unten* eine überdurchschnittliche Ausprägung des *linken* Skalenpols. Auch im 16-PF ergeben sich eine Reihe von deutlichen Unterschieden zwischen den Clustern. Abgesehen von Cluster 2 findet sich eine überdurchschnittliche emotionale Störbarkeit in allen Clustern, wiederum besonders ausgeprägt in Cluster 4. Im übrigen bestätigt sich die relative „psychische Gesundheit" der in Clu-

ster 2 gruppierten Personen auch im 16-PF, in einem überwiegend normgerechten Profil findet sich eine gute intellektuelle Befähigung, eine Unkonventionalität und innere Ruhe. Cluster 1 demonstriert auch im 16-PF seinen intermediären Charakter. Zwischen Cluster 2 und Cluster 4 angesiedelt, gibt es neben der emotionalen Störbarkeit noch eine verminderte Selbstsicherheit, eine erhöhte Sensibilität und eine geringe Unabhängigkeit. Auch das bisherige Bild von Cluster 4 wird im 16-PF weiter modelliert: neben der starken emotionalen Störbarkeit findet sich ein hohes Maß an Besorgtheit bzw. ein geringes Selbstbewusstsein, eine innere Gespanntheit und geringe Belastbarkeit, gepaart mit einer erhöhten Vertrauensbereitschaft und Spontaneität. Die zahlreichen Normabweichungen in Cluster 3 schließlich bieten die Möglichkeit, dieses kleinste Cluster besser zu kennzeichnen. Nach dem 16-PF zu urteilen, versammelt es Personen mit einer eher geringen Normgebundenheit, hohen Unkonventionalität, Spontaneität und Flexibilität, die anderen Menschen aber mit einer skeptischen Haltung gegenüberstehen, sensibel, besorgt und emotional störbar sind.

Tabelle 26 zeigt die Merkmale der Cluster in den sechs Hauptvariablen des Rosenzweig Picture-Frustration Test (PFT). Betrachtet man zunächst die Aggressionsrichtungen, so zeigt sich, dass – abgesehen von Cluster 1 – der vorherrschende Reaktionsstil darin besteht, belastenden Situationen auszuweichen, den frustrierenden Charakter zu leugnen oder zu bagatellisieren. Die

Tabelle 26. Merkmale der Cluster im Rosenzweig Picture-Frustration Test (PFT)

PFT-Variable	Cluster 1	Cluster 2	Cluster 3	Cluster 4
Kategorie E (Extrapunitivität)	–	–	⇩ ⇩	⇩
Kategorie I (Intropunitivität)	–	–	⇧	–
Kategorie M (Impunitivität)	–	⇧	⇧ ⇧	⇧
O-D (Obstacle Dominance)	⇩	⇩	–	–
E-D (Ego-Defense)	–	–	–	–
N-P (Need-Persistence)	⇧	–	⇧	–

Patienten in Cluster 4 und (noch stärker) in Cluster 3 verfügen gleichzeitig nur über geringe Möglichkeiten zur Durchsetzung und Selbstbehauptung, wobei in Cluster 3 aggressive Impulse und Schuldvorwürfe vermehrt gegen die eigene Person gerichtet werden. Ein Blick auf die Reaktionstypen des PFT demonstriert in den Clustern 1 und 2 eine Neigung, den frustrierenden und widerständigen Charakter einer Situation gering zu werten bei einem (in Cluster 1) gleichzeitig hohen Lösungsdruck, der im übrigen auch in Cluster 3 vorzufinden ist. Die nicht in Tabelle 26 aufgeführten sog. Über-Ich-Reaktionen des PFT zeigen darüber hinaus in allen vier Clustern eine erhöhte Neigung, Verantwortung abzulehnen und Vorwürfe zurückzuweisen sowie eine Tendenz (besonders in Cluster 3) zum Freisprechen von Schuld (sowohl gegenüber anderen als auch gegenüber der eigenen Person).

Die Merkmale der Cluster in nicht-standardisierten Untersuchungsinstrumenten

Bevor der Versuch gemacht werden soll, die Stücke des „Puzzles" zusammen zu setzen und ein zusammenfassendes Bild der clusteranalytisch gewonnenen Subtypen zu zeichnen, soll noch ein kurzer Blick auf die nicht-standardisierten Erhebungsinstrumente geworfen werden. Da der Androphilie-Gynäphilie-Index (AGI) sowie die „cross-gender-fetishism"-Skala (CGF) nur für die biologischen Männer konstruiert wurden und der Anamnesebogen zur Geschlechtsdysphorie (GD-Fragebogen) nur von einem Teil der Stichprobe vorliegt, wird hier vorrangig das strukturelle Interview berücksichtigt und durch relevante Resultate der AGI und CGF ergänzt.

Tabelle 27 bestätigt das bisherige Bild, nach dem Cluster 2 bis auf eine Tendenz zur projektiven Ausrichtung der Objektbeziehungen unauffällig ist, was im strukturellen Interview auch für Cluster 1 gilt, die lediglich durch ein verstärktes Rückzugsverhalten im Bereich der Objektbeziehungen hervortreten. Für Cluster 3 ist neben einem höheren Auftreten einer defizitären Impulskontrolle eine Tendenz zur narzisstischen Strukturierung von Objektbeziehungen festzuhalten, während für Cluster 4 das nun schon gewohnte Bild einer Reihe auffälliger Kriterien zu sehen ist.

Tabelle 27. Merkmale der Cluster im strukturellen Interview

Kriterium	Cluster 1	Cluster 2	Cluster 3	Cluster 4
Grad der Über-Ich-Integration	–	–	–	⇩
Identitätsdiffusion	–	–	–	–
Depersonalisationserleben	–	–	–	–
Impulskontrolle	–	–	⇩	⇩
reale Traumatisierungen	–	–	–	–
Substanzmißbrauch	–	–	–	–
Selbst-/Objekt-Trennung, Ich-Grenzen	–	–	–	
Objektbeziehungen ungestört (echt, reziprok)	–	–		–
Objektbeziehungen projektiv*	–	⇧	–	⇧
Objektbeziehungen rückzügig	⇧	–	–	⇧
Objektbeziehungen narzisstisch	–	–	⇧	⇧
Objektbeziehungen dependent/masochistisch	–	–	–	–
Objektbeziehungen manipulativ/sadistisch	–	–	–	–
Objektbeziehungen: Gut-/Böse-Spaltungen	–	–	–	–
Objektbeziehungen, instabil, chaotisch	–	–	–	⇧

* $p < 0.05$

Neben dem vermehrten Vorkommen einer defizitären Über-Ich-Organisation und einer defizitären Impulskontrolle betreffen diese Abweichungen schwerpunktmäßig den Bereich der Objektbeziehungen, welche in verstärktem Maße instabil und von projektiven, narzisstischen oder Rückzugstendenzen bestimmt sind.

Die Merkmale der Cluster im Überblick und in Beispiel-Vignetten

Zum Abschluss des Abschnitts zur Bildung von Subtypen nach den Ergebnissen des Narzißmus-Inventars sollen jetzt die kennzeichnenden Merkmale der vier Cluster in einer Tabelle und in einem kurzen Resümée zusammengefasst werden. Darüber sollen

Tabelle 28. Die Cluster-Merkmale im Überblick

Cluster 1 (N = 23)	Cluster2 (N = 18)	Cluster3 (N = 6)	Cluster4 (N = 12)
„milde" narzißtische Pathologie, primär in den Objektbeziehungen und in der Stabilität des Selbstsystems; Tendenz zum Rückzug aus Objektbeziehungen	keine Anzeichen pathologischer Selbst-Regulationsmechanismen; Tendenz zu projektiven Objektbeziehungen	niedriges Hoffnungspotential und negatives Körperselbst; sonst keine Anzeichen narzißtischer Pathologie, aber auffallend geringe Werte im Bereich der Objektbeziehungen; defizitäre Impulskontrolle	ausgeprägte narzißtische Pathologie in allen Dimensionen des Narzißmus-Inventars; defizitäre Über-Ich-Integration und Impulskontrolle, instabile, pathologische Objektbeziehungen
niedrigeres Bildungsniveau und niedriger Sozialstatus; Alters-Ø: 37 Jahre	höheres Bildungsniveau und höherer Sozialstatus; Alters-Ø: 34 Jahre	hohes Bildungsniveau und hohe Intelligenz; Alters-Ø: 29 Jahre	niedrigeres Bildungsniveau und niedriger Sozialstatus; Alters-Ø: 29 Jahre; höherer Anteil androphiler Männer
mäßige neurotische Symptome, soziale Introversion, Tendenz zu Phobien und Zwangsverhalten	„milde" neurotische Symptome	mäßige neurotische Symptome, Tendenz zu Phobien und Zwangsverhalten	ausgeprägte Psychopathologie und psychiatrische Symptombelastung
emotionale Störbarkeit, Selbstunsicherheit, Sensibilität	unkonventionell, innere Ruhe	geringe Normgebundenheit, unkonventionell, spontan, flexibel; skeptisch gegenüber anderen Menschen, sensibel, besorgt, emotional störbar	starke emotionale Störbarkeit, geringe Selbstsicherheit, innere Gespanntheit, geringe Belastbarkeit, spontan und vertrauensbereit
Ausweich- und Bagatellisierungstendenz gegenüber belastenden/frustrierenden Situationen	Ausweich- und Bagatellisierungstendenz gegenüber belastenden/frustrierenden Situationen	schlechte Fähigkeit zur Durchsetzung und Selbstbehauptung; starke Ausweich- und Bagatellisierungstendenzen bei hohem Lösungsdruck	schlechte Fähigkeit zur Durchsetzung und Selbstbehauptung
stärkerer „cross-gender-fetishism"	stärkerer „cross-gender-fetishism"	geringerer „cross-gender-fetischism"	geringerer „cross-gender-fetishism"

nach der eher Statistik-orientierten Darstellung der letzten Abschnitte durch die Präsentation von Fall-Vignetten von „typischen" Vertretern der verschiedenen Cluster die entstandenen Eindrücke etwas „verlebendigt" und so dem Leser ein besserer Eindruck über die Subtypen und die Tauglichkeit der Einteilung ermöglicht werden. Zuvor sind in Tabelle 28 noch einmal die wesentlichen Merkmale der vier Cluster zusammengefasst. Sieht man zunächst von dem in mancher Hinsicht aus dem Rahmen fallenden, zahlenmäßig kleinsten Cluster 3 ab, lassen sich die drei größeren Cluster durchaus in eine Rangreihe „psychischer Gestörtheit" bringen, die sich sowohl in den narzisstischen Regulationsmechanismen als auch in anderen Persönlichkeitsmerkmalen und in der psychischen Symptombelastung wiederfinden lässt und deshalb ein recht zuverlässiges Bild ergibt.

Diese Rangreihe beginnt bei *Cluster 2*, in dem sich insgesamt keine nennenswerten Anzeichen pathologischer Selbst-Regulationsmechanismen und nur milde neurotische Symptome finden. Mit dieser „psychischen Gesundheit" korrespondiert ein höheres Bildungsniveau und ein höherer Sozialstatus.

Cluster 1, in dem mit N = 23 die meisten Patienten gruppiert sind, stellt in vielerlei Hinsicht auf dieser Rangreihe einen intermediären Typus dar. Es findet sich eine „milde" narzisstische Pathologie, die die Stabilität des Selbstsystems, schwerpunktmäßig aber die Objektbeziehungen, den interpersonalen Bereich betrifft. Hier dominieren Tendenzen zur sozialen Introversion und Isolierung und zum Rückzug aus Objektbeziehungen. Dazu gehört eine erhöhte Selbstunsicherheit und Empfindlichkeit, eine Ängstlichkeit und Neigung zum Ausweichen vor Auseinandersetzungen. Im Vergleich zu Cluster 2 sind Bildungsniveau und Sozialstatus niedriger und das Durchschnittsalter etwas höher. Den Abschluss dieser Rangreihe bildet eindeutig Cluster

4, in dem sich in allen Untersuchungsbereichen Zeichen starker Psychopathologie und Symptombelastung finden. Bei einem im Vergleich niedrigeren Bildungsniveau und Sozialstatus gibt es bei diesen Patienten ausgeprägte Indikatoren psychischer Belastung und Krankheit, die im einzelnen in Tabelle 28 aufgeführt sind.

Cluster 3 entzieht sich der beschriebenen Rangreihe, da hier unkonventionelle, aus dem normativen Rahmen fallende Personen zusammengefasst sind, die eine komplexe Merkmalskombination aufweisen. Bei einem hohen Bildungsniveau und einer hohen intellektuellen Befähigung legen diese Patienten großen Wert auf ihre Unabhängigkeit und Eigenständigkeit. Der interpersonale Bereich ist gekennzeichnet von einer geringen Vertrauensbereitschaft, einer skeptisch-mißtrauischen Grundhaltung gegenüber anderen Menschen, hinter der sich eine hohe Sensibilität und emotionale Imbalance verbirgt. Abgesehen von einem niedrigen Hoffnungspotential und negativen Körperselbst gibt es keine Anzeichen narzisstischer Pathologie, doch die auffallend niedrigen Werte des Narzissmus-Inventars im Bereich der Objektbeziehungen lassen sich vielleicht so deuten, dass diese Patienten in einem zentralen Persönlichkeitsbereich keine adäquaten Selbst-Regulationsmechanismen zur Verfügung haben, wofür auch die schlechten Fähigkeiten zur Durchsetzung und Selbstbehauptung sprechen. Die Unabhängigkeit und Eigenständigkeit wäre so gleichsam nicht „freiwillig" gewählt, sondern ein Kompensationsversuch dieser Defizite.

Als typisches Beispiel eines Patienten aus Cluster 1 (abgesehen von dem eher hohen Bildungsniveau) ist hier die erste Fallgeschichte angeführt, als Beispiel eines Patienten aus Cluster 2 soll die zweite Fallgeschichte, in der zugleich einer der nicht ganz so seltenen eher erfreulichen Verläufe dargestellt ist, als typische/r Vertreter/in von Cluster 3 Fallgeschichte Nr. 3, schließlich sollen die Charakteristika von

Cluster 4 beispielhaft anhand der Fallgeschichte Nr. 4 illustriert werden.

Fallgeschichte Nr. 1

Der 45-jährige Herr B. kam in Begleitung seiner 53-jährigen Ehefrau zum Gespräch. Zur aktuellen Lebenssituation berichtete er, dass sie seit zehn Jahren miteinander verheiratet seien, aus dieser Ehe seien keine Kinder hervorgegangen. Beide seien von Beruf Grund- und Hauptschullehrer. Er unterrichte siebte bis zehnte Klassen, es handele sich um eine sehr belastende Arbeit; mittlerweile verspüre er trotz äußerlich gutem Zurechtkommens eine deutliche Abneigung und innere Überforderung. Vom äußeren Eindruck handelte es sich bei Herrn B. um einen mittelgroßen, schlanken, grauhaarigen Mann, der tendenziell älter und angespannt erschien, es ließ sich eine innere Nervosität vermuten. Herr B. war männlich gekleidet und ungeschminkt, hatte eine tiefe Stimme. Auf die Bitte, sein Problem zu erläutern, gab er an, er fühle sich als Mann nicht wohl, sei kein Mann, jahrelang habe er dieses Empfinden „im Griff gehabt", könne nun nicht mehr, wolle nicht mehr „schauspielern", habe sich vor kurzem hiermit seiner Frau offenbart.

Aus der Vorgeschichte erläuterte er, zweites von drei Kindern einer Beamtenfamilie zu sein. Aufgrund beruflicher Gegebenheiten des Vaters zog die Familie oft um. Zur Mutter habe er immer eine gute Beziehung gehabt, sie habe ihm sehr nahegestanden, er habe eine Art Seelenverwandtschaft verspürt. Beide hätten sich gegenseitig vor den cholerisch-aggressiven, mitunter handgreiflichen Übergriffen des Vaters geschützt. Zum Vater habe nie ein Vater-Kind-Verhältnis bestanden, in der Kindheit habe es keine relevanten anderen männlichen Bezugspersonen gegeben.

Bzgl. seiner sexuellen Entwicklung berichtete Herr B., in einem „katholisch-prüden" Elternhaus aufgewachsen zu sein. Als erste Begebenheit in bezug auf sein „weibliches Erleben" berichtete er darüber, dass er sich zehn- oder elfjährig einen Chiffon-Schal der Mutter entweder um seinen Penis gewickelt oder wie ein Höschen drapiert habe. Befragt bzgl. fetischistischer Erregung kommentierte er, diese sei später „schon da gewesen", zugleich, dass er sich nie in weiblicher Kleidung/Aufmachung selbstbefriedigt habe. Es sei auch nicht so, dass er besondere weibliche Kleidungsstücke favorisiere oder erregend finde, vielmehr fühle er sich in

weiblicher Kleidung wohler, er verbinde hiermit, „nach Hause zu kommen". Bzgl. seiner sexuellen Orientierung gab Herr B. an, eindeutig gynäphil ausgerichtet zu sein; bedingt durch die strenge Erziehung habe er den ersten Intimkontakt zu einer Frau erst mit 24 Jahren erlebt. Vor seiner jetzigen Ehe sei er einmal fest liiert gewesen, habe jedoch eine ausgesprochene Enttäuschung erfahren. Die Beziehung zu seiner Ehefrau sei tragfähig und offen, die sexuellen Begegnungen grundsätzlich auch befriedigend und lustvoll. Im weiteren Gespräch wurde dann jedoch deutlich, dass beide Partner in den letzten Jahren nur wenige Male miteinander intim gewesen sind. Frau B. erläuterte hierzu, dass ihr vor sieben Jahren die Gebärmutter entfernt wurde, durch körperliche und psychische Schwierigkeiten im Klimakterium habe sie dann von sich aus Intimität abgelehnt. Bzgl. seiner transvestitischen Neigung äußerte Herr B., seit Eröffnen seiner Empfindungen nunmehr nach Feierabend Frauenkleidung zu tragen, Blusen, Röcke, Strumpfhosen, Schuhe, er schminke sich dabei, rasiere sich am Körper. Vor den Spiegel trete er erst komplett umgekleidet, fühle sich dann wohl, authentisch. In seinen Phantasien träume er, als Frau auch mit einer Frau intim zu sein, Frauenkleider zu tragen, keinen Penis zu haben. Zu einer sexuellen Begegnung in Frauenkleidung mit seiner Ehefrau sei es bisher nicht gekommen. Beiläufig berichtete Herr B., seine Mutter, die nichts von seinen Neigungen wisse, habe ihm nach dem Tod des Vaters eröffnet, dass dieser eine transvestitische Veranlagung gehabt habe, was er als Kind/Jugendlicher nie mitbekommen/entdeckt habe.

Aus der somatischen Vorgeschichte ist erwähnenswert, dass Herr B. etwa 60 Zigaretten pro Tag raucht und seit einigen Jahren akzentuiert Alkohol trinkt. Herr B. hat nach eigenen Angaben nie einen Suizidversuch unternommen, jedoch bei inneren Konfliktlagen „wellenartig" Gedanken, sich selbst zu verletzen. Einerseits kommen bei starkem inneren Druck Phantasien der Selbstkastration auf, andererseits die Überlegung, gegen den „nächsten Baum" zu fahren. Bei Herrn B. fiel ein ausgeprägtes Schamgefühl und Schutzbedürfnis auf.

Einschätzung:

Es liegt bei Herrn B. eine transvestitische Entwicklung bei gynäphiler Ausrichtung vor, eine familiäre Komponente ist zu vermuten. Anamnestisch war nur eine marginale fetischistische Komponente zu explorieren. Hinweise auf an-

dere paraphile Neigungen ergaben sich nicht. Bedeutsam für dieses Empfinden ist, dass der Vater von Herrn B. aufgrund seiner cholerisch unberechenbaren, übergriffigen Art nicht zu einer angstfreien, positiv besetzten Rollenidentifizierung zur Verfügung stand. Die transvestitische Symptomatik ist bei labilisierter Männlichkeit als Flucht vor männlichen Rollenerwartungen anzusehen, zumal Herr B. die tägliche Arbeit als Lehrer als belastend, sein etabliertes Image als nicht authentisch erlebt. Ein Nachhausekommen, Umkleiden in die weibliche Rolle ist bei Herrn B. mit der Phantasie verbunden, dass alles harmonisch und stimmig ist, nicht rauh und unwirklich. Dass die transvestitische Komponente derzeit derartig Raum greift, Herr B. nunmehr sogar eine Geschlechtsumwandlung erwägt, hat vermutlich mit der zunehmenden beruflichen Überforderung zu tun. Möglicherweise geriet das fragile Gleichgewicht in der ehelichen sexuellen Begegnung auch durch Schwierigkeiten der Ehefrau im Klimakterium ins Wanken, die Verfassung ist insofern als krisenhafte Dekompensation eines Transvestismus anzusehen.

Fallgeschichte Nr. 2
Die 1967 geborene „Frau" T. stellte sich erstmals 1990 in der Psychiatrischen Poliklinik I der Medizinischen Hochschule Hannover vor. Da es sich um eine mittlerweile abgeschlossene Behandlung bei einer transsexuellen Entwicklung von Mann-zu-Frau mit frühem Beginn handelt, wird hier von Frau T. gesprochen. Nach Absolvieren des Abiturs und Umzug an ihren Studienort wechselte Frau T. von einem auf den anderen Tag von der männlichen in die weiblichen Rolle. Sie vermied Kontakte zu früheren Freunden/Bekannten/Nachbarn und war über Jahre vergleichsweise vulnerabel bzgl. einer Intragestellung ihres weiblichen Empfindens durch andere. Als weiteres Problem ergab sich initial, dass die Eltern gegen den Umwandlungswunsch des volljährigen Kindes massiv intervenierten und die Forderung aufstellten, dass ihr Sohn zuvor unbedingt eine Samenspende abgeben und diese konservieren lasse, sollte der Umwandlungswunsch nicht unterbunden werden können. In einer ambulanten endokrinologischen Untersuchung ergab sich dann allerdings bei normaler männlicher Hormonkonstellation, dass ein hoher FSH-Wert bei Zustand nach operativen Eingriffen und Hormontherapie aufgrund von Leistenhoden im Alter zwischen fünf und sieben Jahren auf eine tubuläre Schädigung der

Hoden hinwies. Im klinisch-somatischen Befund wurde eine Fistelstimme dokumentiert, der rechte Hoden wurde als atrophisch beschrieben, der linke war im Skrotum palpabel, hatte etwa ein Volumen um 10 ml und war von weicher Konsistenz, es zeigte sich zudem eine Varikozele. Aufgrund dieser Befunde war anzunehmen, dass Frau T. unfruchtbar war.

Die weibliche Identifizierung der Frau T. zeigte sich trotz dieser Auseinandersetzung mit den Eltern und deren ausdrücklicher Nichtakzeptanz des transsexuellen Empfindens als beständig, der Gutachter im Rahmen der Vornamensänderung bestätigte im Sommer 1992 die irreversible weibliche Identifizierung. Die Akzeptanz als Frau, zumal in der Universität, erschien ihm plausibel, obwohl Frau T., vor allem aufgrund introvertierter Verfassung, offensichtlich wenig Bedürfnis nach ausgeprägteren Kontakten mit Männern und starke Ängste vor Bloßstellung hatte. Es bestand der Eindruck, dass Frau T. stark auf die Bestätigung als Frau durch männliche Zuwendung angewiesen war, aber – auf der Basis einer allgemeineren persönlichkeitsspezifischen Unsicherheit – große Angst hatte, sich zu offenbaren und Beziehungen zu Männern auf einer oberflächlicheren sexualitätsvermeidenden Ebene hielt. Partnerschaftsvorstellungen waren dabei romantisch getönt und zentriert auf die Wunschvorstellung emotionaler Intimität.

Anfang 1993 führte die aufgrund ihres Studiums juristisch versierte Frau T. die Änderung des Familiennamens herbei, um nicht (re-)identifiziert werden zu können. Mit der gegengeschlechtlichen Hormoneinnahme wurde nach der Begutachtung nach §1 des Transsexuellengesetzes begonnen. Die operative Umwandlung erfolgte schließlich im Juli 1996; eine Nachoperation fand Ende September 1996 statt. Der Operationswunsch war in der gesamten Zeit konstant, aus mehreren Gründen war jedoch der ursprünglich verabredete Operationstermin im Herbst 1993 abgesagt worden; ein eher beiläufiger Grund war eine interkurrente Kieferhöhlenentzündung. Der wichtigste Grund war jedoch der anhaltende Widerstand der Mutter, da Frau T. seit 1992 wieder kontinuierlich im Elternhaus wohnte, dies z.T. aus Gründen der Bequemlichkeit mit wenig ausgeprägten Verselbständigungswünschen und aufgrund von finanzieller Einengung. Ein weiterer Grund für das Hinausschieben der Operation lag in studienbezogenen Erfordernissen. Nach dem Aufwachen aus der Narkose war Frau T. nach eigenen

Angaben „richtig glücklich". Weder Angst noch Schmerzen habe sie erlebt – im Gegensatz zu bekannten Ängsten vor Blutentnahmen. Postoperativ sei die frühere Orgasmusfähigkeit voll erhalten geblieben, bei Beibehaltung der Technik (auf dem Bauch liegend, ohne manuelle Stimulation, hauptsächlich vorstellungsgesteuert). Ein Interesse am Geschlechtsverkehr wurde grundsätzlich bejaht, aber „das müsse sich entwickeln". Nach erfolgter geschlechtsanpassender Operation rief die Mutter ein weiteres Mal an, einerseits um zu kommentieren, wie entsetzlich und ungeeignet sie doch die chirurgische Behandlung einer schwer gestörten Persönlichkeit erachte, zum anderen aber, um für die Tochter eine gynäkologische Nachbehandlung zu bahnen, damit eine kompetente Nachsorge der Operationsverhältnisse gesichert werde.

Beurteilung:
Bei der bei Frau T. vorliegenden Transsexualität handelt es sich um eine früh einsetzende Entwicklung vom „transvestitischen" Typ ohne spezifische androphile Präferenz. Der Kern der Transsexualität liegt darin, sich als Frau zu erleben. Dieses Erleben wird verstärkt durch Sexualphantasien, sich körperlich als Frau im Kontakt mit „substituierten" Männern vorzustellen, was leicht zum Orgasmus führt, der nicht manuell herbeigeführt werde. Als bedeutsame Faktoren für die Ausbildung der transsexuellen Entwicklung in diesem Fall sind die Hodenatrophie, die hohe Stimme, der seelische Dauerstreit der Eltern und die harte Dominanz der Mutter anzuführen. Bei introvertiert-schizoid-zurückgezogen zu charakterisierender Persönlichkeit ohne starkes Bedürfnis nach zwischenmenschlichen Kontakten ist Frau T. als weitgehend stabil und – bezogen auf ihre beruflichen Belange – kompetent und angemessen zu charakterisieren, das Arrangement ihrer „transsexuellen Entwicklung" mit Sexualität vermeidender weiblicher Identifizierung, die zugleich auf männliche Zuwendung/Bestätigung angewiesen ist, hat sich über die Jahre wenig verändert, die weibliche Rollenfindung von Frau T. über die Beobachtungszeit weiter konsolidiert.

Fallgeschichte Nr. 3
Die 1968 geborene Frau G. stellte sich im Januar 1996 erstmalig aufgrund ihres transsexuellen Empfindens in der Psychiatrischen Poliklinik I vor; sie kam in Begleitung ihres Vaters. Es handelte sich um eine junge ungeschminkte Frau mit eher geschlechtsneutraler Ausstrahlung. Äu-

ßerlich war sie durch einen stufigen Kurzhaarschnitt der dunklen Haaren zu beschreiben. Sie trug eine Nickelbrille mit ovalen Gläsern, war mit einer grau-schwarzen Bluse, einer schwarzen Jeans, weißen Tennissocken und weißen Turnschuhen sowie einer dunklen Jakke bekleidet. An Schmuck fiel eine Halskette auf, sie erläuterte hierzu, dass es sich um eine Rune handele, die Transformation bedeute. Die im Gespräch sehr eloquent und zugleich etwas abgeklärt, gar altklug wirkende Patientin berichtete, dass sie derzeit wieder bei ihrem Vater wohne. Sie sei als jüngstes von vier Kindern geboren, habe zwei deutlich ältere Brüder sowie eine ältere Schwester. Sie sei sehr behütet aufgewachsen, die Beziehung der Eltern sei harmonisch und gefühlsbetont gewesen. Vater und Mutter beschrieb Frau U. als starke Persönlichkeit mit traditioneller Rollenverteilung. Die Mutter, seit Geburt der Kinder Hausfrau, sei eher streng gewesen, beim Vater habe sie als jüngste Tochter „einen Stein im Brett gehabt". Beide Eltern hätten sie nicht betont geschlechtsspezifisch erzogen, von ihr kein mädchenhaftes Verhalten erwartet, vielmehr zugelassen, dass sie als lebhaftes Kind mit vielen Jungen als Spielkameraden zusammen sein konnte. Frau U. gab an, dass sie leicht Anschluss finde, so sei ihre Akzeptanz in der Schule gut gewesen, sie habe sich immer sehr für andere eingesetzt, könne auch renitent werden. Die Eltern hätten sie so erzogen, sich ggf. gegen etwas zu stellen, wenn sie ganz fest davon überzeugt sei, dass dies falsch sei. Über ihre berufliche und soziale Situation berichtete Frau U., sie habe das Abitur absolviert, anschließend ein Studium der Anglistik aufgenommen, um Journalist/in zu werden. Als die Mutter 1988 verstorben sei, habe sie dieses abgebrochen, habe damals den Vater „retten" müssen, sei nach Hause zurückgezogen, um ihm beizustehen. Aus dem Wunsch, etwas aus ihrem Leben zu machen, sei sie etwa 1990 in die USA gegangen, dort habe sie ein Studium im Bereich Film- und Medienwirtschaft absolviert und sei erst im Oktober 1995 in die Bundesrepublik zurückgekehrt. Sie sei derzeit arbeitslos und werde vom Vater finanziell unterstützt. Zurückgekehrt nach Deutschland sei sie in eine depressive Krise geraten, bedingt durch den bisher nicht realisierten transsexuellen Wunsch. Diesbezüglich äußerte sie, dass sie sich nie als Mädchen identifiziert habe. Als Rollenbild hätten seit früher Jugend Lehrer gedient, bei weiblichen Lehrern sei alsbald auch immer „ein Touch Erotik, ein romantischer Faktor" zu spüren gewesen, sie habe diesen gegenüber ein „richtiger kleiner Kavalier sein wollen", habe mit einer Lehrerin „eine kleine Romanze" entwickelt. Aufgeklärt worden sei sie durch Gleichaltrige und im Sexualunterricht in der Schule. Auch im Elternhaus sei der Umgang mit Sexualität eher frei geworden. Insbesondere problematisch sei ihre unsichere Geschlechtsidentität für sie in der Pubertät geworden, die vergleichsweise früh eingesetzt habe. Sie habe sich mit den körperlichen Veränderungen nicht gut zurechtfinden können, habe sich auch nicht in Jungen verlieben können, vielmehr Frauen favorisiert, ohne eine eigentliche lesbische Beziehung zu wollen. Sie fühle sich als heterosexueller Mann im falschen Körper, wünsche sich Intimkontakt zu Frauen als Mann. Dass sie transsexuell sei, sei ihr erstmalig mit 16 Jahren gewahr geworden. Damals habe sie in einer Zeitschrift den Erfahrungsbericht eines operierten Mann-zu-Frau-Transsexuellen gelesen, sich in dessen Gefühlsäußerungen wiedergefunden. Mit ihrem Empfinden habe sie sich vor etwa zwei Jahren zunächst Freunden anvertraut, der Familie gegenüber erst 1995 offenbart. Frau U. beschrieb die Resonanz hierauf als gut, viele hätten geäußert, „jetzt erklärt sich manches", auch ihr Vater habe verständnisvoll reagiert. Einzig die sehr religiös eingestellten Eltern ihrer Freundin in den USA seien irritiert. Ihre Freundin, der sie sich mit ihrem transsexuellen Empfinden vor 1½ Jahren mitgeteilt habe, sei ihre erste und einzige Intimpartnerin. Einmalig habe sie achtzehnjährig einen Jungen geküsst, was sie als eklig empfunden habe. Zu dieser Freundin bestehe die Partnerschaft trotz der Distanz fort, es sei eine Frau, die zuvor nie mit einer anderen Frau zusammen gewesen sei, sich nicht als lesbisch empfinde. Sie selbst, Frau U., sei beim Sexualkontakt zur Freundin immer bekleidet, lasse sich nur im Gesichts-, Schulter- und Rückenbereich anfassen, könne es nicht ertragen, intim berührt zu werden, befriedige die Freundin manuell oder oral. Sie könne sich allerdings klitoral fokussiert selbstbefriedigen, ihre Masturbationsphantasien seien dann dahingehend, im männlichen Körper mit einer weiblichen Partnerin zusammen zu sein. Auf die Frage bzgl. Kontakt zu anderen Transsexuellen äußerte Frau U., sie habe in ihrer Heimatstadt einen Bekannten, der selbst transsexuell empfinde, mit dem sie sich regelmäßig austausche.

Es wurde deutlich, dass sich Frau U. theoretisch gut über die Behandlungsschritte bei Transsexualität informiert hatte. Auf die Frage, was es ihr so schwer mache, eine Frau zu sein, entgeg-

nete sie, dass sie sich insbesondere im weiblichen Körper unwohl fühle, Busen, Stimme, z.T. den Schnitt ihres Gesichtes ablehne, ebenso ihr primäres Geschlechtsteil sowie die Regelblutung. So könne sie sich schlecht nackt im Spiegel anschauen. Sie wünsche sich, sich nicht mehr gespalten zu erleben, fühle sich beispielsweise viel wohler, wenn sie sich mittels Schminkstiften einen Bart angemalt habe, zeigte dem Unterzeichner diesbezüglich ein Foto, auf dem sie vom Aspekt her recht männlich erschien. Sie wolle ein Mann sein, der die Frauen liebe, ein Mann, der Frauen besser verstehe als andere, ein durchsetzungsfähiger Mann mit klaren beruflichen Zielen, mehr könne sie im Moment noch nicht angeben.

Einschätzung im Kontext der Basiserhebung:
Im Gespräch wirkte Frau U. recht resolut, gab sich als sehr entschlossen in ihrer Entscheidung, den transsexuellen Weg alsbald zu gehen, sie war offenbar davon überzeugt, selbst schon in der diesbezüglichen Entwicklung sehr vorangeschritten zu sein. Es wurde eine Neigung zur Intellektualisierung dokumentiert. Ihre offenbar eher entschlossen durchsetzungsfähige Art verband Frau U. damit, ein männliches Leben führen zu wollen. Zugleich war aus Sicht des Untersuchers (noch) nicht eine konsolidierte transsexuelle Entwicklung auszumachen, vielmehr wurde Frau U. eine „Standortbestimmung" im Rahmen einer psychotherapeutischen Behandlung empfohlen mit der Möglichkeit, sich intensiv mit den Hintergründen ihrer Empfindungen auseinander setzen zu können, und auch zu reflektieren, inwieweit sie auch ohne geschlechtsumwandelnde Maßnahmen ein zufriedenstellendes Arrangement finden könnte.

Weiterer Verlauf:
Im weiteren Kontakt zum Unterzeichner wurde deutlich, dass Frau U. bei jeglicher Infragestellung ihres transsexuellen Empfindens alsbald ausgesprochen aggressiv und gereizt reagierte und sich als Person unverstanden fühlte. Die Vorstellung, als homosexuell empfindende, burschikose Frau ein Arrangement zu finden, lehnte sie kategorisch ab, berichtete darüber, mit ihrem weiblichen Körper nicht als Frau mit einer Frau zusammen sein zu können, auch bestätigte sie gewisse Ressentiments der Eltern gegenüber Homosexualität. Sie erlebe sich als männlich, weil sie Frauen als erotisch empfinde und diese nicht als Frau begehre. Ihre Freundin verhalte sich heterosexuell, so dass sie der Über-

zeugung sei, „jawohl, du hast eine heterosexuelle Frau erobert". Bzgl. der Familienanamnese
ergänzte sie, dass ein Bruder psychisch krank
sei, weshalb er in einer stationären Einrichtung
lebe, bei ihm sei eine Zwangsneurose mit
psychotischen Schüben diagnostiziert, früher sei
auch von einer Schizophrenie gesprochen worden. Frau U. äußerte, dass sie sich verkannt und
provoziert fühle, da sie vom Untersucher nicht
in ihrem männlichen Empfinden anerkannt werde,
vielmehr als Frau angesprochen empfinde, sie
sei „nicht aus einer Momentlaune hergekom-
men", sei niemand, „die sich das noch nicht so
richtig überlegt" habe, „natürlich fange ich an
zu beißen wie ein Hund, bin ein arroganter
Mensch, bin auch nicht unaggressiv". Frau U.
wurde im weiteren in eine psychotherapeutische Begleitung an eine in Störungen der
Geschlechtsidentität erfahrene niedergelassene
Psychoanalytikerin vermittelt, wo allerdings keine
längerfristige Behandlung zustande kam. Hiernach nahm sie Kontakte zu einem niedergelassenen Psychiater und Psychotherapeuten auf,
bei dem sie sich unregelmäßig vorstellt. Über
diesen war ergänzend zu erfahren, dass Frau
U. ihr transsexuelles Empfinden vehement be-
haupte, nicht introspektionsfähig sei und mittlerweile auf Eigeninitiative eine gegengeschlechtliche Hormonbehandlung herbeigeführt
habe.

Fallgeschichte Nr. 4

Der 1961 geborene Herr D. stellte sich im September 1994 erstmalig in der Psychiatrischen
Poliklinik I mit dem Anliegen vor, er benötige
ein Attest zur weiteren Substitution mit gegengeschlechtlichen Hormonen. Nur wenn er dieses vorweisen könne, würde ihm ein niederge-
lassener Arzt weitere Hormone verschreiben.
Zu den Hintergründen gab er an, dass er seit
frühester Kindheit den Wunsch verspüre, eine
Frau zu sein bzw. als Frau zu leben. Wenngleich er diesen Wunsch schon seit längerem
hege, habe er doch versucht, sich als Mann in
die Gesellschaft zu integrieren, er sei aber immer wieder gescheitert. Nun habe er beschlos-
sen, zu dem zu werden, was er eigentlich sei. Er
habe deshalb Kontakt zum Universitätskran-
kenhaus Hamburg-Eppendorf aufgenommen, zu
einer Transsexuellen-Selbsthilfegruppe und nun
zur Medizinischen Hochschule Hannover. Auch
an das zuständige Amtsgericht sei er herange-
treten. Zu seinen weiteren Lebensumständen gab
er an, dass er in einer homosexuellen Partner-

schaft leben würde. Sein Freund würde ihn verstehen, wohingegen seine Familie völlig verständ-
nislos sei. Sein Vater, Prokurist bei einer großen
Firma, habe ihn enterbt. Auch das Verhältnis
zur Mutter und Schwester sei nicht das Beste. Er
habe lediglich die Hauptschule besucht, danach
diverse Ausbildungen aufgenommen, verfüge
jedoch nicht über eine abgeschlossene Berufsausbildung. Die Bundeswehrzeit habe er wegen psychischer Leistungsfunktionsstörungen
vorzeitig beendet, danach Gelegenheitstätigkeiten
innegehabt, er sei zur Zeit arbeitslos. Vom äußeren Aspekt handelte es sich bei Herrn D. um
einen 33-jährigen Mann, der sich angedeutet
feminin angezogen hatte und dessen Auftreten
her wie das eines effeminierten Mannes wirkte.
Im Gespräch war er freundlich zugewandt, berichtete ohne Zögern von seinen Problemen und
Wünschen, wobei ein Leidensdruck deutlich
spürbar wurde. Auf den Hinweis, dass er die
gewünschte Bescheinigung nicht sofort bekommen könne, reagierte er etwas ungehalten und
zeigte wenig Verständnis für die Vorgehensweise gemäß der „Standards of Care" für Patienten
mit Geschlechtsidentitätsstörungen, die zunächst
eine Beobachtungsphase, auch zur differentialdiagnostischen Abklärung, vorsieht und einen
Alltagstest fordert.

Verlauf:

Der Kontakt brach dann über längere Zeit ab,
bis sich Herr D. Anfang Mai 1998 erneut bei
uns meldete. Er gab an, dass er seit Dezember
1994 in Hamburg wohne, alleine lebe und derzeit nicht in einer festen Partnerschaft sei, er habe
allerdings seit zwei Jahren einen platonischen
Freund, der ihn auch heiraten wolle. Im Moment sei er nicht berufstätig, lebe von Sozialhil-
fe und erhalte aufgrund einer HIV-Infektion
Mehrbedarf, etwa für Pflegemittel, womit er leidlich zurechtkomme. Bzgl. Zukunftsperspektive
äußerte er, er wolle möglicherweise noch einmal die Schule besuchen und ein Studium an-
schließen. Zugleich glaube er nicht, dass er
aufgrund seiner HIV-Infektion noch einmal arbeiten werde. Herr D. berichtete, dass seine Eltern gegenüber seiner Situation nach wie vor
sehr skeptisch reagieren, seine Mutter habe ihn
aber in Hamburg besucht, seitdem „funktioniert
der Kontakt wieder".
Bzgl. des Standes seines transsexuellen Emp-
findens/der Umwandlungsmaßnahmen äußerte er, dass er seit 1994 gegengeschlechtliche
Hormone einnehme, diese Behandlung werde
endokrinologisch überwacht. Die Vornamen-

sänderung habe er zunächst beim zuständigen Amtsgericht in Niedersachsen beantragt, man habe ihn als effeminierten Homosexuellen eingestuft, weshalb die Vornamensänderung nicht anerkannt worden sei. Schließlich habe er das Verfahren dann in Hamburg noch einmal neu angestoßen, seiner Ansicht nach seien die Gutachter dort viel kompetenter und im Sommer 1997 sei die Vornamensänderung dann auch positiv beschieden worden. Die Personenstandsänderung habe er Anfang 1998 beantragt, die Nachbegutachtungen diesbezüglich stünden noch aus. Bzgl. operativer geschlechtsumwandelnder Maßnahmen berichtete Herr D. darüber, dass ihm im November 1996 von einem niedergelassenen plastischen Chirurgen ambulant beidseits Silikoneinlagen in die Brust implantiert worden seien, dort sei er des weiteren auch einmal an der Nase operiert worden, eine Nachoperation in diesem Bereich stehe bevor, ebenso die chirurgische Verkleinerung des Kinns. Herr D. äußerte, dass er sich in Hamburg eine zeitlang als Transsexueller prostituiert habe, vermutlich habe er sich in diesem Kontext bzw. durch einen ehemaligen Freund mit dem HIV-Virus infiziert. Insofern sei es ihm sehr schwer gefallen, überhaupt einen Operateur für die genitale geschlechtsumwandelnde Operation zu finden, mehrere potentielle Ärzte hätten abgesagt. Letztlich sei er dann im August/September 1997 in Berlin operiert worden, es sei allerdings zu einer Verstümmelung gekommen. Diesbezüglich erläuterte Herr D., dass er nach der Operation über mehrere Monate Schmerzmittel habe einnehmen müssen, es auch zu einer Nekrose im Operationsbereich gekommen sei, weshalb er in einer Klinik in Hamburg noch einmal nachoperiert werden musste. Auch optisch sei das Ergebnis gänzlich unbefriedigend gewesen, die Klitoris saße zu hoch, er habe keine Schamlippen und keine suffiziente Neovagina, zudem sei der Harnröhrenausgang nicht gut positioniert, so dass der Harnstrahl beim Urinieren waagerecht herausgekommen sei. Schließlich sei im Rahmen einer Einzelfallentscheidung eine Nachoperation durch Herrn Dr. Daverio aus Lausanne genehmigt worden, die dann im März 1998 in einer Privatklinik in Potsdam durchgeführt worden sei. Das erreichte Resultat sei bereits deutlich zufriedenstellender, wobei allerdings eine weitere Nachkorrektur vorgesehen sei. Herr D. äußerte, dass er seit diesen Operationen bisher keine intimen bzw. genitalen Beziehungen innegehabt, sich lediglich auf Petting eingelassen habe.

Im Hinblick auf die psychotherapeutischen Begleitung gab Herr D. an, dass er sich nach seinem Umzug nach Hamburg an die Abtl. Sexualmedizin des Universitätskrankenhauses Eppendorf gewandt habe, wo er mittlerweile seit 3½ Jahren in regelmäßigen Abständen, d.h. einmal im viertel bzw. halben Jahr, betreut werde.

Zu seiner aktuellen Lebenszufriedenheit kommentierte Herr D., dass er sich als Frau wohler fühle als als Mann, allerdings leide er nach wie vor auch in der Großstadt unter deutlichen Diffamierungen als Transsexueller. Beispielsweise sei er von einem Türken im Supermarkt in den Schritt gegriffen worden, dessen Kumpane hätten vor dem Laden gestanden und ihn abstechen wollen, er habe über den Marktleiter die Polizei verständigen lassen, woraufhin diese verhaftet worden seien. Immer wieder werde er als „schwule Sau, Tunte" beschimpft, auch von Kindern, was er sich nicht gefallen lasse und dann auch mit einer „Ohrpfeife/Backpfeife" reagiere. Er habe sich bis vor kurzem in der Transsexuellen-Selbsthilfeszene beratend engagiert, insofern wisse er, dass auch andere Transsexuelle derartige Beleidigungen und Gewalttätigkeiten erleiden müssten, „Schwanz ab, Missgeburt, Totenkopf". Herr D. gab an, dass er aufgrund seiner Gegenwehr mehrfach angezeigt worden sei, nun drohe seine Unterbringung im Maßregelvollzug gemäß §63 StGB. Mitte Mai 1998 rief Herr D. den Unterzeichnenden erneut an und berichtete über einen aktuellen Zwischenfall. Er sei beleidigt und bedroht worden, habe daraufhin seine Waffe gezogen, um sich zu erwehren, nun werde ihm vorgeworfen, diese Situation herbeigeführt zu haben und behauptet, dass er gewalttätig sei. Auch die Polizei habe ihn unangemessen behandelt, weshalb er jetzt rechtliche (Gegen-)schritte beabsichtige.

Bei der letzten persönlichen Vorstellung im Juli 1998 kam Herr D. mit seinem Lebenspartner, berichtete, er sei mittlerweile innerhalb Hamburgs in eine sozial weniger problematische Wohngegend umgezogen. Herr D., der offenbar über gute Kenntnisse in bezug auf die medizinische Geschlechtsbehandlung und auch im Hinblick auf die einschlägige Szene verfügt, war zwar in der Lage, in gewisser Weise reflektiert über die Probleme (anderer) in diesem Milieu zu sprechen, so berichtete er über „Trümmergestalten in den Selbsthilfegruppen", gab sich diesbezüglich eher distanziert und abgeklärt, zugleich berichtete er aber ebenso wie in dem vorausgegangenen Telefongespräch über mannigfaltige Anfeindungen und Auseinanderset-

zungen mit der Staatsanwaltschaft, wenn er sich gegen Beleidigungen und Angriffe gewehrt habe, fühle sich „kriminalisiert und pervertiert".

Zum ambulanten Wiedervorstellungsgespräch war Herr D. in etwas auffälliger Weise weiblich zurechtgemacht, nichtsdestotrotz war eine männliche Physiognomie zu erkennen. Die Haare waren braungefärbt und mit einer Dauerwelle versehen; er war im Gesicht geschminkt und trug beidseits augenfällige Ohrringe in Form von Kreolen. Um den Hals trug er ein Lederband, am rechten Arm eine goldene Panzerkette, links eine goldene Damenuhr; er hatte dunkelroten Nagellack aufgetragen. Bekleidet war er mit einem tigerfarbenen, hautengen Oberteil, das eine weibliche Brustkontur abbildete. Hierüber trug er einen an den Schultern ausgeschnittenen sandfarbenen Pullover, des weiteren hatte er enge Blue-Jeans an und trug braune Pumps.

Beurteilung:
Im Gespräch erschien Herr D. recht informiert über das Thema Transsexualität, offenbar besorgt er sich in einem speziellen Buchladen auch von Betroffenen publizierte Lektüre sowie wissenschaftliche Literatur hierzu. Vergleichsweise wenig emotional beteiligt berichtete er über seinen tragischen Werdegang mit Akquirieren der HIV-Infektion, der genitalen Verstümmelung und seinem randständigen Leben. Auffällig war auch die eher emotionsarme Schilderung der z.T. dramatisch und zugleich chaotisch anmutenden Begebenheiten mit mannigfaltigen Beleidigungen und Zur-Wehr-Setzungen hiergegen, die den Verdacht auf das Vorliegen einer sensitivparanoid getönten Verarbeitung mit Impulssteuerungsstörung nahe legten. Offenbar erlebt sich Herr D. alsbald provoziert und reagiert dann in unangemessener und unberechenbarer Weise. Sein Verhalten wird dabei subjektiv als unvermeidbar und der Situation angemessen erklärt. Herr D. gibt sich intellektualisierend, vermutlich auch als Selbstschutz und Substitut für das Unvermögen, tragfähige Beziehungen eingehen zu können. Abgesehen hiervon mag es Herrn D. durch Vorantreiben der Geschlechtsumwandlung jetzt tatsächlich gelungen sein, in etwas „ruhigeres Fahrwasser" gelangt zu sein.

3.4 Die Ergebnisse der Verlaufsuntersuchung

61 der 64 geschlechtsidentitätsgestörten Patienten, die die Stichprobe der Basiserhebung bildeten, wurden für die Verlaufsuntersuchung in Betracht gezogen; die anderen drei konnten aufgrund des zu geringen zeitlichen Abstandes seit Erstkontakt noch nicht im Verlauf beurteilt werden. Bei sieben der berücksichtigten (ehemaligen) Patienten konnten keine ausreichenden und zuverlässigen Informationen gewonnen werden, so dass aussagekräftige Verlaufsdaten von 54 Personen vorliegen, was einer Quote von 84,4% entspricht. Die durchschnittliche Beobachtungszeit bis zur Verlaufsuntersuchung betrug zweieinhalb Jahre, und zwar im einzelnen weniger als 1 Jahr bei 8 Patienten, 1–2 Jahre bei 17 Patienten, 2–3 Jahre bei 15 Patienten, 3–4 Jahre bei 19 Patienten und mehr als 4 Jahre bei 5 Patienten.

Ähnlich wie die Basisdiagnostik setzte sich die Verlaufsuntersuchung aus einer Reihe verschiedener Komponenten zusammen, die in ihrer Gesamtheit einen umfassenden Überblick über den Verlauf erlauben sollten. Die folgenden Erhebungsinstrumente kamen zum Einsatz:

- Ein ausführliches klinisches Interview, das möglichst im persönlichen Gespräch, und wenn dies nicht realisiert werden konnte, u.U. telefonisch durchgeführt wurde.

- Eine Experten-Einschätzung, die aufgrund der Erkenntnisse aus der Nachexploration sowie zusätzlicher fremdanamnestischer Informationen erfolgte, wobei in die Beurteilung auch die Angaben aus dem den Studienteilnehmern vorgelegten bzw. zugesandten Erhebungsbogen einbezogen wurden. Das Rating beinhaltete eine Einschätzung im Hinblick auf verschiedene Aspekte der Geschlechtsidentitätsstörung und den Status der Geschlechtsumwandlung sowie den derzeitigen legalen Status;

Tabelle 29. Sozioökonomische Daten

Variable	Frauen	androphile Männer	gynäphile Männer
Partnerschaft			
Keine	42,9%	52,6%	56,3%
lose/unverbindlich	–	26,3%	–
ja	57,1%	21,1%	43,8%
Berufstätigkeit			
kein Beruf/arbeitslos	42,9%	63,2%	41,2%
inädaquate Tätigkeit	21,4%	10,5%	5,9%
adäquate Tätigkeit	35,7%	26,3%	52,9%

die Kategorisierung erfolgte dabei gemäß vorgegebener Kriterien in einem selbstentworfenen Auswertungsbogen.

• Zudem wurde wiederum eine Batterie von selbstentwickelten und standardisierten psychometrischen Fragebogen inklusive des 16 PF, der SCL-90-R, des FKB-20 (Clement und Löwe 1996) und die CLL (Checkliste Lebenszufriedenheit), ein unter Zugrundelegung der Konzepte von Fugl-Meyer et al. (1997) entwickelter Fragebogen zur Abbildung zentraler Aspekte der Lebenszufriedenheit, eingesetzt.

Für die statistischen Analysen zur Berechnung von Prädiktoren des Outcome zum Follow-Up-Zeitpunkt sowie zur Identifizierung von Einflussfaktoren auf den Verlauf wurde eine Reihe von Kriterien festgesetzt, die im einzelnen aus der klinischen Eindrucksbildung, den in der Literatur üblichen Merkmalen und dem zur Verfügung stehenden Datenpool abgeleitet wurden.

Die Outcome-Kriterien der Verlaufsuntersuchung
• Fragebogen-Kriterien:
  – CLL: Globale Lebenszufriedenheit
  – SCL-90-R: GSI-Score (grundsätzliche psychische Belastung)
• Kriterien des Experten-Rating:
  – GAF (Global Assessment Scale of Functioning; DSM-IV, APA 1990)
  – Grad der Psychopathologie
  – Stabilität des Wunsches nach Geschlechtsumwandlung
  – Zurechtkommen (adjustment) in der gewünschten Geschlechtsrolle

– Partnerschaft
– Beruf
– soziale Integration
– globale Bewertung des Verlaufs

Darstellung der sozioökonomischen Daten im Verlauf

Bei Betrachtung der sozioökonomischen Daten stellte sich im Hinblick auf den Status der partnerschaftlichen Beziehung heraus, dass nur 21,1% der androphilen Männer der Stichprobe zum Zeitpunkt der Verlaufsuntersuchung eine Partnerschaft hatten. Diese Subgruppe zeigte zudem mit 63,2% die höchste Rate an Arbeitslosigkeit und war unter Würdigung ihrer Qualifikation nur zu einem Viertel ihren Möglichkeiten entsprechend beschäftigt. Dies ist vermutlich auf deren ausgeprägte psychopathologische Auffälligkeiten zurückzuführen, auf die weiter unten eingegangen wird.

Deskriptive Daten im Zusammenhang mit dem Geschlechtswechsel

Zum Zeitpunkt der Verlaufsuntersuchung gaben insgesamt acht Personen an, dass das Thema Geschlechtsumwandlung für sie mittlerweile nicht mehr aktuell sei (14,8%). Lediglich 44,4% der gynäphilen Männer hatten in der Zwischenzeit kontinuierlich ihre Geschlechtsumwandlung vorangetrieben; bei mehr als 40% dieser Subgruppe wurde zugleich von den Verfassern der (von den Betroffenen zumeist nach wie vor erwogene) Geschlechtswechsel als nicht

Tabelle 30. Kontinuität und Einschätzung des Geschlechtswechsels

Variable	Frauen	androphile Männer	gynäphile Männer
Kontinuität des Geschlechtswechsels			
Wunsch aufgegeben	7,1%	14,3%	27,8%
sporadisch verfolgt	14,3%	14,3%	27,8%
kontinuierlich verfolgt	78,6%	71,4%	44,4%
Einschätzung des Geschlechtswechsels			
nicht durchführbar	7,1%	19,0%	16,7%
nicht überzeugend	42,9%	23,8%	55,6%
eher überzeugend	35,7%	38,1%	38,1%
überzeugend	14,3%	19,0%	19,0%

überzeugend eingestuft, wobei der Gesamteindruck gemäß Konsistenz, Kontinuität und Überzeugungskraft des Lebensentwurfes sowie Lebbarkeit dieses Empfindens beurteilt wurde, wohingegen die Umsetzung der medizinischen Maßnahmen nicht unabdingbare Voraussetzung für eine positive Einschätzung war.

Zum Stand der psychotherapeutischen Begleitung/Behandlung

Bei dieser Erhebung wurde der Begriff Psychotherapie aufgrund der besonderen Situation der untersuchten Klientel vergleichsweise weit gefasst. Er beinhaltete zumindest regelmäßige therapeutische Kontakte, in denen aktuelle Probleme mit der Lebensbewältigung besprochen wurden bzw. bei denen eine supportive psychotherapeutische Unterstützung angeboten wurde. Auch wenn diese Art der Betreuung sicher nicht unbedingt die Kriterien für eine konventionelle tiefenpsychologisch fundierte Psychotherapie erfüllt – die im übrigen von vielen der Betroffenen auch nicht angestrebt wird – kann durch diese Art der therapeutischen Begleitung zumindest eine differentialdiagnostische Abklärung im Längsschnitt erfolgen und eine gewisse Reflektion über die individuellen Hintergrundfaktoren ermöglicht werden (Laszig et al. 1995, Pfäfflin 1996, Becker 1998). Die durchschnittliche Dauer der zum Zeitpunkt der Nachexploration zumeist noch fortdauernden Psychotherapie war auch eingedenk des vergleichsweise kurzen Beobachtungszeitraumes durchaus beachtlich und kann, unterteilt nach den drei Untersuchungsgruppen, der Tabelle 31 entnommen werden. 14 der 54 Studienteilnehmer (25,9%) verneinten andererseits, irgendeine Art von psychotherapeutischer Begleitung/ Behandlung wahrgenommen zu haben.

Tabelle 31. Kontinuität der psychotherapeutischen Begleitung/Behandlung

Variable	Frauen	androphile Männer	gynäphile Männer
Art der psychotherapeutischen Begleitung			
keine	28,6%	19,0%	33,3%
sporadisch, mit Unterbrechungen	28,6%	4,8%	5,6%
eher kontinuierlich	21,4%	42,9%	–
kontinuierlich	21,4%	33,3%	61,1%
mittlere Dauer in Monaten	25,6 (N = 8)	33,1 (N = 16)	19,6 (N = 11)

Tabelle 32. Status der gegengeschlechtlichen Hormonbehandlung

Variable	Frauen	androphile Männer	gynäphile Männer
Status der Hormonbehandlung			
gegenwärtig nicht beabsichtigt	42,9%	19,0%	47,4%
beabsichtigt	21,4%	9,5%	15,8%
selbst-mediziert	7,1%	9,5%	5,3%
ärztlich verordnet	28,6%	61,9%	31,6%
mittlere Dauer in Monaten	17,2	46,5	31,3
	(N = 5)	(N = 15)	(N = 7)

Zum Stand der gegengeschlechtlichen Hormonbehandlung

Im Hinblick auf die gegengeschlechtliche Hormonbehandlung, deren Status zum Zeitpunkt der ersten Verlaufsuntersuchung in Tabelle 32 zusammengefasst ist, ist kritisch anzumerken, dass sich nicht wenige der in die Studie einbezogenen transsexuell empfindenden Patienten gegengeschlechtliche Hormone zwar ärztlich haben verschreiben lassen – zumeist von niedergelassenen Gynäkologen oder auch von ihren Hausärzten – oft war dies jedoch nicht mit den behandelnden Psychotherapeuten abgestimmt und einvernehmlich indiziert worden, wobei durch die (vermutlich implizite) medizinische Überwachung zumindest eine gewisse Kontrolle des Gesundheitsstatus inklusive der relevanten Laborparameter sichergestellt ist.

Zum Stand der operativen geschlechtsumwandelnden Maßnahmen

Die Angaben zum Stand der operativen geschlechtsumwandelnden Maßnahmen sind in Tabelle 33 aufgeführt. Allerdings ist zu kommentieren, dass das Kriterium „gegenwärtig nicht beabsichtigt" missverständlich aufgefasst werden könnte, bedeutet es doch nicht unbedingt, dass der Wunsch nach operativen geschlechtsumwandelnden Maßnahmen grundsätzlich aufgegeben wurde. Diese Einordnung bezieht sich vielmehr lediglich auf die Situation zum Zeitpunkt der Verlaufsuntersuchung und beinhaltet somit auch ambivalente Haltungen. Im Hinblick auf die adäquate Interpretation ist es erforderlich, sich die Resultate in den Subgruppen anzuschauen: Hierbei fällt insbesondere auf, dass zum Zeitpunkt der Verlaufsuntersuchung etwa 50% der gynäphilen Männer die operative Geschlechtsumwandlung nicht eindeutig angestrebt haben und dass transformationschirurgische Schritte bei diesen im Vergleich zu den beiden anderen Untersuchungsgruppen „nur" in 15,8% realisiert worden waren.

Tabelle 33. Status der operativen geschlechtsumwandelnden Maßnahmen

Variable	Frauen	androphile Männer	gynäphile Männer
Status der operativen geschlechtsumwandelnden Maßnahmen			
gegenwärtig nicht beabsichtigt	21,4%	23,8%	52,6%
beabsichtigt	57,1%	52,4%	31,6%
durchgeführt	21,4%	23,8%	15,8%

Tabelle 34. Legaler Status gemäß TSG

Variable	Frauen	androphile Männer	gynäphile Männer
Status nach TSG			
nicht anwendbar	7,1%	9,5%	–
keine Schritte beabsichtigt	21,4%	23,8%	52,6%
Rechtliche Schritte geplant	50,0%	19,0%	26,3%
Namenswechsel beantragt	–	23,8%	5,3%
Namenswechsel durchgeführt	21,4%	4,8%	5,3%
Personenstand geändert	–	19,1%	10,5%

Zum legalen Status gemäß TSG

Bei der Interpretation der in Tabelle 34 aufgeführten Situation zum Zeitpunkt der Verlaufsuntersuchung ist zu berücksichtigen, dass das TSG deutschen Staatsangehörigen vorbehalten ist, hingegen die ausländischen Patienten unserer Untersuchungsstichprobe hiernach keine rechtlichen Schritte zur Legitimierung ihres besonderen Status einleiten können.

3.4.1 Die Ergebnisse der Fragebögen

Der Persönlichkeitsfaktorentest (16 PF)

Bei Betrachtung des 16 PF (Abbildung 8) ergab sich beim Vergleich der identifizierten Persönlichkeitsmerkmale für alle drei untersuchten Subgruppen Geschlechtsidentitätsgestörter sowohl zum Zeitpunkt der Basiserhebung als auch zum Zeitpunkt der Verlaufsuntersuchung jeweils ein ähnliches Profil, was insofern nicht verwundert, als mit diesem Testverfahren recht stabile Persönlichkeitscharakteristika erfasst werden. So wiesen die Frauen erneut nor-

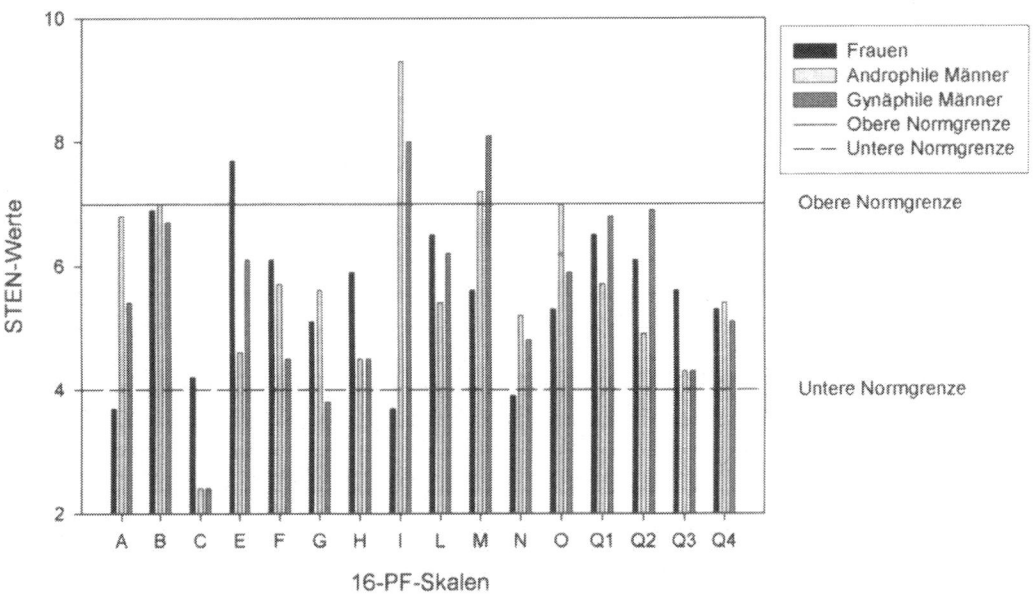

Abb. 8. Die Ergebnisse des 16-PF zur Nachuntersuchung

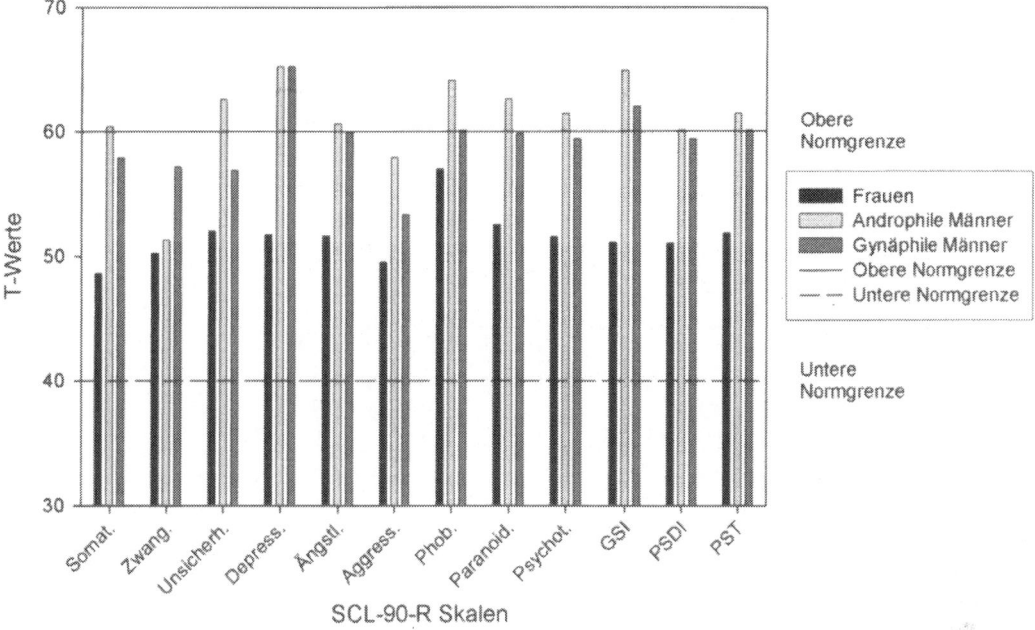

Abb. 9. Die Ergebnisse der SCL-90-R zur Nachuntersuchung

male Werte für fast alle Skalen auf, wohingegen die Abweichungen für die beiden männlichen Gruppen wiederum in den ‚C'- und ‚I' Skalen am ausgeprägtesten ausfielen, was auf einen höheren Grad an emotionalen Störungen unter diesen hinweist. Bei der statistischen Auswertung der Scores zu beiden Zeit- punkten via Korrelation und t-Test für diese gepaarten Gruppen bestätigte sich die beobachtete Stabilität, es ergaben sich nur geringe Veränderungen, die für die weitere Diskussion nicht relevant sind.

Die Symptom-Checkliste (SCL-90-R)

Die Resultate der Auswertung der SCL-90-R (Abbildung 9) waren insofern denen des 16 PF ähnlich, als beide männlichen Subgruppen im Vergleich zu den biologischen Frauen der Stichprobe ebenso wie zum Zeitpunkt der Basiserhebung auch im Verlauf ausgeprägtere psychopathologische Auffälligkeiten aufwiesen. Im Hinblick auf den globalen Symptomindex GSI hatte sich dabei das Ausmaß an psychopathologischen

Symptomen nicht reduziert, wobei bei der Interpretation zu berücksichtigen ist, dass die durchschnittliche Beobachtungsphase für dieses Instrument insofern vergleichsweise kürzer ausfiel, als dieses Instrument aufgrund seiner Erstverfügbarkeit in 1995 erstmalig 1996 in die Testbatterie aufgenommen wurde. Es ist diesbezüglich zusammenzufassen, dass die SCL-90-R Scores aus beiden Stichpunkterhebungen (Basis- und Verlaufsuntersuchung) signifikant korrelierten und im Hinblick auf die Gesamtstichprobe nur geringe Fluktuationen aufwiesen.

Die Checkliste zur Lebenszufriedenheit (CLL)

Die Antworten in der CLL (Abbildung 10), also zu Fragen der Lebenszufriedenheit, wiesen auch zum Zeitpunkt der Verlaufsuntersuchung, und zwar insbesondere für die Items „Sexualleben" und „Arbeitssituation", durchweg auf eine deutliche Unzufriedenheit hin. Das Gesamtniveau war dabei in der Subgruppe der gynäphilen

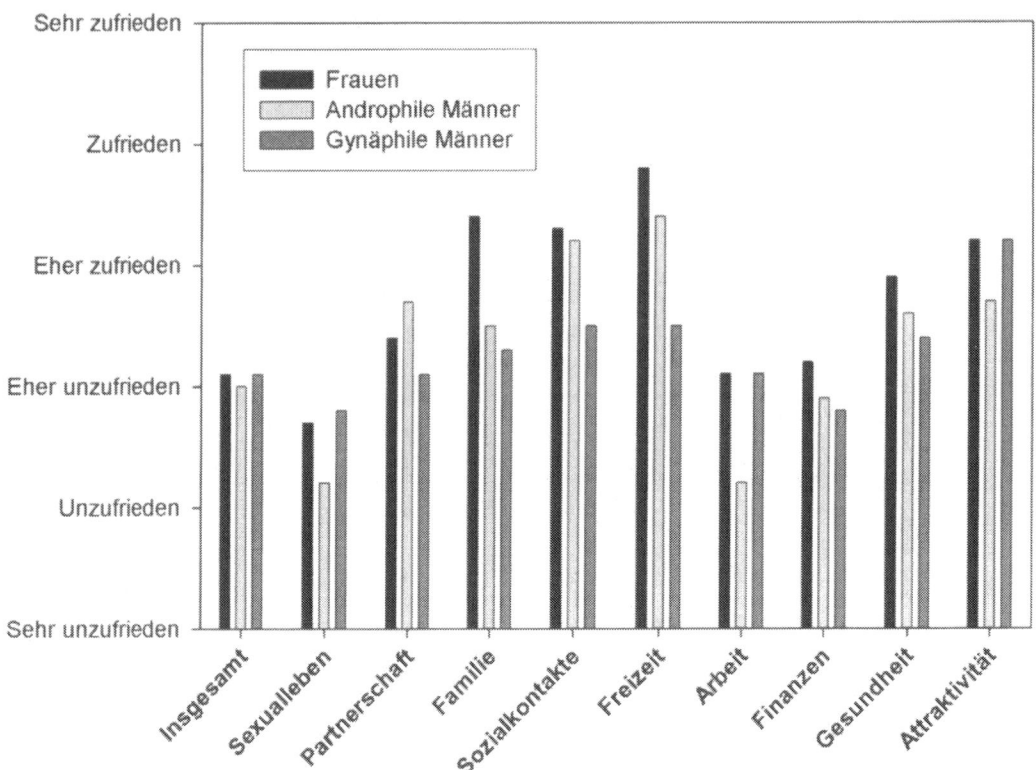

Abb. 10. Die Ergebnisse zur Lebenszufriedenheit bei der Nachuntersuchung (N = 32)

Männer am niedrigsten, d.h. diese geschlechtsidentitätsgestörten Personen waren am wenigsten zufrieden.

Die Einschätzung der Outcome-Kriterien

Die Auswertung der Experteneinschätzung im Hinblick auf die Beschäftigungssituation und das soziale Funktionsniveau zum Zeitpunkt der Verlaufsuntersuchung ist in Tabelle 35 zusammengefasst und ergab, dass insgesamt nur 5,7% aller untersuchten Geschlechtsidentitätsgestörten ihre berufliche Situation verbessern konnten. Überraschenderweise kam es dabei offenbar in der Subgruppe der androphilen Männer der Stichprobe, die durch die prononciertesten psychopathologischen Auffälligkeiten charakterisiert waren, über die Zeit am ehesten zu einer Verbesserung der beruflichen und partnerschaftlichen Situation, wobei allerdings zu berücksichtigen ist, dass diese

Individuen diesbezüglich durch die ungünstigsten Ausgangswerte gekennzeichnet waren. Das beste globale Zurechtkommen zum Zeitpunkt der Verlaufsuntersuchung – ein Item, das auch subjektive Parameter beinhaltete – wurde bei den Frauen der Untersuchungsstichprobe festgestellt.

In Bezug auf den ‚globalen Verlauf‘ bis zum Zeitpunkt der ersten Verlaufsuntersuchung (Tabelle 36) wurde sowohl in der Gruppe der Frauen als auch in der der androphilen Männer eine Verbesserung bei 42,9% festgestellt. Allerdings war diese z.T. nur als marginal zu bezeichnen und betraf eher das subjektive Lebensgefühl. Insgesamt zeigten hingegen knapp zwei Drittel, d.h. 64,8%, über die Beobachtungszeit keine Veränderungen oder nahmen sogar einen eher ungünstigen Verlauf. Bei der weiteren Interpretation müssen zudem die komplexen Probleme vergegenwärtigt

Tabelle 35. Die Einschätzung der Outcome-Kriterien

Merkmal	Frauen	androphile Männer	gynäphile Männer	gesamt
Berufliche Situation:				
Verschlechtert	21,4%	23,8%	16,7%	20,8%
Unverändert	78,6%	66,7%	77,8%	73,6%
Verbessert	–	9,5%	5,6%	5,7%
soziale Integration:				
verschlechtert	7,1%	14,3%	22,2%	15,1%
unverändert	92,9%	71,4%	77,8%	79,2%
verbessert	–	14,3%	–	5,7%
Partnerschaftliche Situation:				
Verschlechtert	–	–	5,6%	1,9%
Unverändert	92,9%	81,0%	88,9%	86,8%
Verbessert	7,1%	19,0%	5,6%	11,3%
Allgemeines Zurechtkommen:				
Verschlechtert	7,1%	14,3%	27,8%	17,0%
Unverändert	50,0%	52,4%	55,6%	52,8%
verbessert	42,9%	33,3%	16,7%	30,2%

Tabelle 36. Die Einschätzung des ‚globalen Verlaufs'

Merkmal	Frauen	androphile Männer	gynäphile Männer	gesamt
Globaler Verlauf:				
Verschlechtert	7,1%	19,0%	26,3%	18,5%
Unverändert	50,0%	38,1%	52,6%	46,3%
Verbessert	42,9%	42,9%	21,1%	35,2%

werden, die sich in der Basiserhebung herausgestellt hatten. Für die Subgruppe der gynäphilen Männer aus der Stichprobe fiel die Einschätzung am ungünstigsten aus, hier hatten sich 26,3% der Untersuchten verschlechtert. Dies weist darauf hin, dass sich diese Betroffenen (bisher) letztlich nicht gut adaptieren konnten, obwohl sie zum Zeitpunkt der Basiserhebung nicht durch die ausgeprägtesten psychopathologischen Auffälligkeiten charakterisiert waren.

3.4.2 Die Analyse von Prädiktorvariablen

Einfache Zusammenhänge
Ein wichtiges Ziel der weiteren Datenauswertung bestand darin, klinisch relevante und statistisch signifikante Prädiktorvariablen für die verschiedenen Outcome-

Kriterien zu identifizieren, was aufgrund der Vielzahl der Variablen durchaus ein aufwendiges Unterfangen darstellte. Die Zusammenhänge zwischen den verschiedenen Kriterien der ersten Verlaufsuntersuchung und den wichtigsten Variablen der Basiserhebung wurden zunächst durch bivariate Korrelationen berechnet. Die Variablen, die sich bei mehreren Kriterien als bedeutsam erwiesen, wurden dann als Prädiktorvariablen in eine multiple Regressionsanalyse auf das Kriterium ‚globale Einschätzung des Verlaufs' eingeschlossen, um zu sehen, welche dieser Variablen im multivariaten Raum eine Vorhersage des Outcome erlauben. Die sich in dieser Anzahl von Auswertungsschritten heraus- kristallisierenden Ergebnismuster erwiesen sich dabei als recht konsistent und sind insofern als

Tabelle 37. Prädiktoren für das Kriterium ‚globale Lebenszufriedenheit' (CLL)

Prädiktor-Variable	Korrelation	p-Wert
Narzißmus-Inventar: OHS (ohnmächtiges Selbst)	−0.559	0.001
Narzißmus-Inventar: KLS (Kleinheitsselbst)	−0.418	0.010
Narzißmus-Inventar: SOI (soziale Isolierung)	−0.380	0.018
16PF: C (emotionale Widerstandsfähigkeit)	0.339	0.037
16PF: Q3 (Selbstkontrolle)	0.376	0.020
MMPI: D (Depression)	−0.411	0.012
MMPI: SC (Schizoidie)	−0.374	0.021
MMPI: PD (Psychopathie)	−0.367	0.023
Kontinuität der psychotherapeutischen Begleitung	0.461	0.037

reliabel anzusehen; es konnte herausgearbeitet werden, dass bei den meisten Analysen ein bestimmtes Variablenset bezüglich der meisten Verlaufskriterien von Bedeutung ist:

Begonnen werden soll hier mit einem per Fragebogen erfaßten Kriterium und zwar mit der globalen Lebenszufriedenheit gemäß der CLL, die von den Untersuchten selbst eingeschätzt wurde. Zunächst wurden bivariate Korrelationen zwischen den Variablen der Basiserhebung sowie den korrespondierenden Kategorisierungen zum Zeitpunkt der Verlaufsuntersuchung berechnet. In Tabelle 37 sind die signifikanten Prädiktoren für die in der CLL gemessene globale Lebenszufriedenheit aufgeführt.

Es stellte sich heraus, dass die drei Skalen des Narzißmusinventars, die der Dimension ‚das bedrohte Selbst' zugerechnet werden, negativ mit der Lebenszufriedenheit korreliert waren. Eine negative Korrelati-

on wurde ebenso für die MMPI-Skalen ‚Depression', ‚Schizoidismus' und ‚psychopathische Deviation' identifiziert, wohingegen sich die beiden 16 PF-Skalen, die eine höhere Ich-Stärke bzw. eine bessere Selbstkontrolle erfassen, sowie auch die Kontinuität der psychotherapeutischen Begleitung/ Behandlung – und dies ist von besonderer Bedeutung – als positive Prädiktoren herauskristallisierten.

Eine Korrelation der Experteneinschätzung entsprechend der GAF, d.h. einem strukturellen Maß zur Abbildung des globalen Funktionsniveaus, ergab im weiteren sehr ähnliche Befunde wie die der Selbsteinschätzung gemäß CLL. Wie Tabelle 38 zeigt, sind es exakt dieselben Skalen des Narzißmusinventars, die auf ein sozial isoliertes Selbst mit einem Gefühl der Hilflosigkeit und einem niedrigen Selbstbewusstsein hinwiesen sowie wiederum auch einige MMPI-Skalen, die als be-

Tabelle 38. Prädiktoren für das Kriterium ‚globales Funktionsniveau' (GAF)

Prädiktor-Variable	Korrelation	p-Wert
Narzissmus-Inventar: OHS (ohnmächtiges Selbst)	−0.384	0.003
Narzissmus-Inventar: KLS (Kleinheitsselbst)	−0.318	0.011
Narzissmus-Inventar: SOI (soziale Isolierung)	−0.562	0.000
16PF: C (emotionale Widerstandsfähigkeit)	0.418	0.002
16PF: H (Selbstsicherheit)	0.423	0.001
MMPI: D (Depression)	−0.351	0.008
MMPI: PT (Psychasthenie)	−0.388	0.004
MMPI: PD (Psychopathie)	−0.442	0.001
MMPI: SI (soziale Introversion)	−0.414	0.002

Tabelle 39. Prädiktoren für das Kriterium ‚Einfinden in die gewünschte Geschlechtsrolle'

Prädiktor-Variable	Korrelation	p-Wert
Narzißmus-Inventar: OHS (ohnmächtiges Selbst)	–0.384	0.003
Narzißmus-Inventar: KLS (Kleinheitsselbst)	–0.318	0.011
Narzißmus-Inventar: SOI (soziale Isolierung)	–0.562	0.000
16PF: C (emotionale Widerstandsfähigkeit)	0.382	0.003
16PF: F (Begeisterungsfähigkeit)	0.383	0.003
16PF: Q2 (Gruppenverbundenheit)	–0.352	0.023
Kontinuität der psychotherapeutischen Begleitung	0.329	0.037

deutsame negative Prädiktoren im Hinblick auf das ‚globale Funktionsniveau' zum Verlaufszeitpunkt herausgestellt wurden. Entsprechend waren – und dies überrascht nicht – eine bessere Ich-Stärke und eine Selbstsicherheit (assertiveness) positiv korreliert.

In Bezug auf das nächste Kriterium, das ‚Einfinden in die gewünschte Geschlechtsrolle', kristallisierten sich wiederum dieselben Skalen aus dem Narzißmusinventar sowie aus dem 16 PF-Test das Item ‚Gruppenverbundenheit' als negative Prädiktoren heraus, wohingegen erneut die ‚Kontinuität der psychotherapeutischen Begleitung/Behandlung' mit einem günstigen Verlauf korreliert war (Tabelle 39).

Bei der Berechnung der Prädiktoren für das Kriterium ‚globale Einschätzung des Verlaufs' gemäß der unter Zusammenschau verschiedener Aspekte vorgenommenen Einschätzung – also gleichsam ein Kriterium zweiter Ordnung – ergab sich statistisch wiederum eine negative Korrelation mit den Kriterien ‚soziale Isolierung' aus dem Narzißmusinventar sowie ‚soziale Intro-

version' aus dem MMPI, als weiterer negativer Prädiktor wurde zudem ein höherer Grad an ‚Depression' gemäß des MMPI identifiziert. Interessanterweise war hingegen ein ‚Größenselbst' positiv mit einem günstigen ‚globalen Zurechtkommen' korreliert, dies traf zudem auf die Kriterien ‚Vermögen zur Selbstkontrolle' und ‚Kontinuität der psychotherapeutischen Begleitung/Behandlung' zu.

Tabelle 40 verweist noch einmal nachdrücklich auf die große Bedeutung des Merkmals ‚soziale Introversion' hin, das in zwei verschiedenen Facetten ein wichtiger Prädiktor des Verlaufs ist. Je sozial introvertierter, isolierter und im Beziehungsbereich zurückgezogener ein Patient in der Basisdiagnostik war, um so schlechter fiel in dieser Stichprobe die Einschätzung des weiteren Verlaufs aus. Es kann kaum verwundern, dass der gleiche Zusammenhang auch für das Merkmal ‚Depressivität' vorfindbar war, während die Zusammenhänge der Variablen ‚Größenselbst' und ‚Spontaneität' vs. ‚Selbstkontrolle' mehr Interpretation erfordern. Der narzisstische

Tabelle 40. Prädiktoren für das Kriterium ‚globale Einschätzung des Verlaufs'

Prädiktor-Variable	Korrelation	p-Wert
Narzissmus-Inventar: SOI (soziale Isolierung)	–0.424	0.001
Narzissmus-Inventar: GRS (Größenselbst)	0.329	0.009
16PF: Q3 (Selbstkontrolle)	0.346	0.007
MMPI: D (Depression)	–0.346	0.006
MMPI: SI (soziale Introversion)	–0.330	0.009
Kontinuität der psychotherapeutischen Begleitung	0.287	0.037

Regulationsmodus des Größenselbst, der in einem *positiven* Zusammenhang zur globalen Einschätzung steht, beschreibt in der Fassung des Narzißmus-Inventars (Deneke, Hilgenstock 1989) einen Mechanismus, durch den mit Zügen eines grandios-phantastischen Selbstentwurfs versucht wird, Kränkungen und Bedrohungen der inneren Stabilität sowie die Abhängigkeit von einem äußeren Objekt abzuwehren. Ein „funktionstüchtiges" Größenselbst vermittelt der Person das Gefühl, attraktiv und sieghaft und dank des eigenen Potentials auf andere Menschen nicht angewiesen zu sein. Es ist denkbar, dass dieser Regulationsmodus zu einer gewissen Stabilität und „Immunität" führen und so die positive Verknüpfung zur globalen Verlaufsbewertung erklärt werden kann. In eine ähnliche Richtung geht vermutlich der positive Zusammenhang der 16 PF-Primärdimension ‚Selbstkontrolle', der einen disziplinierten, zielstrebigen, sorgfältig planenden und schwer von einer bestimmten Vorstellung abzubringenden Verhaltensstil charakterisiert, der im Gegensatz zu einem spontanen, momentgeleiteten und sprunghaften Verhalten steht. Es ist nachvollziehbar, dass ein derartiges Merkmal eine eher positive Voraussetzung in diesem Bereich ist.

Wie lässt sich das Kriterium ‚globale Einschätzung des Verlaufs' vorhersagen?

Um zu sehen, welche der hier erfassten Merkmale im multivariaten Raum das Kriterium der ‚globalen Einschätzung des Verlaufs' statistisch vorhersagen können, wurde eine multiple Regressionsanalyse durchgeführt, in die als Prädiktorvariablen alle Skalen der standardisierten Testverfahren inklusive der Kriterien des strukturellen Interviews eingegeben wurden, die eine signifikante ($p<0.05$) bivariate Korrelation zu der Kriteriumsvariable aufwiesen. Als Methode wurde die schrittweise Auswahl der Prädiktorvariablen angewendet (Wahrscheinlichkeit F-Wert für Aufnahme der Variablen: $p \leq 0.05$, für Ausschluss der Variablen: $p \leq 0.1$). Tabelle 41 zeigt das Ergebnis dieser multiplen Regressionsanalyse, in deren Modell drei Prädiktorvariablen aufgenommen wurden und mit dem ein zufriedenstellendes multiples R von 0.602 erreicht wurde, das einem R^2 von 0.36 und damit einer erklärten Varianz von 36% entspricht.

Die Ergebnisse der Prädiktorenanalysen korrespondieren gut mit dem klinischen Eindruck, dass funktionale bzw. dysfunktionale narzisstische Regulationsmechanismen bei Geschlechtsidentitätsgestörten von großer Bedeutung für die diagnostische Einschätzung und die Verlaufsvorhersage sind. Auch im multivariaten Kontext fanden sich zwei Variablen wieder, die bereits hochsignifikante einfache Korrelationen zur globalen Einschätzung aufwiesen. Die NAI-Skala ‚soziale Isolierung' bringt es als alleiniger Prädiktor bereits auf ein multiples R von 0.436 und unterstreicht damit ihre Bedeutung für die Vorhersage der Verlaufseinschätzung bei den Patienten der Stichprobe. Auch die im MMPI gemessene ‚Depressivität' fand sich als negativer Prädiktor im Regressionsmodell wieder. Je höher der narzisstische Regulationsmodus der sozialen Isolierung und die Depressivität zum Zeitpunkt der Basisdiagnostik waren, um so schlechter war nach einer Beobachtungs-

Tabelle 41. Ergebnis der multiplen Regressionsanalyse auf das Kriterium ‚globale Einschätzung des Verlaufs'

Prädiktor-Variable	Beta	p-Wert
Narzißmus-Inventar: SOI (soziale Isolierung)	−0.323	0.031
MMPI: MA (Hypomanie)	0.444	0.003
MMPI: D (Depression)	−0.346	0.035

zeit von durchschnittlich zweieinhalb Jahren die Einschätzung. Auf diese beiden Merkmale sollte daher besonderes Augenmerk gelegt werden. Die MMPI-Skala ,Hypomanie' als positiver Prädiktor scheint zunächst Rätsel aufzugeben, doch sie lässt sich wahrscheinlich analog zu den positiven Zusammenhängen des ,Größenselbst' und der ,Selbstkontrolle' verstehen, da auch die Skala MA einen zielstrebigen, energischen, an der eigenen Bedürfnisbefriedigung orientierten Verhaltensstil kennzeichnet, bei dem Selbständigkeit und Aktivität positive Voraussetzungen zu sein scheinen. Hinter der Aktivität und guten Stimmung verbergen sich (vor allem im Zusammenhang mit einer erhöhten Depressivität) schwernehmende und pessimistische Persönlichkeiten, die auf Frustrationen rasch mit Verstimmungen und Selbstwertkrisen reagieren.

4. Geschlecht und Identität: Zusammenfassung und Ausblick

Um das Spannungsfeld von Geschlecht und Identität zu umreißen, sollen im letzten Teil des Buches zunächst die Ergebnisse unserer eigenen Untersuchung zusammengefasst und diskutiert werden. Dann soll noch einmal die Entwicklung und Poularisierung des Krankheitskonzeptes „Transsexualität" und insbesondere die damit eng verbundene Legitimierung der Behandlungsoption „medizinische Geschlechtsumwandlung" nachgezeichnet und

im Spiegel der Zeiten kritisch kommentiert werden. Schließlich wollen wir zwei zentrale klinische Aspekte von Geschlechtsidentitätsstörungen aufgreifen, nämlich die Frage nach den heute gebotenen Behandlungsempfehlungen sowie die weitere Perspektive des Störungsbildes Transsexualismus vor dem Hintergrund aktueller gesellschaftlicher Veränderungen und Umbrüche im Bild der Geschlechter.

4.1 Zusammenfassung und Diskussion der eigenen Ergebnisse

Biographische Faktoren und ihre Bedeutung für die Entstehung einer Geschlechtsidentitätsstörung

Bezüglich biographischer und krankheitsbezogener Angaben aus der Vorgeschichte beziehen wir uns auf die Antworten in unserem Fragebogen für Geschlechtsidentitätsstörungen (GD-Fragenbogen). In diesem Fragebogen wurde bei den biologischen Männern der eigenen Stichprobe in 22,7% und bei den biologischen Frauen in 28,6% eine Suchtproblematik des Vaters angegeben, bei den biologischen Männern hatten zudem in 9,1% auch die Mütter eine derartige Störung. 30,4% der

Männer gaben an, kein Wunschkind gewesen zu sein, bei den geschlechtsidentitätsgestörten Frauen waren es sogar 42,9%. Die Frage, ob sich die Eltern möglicherweise das andere Geschlecht für ihr Kind gewünscht hätten, beantworteten 21,7% der Männer dahingehend, dass die Eltern sich eher ein Mädchen gewünscht hätten, und 28,6% der geschlechtsidentitätsgestörten Frauen sagten, dass sich die Eltern lieber einen Jungen gewünscht hätten. Drei Personen aus der Stichprobe berichteten in diesem Zusammenhang über einen „Auftrag" ihrer Eltern, den Platz eines verstorbenen Geschwisterkindes einzunehmen. So gab eine junge Patientin an, dass sie vermutlich unbewusst die Rolle des toten Bruders eingenommen habe, ein androphil orientierter Mann beschrieb, dass er sich mit Erwartungen der Eltern im Hinblick auf die Übernahme der Rolle des verunfallten toten Bruders überfordert gefühlt habe. Immerhin 39,1% der geschlechtsidentitätsgestörten Männer charakterisierten sich als Einzelgänger (bei den Frauen waren es 14,3%), auch war bei den geschlechtsidentitätsgestörten Männern der Stichprobe ein höherer Prozentsatz als Kind ängstlich, nämlich 30,4% vs. 14,3%. Nur 22,7% der Männer hatten in der Schule guten Kontakt zu Mitschülern, hingegen 66,7% der Frauen. 26,1% der Männer gaben zudem an, keine Freunde zu haben, was für keine unserer Frauen zutraf. Es ist denkbar, dass durch die weitgehende Isolation das eigene Schönsein, das „sich Zurechtmachen" bzw. die intensive Beschäftigung mit einem weiblichen Ästhetikideal gerade bei autogynäphil veranlagten geschlechtsidentitätsgestörten Männern quasi einen Ersatz für fehlende Aufmerksamkeit von außen darstellt und mangels realer Beziehungen an Bedeutung zunimmt, bis schließlich der Wunsch, Frau zu sein, in der eigenen Phantasiewelt eine zentrale Bedeutung spielt. Der Erziehungsstil der Eltern wurde von den Männern mit 56,5% überwiegend als restriktiv-autoritär beschrieben, wohingegen 67% der Frauen mit einem gemäßigt autoritären Stil aufgewachsen waren. Im Hinblick auf das Bild des „typischen Mannes" war dieses bei 45,5% der geschlechtsidentitätsgestörten Männer positiv besetzt, bei ebenso vielen indifferent, bei 9,1% negativ, wohingegen das Bild der „typischen Frau" bei diesen in 81,8% positiv bewertet wurde. Auch im Licht dieser Daten spielt offenbar die Bewunderung weiblicher Attribute/Eigenschaften eine nicht unbedeutende Rolle, eine Thematik, die bekanntermaßen im Kontext autogynäphiler Phantasien aufkommen kann, wohingegen ein Ablehnen männlicher

Charakteristika per se (d.h. bei anderen) nicht derart maßgeblich scheint. Fast die Hälfte der geschlechtsidentitätsgestörten Männer hatte Erfahrungen mit Drogen (47,8%), hingegen „nur" 28,6% der geschlechtsidentitätsgestörten Frauen. Bzgl. des Alkoholkonsums ergab sich, dass 13% der geschlechtsidentitätsgestörten Männer und 14,3% der geschlechtsidentitätsgestörten Frauen aktuell einen entsprechenden Missbrauch betrieben, in der Vorgeschichte waren es 21,7% der Männer und 28,6% der Frauen, so dass diesbezüglich eine Komorbidität bedacht werden muss. Im Hinblick auf Suizidversuche hatten 9,1% der Männer und sogar 28,6% der Frauen bereits (mindestens) einen Suizidversuch unternommen. Über 50% unserer Patienten berichteten über eine negative Einstellung ihrer Eltern zur Homosexualität, während die eigene Einstellung bei den geschlechtsidentitätsgestörten Männern in 90,9% als positiv angegeben wurde, ansonsten als indifferent, bei den Frauen in 75% als positiv, aber immerhin in 25% als negativ, so dass auch dieser Faktor, d.h. die Toleranz der Eltern gegenüber sexuell abweichendem Verhalten, bei den Betroffenen eine Rolle im Hinblick auf eine transsexuelle Lösung ihres Identitätsproblems spielen kann.

Wir haben darauf hingewiesen, dass die Datenlage bzgl. psychiatrisch-epidemiologischer Parameter bei Geschlechtsidentitätsstörungen nach wie vor unzureichend ist. In der Literatur existieren allerdings empirische Angaben darüber, dass bei Personen mit Geschlechtsidentitätsstörungen psychiatrische Vorbehandlungen aufgrund von Abhängigkeitsstörungen, Depressivität, Suizidalität bzw. selbstverletzendem Verhalten oder auch im Kontext einer Adoleszentenkrise nicht ungewöhnlich sind. In der Diskussion über das Ausmaß an psychopathologischen Auffälligkeiten bei geschlechtsidentitätsgestörten Personen ist zugleich zu berücksichtigen, dass die Kliniker in der Regel nur einen selegierten („kränkeren") Ausschnitt des Gesamtspektrums zu sehen bekommen, außerdem ist weniger das quantitative Ausmaß etwaiger psychopathologischer Auffälligkeiten an sich bedeutsam als vielmehr die qualitative Bedeutung derselben insbesondere im Hinblick auf ihre prognostische Relevanz, was wir weiter unten eingehender erörtern werden.

Im folgenden sollen einige weitere interessante Facetten der Lebens- und Krankheitsgeschichte unserer Patienten, die uns in den ausführlichen klinisch-psychiatrischen Untersuchungsgesprächen auffielen, beschrieben werden.

Zum Stellenwert der Attraktivität und des eigenen geschlechtsbezogenen Selbstverständnisses

Im Hinblick auf den Stellenwert der Attraktivität bzw. der Nicht-Attraktivität bei Frau-zu-Mann-Transsexuellen ist es sicherlich schwierig, darüber zu entscheiden, ob möglicherweise mangelnde äußere Anmut oder in der weiteren Entwicklung auch (vermeintlich) unzulängliche feminine Reize maßgeblich dazu beitragen können, eine bereits zuvor fragile weibliche Geschlechtsidentität derart zu labilisieren, dass ein Leben als Frau schließlich nicht mehr möglich und erstrebenswert erscheint. Diese Auffassung basiert auf der persönlichen Einschätzung, dass Attraktivität ein schwer zu operationalisierendes, sehr subjektiv behaftetes Konstrukt darstellt. Möglicherweise ist es ja gar nicht die mangelnde äußere physische Attraktivität, sondern eher eine Flucht aus jeglicher weiblichen Anmutung, sei diese eine Konsequenz einer unzureichenden Bestätigung als Frau durch andere, bedingt durch eine quasi autochthone Ablehnung femininer Attribute oder gar Resultat einer schweren Traumatisierung. Es ist zudem zu bedenken, dass Frauen mit einer ausgeprägten Geschlechtsidentitätsstörung bei Erstkontakt in einer entsprechenden Sprechstunde eben auch nicht als Frau angesehen und beachtet wer-

den wollen, sondern auf eine unweibliche, d.h. für sie männliche und vielleicht deshalb für andere unattraktiv wirkende Präsentation setzen. Im Kontext seiner Erörterungen über die psychodynamischen Hintergründe der Frau-zu-Mann-Transsexualität verwies Stoller (1972) u.a. darauf, dass der Prozess der Vermännlichung auch durch das nicht sehr anmutige Erscheinungsbild des Mädchens unterstützt werde. In diesem Zusammenhang soll auch die Untersuchung von Fridell et al. (1996) zur physischen Attraktivität von Mädchen mit Geschlechtsidentitätsstörungen angeführt werden, bei der sich anhand einer nach definierten Parametern vorzunehmenden Bewertung von Photographien geschlechtsidentitätsgestörter Mädchen mit einem Durchschnittsalter von 6,6 Jahren im Vergleich zu zwei korrespondierenden Kontrollgruppen ergab, dass die erstgenannten von Studenten als signifikant weniger ansprechend im Hinblick auf die Marker „attraktiv", „schön" und „hübsch" eingestuft wurden, wobei sich zudem herausstellte, dass das Alter bei den geschlechtsidentitätsgestörten Mädchen negativ mit den genannten Attraktivitätsparametern korreliert war.

Eine quasi umgekehrte Korrelation wird von Mann-zu-Frau-Transsexuellen behauptet, so werden gemäß der Hypothese der „blissful symbiosis" von Stoller (1975 c) Jungen – neben anderen Bedingungsfaktoren – lediglich dann transsexuell, wenn eine spezielle Schönheit des männlichen Kindes von Geburt an besteht. Bzgl. der physischen Attraktivität von Knaben mit Geschlechtsidentitätsstörungen ist auch auf die Untersuchung von Zucker et al. (1993) zu verweisen, die vom Design mit o.g. Studie von Fridell et al. (1996) über die Attraktivität geschlechtsidentitätsgestörter Mädchen korrespondiert. Geschlechtsidentitätsgestörten Jungen mit einem Durchschnittsalter von 8,1 Jahren wurden bzgl. aller fünf gemessenen Parameter („attractive, beautiful, cute, handsome, pretty") als attraktiver anmutend eingeschätzt als die Jungen aus der klinischen Kontrollgruppe.

Sicher ist der Aspekt einer als gravierend empfundenen Stigmatisierung in einem derart sensiblen Bereich der eigenen Erscheinung wie dem Geschlechtsempfinden oder auch der sexuellen Funktionsfähigkeit als ein nicht unbedeutender Mosaikstein im Hinblick auf die Entwicklung und Ausbildung einer Geschlechtsidentitätsstörung anzusehen. Hierbei geht es sowohl um das Zurechtkommen mit dem äußeren Erscheinungsbild als Mann und den eigenen körperlich-männlichen Attributen überhaupt als auch insbesondere um den Umgang mit etwaigen Selbstzweifeln über die männliche Unversehrtheit und Funktionsfähigkeit bzw. um ein Unvermögen, männlichen Rollenerwartungen gerecht zu werden. In dieser Diskussion um das körperliche Selbstverständnis und die eigene Wahrnehmung des Körpers soll hier noch einmal der mögliche Zusammenhang einer dysmorhophoben Wahrnehmungsveränderung und einer Störung der Geschlechtsidentität in Erinnerung gerufen werden. Hierbei wird auf die bereits vorgestellte Untersuchung von Marone, Iocella und Cecchini (1997) Bezug genommen, in der sich bei den von ihnen untersuchten Transsexuellen eine inhibierte Wahrnehmung prominenter Körperteile, d.h. der weiblichen Brust bzw. der männlichen Genitalregion herausstellte. Mit Fragen der Körperhaftigkeit beschäftigte sich 1996 auch Emrich unter der Überschrift „Mind and its Body – das Hirn und sein Leib", wobei er auf den Modus der intermodalen Integration in der Wahrnehmung einging. So fundiere nicht eine einzelne Wahrnehmungsmodalität die Körperhaftigkeit subjektiver Erfahrungen, vielmehr seien gerade die wechselseitigen Bezüge zwischen verschiedenen Wahrnehmungsqualitäten, die intern verrechnet und integriert würden, ausschlaggebend dafür, dass Objekte in der Weise konstruiert und repräsentiert werden könnten, dass sie als

räumlich ausgedehnt in sich einheitlich erscheinen würden. Die intermodale Integration zwischen verschiedenen Sinneskanälen sei ein zentraler Bedingungsfaktor für Erschließungsprozesse von Weltwirklichkeit, gerade auch in deren Kompaktheit „als Körper", als räumliche Gebilde und als feststellbare „Identitäten". Emrich wies zugleich darauf hin, dass diese Erschließungsprozesse Wandlungen unterliegen und dass hierbei auch Veränderungen in Richtung auf Erlebnisse einer Abnormität auftreten könnten und nannte als Beispiel eine interkurrent veränderte Körperwahrnehmung bei Fieberkranken. Nun stellt sich die Frage, warum es bei transsexuell Empfindenden zu einer Ablehnung ihres Körpers kommt und welchen Stellenwert und welche Bedeutung hierbei eine derartige Körperschemastörung hat, ob diese durch eine somatisch bedingte Störung der sensorischen intermodalen Integration bedingt ist oder als Resultat eines eher psychologisch begründeten Konfliktes zwischen dem peripheren Input aus diesen Körperregionen und der zentralen psychologischen Repräsentanz derselben.

Körperliche Auffälligkeiten

Im Hinblick auf das Bedingungsgefüge des Transsexualismus ist grundsätzlich auch an die Möglichkeit einer somatischen Auffälligkeit zu denken, wobei jeweils im Einzelfall abgeklärt werden muss, welcher Stellenwert dieser zukommt. Aus der eigenen Stichprobe sind diesbezüglich einerseits Personen mit einer vergleichsweise niedrigen intellektuellen Ausstattung bis hin zu einer manifesten Minderbegabung bzw. einem erheblichen hirnorganischen Psychosyndrom, etwa im Kontext einer langjährigen Temporallappenepilepsie, anzuführen, des weiteren ist in diesem Zusammenhang der Fall eines transsexuell empfindenden Mannes mit einer chronisch progredient verlaufenen Multiplen Sklerose zu nennen, bei dem eine deutliche hirnorganische Wesensänderung mit einer

Persönlichkeitsentdifferenzierung imponierte, wohingegen das kognitive Leistungsvermögen vergleichsweise wenig beeinträchtigt war. Auch wenn hier sicher nicht von einem monokausalen Bedingungsgefüge ausgegangen werden kann, ist es doch vorstellbar, dass bereits der Umstand, nur zu einem randständigen Leben in der Lage zu sein, sowie die mit einer niedrigen intellektuellen Ausstattung bzw. Kapazität oft einhergehende eingeschränkte Kritikfähigkeit dazu beitragen können, dass die Sehnsucht nach einer Veränderung der Lebenssituation für die betreffende Person u.U. mit dem Wunsch nach einem Geschlechtswechsel verknüpft sein kann, quasi als verlockende Option auf ein Mehr an Akzeptanz sowie ein besseres Zurechtkommen etwa im Hinblick auf die Alltagsbewältigung. Diese Phantasien sind insbesondere bei solchen Mann-zu-Frau-Transsexuellen zu erwarten, die es in ihrem bisherigen Leben nicht vermocht haben, eine aktive männliche Rolle auszufüllen und stattdessen eher ein Bedürfnis nach Anlehnung und Führung verspüren, wobei die derart charakterisierten Patienten aus der eigenen Untersuchungsstichprobe alle androphil orientiert waren. Die letztgenannte Variable, d.h. eine androphile Orientierung, ist möglicherweise gerade auch bei den grenz- bzw. minderbegabten Patienten ein weiterer wichtiger Faktor, wird doch auch diesbezüglich durch die angestrebte Geschlechtsumwandlung eine Minderung der Rollendissonanz erhofft.

Bzgl. organmedizinischer Auffälligkeiten ist aus der eigenen Stichprobe ein Patient mit einem Klinefelter-Syndroms, 47 XXY, anzuführen. In der Untersuchungsstichprobe finden sind darüber hinaus zwei Frau-zu-Mann-Transsexuelle mit einem „late-onset"-adrenogenitalen Syndrom (AGS), das in einem Fall mit einem ausgeprägten Hirsutismus einherging. Der Verlauf des anderen Falls ist in der Publikation von Langer und Hartmann (1997) über Aspekte der Begutachtung gemäß TSG in einer kurzen Fallvignette zusammengefasst.

Diese Zusammenstellung relevanter auffälliger somatischer Befunde unterstreicht die Erfordernis einer ausführlichen differentialdiagnostischen Abklärung von Geschlechtsidentitätsstörungen inklusive der gründlichen Erhebung eines körperlichen Status, der Bestimmung endokrinologischer Parameter und der Durchführung einer urologischen bzw. gynäkologischen Untersuchung sowie – zumindest bei Vorliegen eines entsprechenden Verdachtes – ergänzend einer genetischen Befundung und ggf. auch einer weiterführenden neurologischen Diagnostik.

Persönlichkeitseigenschaften, psychische Symptombelastung und psychopathologische Merkmale

Für unsere eigene Untersuchung war die Herausarbeitung von psychologischen Merkmalen und Persönlichkeitseigenschaften eines der zentralen Ziele. Dabei sollte sowohl der normalpsychologische Bereich im Sinne bestimmender Persönlichkeitsdimensionen und -profile einbezogen werden als auch die aktuelle psychische Symptombelastung bzw. psychopathologische Merkmale, von denen nach klinischer Erfahrung und empirischen Ergebnissen anzunehmen war, dass sie mit der diagnostischen Einschätzung und mit dem Verlauf in einem relevanten Zusammenhang stehen. Die Notwendigkeit einer gründlichen und umfassenden Erhebung und testpsychologischen Untersuchung von Persönlichkeitseigenschaften bei Patienten mit Störungen der Geschlechtsidentität ist gerade in den letzten Jahren im Zuge einer kritischeren und differenzierteren Einstellung zur „Lösungsschablone Geschlechtsumwandlung" mehrfach betont worden (z.B. von Johnson, Hunt 1990, Bodlund et al. 1993, Midence, Hargreaves 1997). Bislang liegen jedoch erst wenige Arbeiten vor, die diesem Anspruch nachzukommen versucht haben und methodisch adäquat sind.

Das Profil unserer Patienten in den psychodiagnostischen Verfahren

Betrachtet man zunächst die gesamte Gruppe unserer Patienten, ergibt sich eine eindeutige Bestätigung der Annahme, dass sich bei Personen mit Störungen der Geschlechtsidentität kein einheitliches, „typisches" Profil von Persönlichkeitseigenschaften vorfinden lässt. Auch bei unserer Stichprobe handelt es sich um eine heterogene Gruppe von Menschen, die sich hinsichtlich ihrer psychologischen Merkmale nicht „über einen Kamm scheren" lassen. Der 16 PF, ein mehrdimensionales Persönlichkeitsinventar, erbrachte ein Eigenschaftsprofil, das sich für die Gesamtgruppe fast vollständig im Normbereich bewegt. Abweichungen finden sich lediglich in den Dimensionen emotionale Störbarkeit und Sensibilität. Diese Verhaltensdispositionen lassen erkennen, dass sich die Patienten der Stichprobe leichter beunruhigen lassen, schneller über Alltagsschwierigkeiten ärgern, Enttäuschungen weniger schnell bewältigen und in kritischen Situationen eher dazu neigen, aufzugeben. Die Auslenkung der Skala Sensibilität spricht für einen eher feinfühligen, gefühlsbetonten, aber auch ungeduldig-fordernden Verhaltensstil, bei dem von anderen Menschen in starkem Maße Aufmerksamkeit und Zuneigung erwartet werden. Das Handeln ist eher intuitiv, mit Nachsicht gegenüber Leistungsmängeln und einer Tendenz, der Übernahme von Verantwortung und Auseinandersetzungen aus dem Weg zu gehen.

Diese Resultate bedeuten zunächst nicht mehr, als dass es nicht „die geschlechtsidentitätsgestörte Persönlichkeit" gibt, ein Ergebnis, das nicht zu überraschen vermag, die vorliegenden Kenntnisse bestätigt und auch in anderen Bereichen der psychologischen Medizin nicht ungewöhnlich ist. Es untermauert aber auch die oben angesprochenen Sachverhalte, dass psychodiagnostische Befunde allein wenig erhellend sind, sondern nur Sinn machen, wenn sie differenziert und unter prädiktiven Gesichtspunkten betrachtet werden.

Die Ergebnisse zur Symptombelastung und Psychopathologie

Auch unsere Annahmen zur psychischen Symptombelastung und Psychopathologie konnten durch die empirischen Resultate bestätigt werden. Die untersuchten Patienten weisen im Vergleich zu den altersentsprechenden Normwerten der verschiedenen Untersuchungsverfahren eine deutlich erhöhte psychische Symptombelastung sowie in unterschiedlichem Maße akzentuierte psychopathologische Auslenkungen auf. Betrachtet man die Ergebnisse noch einmal resümierend im Zusammenhang, so zeigten sich im MMPI, der die psychische Symptombelastung und psychopathologische Abweichungen in einem breiteren Zeitfenster abbilden soll, in der Gesamtgruppe der Patienten deutlich erhöhte Werte in der sogenannten „neurotischen Trias", den Skalen ‚Hypochondrie', ‚Depression' und ‚Hysterie'. Bei den Patienten der Stichprobe findet sich demnach zum Zeitpunkt der Basisuntersuchung eine verstärkte neurotische Symptombelastung im Gepräge von Gefühlen der Besorgtheit, Angespanntheit und Unzulänglichkeit, von Somatisierungstendenzen, psychischen Problemen und einer Neigung zur dramatisierenden Ausgestaltung. Darüber hinaus lassen die Skalenwerte ausgeprägte Gesundheitssorgen und körperliche Beschwerden bei einer begrenzten Einsicht in die emotionale Basis der Symptome erkennen. Auch in den anderen Skalen des MMPI zeigen sich z.T. deutlich erhöhte Werte, die jedoch nur einzelne Untergruppen der Patientengruppe betreffen und daher weiter unten thematisiert werden.

Der MMPI ist im Bereich der Geschlechtsidentitätsstörungen zwar häufiger eingesetzt worden, hat aber zu bemerkenswert unterschiedlichen Ergebnissen geführt, die von ausgeprägter Psychopathologie (z.B. Langevin et al. 1977) bis hin zu „strikingly normal MMPI results" (Tsushima, Wedding 1979) reichen. Der Grund dafür dürfte in sehr verschieden zusammengesetzten Stichproben mit ganz unterschiedlichen Selektionskriterien liegen, aber auch in den oben angesprochenen Konfundierungs- und Interaktionseinflüssen, die auch Pfafflin (1993) als deutliches Manko der bisherigen psychometrischen Studien ansah. Hinzu kommt beim MMPI, dass von mehreren Autoren nicht die einzelnen Skalen, sondern nach bestimmten Kriterien erstellte Profile oder Profilcodes (z.B. Beatrice 1985) verwendet wurden, die die Vergleichbarkeit zusätzlich erschweren.

Als zweites psychometrisches Verfahren zur Messung der psychischen Symptombelastung und von psychopathologischen Auffälligkeiten wurde die Symptom-Checkliste von Derogatis (SCL-90-R) eingesetzt. Als mehrdimensionales Selbstbeurteilungsverfahren misst die SCL-90-R die subjektive Beeinträchtigung durch psychische und körperliche Symptome, und zwar in einem kurzen Zeitfenster von sieben Tagen. Da die SCL-90-R erst im Verlauf dieser prospektiv angelegten Studie verfügbar wurde, liegt sie hier nur von N = 26 Personen vor, was die Interpretationsmöglichkeiten entsprechend einschränkt. Bei deutlichen Geschlechts- und Gruppenunterschieden (s.u.) zeigt sich für die Gesamtgruppe eine gegenüber dem Normbereich erhöhte Depressivität sowie eine grenzwertig erhöhte Unsicherheit im Sozialkontakt und globale psychische Belastung und Symptomintensität. Die SCL-90-R bestätigt das MMPI-Ergebnis einer erhöhten psychoneurotischen Symptombelastung mit dem Schwerpunkt im Bereich der Depressivität und sozialen Unsicherheit, wobei gerade die Depressivität als eher unspezifisches und oftmals als reaktiv anzusehendes Merkmal bei vielen psychischen Beschwerdebildern auftritt.

Die psychische Belastbarkeit und der Umgang mit Frustration und Aggression

Zur Erfassung der psychischen Belastbarkeit, der Frustrationstoleranz und des Umgangs mit Aggressionen wurde der Rosenzweig Picture-Frustration Test (PFT) eingesetzt, der als semiprojektives Verfahren vom Probanden weniger leicht zu durchschauen ist und Einblicke in weniger bewusst gesteuerte Verhaltensdispositionen erlaubt. Die vom PFT angezielten Persönlichkeitsmerkmale erschienen bei den berücksichtigten Patienten von generellem Interesse. Bedenkt man die erheblichen Belastungen, die im Zuge eines Geschlechtswechsels zu bewältigen sind, erscheinen diese Persönlichkeitsmerkmale als mögliche Prädiktoren des Verlaufs von besonderer Bedeutung. Aufgrund klinischer Vorerfahrung sind wir bzgl. des PFT von der Annahme ausgegangen, dass die untersuchten geschlechtsidentitätsgestörten Patienten, verglichen mit den altersentsprechenden Normwerten, eine erniedrigte Frustrationstoleranz aufweisen und Defizite in der Durchsetzungsfähigkeit haben, situationale Widerstände eher ausblenden, dabei aber unter einem hohen Bedürfnisdruck bzgl. der Problemlösung stehen.

Für die Gesamtgruppe der Patienten haben sich diese Annahmen nur teilweise bestätigen lassen, was in erster Linie darauf zurückzuführen ist, dass die gynäphilen Männer ein Ergebnisprofil aufweisen, dass in allen wesentlichen Kategorien des PFT im Normbereich liegt. In den beiden anderen Gruppen und tendenziell auch bei den gynäphilen Männern lässt sich jedoch festhalten, dass die Fähigkeit zur aktiven, sozial gebilligten, dabei aber auch durchaus aggressiven Durchsetzung eigener Wünsche und Bedürfnisse unterdurchschnittlich ausgeprägt ist und stattdessen Reaktionsstile dominieren, bei denen konflikthaften Situationen ausgewichen und der Frustrationscharakter von Situationen bagatellisiert oder gar verleugnet wird. Diese Neigung zum Ausblenden von Widerständen ist kombiniert mit einer hohen inneren Bedürfnisspannung zur Lösung uneindeutiger, konflikthafter Situationen, die – wenn sie nicht bagatellisiert oder ausgeblendet werden können – von den Patienten nur schlecht ausgehalten und daher „irgendwie" gelöst werden sollen. Dieses Miteinander von eingeschränkten Handlungsmöglichkeiten und starker Sensibilität sowie hohem Bedürfnisdruck dürfte auch für die im PFT vorfindbare Erwartungshaltung verantwortlich sein, dass andere Menschen bzw. die Umwelt die Probleme lösen sollen. Insgesamt zeigt sich im PFT also eine durchaus problematische Merkmalskombination, die interessanterweise bei den Frauen dieser Stichprobe am prononciertesten ist, was bei den Geschlechts- und Gruppenunterschieden noch weiter erörtert wird. Genausowenig wie bei den anderen Testergebnissen ist hier zu entscheiden, inwieweit diese Befunde kausal oder reaktiv mit der Störung der Geschlechtsidentität verknüpft sind; zur möglichen prädiktiven oder prognostischen Validität lassen die gewonnenen Daten bisher kaum Aussagen zu.

Die narzisstischen Selbstregulationsmechanismen

Neben der allgemeinen psychopathologischen Symptombelastung und den im PFT gemessenen Merkmalen standen die narzisstischen Regulations- und Steuerungsvorgänge der Persönlichkeit bei der Planung dieser Studie im Zentrum des Interesses. Den theoretischen Hintergrund und das Operationalisierungskonzept des Narzißmus-Inventars (NAI, Deneke, Hilgenstock 1989), das zur Erfassung dieser Mechanismen eingesetzt wurde, wurde im Ergebnisteil ausführlich dargestellt. Im NAI wird das narzisstische Subsystem als komplexes und dynamisches Gefüge zur Regulation des Selbsterlebens und der Selbstwertregulation aufgefasst, das bei jedem Menschen durch ein charakteristisches Muster von Regulationsmodi bestimmt wird. Mit Hilfe dieser Modi versucht die Person, ihre Selbstwertregulation auszutarieren, die defensiv- und positiv-intentionalen Grundprinzipien der Motivation in der Balance zu halten und flexibel auf Schwankungen und Bedrohungen des Selbstwerts zu reagieren. Die narzisstischen Regulationsmechanis-

men sind aber nicht nur adaptiv und konstruktiv, sondern können je nach qualitativer und quantitativer Ausprägung selbst zum Problem werden und die Kohärenz und Stabilität des psychischen Apparats beeinträchtigen. Im ungünstigen Fall kann es so zu einem Circulus vitiosus kommen, in dem mit immer „untauglicheren" Mechanismen versucht wird, den Zerfall des Selbstsystems aufzuhalten, dieser durch die ihrerseits destabilisierenden, destruktiven Mechanismen aber gerade herbeigeführt wird. Das NAI versucht, die Mechanismen der Selbstwertregulation in 18 Skalen, die vier grundlegenden Dimensionen zugeordnet werden, zu erfassen.

Aufgrund der eigenen klinischen Erfahrung lag die Annahme zugrunde, dass Patienten mit Geschlechtsidentitätsstörungen Störungen in der Regulation des narzisstischen Persönlichkeitssystems aufweisen, und zwar vor allem im Gepräge einer erhöhten Fragilität und verminderten Kohärenz (NAI-Dimension ‚Das bedrohte Selbst') sowie in den Objektbeziehungen bzw. im interpersonalen Bereich (NAI-Dimension ‚Das idealistische Selbst'), in dem erhöhte Rückzugstendenzen und eine stärker ausgeprägte Objektabwertung erwartet wurde. Neben dem Narzißmus-Inventar wurde das strukturelle Interview nach Kernberg eingesetzt, um die Mechanismen der Selbstwertregulation und Strukturaspekte der Persönlichkeit zu erfassen.

Die Ergebnisse können insgesamt als Bestätigung dieser Annahmen gewertet werden, da die Auffälligkeiten und Normabweichungen in dieser Stichprobe sich tatsächlich im wesentlichen auf die beiden Dimensionen des instabilen Selbstsystems und der Objektbeziehungen konzentrieren. Erwartungsgemäß zeigten sich die größten Normabweichungen in der Skala ‚Negatives Körperselbst', eine Skala der Dimension ‚Das bedrohte Selbst', die einen Modus der Selbstorganisation beschreibt, bei dem der Körper negativ „besetzt" und als hässlich, abstoßend, unattraktiv und nicht liebenswert erlebt wird. Nach der archaischen Phantasie – die auch bei manchen Psychosomatosen vorfindbar ist – „einen Teil zu opfern, um das Ganze zu retten", lässt sich hier vermuten, dass negative, die Kohärenz des Selbstgefüges bedrohende Anteile abgestoßen oder einer „magischen" Verwandlung zugeführt werden sollen. Psychodynamisch interpretiert kann dieser Mechanismus nach der Beschreibung der Testautoren (Deneke, Hilgenstock 1989) auch als Versuch gesehen werden, der Gefahr einer völligen Fragmentierung und Selbstentwertung dadurch zu entgehen, dass das Unwerterleben und die Bedrohungen, die im Grunde die ganze Person betreffen, auf die Körperrepräsentanzen eingegrenzt wird. Da der ungeliebte Körper aber in der Selbstwahrnehmung gleichsam als ständig sichtbares „Mahnmal" der abgelehnten Persönlichkeitsanteile und psychischen Defizite fortbesteht, ist dieser Versuch der Selbstwertregulation meist von geringer adaptiver Kraft und ermöglicht – zumindest den Patienten der Stichprobe – keine wirkliche Entlastung und keine „Ruheplattform" vor den inneren und äußeren Bedrohungen.

Eine zweite Skala der Dimension ‚Das bedrohte Selbst', die in der Gesamtgruppe einen höheren Wert aufweist ist die Skala ‚Derealisation/Depersonalisation'. Auch dieser Mechanismus lässt sich interpretativ als Beleg für ein destabilisiertes, von Fragmentierung und Dekompensation bedrohtes Selbstsystem werten, das versucht, mit dissoziativen und Spaltungsprozessen Distanz zu den angstauslösenden inneren Vorgängen zu gewinnen. Die archaischen Mechanismen der Wahrnehmungs- und Empfindungsreaktionen, die in dieser Skala abgebildet werden, bestehen in dem Versuch einer fundamentalen, schon an der Wahrnehmung ansetzenden Leugnung der äußeren und inneren Wirklichkeit, die sich dem Individuum als verzerrt, verfremdet, nicht zur persönlichen Realität gehörend darstellt. Mehr noch als das ‚negative

Körperselbst' ist der Regulationsmodus der ‚Derealisation/Depersonalisation' geeignet, die Destabilisierung, die er kompensieren soll, weiter zu forcieren, da das veränderte Erleben für das Subjekt unheimlich und bedrohlich ist. Im Fall der untersuchten Patienten spiegelt sich meist die grundlegende Verunsicherung bzgl. der geschlechtlichen Identität, d.h. die oft quälende Frage, ob der Körper oder die Psyche „Recht hat" und wie der Hiatus zwischen beiden Instanzen verkleinert werden kann, in den Derealisations- und Depersonalisationsphänomenen, die so eine spezifische Färbung erhalten, im Erleben aber nicht minder belastend und bedrohlich sind.

Neben den beiden geschilderten Mechanismen des ‚bedrohten Selbst' ergaben sich für die Gesamtgruppe der einbezogenen Patienten keine weiteren Normabweichungen, d.h., dass diese Patienten im Vergleich zu psychosomatischen Patienten keine anderen Auffälligkeiten im NAI aufweisen. Erhöhte Werte in den Skalen, die die Objektbeziehungen erfassen, sowie in der Skala ‚Größenselbst' finden sich lediglich bei den Frauen der Stichprobe, was weiter unten diskutiert wird. Abgesehen vom ‚negativen Körperselbst' und der Neigung zu Derealisationen oder Depersonalisationen gibt es demnach in der Gesamtgruppe der hier berücksichtigten Patienten mit Geschlechtsidentitätsstörungen keine durchgängigen Normabweichungen in den narzisstischen Regulationsmechanismen, gemessen mit dem NAI. Die oben formulierte Annahme kann daher für die Gesamtstichprobe in qualitativer Hinsicht als bestätigt angesehen werden, in quantitativer Hinsicht allerdings nur bedingt. Außer dem ‚negativen Körperselbst' scheint eine unausgelesene Gruppe von Patienten mit (unterschiedlich gelagerten und ausgeprägten) Störungen der Geschlechtsidentität *kein typisches Muster der Selbstwertregulation* bzw. von narzisstischer Pathologie aufzuweisen. Sowohl die klinische Erfahrungsbildung als auch die recht hohen Varianzen der NAI-Resultate sprechen allerdings für einen ausgeprägten differentiellen Stellenwert dieser Mechanismen, die sich in den Mittelwerten teilweise nivellieren. Dieser Unterschiedlichkeit wurde mit der clusteranalytischen Bildung von bzgl. der narzisstischen Regulation ähnlichen Subgruppen Rechnung getragen und es ist keineswegs ausgeschlossen, dass diese Merkmale wichtige Prädiktoren von Verlauf und Outcome sind, wofür sich in den eigenen Daten erste Hinweise ergeben haben, die weiter unten kommentiert werden.

Geschlechtsunterschiede

In der Ergebnisdarstellung wurde die Gesamtgruppe der Patienten dieser Stichprobe durchgängig nach dem biologischen Geschlecht und bei den Männern zusätzlich nach der sexuellen Orientierung unterteilt, da sich eine solche Differenzierung in der eigenen klinischen Erfahrung und nach den Ergebnissen anderer Zentren als sinnvoll und fruchtbar erwiesen hat. In diesem und im folgenden Abschnitt sollen die wichtigsten Unterschiede, die auf diese Faktoren zurückzuführen sind, zusammenfassend kommentiert werden. Zunächst werden hier die Geschlechtsunterschiede diskutiert und – um Redundanzen zu vermeiden – der Fokus auf die Frauen gerichtet, da die spezifischen Merkmale der beiden männlichen Gruppen Thema des nächsten Abschnitts sein wird.

Resümiert man die Ergebnisse der *Frauen* in den psychologischen Testverfahren, so fällt auf, dass die Frauen in ihrer Selbsteinschätzung weniger psychopathologische Normabweichungen und vor allem eine deutlich geringere aktuelle psychische Symptombelastung aufweisen. Im MMPI hat das Profil der Frauen eine hohe Ähnlichkeit mit dem der Männer, liegt in den Werten der einzelnen Skalen aber durchweg niedriger. Wie bei den Männern ist die „neurotische Trias" des MMPI (die Skalen Hypochondrie, Depression und Hyste

rie) bei den Frauen gegenüber der Normstichprobe erhöht. Die durch diese Skalen erfassten neurotischen Symptome lassen sich zusammenfassen als eine überdurchschnittliche Neigung zum körperlichen Ausdruck psychischer Probleme, eine eingeschränkte Einsicht in die emotionale Basis der Symptome mit ausgeprägten Gefühlen der Unzulänglichkeit, Deprimiertheit und Besorgtheit sowie einer psychischen Unreife. Die ebenfalls erhöhten Werte in den Skalen „Psychopathie" und „Paranoia" zeigen darüber hinaus, dass die Frauen dieser Stichprobe eine erhöhte Empfindlichkeit aufweisen, im Umgang mit Menschen eher vorsichtig und misstrauisch sind, Schwierigkeiten haben, mit Kritik und Frustration umzugehen und dabei zu impulsiven und energischen Reaktionen neigen. Im Unterschied zu den Männern (v.a. den androphilen Männern) weisen die Frauen in den Skalen ‚Psychasthenie' und ‚Schizoidie' keine erhöhten Werte auf, was auch für die Skala ‚soziale Introversion' gilt und zeigt, dass die Frauen im interpersonalen Bereich weniger introvertiert, schüchtern und distanziert sind. Die Skala MF (maskulin-feminin Interessen-Skala) ist bei den Frauen mit einem T-Wert von genau 60 nur grenzwertig erhöht, während sie bei den Männern mit T-Werten von 70 und mehr deutliche Normabweichungen zeigt. Die Männer weisen demnach eine starke Abweichung der grundlegenden Interessenverteilungen in Richtung auf die Interessen des anderen Geschlechts auf, was bei den Frauen nur tendenziell der Fall. Hier ist allerdings zu bedenken, dass die Skala primär für männliche Personen konstruiert wurde.

Insgesamt zeigt der MMPI also bei den Frauen weniger und geringer ausgeprägte psychopathologische Auffälligkeiten als bei den Männern. Normabweichungen bestehen im wesentlichen in den Skalen der „neurotischen Trias" und lassen neurotische Verarbeitungsmechanismen erkennen, die „um den Körper kreisen", und zwar sowohl in der hypochondrischen Auslenkung (Sorge um den Körper) als auch in Gestalt von Somatisierungsreaktionen, d.h. dem Ausdruck psychischer Konflikte und Probleme in Körpersymptomen. Die erhöhte Depressivität ist wohl am ehesten als relativ unspezifischer Marker einer generellen psychischen Belastung zu werten. Die geringere soziale Introvertiertheit der Frauen ist hervorzuheben, da diese Variable ein bedeutsamer Prädiktor des weiteren Verlaufs zu sein scheint (s.u.).

Deutlicher als in den zeitlich invarianteren Merkmalen des MMPI unterscheiden sich die Frauen und Männer dieser Stichprobe in der aktuellen psychischen Symptombelastung, die mit der SCL-90-R gemessen wurde. Während die Frauen hier Skalenwerte aufweisen, die durchweg im Normbereich liegen und somit keine Anzeichen einer überdurchschnittlichen psychischen Belastung zeigen, lässt das Profil der Männer eine psychische Symptombelastung erkennen, die akzentuiert ist im Bereich sozialer Unsicherheit und Depressivität.

In den mit dem mehrdimensionalen Persönlichkeitsinventar 16-PF erfassten Primär- und Sekundär-Dimensionen der Persönlichkeit, bei denen mehr der normalpsychologische als der psychopathologische Bereich im Vordergrund steht, finden sich ebenfalls einige Unterschiede zwischen den Geschlechtern, die die charakteristischen Merkmale der Frauen weiter modellieren. Grundsätzlich weisen die Frauen im 16-PF ein mit einer Ausnahme (Skala E, ‚Soziale Anpassung' vs. ‚Selbstbehauptung') vollkommen normentsprechendes Profil auf und haben demnach keine Persönlichkeitseigenschaften, die sich von einer altersentsprechenden Referenzgruppe signifikant unterscheiden. Umso interessanter sind die zum Teil ausgeprägten Unterschiede zu den Männern. Die leicht normabweichende und im Vergleich zu den Männern deutlich stärkere ‚Selbstbehauptung' lässt Verhaltensdispositionen erkennen, nach denen die Frauen (in ihrer Selbstbeurteilung) eher

selbstbewusst und unnachgiebig sind, Entscheidungen autonom treffen, sich nicht so leicht „etwas gefallen lassen" und auch bei Widerständen auf ihren Auffassungen beharren, die sie ggf. sogar gegen die Meinung anderer durchzusetzen versuchen. Dazu gesellt sich eine im Vergleich zu den Männern signifikant höhere „Begeisterungsfähigkeit", ein impulsiver und unmittelbarer Verhaltensstil, der dazu neigt, sich weniger ausgiebig mit einer Sache aufzuhalten und sich weniger um die Handlungsfolgen zu kümmern.

Auch im 16-PF weisen die Frauen eine geringere emotionale Störbarkeit als die Männer auf (Primärdimension C), in der Primärdimension I (Robustheit versus Sensibilität) zeigt sich gar ein konträres Ergebnis, in dem die Frauen zum Pol Robustheit und die Männer zum Pol Sensibilität tendieren. Danach verhalten sich die Frauen eher sachorientiert, illusionslos und zupackend, erwarten weniger Gefühlszuwendung, sind leistungsorientiert, übernehmen Verantwortung und stellen sich Auseinandersetzungen. Es ist unschwer zu erkennen, dass diese Selbstbeurteilungen von den entsprechenden weiblichen (bei den Männern) und männlichen (bei den Frauen) Geschlechtsrollenstereotypen gefärbt sind und zeigen, dass das Selbstbild der in diese Studie einbezogenen Patienten von diesen Verhaltensschablonen in einem erheblichen Maße geprägt ist.

Im Rosenzweig Picture-Frustration Test (PFT), mit dem die Belastungsfähigkeit und der Umgang mit Frustration und Aggression erfasst werden sollte, hat sich interessanterweise ein spiegelbildliches Ergebnis zu den bisher dargestellten Testverfahren ergeben. Hier haben die gynäphilen Männer ein durchgängig normentsprechendes Profil und auch die androphilen Männer bewegen sich – wenngleich mit stärkeren, grenzwertigen Auslenkungen – im Durchschnittsbereich, während die Frauen der eigenen Stichprobe in diesem Test ein Profil aufweisen, das in vielen Kategorien deutlich vom Referenzbereich abweicht. Die im entsprechenden Abschnitt für die Gesamtgruppe der Patienten skizzierte Interpretation des PFT gilt demnach in besonderem Maße für die Frauen.

Betrachtet man zunächst die grundlegenden *Reaktionstypen*, dann findet man bei den Frauen eine sehr niedrige „obstacle-dominance" (O-D) und hohe „need-persistence" (N-P) bei durchschnittlicher „ego-defense" (E-D). Das bedeutet, dass die Frauen sehr stark dazu neigen, den frustrierenden, konfliktbehafteten oder widerständigen Charakter von Situationen nicht wahrzunehmen, gering zu schätzen bzw. auszublenden. Dieses Merkmal korrespondiert mit den Dimensionen Selbstbehauptung, Begeisterungsfähigkeit und Robustheit des 16-PF, ist im PFT aber von einer hohen Bedürfnisspannung zur Lösung frustrierender oder uneindeutiger Situationen begleitet, die von den Frauen schlecht „ausgehalten" werden können und deshalb so rasch wie möglich „gelöst" werden müssen. Dieses Erlebens- und Verhaltensmuster akzentuiert sich weiter, wenn man die *Aggressionsrichtungen* hinzunimmt, bei denen sich eine unterdurchschnittliche Fähigkeit zur aktiven, auch aggressiv-konfrontativen Durchsetzung eigener Wünsche und Bedürfnisse mit einer vermehrt nach innen, auf die eigene Person zielende Reaktionsrichtung kombiniert, vor allem aber mit einer Ausweich-, Bagatellisierungs- oder Verdrängungstendenz gegenüber psychosozialen Konfliktsituationen und (narzisstischen) Kränkungen. Hinzu kommt eine überdurchschnittlich ausgeprägte Erwartungs- und Anspruchshaltung an andere Menschen, Probleme und Konflikte zu lösen. Im Umgang mit Schuldvorwürfen dominiert schließlich eine Tendenz, diese nicht oder allenfalls eingeschränkt zu akzeptieren und die Verantwortung zu relativieren oder auf unvermeidbare Umstände zurückzuführen.

Auch in den mit dem Narzißmus-Inventar (NAI) erfassten Mechanismen der Selbst-

wertregulation gibt es einige Geschlechtsunterschiede, die geeignet sind, das Eigenschaftsprofil der Frauen dieser Stichprobe zu komplettieren. Zunächst ist hervorzuheben, dass die Frauen – mit Ausnahme der Skala ‚Negatives Körperselbst' – in der NAI-Dimension ‚Das bedrohte Selbst' keine erhöhten Werte aufweisen und somit keine Anzeichen für ein destabilisiertes, in seiner Kohärenz bedrohtes Selbstsystem zeigen. Demgegenüber haben nur die Frauen erhöhte Werte in der Skala „Größenselbst" (Dimension ‚Das ‚klassisch' narzisstische Selbst') und in den Skalen ‚Autarkie-Ideal' und ‚Werte-Ideal' (Dimension ‚Das idealistische Selbst'). Mit diesen Regulationsmechanismen sollen Kränkungen und Bedrohungen dadurch abgewehrt werden, dass die eigene Person mit besonderen Größen- und Grandiositätsphantasien, mit überdurchschnittlichen Begabungen und Potentialen ausgestattet wird. Die Skalen Werte- und Autarkieideal ergänzen diesen Modus um Mechanismen, in denen die eigene Person aufgewertet und die eigenen Maßstäbe als überlegen erlebt und überbetont werden. Darüber hinaus werden Eigenverantwortlichkeit und Selbstbestimmung als zentrale Verhaltensmaxime herausgestellt. In einem von hohen Leistungsanforderungen und permanentem Erfolgsdruck dominierten Selbst-Ideal können eigene Ziele und Wertvorstellungen kaum hinterfragt werden und führen zu einer fortwährenden „Lösungsspannung". Hier ist gleichsam das narzisstische Pendant zu den im PFT erhobenen Reaktionstendenzen auf Belastungs- und Kränkungserfahrungen. Im NAI werden diese Mechanismen als Kompensationsversuche von Insuffizienzerfahrungen und Selbstwertdefiziten interpretiert, vor allem aber als Abwehr von Abhängigkeit von anderen Menschen, hinter der sich wiederum die Angst verbirgt, von unzuverlässigen Bezugspersonen im Stich gelassen zu werden.

An dieser Stelle sollen die *wichtigsten Merkmale* noch einmal *zusammengefasst*

werden: Die Frauen der eigenen Stichprobe sind mit einem Durchschnittsalter von
28 Jahren jünger als die Männer (v.a. als
die gynäphilen) und mit einer Ausnahme
in ihrer sexuellen Präferenz auf Frauen
ausgerichtet. Sie weisen im Vergleich zu
den Männern weniger psychopathologische
Merkmale und eine deutlich geringere
aktuelle psychische Symptombelastung auf.
Die Frauen sind weniger sozial introvertiert und isoliert und zeigen (in der Selbstbeurteilung) ein Persönlichkeitsprofil, das
sich insgesamt nicht von dem alters-
entsprechender Frauen unterscheidet und
in Richtung auf eine starke Selbstbehauptung und Robustheit akzentuiert ist. Im
Bereich der Selbstwertregulation sind die
Frauen im Verhältnis zu den Männern durch
ein stabileres, kohärenteres, durch innere
wie äußere Faktoren weniger bedrohtes
Selbstsystem zu charakterisieren, dessen
Regulationsmodi von ausgeprägten Wer-
te- und Autarkieidealen sowie von Größen-
phantasien bestimmt werden. Im Umgang
mit psychosozialen Belastungen und Kränkungen werden Konflikte und Widerstände ausgeblendet oder gering geschätzt, wobei derartige Situationen andererseits nur
schlecht toleriert werden können und eine
hohe Lösungsspannung besteht. Bei eher
geringen aggressiv-konfrontativen Möglichkeiten dominieren Ausweich- und Verdrängungstendenzen sowie Erwartungs- und
Anspruchshaltungen an andere Menschen
und die Umwelt.

Dieses Merkmalsprofil entspricht in weiten Teilen dem in der Literatur beschriebenen Bild von Frauen mit Geschlechtsidentitätsstörungen. Das gilt besonders für
die bessere soziale Integration und die geringer ausgeprägten psychopathologischen
Auffälligkeiten (vgl. Pfäfflin 1993, Landén
et al. 1998), aber auch für die sexuelle Orientierung und das niedrigere Lebensalter. Die
immer wieder betonte größere Homogeni-
tät und bessere „psychische Gesundheit" der
biologischen Frauen scheint sich somit auch
der eigenen Stichprobe zu bestätigen.

Auch in den testpsychologischen Ergebnissen von Pfäfflin (1993) hat sich ein ähnliches Bild ergeben, wird von diesem Autor
aber kritisch hinterfragt. Nach Pfäfflins Eindruck sind die Frauen sich ihrer „rollenhaften
Identität" bewusster und stellen sich „gefü-
giger" dar und könnten so leichter zugänglich wirken. Daraus den Schluss abzuleiten,
sie seien gesünder und stabiler, hält Pfäfflin
für vorschnell und verweist auf seine klinische Erfahrung, dass die Frauen zu Beginn
der Behandlung die Diskrepanz zwischen
ihrem „Geltungsanspruch als Männer und
ihrer weiblichen Existenz" deutlicher spüren und dadurch ihr Leiden erkennbarer wird,
was wiederum auf den Behandler positiv
wirkt. Pfäfflins Skepsis lässt sich nach den
eigenen Erfahrungen teilen, die einfache-
re „Zugänglichkeit" der Frauen kann aber
nicht bestätigt werden, da die hier berücksichtigten Frauen insgesamt in ihren Ab-
wehrstrukturen festgefügter, rigider und für
Versuche therapeutischer Einflussnahme
kaum erreichbar erschienen. Die im Vergleich zu den Männern größere psychische
Stabilität liegt offenbar zu einem nicht unerheblichen Anteil darin begründet, dass
die Frauen über eine kaum verrückbare
Abwehr verfügen, die fest um den Lösungsweg Geschlechtswechsel herumgebaut ist.
Die psychopathologischen Normabweichungen sind dementsprechend weitgehend
auf die Ablehnung der weiblichen Identität
und des eigenen Körpers eingegrenzt und
dort „gebunden". Die narzisstischen Größenselbst und Selbst-Ideal-Konfigurationen, durch
die die eigenen Maßstäbe überhöht und überbetont und andere Personen tendenziell herabgewertet werden, ermöglichen es den
Frauen, den autonom und unabhängig zu
gehenden Weg scheinbar unangreifbar und
unkorrigierbar ins Zentrum zu rücken. Zu
diesen Strukturmerkmalen „passt" der Lösungsweg Geschlechtswechsel besser als
bei vielen Männern, vielleicht sind die
Frauen aber auch aufgrund der geringeren
psychischen Pathologie besser in der Lage,
sich dem Lösungsweg anzupassen.

Obwohl also die eigenen Resultate die gängigen Ergebnisse zu Geschlechtsunterschieden weitgehend bestätigen, erscheint es geboten, simplifizierende, an der Oberfläche verharrende Analysekategorien wie „mehr oder weniger psychisch gesund" zugunsten differenzierterer Betrachtungsansätze zu verlassen, die die Komplexität der Persönlichkeiten und Störungsmuster adäquater berücksichtigen können. Dies gilt gerade auch für die Frauen. Bei der Einschätzung der psychischen Stabilität ist zu bedenken, dass die soziale Integration der Frauen zwar zweifellos besser war und ist, bei 38% der Frauen aber im strukturellen Interview ein Substanzmissbrauch in der Vorgeschichte erhoben wurde, 86% jemals Suizidgedanken hatten und 29% jemals einen Suizidversuch unternommen haben. Das verdeutlicht, dass die narzisstischen Kompensationsversuche inklusive des transsexuellen Lösungswegs bei einem Teil der Frauen nicht zu einer ausreichenden psychischen Stabilität führt. Bei diesen Personen kommt es im Kontext des beschriebenen hohen Anspruchsniveaus und eines schwer (auch in körperlicher Hinsicht) zu erreichenden Ich-Ideals zu einem ständigen Oszillieren zwischen Größen- und Autonomiephantasien und existentiellen Minderwertigkeitsgefühlen. Die auf Autonomie und Autarkie angelegte Selbstwertregulation ist grundsätzlich schwer vereinbar mit der Abhängigkeit von einem in weiten Teilen vorbestimmten Lösungsweg und dem Angewiesen-Sein auf bestimmte Personen und deren Einstellungen. Zusammen mit der oben beschriebenen Tendenz zur Verleugnung bzw. zum Ausblenden führt das zu Konflikten, denen aufgrund der eingeschränkten Handlungsmöglichkeiten und der rigiden Abwehrformationen nicht mit der notwendigen Flexibilität begegnet werden kann.

Doch es bleibt festzuhalten, dass dieses „Negativszenario" in der eigenen Stichprobe nur auf einen vergleichsweise kleinen Teil der Frauen zutrifft und die psychische Symptombelastung der Frauen eindeutig geringer ist als die der Männer. Ob diese Unterschiede auch im weiteren Verlauf erhalten bleiben und welche Merkmale wichtige Outcome-Prädiktoren sind, wird uns in der Analyse der Ergebnisse der Nachuntersuchung beschäftigen.

Unterschiede zwischen androphilen und gynäphilen Männern

Aufgrund der eigenen klinischen Erfahrungen und der diesbezüglichen Ausführungen in der Literatur wurde bei der Konzeption dieser prospektiv angelegten Studie davon ausgegangen, dass es bei den biologischen Männern signifikante Unterschiede gibt, die auf die sexuelle Orientierung (androphil vs. gynäphil) zurückgehen und sowohl auf die hier zum Zeitpunkt der Basisdiagnostik erfassten Merkmale als auch auf Verlauf und Outcome-Kriterien Einfluss nehmen. Wir sind davon ausgegangen, dass die gynäphilen Männer deutlichere psychopathologische Abweichungen und eine höhere psychische Symptombelastung aufweisen als die androphilen Männer. Tatsächlich zeigen sich in den eigenen empirischen Resultaten eine Reihe von Unterschieden zwischen den beiden männlichen Gruppen, die diese Annahme allerdings nur zum Teil bestätigen. Im MMPI haben androphile und gynäphile Männer ähnliche Profile mit deutlich erhöhten Werten in der schon mehrfach näher beschriebenen „neurotischen Trias" (Hypochondrie, Depression, Hysterie) sowie in den Skalen ‚Psychopathie', ‚maskulin-feminin Interessenskala' und ‚Psychasthenie'. Darüber hinaus haben beide Gruppen grenzwertig erhöhte Werte in der Skala ‚soziale Introversion'. Nur die androphilen Männer weisen dazu noch deutlich normabweichende Ergebnisse in den Skalen ‚Paranoia' und ‚Schizoidie' auf, die bei den gynäphilen Männern im oberen Normbereich angesiedelt sind. Mit Werten, die in neun der zehn klinischen Skalen des MMPI oberhalb des Normbereichs liegen, *zeigen die androphilen*

*Männer demnach ein hochgradig normab-
weichendes Profil* auf, das signifikante Psychopathologie in fast allen vom MMPI
erfassten Inhaltsbereichen erkennen lässt
und für ein erhebliches Ausmaß psychischer
Gestörtheit spricht. Bei den androphilen
Männern ist allerdings zu bedenken, dass
der F-Wert leicht über T = 60 liegt und
gewisse dramatische Ausgestaltungs- und
Übertreibungstendenzen einzukalkulieren
sind. Die gynäphilen Männer haben ein
MMPI-Profil, das weitgehend deckungs-
gleich mit dem der Frauen ist, d.h. der
Schwerpunkt der psychischen Symptomatik
liegt im psychoneurotischen Bereich. Anders als bei den Frauen haben sie aber auch
höhere Werte in der Skala ‚Psychasthenie‘,
zeigen also deutliche Züge innerer Gespanntheit, Empfindlichkeit, Ängstlichkeit,
sind eher schwernehmend, ernst und kri-
tisch-distanziert. Bei den androphilen
Männern kommen zu diesen Merkmalen
noch die erhöhten Werte der Skalen ‚Paranoia‘ und ‚Schizoidie‘, die darauf hindeuten, dass die androphilen Männer
misstrauisch und empfindlich sind und Reaktionen der Umwelt stark auf sich beziehen und darüber hinaus exzentrische Züge
aufweisen, schwer zugänglich sind, eska-
pistische Tendenzen haben, distanziert sind
und wenig emotionale Bindungen haben.

Während also im MMPI die androphilen
Männer eine ausgeprägtere, vielschichti-
gere Psychopathologie aufweisen, zeigt sich
in der mit der SCL-90-R gemessenen aktuellen psychischen Symptombelastung ein
anders gewichtetes Bild. Beide Gruppen
sind durch eine überdurchschnittliche psychische Belastung charakterisiert (Kennwert
GSI), doch die Akzente sind unterschiedlich und hier bei den gynäphilen Männern
ausgeprägter. Dies betrifft vor allem die
Depressivität, die bei den androphilen Männern grenzwertig, bei den gynäphilen dagegen deutlich erhöht ist. Zum Zeitpunkt
der Basisdiagnostik finden sich also bei den
gynäphilen Männern ausgeprägtere Zeichen
klinischer Depressivität in Form von dyspho-

rischer Stimmung, verminderten Interessen
und Verlust vitaler Energie, Einsamkeits-
gefühlen und entsprechenden kognitiven
und emotionalen Korrelaten. Hinzu kommt
in dieser Gruppe ein verstärktes Gefühl
der Entfremdung und Isolation. In beiden
Gruppen und wieder bei den gynäphilen
Männern etwas stärker erhöht ist die Unsicherheit im Sozialkontakt, also Gefühle persönlicher Unzulänglichkeit und Minderwertigkeit sowie von Selbstunsicherheit,
Unwohlsein und Verletzlichkeit im Umgang
mit anderen Menschen. Ein Merkmal, das
bei den androphilen Männern stärker ausgeprägt ist, ist dagegen die Ängstlichkeit
und phobische Angst, also Symptome einer generalisierten oder phobisch (primär
agoraphobisch) ausgelenkten Angststörung.

In den mit dem 16 PF erhobenen allgemeinen Persönlichkeitseigenschaften gibt
es zwischen den beiden männlichen Gruppen der Stichprobe kaum Unterschiede.
Androphile wie gynäphile Männer weisen
in dem Testverfahren eine erhöhte emotionale Störbarkeit auf, vermehrte soziale
Hemmungen und eine stärkere Besorgtheit.
Die Dimension ‚Sensibilität‘ ist in beiden
Gruppen erhöht, bei den androphilen Männer aber deutlich stärker als bei den
gynäphilen. Die in dieser Dimension ab-
gebildete Kombination aus Empfindsamkeit
sowie intuitivem, Verantwortung auswei-
chendem Handeln und einem Verhaltensstil, der ungeduldig-fordernd ist und von
anderen Aufmerksamkeit und Zuneigung
erwartet, ist bei den androphilen Männern
somit in höherem Maße bestimmend.

Im Umgang mit Aggressionen, psychosozialen Belastungssituationen und Kränkungen (PFT) haben die gynäphilen Männer – wie bereits erwähnt – ein vollkommen
normentsprechendes Profil, zeigen in diesem Bereich also keine Reaktionsdisposi-
tionen, die sie vom Durchschnitt ihrer jeweiligen Referenzgruppe unterscheiden.
Das Profil der androphilen Männer ähnelt
dem im vorigen Abschnitt beschriebenen
Profil der Frauen, ist aber weniger pronon-

ciert und weist nur grenzwertige Abweichungen von den Testnormen auf. Das gilt besonders für den Reaktionstyp „obstacle-dominance" (O-D), der anders als bei den Frauen im Durchschnittsbereich liegt und dafür spricht, dass die androphilen Männer Konflikte und Widerstände besser wahrnehmen und weniger ausblenden als die Frauen.

Im Narzißmus-Inventar zeigen die gynäphilen Männer – abgesehen von der überdurchschnittlich ausgeprägten Skala ‚negatives Körperselbst' – ein unauffälliges Profil und lassen somit keine Mechanismen der Selbstwertregulation erkennen, die sie von der Vergleichsstichprobe (psychosomatische Patienten) abheben. Bei den androphilen Männern ist der Regulationsmodus des negativen Körperselbst noch stärker ausgeprägt, aber auch die Werte in den Skalen ‚Derealisation/Depersonalisation' sowie ‚Ohnmächtiges Selbst' deuten darauf hin, dass die androphilen Männer ein fragileres, bedrohteres Selbstsystem aufweisen und dessen Stabilität nur mühsam und mit ihrerseits problematischen Kompensationsmechanismen aufrecht erhalten können.

Insgesamt haben sich eine Reihe von Unterschieden ergeben, die auch im klinischen Kontext von Relevanz erscheinen. Ähnlich wie in anderen Studien sind auch in dieser Stichprobe die gynäphilen Männer mit einem Durchschnittsalter von 41 Jahren deutlich älter als die androphilen Männer (33 Jahre), sind häufiger verheiratet bzw. geschieden, weisen ein höheres Bildungsniveau und eine bessere soziale Integration auf. Die überwiegende Mehrzahl von ihnen hat eine Anamnese von „cross-gender-fetishism", die bei ca. einem Drittel der androphilen Männer allerdings ebenfalls vorfindbar ist. Betrachtet man die Ergebnisse im Überblick, so ist die oben aufgeführte Annahme wie folgt zu modifizieren: im Vergleich zu den androphilen Männern haben die *gynäphilen* Männer *weniger* ausgeprägte psychopathologische

Merkmale, aber eine *höhere* aktuelle psychische Symptombelastung. Obwohl sie von der Primärpersönlichkeit psychisch gesünder erscheinen, sind die gynäphilen Männer depressiver, haben ein größeres körperlich-sexuelles Missempfinden, stärkere Gefühle der Entfremdung, Isolation und von persönlicher Unzulänglichkeit. Auch in der Fremdbeurteilung im strukturellen Interview ergab sich ein höherer Grad der Identitätsdiffusion bei den gynäphilen Männern.

Die *androphilen* Männer dagegen zeigen Anzeichen einer psychisch erheblich gestörten Primärpersönlichkeit, die sich in praktisch allen hier verwendeten Untersuchungsinstrumenten widerspiegelt. Sie weisen auch aktuell eine deutliche psychische Symptombelastung sowie ein fragiles, anfälliges, in seiner Kohärenz bedrohtes Selbstsystem auf. Die skizzierten Unterschiede, die zwischen den Gruppen bestehende Diskrepanz zwischen den psychopathologischen Merkmalen einerseits und der aktuellen psychischen Befindlichkeit andererseits, dürfte mit hoher Wahrscheinlichkeit auf das unterschiedlich gute Zurechtkommen mit der konflikthaften Geschlechtsidentität und dem Lösungsweg Geschlechtswechsel zurückzuführen sein. Dieser Weg ist für die gynäphilen Männer in einer Reihe von Aspekten problembehafteter, schwieriger und weniger „erfolgversprechend". Zu diesen Aspekten gehören das höhere Lebensalter, die damit häufiger verbundenen ungünstigeren körperlichen Voraussetzungen und die schlechteren Aussichten auf eine befriedigende Partnerbeziehung nach dem Geschlechtswechsel. Während die androphilen Männer mit gewisser Berechtigung davon ausgehen können, eine „normale" heterosexuelle Beziehung aufbauen zu können, müssen die gynäphilen Männer damit rechnen, dass die Hoffnung auf eine „lesbische" Beziehung sich nicht erfüllen wird. Hinzu kommt, dass für die gynäphilen Männer bei der Entscheidung, einen Geschlechtswechsel anzustreben, oft mehr auf dem Spiel steht, sie mehr verlieren können. Das betrifft die eigene Familie (Ehefrau, Kinder), den Arbeitsplatz, das soziale Umfeld. Auf einen weiteren wichtigen Aspekt verweisen Johnson und Hunt (1990), die ebenfalls die Beziehung zwischen sexueller Orientierung und verschiedenen Aspekten der psychosozialen Anpassung („adjustment") bei Männern mit Geschlechtsidentitätsstörungen untersuchten. Sie fanden – anders als in dieser Untersuchung – keine Beziehung zwischen den typologischen Variablen und psychopathologischen Markern, wohl aber eine bessere Anpassung an die gewünschte weibliche Geschlechtsrolle bei den androphilen Männern. Zu erklären ist dieser Unterschied nach Auffassung der Autoren mit der unterschiedlichen Geschichte des Geschlechtsidentitätskonflikts in den beiden Gruppen. Danach stellt der „cross-gender-fetishism" für die gynäphilen Patienten ein frühes „Ventil" für den Konflikt mit der Geschlechtsidentität dar, der so keine handlungsbestimmende Akuität erreicht und einen maskulinen Verhaltensstil und eine maskuline Biographie ermöglicht. Erst wenn diese Kompensationsmöglichkeit ihre Funktion einbüßt und zusammenbricht (meist dadurch, dass die erotische Komponente erlischt oder die „narzisstische Plombe" aufgrund äußerer oder innerer Veränderungen so nicht mehr füllbar ist), nimmt die Geschlechtsidentitätsstörung den Verlauf in Richtung Geschlechtswechsel, dann aber mit den beschriebenen schwierigeren Rahmenbedingungen.

Dagegen fehlt den androphilen Männern (zumindest denen, die keine transvestitisch-fetischistische Anamnese haben) dieses „Ventil" und sie sind daher gezwungen, andere Lösungswege zu finden. Dies führt frühzeitig zu Konflikten, Anpassungsschwierigkeiten und psychischen Problemen und gestattet nicht die relativ „normgerechte" Biographie, wie sie den gynäphilen Männern (zumindest potentiell) möglich ist. Andererseits mündet sie in eine frühere „soziale Feminisierung", die dann für den

Weg des Geschlechtswechsels vorteilhaft ist.

Insgesamt dürfte deutlich sein, dass es auch bei den Unterschieden zwischen gynäphilen und androphilen Männern kein einfaches Raster gibt, an das man die komplexe und vielschichtige empirische Realität anpassen kann. Versucht man es dennoch auf eine Formel zu bringen, so scheinen die androphilen Männer psychisch gestörter und desintegrierter, haben bzgl. des Geschlechtswechsels aber gleichwohl die „besseren Karten", während sich dies für die gynäphilen Männer genau umgekehrt darstellt. Auch hier wird allerdings erst die weitere Verlaufsbeobachtung Aufschluss geben können, inwieweit diese Analysen haltbar sind.

Gibt es homogene Subtypen unter unseren Patienten?

Da bei der Planung dieser Studie das Thema der narzisstischen Selbstpathologie und der Mechanismen der Selbstwertregulation besonders interessierte und diese aufgrund der eigenen klinischen Erfahrung als sehr bedeutsam für Entstehung und Verlauf von Störungen der Geschlechtsidentität angesehen wurden, lag es nahe, eine Typologisierung der Patienten der Stichprobe anhand dieser Merkmale vorzunehmen. Mit Hilfe von Clusteranalysen (hierarchischen und nicht-hierarchischen) erfolgte entsprechend der Variablen des Narzißmus-Inventars eine Ähnlichkeitsgruppierung der in dieser prospektiv angelegten Untersuchung einbezogenen Patienten, deren methodische und inhaltliche Details im Ergebnisteil ausführlich dargestellt sind.

Da statistische Prozeduren und damit auch eine Clusteranalyse in gewisser Weise immer zu einem Ergebnis führt, kommt es darauf an, die inhaltliche Bedeutung und klinische Relevanz dieses Ergebnisses anhand vernünftiger Kriterien festzustellen. Die Vier-Cluster-Lösung, die sich aus den Berechnungen als günstigste Gruppierung ergeben hat, erfüllt nach unserer Einschätzung diese Kriterien, soweit das auf der Grundlage der zur Verfügung stehenden Daten beurteilt werden kann. Wichtig ist, dass die Gruppierung nach den narzisstischen Regulationsmechanismen und dem Ausmaß narzisstischer Pathologie in den einzelnen Clustern in enger Beziehung steht zur aktuellen psychischen Symptombelastung, zu psychopathologischen Variablen sowie zur sozialen Integration. Die narzisstischen Regulationsmodi und die narzisstische Pathologie stellen demnach keinen isolierten „Spezialaspekt" dar, sondern stehen in Wechselbeziehung zu anderen wichtigen psychosozialen Faktoren, was im übrigen auch als Bestätigung dafür gewertet werden kann, in diesem Bereich einen besonderen Schwerpunkt zu setzen.

Das Ergebnis, dass es keine sehr enge Beziehung zwischen der Cluster-Lösung und den traditionellen typologischen Merkmalen (männlich/weiblich, gynäphil/androphil, Lebensalter) gibt, zeigt, dass hier andere Aspekte (zusätzlich) erfasst werden, die möglicherweise mehr prädiktive Validität aufweisen. Die in der Clusteranalyse zum Tragen kommenden Unterschiede laufen gleichsam „quer" durch die anderen typologischen Merkmale, ein Zeichen dafür, wie heterogen die hier untersuchten Patienten bzgl. dieser Variablen sind.

Im Ergebnisteil wurde gezeigt, dass sich die drei zahlenmäßig stärksten Cluster in eine Rangreihe „psychischer Gestörtheit" bringen lassen, in der sich bei einem Cluster (Cluster 2, N = 18) keine nennenswerten Anzeichen pathologischer Selbstregulationsmechanismen sowie nur milde neurotische Symptome und ein höheres Bildungsniveau und höherer Sozialstatus finden. Ein weiteres Cluster (Cluster 1, N = 23) konnte als „intermediäres" Cluster umschrieben werden, da sich hier eine stärkere psychische Symptomatik (erhöhte Selbstunsicherheit, Ängstlichkeit, soziale Isolierung und Rückzugstendenzen, Bedrohung des Selbstsystems) mit einem niedri-

geren Bildungsniveau und Sozialstatus kombinieren. Das letzte der größeren Cluster (Cluster 4, N = 12) zeigt in allen Dimensionen der angewandten Untersuchungsverfahren ausgeprägte Zeichen von Psychopathologie und psychischer Symptombelastung, die auch die narzisstischen Regulationsmechanismen betrifft und mit einem vergleichsweise niedrigen Bildungsniveau und einer eher schlechten sozialen Integration einhergeht.

Es würde nun nahe liegen, aus dem Ergebnis dieser Ähnlichkeitsgruppierung Schlussfolgerungen zur Ätiopathogenese und Phänomenologie der Geschlechtsidentitätsstörungen zu ziehen und Konsequenzen für die klinische Praxis abzuleiten. Diese könnten etwa lauten: bei den Personen aus Cluster 4 ist die Störung der Geschlechtsidentität nur ein Aspekt einer schweren psychischen Störung mit einem fragmentierten, vom Zerfall bedrohten Selbstsystem und es sollte daher alles versucht werden, die Person vom einem Geschlechtswechsel abzubringen. Analog dazu könnte man die Personen aus Cluster 2 als transsexuellen Typus „klassischer" Art betrachten, denen außer der gestörten Geschlechtsidentität nichts „fehlt" und denen man in Sachen Geschlechtswechsel „keine Steine in den Weg" legen sollte. Bei den Personen, die im intermediären Cluster 2 versammelt sind, müsste man diese „Prüfung" danach im Einzelfall, aber durchaus wohlwollend vornehmen.

Die Ableitung solcher oder ähnlicher Schlussfolgerungen erscheint allerdings verfrüht und möglicherweise grundsätzlich unmöglich, und zwar nicht allein aufgrund des üblichen Hinweises auf die kleine Stichprobe, die begrenzten Aussagemöglichkeiten, den statistischen Zufall etc. All diese Einschränkungen sind natürlich wichtig und müssen bedacht werden, doch es sind darüber hinaus Zweifel angebracht, ob eine Beurteilung grundsätzlich mit derart „einfachen" Ansätzen möglich ist und gar eine Verlaufs- und Outcome-Prognose erlaubt.

Mehrfach wurde darauf hingewiesen, dass eine simple Formel wie „je mehr Psychopathologie, umso schlechtere Prognose" nicht angemessen ist, wenngleich sie im statistischen Mittel durchaus nicht falsch sein mag. Die verschiedenen „Standards of Care" sind hier aus gutem Grund bescheiden und konzentrieren sich auf die Vermeidung von Unheil und die Definition von Mindeststandards der Diagnostik und Behandlung. Würden diese sich durchsetzen, wäre ohne Frage schon viel gewonnen. Im Bereich der Geschlechtsidentitätsstörungen, in dem sich individuelle Merkmale oft untrennbar mit den Rahmenbedingungen des „Lösungswegs Geschlechtswechsel" verschränken, lassen sich Entscheidungsgrundlagen und prognostische Aussagen nicht so einfach „evidence based" ableiten, wie dies im Bereich der Pharmakotherapie oder – schon mit größeren Einschränkungen – Psychotherapie möglich ist. Trotz allem sind wir der Ansicht, dass nur empirische Erkenntnisse, die sich der skizzierten Komplexitäten bewusst sind, langfristig Patienten wie Therapeuten weiterhelfen können; es war das Ziel, mit dieser Studie aus der klinisch-psychiatrischen Perspektive dazu einen Beitrag zu leisten. Auch die clusteranalytische Gruppierung wird ihre Tauglichkeit daher erst im weiteren Verlauf unter Beweis stellen können.

Die Ergebnisse der Verlaufsuntersuchung

Bei der Darstellung und Diskussion der Ergebnisse aus unserer eigenen Verlaufsuntersuchung im Kontext der wissenschaftlichen Literatur ist darauf hinzuweisen, dass – abgesehen von der Metaanalyse von Pfäfflin und Junge (1992) und den hierin identifizierten Wirkfaktoren bei Geschlechtsumwandlung – kaum empirische Erkenntnisse hinsichtlich prognostisch relevanter Parameter zum Werdegang Geschlechtsidentitätsgestörter und entsprechend fundierte Therapieempfehlungen existieren; insbesondere fehlen bisher weitgehend prospektive Studien (Landén, Walinder,

Lundström 1998). Eine wesentliche Zielsetzung unserer prospektiven Studie bestand deshalb darin, die prognostische und prädiktive Validität der erhobenen Persönlichkeitsmerkmale, psychopathologischen Marker, soziodemographischen Daten und anderen Kennzeichen zu bestimmen. Die im Ergebnisteil dargestellte Analyse der in der Eingangsdiagnostik erhobenen Basisdaten sowie die sich in den vorausgegangenen Abschnitten dieses Kapitels anschließende ausführliche Erörterung der Ergebnisse erlaubt bereits zahlreiche Rückschlüsse auf den Stellenwert einzelner Merkmale. Welche der Variablen aber tatsächlich wichtige Prädiktoren für einen guten oder schlechten Verlauf sind, lässt sich erst aus der Nachuntersuchung und Katamnese erschließen.

Um Aussagen zur prognostischen Tauglichkeit der in dieser Studie interessierenden Merkmale zu machen, wurden die Variablen zu einer globalen Einschätzung des Verlaufs zwischen Erstkontakt und Nachbefragungszeitpunkt in Beziehung gesetzt, wobei entsprechende Daten von 54 der 64 Patienten berücksichtigt werden konnten. Für diese Bewertung wurden verschiedene Kriterien herangezogen (soziale und partnerschaftliche Situation, psychischer Befund, Geschlechtsrollenadaptierung etc.) und es wurde versucht, alle verfügbaren Informationen zu integrieren. Gleichwohl ist zu berücksichtigen, dass es sich um ein relativ grobes und von der subjektiven Einschätzung der Mitglieder der Arbeitsgruppe getöntes Maß handelte.

Geschlechtsunterschiede im Verlauf

Bei der globalen Einschätzung wurden in der Gesamtgruppe der geschlechtsidentitätsgestörten Patienten der Stichprobe 18,5% (N = 10) als ‚verschlechtert', 46,3% (N = 25) als ‚gleich' und 35,2% (N = 19) als ‚verbessert' eingestuft. Betrachtet man die einzelnen Gruppen, dann wurden 19,0% der androphilen Männer, 26,3% der gynäphilen Männer, aber nur 7,1% der Frauen als

‚verschlechtert' bewertet. In der Kategorie ‚gleich' lauten die Zahlen 38,1% bei den androphilen Männern, 52,6% bei den gynäphilen Männer und 50,0% bei den Frauen. Als ‚verbessert' wurden schließlich 42,9% der androphilen Männer, 21,1% der gynäphilen Männer und 42,9% der Frauen eingestuft. Diese Resultate sind statistisch nicht signifikant, lassen aber doch eindeutig den Trend erkennen, dass der Verlauf bei den *androphilen Männern* und bei den *Frauen* günstiger ist als bei den *gynäphilen Männern* und dass bei den Frauen die geringste Quote an Verschlechterungen zu verzeichnen ist.

Die Frauen der hiesigen Stichprobe waren sozial, beruflich und in Bezug auf ihre Partnerschaften besser angepasst und zwar bereits zum Zeitpunkt der Basiserhebung als auch im Verlauf und zeigten gemäß Expertenschätzung über die Beobachtungszeit auch am ehesten einen günstigen Werdegang, wohingegen die beiden männlichen Gruppen mehr Probleme aufwiesen. Offenbar stellt die eher starre Persönlichkeit der Frauen und ihr Autoregulationssystem, in dem Autonomie und Selbstbehauptung einen hohen Stellenwert einnehmen, einen positiven Prädiktor in Bezug auf den Geschlechtswechsel und die hiermit potentiell verknüpften Schwierigkeiten dar.

Becker (1998) wies auf die unterschiedlichen Verläufe von Frau-zu-Mann- gegenüber Mann-zu-Frau-Transsexuellen hin und begründete die größeren Schwierigkeiten letzterer u.a. damit, dass Frau-zu-Mann-Transsexuelle in vielen Abstufungen allmählich zum Mann werden könnten, Mann-zu-Frau-Transsexuelle hingegen einen viel radikaleren Schritt zwischen „immer noch Mann-sein" und (dann) Frau-sein machen müssten. Auch in der Verlaufsuntersuchung von Sundbom und Bodlund (1999) über fünf Jahre, ergaben sich ebenfalls Geschlechtsunterschiede dahingehend, dass die hierbei berücksichtigten Frau-zu-Mann-Transsexuellen (N = 7) nach fünf Jahren ein

besseres Outcome als die nachuntersuchten Mann-zu-Frau-Transsexuellen (N = 9) aufwiesen und homogener erschienen.

Obwohl die androphilen Männer der eigenen Stichprobe im Vergleich zu den gynäphilen sowohl zum Zeitpunkt der Basiserhebung als auch der Verlaufsuntersuchung durch die prononciertesten psychopathologischen Auffälligkeiten charakterisiert waren, kam es bei ihnen über die Zeit am ehesten zu einer Verbesserung der beruflichen und partnerschaftlichen Situation, allerdings müssen bei der Interpretation ihre sehr ungünstigen Ausgangswerte bedacht werden. Dass die einbezogenen gynäphilen Männer selbst bei vergleichsweise geringeren psychopathologischen Auffälligkeiten im Verlauf diesbezüglich weniger Adaptationsvermögen zeigten, liegt vermutlich daran, dass nicht wenige unter diesen der (in sich wiederum heterogenen) Gruppe der sekundären Transsexuellen zuzurechnen sind und bei diesen das transsexuelle Empfinden nicht selten vergleichsweise spät aufkommt, wenn bei sich akzentuierender Geschlechtsdysphorie das zuvor gelebte Arrangement dekompensiert. Ihnen fällt es z.T. besonders schwer, ihr weibliches Empfinden sozial und beruflich akzeptiert auszuleben.

Zu den Geschlechtsunterschieden ist auch die 1998 von Landén, Walinder und Lundström publizierte vergleichende Untersuchung über alle 233 Personen, die im Zeitraum von 1972 bis 1992 in Schweden operativ geschlechtsumgewandelt wurden, von Interesse. In ihrer retrospektiven Querschnittsuntersuchung verglichen die Autoren die Gruppe der Frau-zu-Mann-Transsexuellen (N = 134) mit der der Frau-zu-Mann-Transsexuellen (N = 99). Als geschlechtsspezifische Unterschiede stellten sie hierbei heraus, dass die Mann-zu-Frau-Transsexuellen bei Antragstellung bzgl. Geschlechtsumwandlung älter waren als die Frau-zu-Mann-Trans-sexuellen; erstere waren in der Vorgeschichte auch häufiger verheiratet und hatten häufiger Kinder und

bejahten zudem öfter heterosexuelle Vorerfahrungen und berichteten aus der Vorgeschichte häufiger über Suizidversuche;
außerdem waren ihr Bildungsniveau und
ihr sozioökonomischer Status tendenziell
niedriger, darüber hinaus wurde eine fetischistische Komponente nur von biologisch
männlichen Transsexuellen angegeben. Die
Frau-zu-Mann-Transsexuellen berichteten
hingegen häufiger über ein gegengeschlechtliches Verhalten bereits in der Kindheit. Die Autoren resümierten, dass ihre
Ergebnisse ebenso wie die früherer Studi-
en die Einschätzung unterstreichen, dass
sich Transsexualismus bei Männern und
Frauen unterschiedlich manifestiere und
diskutierten verschiedene Modelle zur Erklärung dieser Unterschiede: So liege dem
transsexuellen Empfinden in beiden Gruppen ätiologisch möglicherweise ein unter-
schiedliches Bedingungsgefüge zugrunde,
etwa eine jeweils andere zentralnervöse
Fehlentwicklung, was unter klinischen
Aspekten eine durchaus abweichende
Behandlungsweise implizieren könnte. Des
weiteren erörterten Landén, Walinder und
Lundström auch, dass die Geschlechterdifferenzen mit der ausgeprägteren Heterogenität in der Gruppe der Mann-zu-Frau-Transsexuellen zu tun haben könnten; so sei
vorstellbar, dass sich die Gruppe der biologisch männlichen Transsexuellen aus zwei
unterschiedlichen Konstellationen zusammensetzt, eine, die der der Frau-zu-Mann-
Transsexuellen entspreche, und eine andere, bei der im Kontext einer Störung, die
den Paraphilien ähnlich sei, episodisch oder
auch obligat sexuelle Vorstellungen, dem
anderen Geschlecht zuzugehören, aufkämen.

Transsexualismus stellt so kein geschlos-
senes Krankheitsbild dar, sondern ist letztlich als multifaktoriell determiniertes Syndrom anzusehen, dem unterschiedliche
Schweregrade und verschiedenartige qualitative Dimensionen von Psychopathologie zugrunde liegen können. Die Widersprüchlichkeit der Ergebnisse zur Ätiologie,
Psychopathologie und zum Zurechtkommen

nach Geschlechtsumwandlung ist mutmaßlich dadurch bedingt, dass verschiedene
Subtypen von Transsexuellen aus unterschiedlichen Entwicklungsverläufen resultieren. Um Transsexualismus besser verstehen
zu können und einen differenzierteren
Behandlungszugang zu finden, ist es daher für Forscher und für klinisch Tätige
wichtig, sich zu vergegenwärtigen, dass
es sich bei Transsexualismus gemäß aktu-
ellem Wissensstand nicht um ein homo-
genes Phänomen handelt.

Der Einfluss der Persönlichkeitsmerkmale auf die globale Einschätzung des Verlaufs

Welche der erhobenen Merkmale stehen
nun in einem Zusammenhang zu der globalen Einschätzung des Verlaufs? In der
eigenen Verlaufsuntersuchung haben sich
in den verschiedenen statistischen Analysen fast deckungsgleiche Resultate ergeben, die vor allem ein Merkmal in den
Vordergrund gerückt haben: die *soziale
Isolierung* und *Introversion*. Dieses Charakteristikum stand in den einfachen Korrelationen in dreifacher Gestalt (im MMPI,
Narzißmus-Inventar und im strukturellen
Interview) in einem signifikanten Zusammenhang zur globalen Einschätzung und
war auch (als Skala des Narzißmus-Inventars) der mit Abstand bedeutsamste Prädiktor
in der multiplen Regression. *Das zeigt eindeutig, dass die Einschätzung des weiteren
Verlaufs bei den geschlechtsidentitätsgestörten Patienten aus der hiesigen Stichprobe um so ungünstiger ausfiel, je sozial
isolierter, introvertierter und in den interpersonalen Beziehungen zurückgezogener
ein Patient in der Basisdiagnostik war.* Ein
weiterer konsistenter Negativprädiktor war
die Depressivität, die offenbar in diesem
Kontext doch mehr ist als ein relativ unspezifischer Marker psychisch belasteter
Personen, sondern die Möglichkeiten, mit
den spezifischen Anforderungen, denen sich
derartige Patienten ausgesetzt sehen, umzugehen und fertig zu werden, stark einschränkt.

Als *positive Prädiktorvariablen* erwiesen sich in den bivariaten Analysen die Merkmale ‚Selbstkontrolle' (16 PF) und ‚Größenselbst' (Narzißmus-Inventar) sowie in der multiplen Regression die MMPI-Skala ‚Hypomanie'. Diese Ergebnisse mögen zunächst etwas willkürlich und zufällig anmuten, doch hier dürfte sich vor allem der Umstand manifestieren, dass die Frauen, deren Verlauf insgesamt als am besten beurteilt wurde, in diesen Variablen höhere Werte hatten (mit Ausnahme der ‚Hypomanie') bzw. die gynäphilen Männer niedrigere. Der narzisstische Regulationsmodus des Größenselbst, durch den mit einem grandios-phantastischen Selbstentwurf versucht wird, Kränkungen und Bedrohungen der inneren Stabilität, aber auch Abhängigkeitsgefühle gegenüber anderen Personen abzuwehren, zeigte sich hier demnach als positives Merkmal, da dieser Modus vielleicht eine gewisse Stabilität und Immunität bewirkt. Denkbar ist aber auch, dass der in diesem Mechanismus implizite Glaube an ein breites Spektrum vorhandener, aber noch nicht ausgeschöpfter persönlicher Potentiale gerade im Kontext des Geschlechtswechsels eine günstige Voraussetzung darstellt. Der positive Zusammenhang der Variable ‚Selbstkontrolle', die ebenfalls bei den Frauen stärker als in den anderen Subgruppen ausgeprägt war, und einen disziplinierten, zielstrebigen, planenden und schwer von einem bestimmten Vorhaben abzubringenden Verhaltensstil kennzeichnet, erscheint dabei leicht verständlich. Die Skala ‚Hypomanie' als positiver Prädiktor ist dagegen nicht so leicht zu interpretieren, ist wahrscheinlich aber in ähnlicher Weise wie die beiden anderen positiven Prädiktoren zu sehen und steht hier vermutlich ebenfalls für einen zielstrebigen, energischen, an den eigenen Bedürfnissen orientierten, aktiven und selbständigen Verhaltensstil.

1996 publizierten Bodlund und Kullgren die Ergebnisse ihrer ebenfalls prospektiv angelegten Verlaufsuntersuchung von 19 Transsexuellen (10 Mann-zu-Frau-Transsexuelle, 9 Frau-zu-Mann-Transsexuelle). Von diesen wurden fünf Jahre nach Ersterhebung 68% (N = 13) als ‚verbessert' beurteilt, was als positive Veränderung auf mindestens zwei der Bewertungsebenen (sozioökonomischer Status, Ausbildungs- bzw. Arbeitssituation, soziale und familiäre Beziehungen, partnerschaftliche Bezüge, GAF gemäß DSM III-R, Evaluation des Patienten sowie psychiatrische Behandlungsbedürftigkeit) und andererseits ohne Hinweise auf irgendeine Verschlechterung definiert war. Bei 16% (N = 6) wurde das Outcome hingegen als ‚unbefriedigend' angesehen, weitere 16% wurden als ‚unverändert' eingestuft, darüber hinaus bedauerte einer der Studienteilnehmer seine Entscheidung und hatte zwischenzeitig den Geschlechtswechsel fallengelassen. Als Faktoren, die mit einem negativen, d.h. unveränderten oder nachteiligen Verlauf assoziiert waren, identifizierten diese Autoren das Vorliegen von Persönlichkeitsstörungen sowie das Vorliegen eines negativen Selbstbilds gemäß „Structural Analysis of Social Behavior"(SASB, Benjamin 1993).

In Analogie zu den Ergebnissen dieser schwedischen Verlaufsuntersuchung ergab sich auch in der eigenen Verlaufsstudie, dass bestimmte Persönlichkeitscharakteristika aussagekräftige Prädiktoren im Hinblick auf die diagnostische Einschätzung und die Vorhersage des weiteren Verlaufes darstellen. Im Unterschied zur schwedischen Studie handelte es sich bei unserer Stichprobe nicht um hochgradig selektierte, weitgehend stabile Transsexuelle, sondern um die unausgelesenen Patienten, die in unserer Spezialsprechstunde vorsprachen und durch eine ausgesprochene Heterogenität ihrer Biographien sowie ihrer sexuellen und persönlichen Charakteristika hinsichtlich ihrer Geschlechtsidentitätsstörung gekennzeichnet waren. Bei der Interpretation der Daten ist zugleich zu berücksichtigen, dass es sich bei unseren Patienten um Personen handelte, die sich in ganz unterschiedlichen Phasen der Auseinandersetzung mit ihrer Geschlechtsidentitätsstörung befanden, was ebenfalls zu der ausgeprägten Heterogenität beitrug.

Neben der Quantität der psychopathologischen Auffälligkeit hat entsprechend der eigenen Beobachtungen insbesondere die mehr oder minder gelungene Art der Selbstregulation eine besondere Bedeutung. Betrachtet man die identifizierten Prädiktoren, so ist deutlich, dass die unterschiedlichen Arten der narzisstischen Regulation oder Dysregulation verschiedenartig mit den Verlaufskriterien assoziiert waren, wobei nicht vorrangig die Formel zutraf, „je mehr psychopathologische Auffälligkeiten oder narzisstische Pathologie desto schlechter der Verlauf", vielmehr hing die weitere Entwicklung eher von der Qualität der psychopathologischen Auffälligkeiten bzw. der narzisstischen Störung ab, in Zusammenhang mit dem vorliegenden Geschlecht und der sexuellen Orientierung.

An dieser Stelle sollen noch einmal im Überblick einige Gesichtspunkte zur Bedeutung psychopathologischer Merkmale in diesem Kontext vergegenwärtigt werden, sind doch mit gewissen psychischen Auffälligkeiten/Störungsbildern nicht nur bestimmte diagnostische Zuordnungen verknüpft sondern auch die prognostische Einschätzung des weiteren Werdeganges sowie auch die jeweils gebotene therapeutische Implikation. So kristallisierten sich in der schon vorgestellten Vergleichsuntersuchung einer schwedischen Kohorte Geschlechtsumgewandelter von Landén, et al. (1998) psychiatrische Störungen in der Vorgeschichte bzw. vorausgegangene psychiatrische Behandlungen als ungünstige Verlaufsprädiktoren heraus, waren also eher bei denjenigen zu finden, die im Nachhinein eine geschlechtliche Rückumwandlung angestrebt hatten. Die Autoren schlussfolgerten aus dieser Beobachtung, dass die Bedeutung einer stabilen psychischen Verfassung im Hinblick auf ein Zurechtkommen in der gegengeschlechtlichen

Rolle nicht zu unterschätzen sei und vermutlich eine Grundvoraussetzung für ein günstiges Outcome darstelle. Die zum Zeitpunkt der Basiserhebung diagnostisch uneindeutigen Fälle dieser Stichprobe, die nicht den kernhaft Transsexuellen zuzurechnen waren, gehörten eher zu der Gruppe, die rückblickend die Geschlechtsumwandlung bedauerten, wobei 64% Störungsbilder im Grenzbereich zur Homosexualität bzw. zum Transvestitismus aufwiesen.

In Anbetracht dieser Ergebnisse vertraten auch Cohen-Kettenis und Gooren (1999), dass Transsexuelle mit ausgeprägter Psychopathologie oder auch solche, die entweder der Subgruppe der nicht-homosexuellen, d.h. gynäphilen, oder auch den „late-onset-Transsexuellen" zuzurechnen seien, im Hinblick auf die von ihnen angestrebten geschlechtsumwandelnden Maßnahmen zwar nicht grundsätzlich zurückgewiesen werden sollten, aber ein viel aufwendigeres diagnostisches Procedere durchlaufen, eine intensivere und zugleich unbedingt längerfristig angelegte therapeutische Unterstützung sowie ggf. eine auf ihre besondere Situation individuell abgestimmte (Hormon-)Behandlung erhalten sollten, bevor eine Entscheidung bzgl. der Indikation zur operativen Geschlechtsumwandlung falle.

Im folgenden sollen nun die relevanten Ergebnisse unserer Verlaufsuntersuchung auf verschiedenen Betrachtungsebenen diskutiert werden.

Lebenszufriedenheit
Die mittels der CLL-Skala erfasste Lebenszufriedenheit war durch eine deutliche Unzufriedenheit insbesondere in den zentralen Bereichen ‚Sexualleben' und ‚Arbeitssituation' charakterisiert, wobei das Gesamtniveau in der Gruppe der gynäphilen Männer am niedrigsten war. Dieser Umstand kontrastiert in gewisser Weise mit den Angaben aus der Literatur, dass sich im Kontext der Geschlechtsumwandlung (sbehandlung) die subjektive Lebens-

zufriedenheit der Betroffenen verbessere. Eingedenk der noch vergleichsweise kurzen Beobachtungszeit von durchschnittlich zweieinhalb Jahren kann allerdings nicht unbedingt davon ausgegangen werden, dass die betroffenen Individuen in jedem Fall ein im Hinblick auf Ihre Geschlechtsdysphorie wie auch immer geartetes Arrangement gefunden haben bzw. dass sich ein solches (bereits) konsolidiert hätte. Darüber hinaus bleibt die Entwicklung der Lebenszufriedenheit über den Langzeitverlauf abzuwarten, wobei auch diese Ergebnisse entsprechend in die weitere Analyse zur Identifizierung von Verlaufsprädiktoren einbezogen werden sollen, zumal die kürzlich veröffentlichen Ergebnisse der retrospektiven Langzeitkatamnese von Rauchfleisch und Battegay (1998) zu einem ernüchternden Resümée im Hinblick auf die Langzeitprognose Geschlechtsumgewandelter hinsichtlich zentraler Verlaufsparameter wie partnerschaftliche Situation oder berufliche Verankerung führten. Bei den meisten der von diesen Autoren nach fünf bis zwanzig Jahren nachuntersuchten Mann-zu-Frau-Transsexuellen (N = 13) hatte sich das Befinden und insbesondere die soziale Situation signifikant verschlechtert, wobei ihre subjektiven Angaben z.T. deutlich mit ihrer realen Situation kontrastierten, was als Ausdruck von massiven Verleugnungs- und Spaltungstendenzen interpretiert wurde. Die Verhältnisse bei den im Kontext dieser Langzeitkatamnese explorierten Frau-zu-Mann-Transsexuellen (N = 4) ergaben auch hier etwas günstigere Befunde, allerdings waren die Untersuchten häufig bereits präoperativ beruflich und sozial besser integriert und erschienen emotional stabiler als die meisten der in diese Studie einbezogenen Mann-zu-Frau-Transsexuellen.

Wie bereits erwähnt, kristallisierten sich in der eigenen Studie zum Zeitpunkt der Verlaufsuntersuchung als positive Prädiktoren im Hinblick auf einen Zugewinn an Lebenszufriedenheit die Merkmale Ich-Stär-

ke sowie Selbstkontrolle heraus, wohingegen Charakteristika, die auf ein sozial isoliertes Selbst mit einem Gefühl der Hilflosigkeit und einem niedrigen Selbstbewusstsein hinwiesen sowie solche, die für eine ausgeprägtere depressive Verfassung sprachen, nicht nur negativ mit der Lebenszufriedenheit korreliert waren sondern auch bedeutsame negative Prädiktoren im Hinblick auf das ‚globale Funktionsniveau' (GAF) zum Verlaufszeitpunkt darstellten.

Insofern ist es im Hinblick auf die prognostische Beurteilung des Verlaufs wichtig, auf diese Merkmale zu achten, d.h. auf die Ich-Stärke, das Ausmaß an sozialer Kompetenz bzw. Kontaktfähigkeit sowie auf den Grad an Selbständigkeit und Aktivität. Bei Patienten, die aufgrund eines transsexuellen Empfindens vorsprechen, und bei denen prognostisch problematische Charakteristika wie ausgeprägter sozialer Rückzug, mangelnder sozialer Rückhalt, deutliche Depressivität sowie wenig Behauptungs-/Durchsetzungsvermögen vorliegen, scheint eher eine Zurückhaltung im Hinblick auf die alsbaldige Umsetzung der angestrebten Geschlechtsumwandlung geboten und vor Erwägen etwaiger transformierender somatomedizinischer Maßnahmen eine längere Beobachtungszeit und ggf. auch ein prolongierter Alltagstest angezeigt.

Zur Bedeutung des sozialen Rückhalts

Zumindest indirekt wird aus den o.g. Ergebnissen auch die Bedeutung eines angemessenen Verständnisses für die besondere Situation der geschlechtsidentitätsgestörten Personen sowie des Rückhalts und der Unterstützung durch das private Umfeld im Hinblick auf einen positiven Verlauf deutlich, d.h. der Stellenwert einer tragfähigen sozialen Einbindung im familiären und freundschaftlichen Kontext erscheint als ein wesentlicher Aspekt sowohl für die prognostische Einschätzung als auch hinsichtlich etwaiger Überlegungen zur Optimierung der therapeutischen Zugehensweise.

Dieser Gesichtspunkt wurde auch in der schwedischen Untersuchung von Landén et al. (1998) als wichtiges prognostisches Kriterium herausgestellt: Die Autoren widmeten sich in ihrer Studie auch Faktoren, die mit dem Bedauern der Geschlechtsumwandlung verknüpft sein können. Bei der statistischen Aufarbeitung konnten vornehmlich zwei Faktoren identifiziert werden, welche mit dem (späteren) Bedauern der Geschlechtsumwandlung verknüpft waren, und zwar 1. ein Mangel an Unterstützung durch die Familie sowie 2. die Nichtzugehörigkeit zur Kerngruppe der Transsexuellen. Die Autoren resümierten, dass sich das Outcome der Geschlechtsumwandlung(sbehandlung) über die Jahre grundsätzlich verbessert habe, die identifizierten Risikofaktoren bei Patienten mit Wunsch nach Geschlechtsumwandlung jedoch die Erfordernis eines tragfähigen Rückhaltes durch ihr familiäres bzw. privates Umfeld nahe legen würden. Auch in der Langzeitkatamnese von Eldh, Berg und Gustafsson (1997), die sich vorrangig mit den chirurgischen Resultaten von 139 geschlechtsumgewandelten Transsexuellen beschäftigten, erwies sich bei der Auswertung der Daten zum postoperativen Zurechtkommen durchschnittlich 5,8 Jahre nach Operation – abgesehen vom Stellenwert optimaler chirurgischer Ergebnisse – insbesondere eine adäquate Unterstützung durch die Familie bzw. die Freunde für einen erfolgreichen Verlauf als bedeutsam. Persönliche und soziale Instabilität präoperativ sowie ein Alter von mehr als 30 Jahren vor Durchführung der Transformationsoperation kristallisierten sich hingegen in dieser Untersuchung als Faktoren heraus, die mit einem ungünstigen Verlauf korrelierten.

Als Konsequenz aus dieser Beobachtung ergibt sich somit die Erfordernis einer Einbindung der Angehörigen in das therapeutische Setting, sachdienliche Information bzw. eine angemessene Aufklärung derselben erscheint im Hinblick auf den Aspekt „sozialer Rückhalt" angezeigt und förder-

lich. Bzgl. der psychotherapeutischen Herangehensweise gegenüber den Geschlechtsidentitätsgestörten selbst ist der Erhalt bzw. die Verbesserung der psychosozialen Integration etwa durch Herausarbeiten und Bestärken der eigenen Ressourcen sinnvoll und weiterführend.

Die Bedeutung der psychotherapeutischen Begleitung

Der Stellenwert psychotherapeutischer Behandlungen Transsexueller bzw. Geschlechtsidentitätsgestörter wird zwar nach wie vor unterschiedlich bewertet; gleichwohl gibt es aus katamnestischen Untersuchungen (i.d.R. operierter) Transsexueller definitive Hinweise darauf, dass eine psychotherapeutische Begleitung/Behandlung das Outcome der Betroffenen verbessert, letztlich unabhängig von der Entscheidung für oder gegen die operative Geschlechtsumwandlung. So kristallisierten sich in der Metaanalyse von Pfäfflin und Junge (1992) vor allem der kontinuierliche Kontakt mit einem organisierten (Forschungs-)Programm bzw. regelmäßige Beratungen und die psychotherapeutische Begleitung als positive Wirkfaktoren heraus. Die 1997 veröffentlichten deutschsprachigen „Standards der Behandlung und Begutachtung von Transsexuellen" haben diese Erkenntnisse aufgegriffen und betonen die Relevanz des psychotherapeutischen Elementes innerhalb des mehrdimensionalen Behandlungsrahmens.

Auch in der eigenen Verlaufsuntersuchung hat sich die herausgehobene Bedeutung einer kontinuierlichen psychotherapeutischen Begleitung als positiver Prädiktor im Hinblick auf die Kriterien ‚globale Lebenszufriedenheit', ‚Einfinden in die gewünschte Geschlechtsrolle' sowie hinsichtlich des eine Art Zusammenschau vornehmenden Kriteriums zweiter Ordnung ‚globale Einschätzung des Verlaufs' bestätigt.

Die psychotherapeutische Begleitung ist auch entsprechend der eigenen Erfahrungen von Behandlungsbeginn an geboten. Sie kann eine Reflexion über die eigene Situation sowie die dem Leitsymptom Geschlechtsidentitätsstörung zugrundeliegenden Problemlagen im Sinne einer „Standortbestimmung" ermöglichen; außerdem ist die psychotherapeutische Begleitung des Alltagstests mit dem Ziel einer realistischeren Auseinandersetzung mit den dem Geschlechtswechsel impliziten Schwierigkeiten angezeigt. Des weiteren wird zunehmend auch die Fortsetzung der Psychotherapie über den operativen Geschlechtwechsel hinaus als sinnvoll und notwendig herausgestellt, geht es doch nicht nur um das Adaptationsvermögen unmittelbar im Kontext der Geschlechtsumwandlung, sondern letztlich insbesondere um das langfristige Zurechtkommen bzw. die „Bewährung" in der nunmehr gelebten gegengeschlechtlichen Rolle. Dieser Aspekt wurde u.a. durch die Ergebnisse der o.a. Langzeitkatamnese von Rauchfleisch und Battegay (1998) verdeutlicht. Außerdem können sich einige Transsexuelle erst dann, d.h. nach erfolgter Geschlechtsumwandlung, öffnen und ihre eigentlichen bzw. kernhaften Konflikte thematisierten. Aufgrund der Erfahrung, dass einige psychosoziale Schwierigkeiten erst nach der Transformationsoperation auftreten, etwa die Bildung neuer Partnerschaften, empfahl Kockott 1999 ebenso und zwar „dringend" eine psychotherapeutische Nachbetreuung von operierten Transsexuellen.

Resümee und Implikationen für die Diagnostik und Therapie von Geschlechtsidentitätsstörungen

Auch bei unseren Patienten wurde die bekannte Heterogenität von Menschen mit Geschlechtsidentitätsstörungen deutlich erkennbar. Im Hinblick auf die Diagnostik und Therapie, ist es daher erforderlich, sich in einem längeren diagnostischen Prozess unter Einbeziehung möglichst vielfältiger anamnestischer und fremdanamnestischer Angaben sowie unter Berücksichtigung der

Ergebnisse einer ausführlichen somatischen Basisuntersuchung einen umfassenden Eindruck von dem vorliegenden Störungsbild zu verschaffen und eine gründliche differentialdiagnostische Abklärung vorzunehmen. Die Diagnostik sollte dabei mehrdimensional erfolgen, um etwaige komorbide Störungen mitzuerfassen. Hierbei ist auch eine Persönlichkeitsdiagnostik, ggf. unter Einsatz standardisierter testpsychologischer Instrumente ergänzend zur ausführlichen klinisch-psychiatrischen Exploration und Befundung im Längsschnitt angezeigt.

Für das weitere Procedere erscheint es notwendig, die jeweils vorliegende Geschlechtsidentitätsstörung einer der empirisch fundierten Subtypen bzw. Merkmalskonstellationen zuzuordnen. Dafür haben sich als relevante Variablen u.a. folgende Parameter herausgestellt: Die sexuelle Orientierung, die erotische Phantasiewelt und hierbei insbesondere das Vorhandensein bzw. Nichtvorhandensein einer autogynäphilen Komponente, die Anamnese eines fetischistischen Crossdressing sowie das Alter bei Aufkommen der transsexuellen Symptomatik, wobei dieses Item aufgrund der geschilderten Tendenz zur Modifizierung der persönlichen Vorgeschichte nicht im gleichen Ausmaß aussagekräftig erscheint. In der eigenen Arbeit konnten bei einer differenzierten, eher qualitativ ausgerichteten Betrachtung bestimmte persönlichkeitsbezogene und psychopathologische Merkmalscluster herausgearbeitet und einige prognostisch relevante Indikatoren identifiziert werden. So kristallisierten sich in der Analyse der Nachuntersuchung drei Variablen heraus, denen offenbar eine Bedeutung in der Vorhersage der Verlaufseinschätzung zukommt: die NAI-Skala ‚soziale Isolierung' und die im MMPI gemessene ‚Depressivität' als negative Prädiktoren. Je höher der narzisstische Regulationsmodus der sozialen Isolierung und die Depressivität zum Zeitpunkt der Basisdiagnostik waren, um so schlechter war nach einer Beobachtungszeit von durchschnittlich zweieinhalb Jahren die Einschätzung des Funktionsniveaus und des Zurechtkommens. Als positiver Prädiktor wurde die MMPI-Skala ‚Hypomanie' identifiziert, die analog zur Definition des narzisstischen Regulationsmodus des Größenselbst im Narzißmus-Inventar einen zielstrebigen, energischen, an der eigenen Bedürfnis-befriedigung orientierten Verhaltensstil kennzeichnet, durch den versucht wird, Kränkungen und Bedrohungen der inneren Stabilität sowie die Abhängigkeit von einem äußeren Objekt abzuwehren. Auf diese Merkmale sollte daher in der klinischen Einschätzung sowie bei weiteren Untersuchungen besonderes Augenmerk gelegt werden.

Neben dieser persönlichkeitsdiagnostischen und psychopathologischen Beschreibung und typologischen Zuordnung des jeweils vorliegenden Störungsbildes geht es in der Bearbeitung der individuellen Problematik auch darum, gemeinsam mit der/m Betroffenen herauszuarbeiten, welche Bedingungsgefüge vermutlich zum Aufkommen des transsexuellen Empfindens geführt haben. Aus einem tiefenpsychologisch fundierten Psychotherapieverständnis heraus sollte der Versuch einer „Rekonstruktion" der psychodynamischen Hintergründe unternommen werden, wobei hierbei insbesondere Hinweise aus der Kindheit zu berücksichtigen sind. Dabei ist zu vergegenwärtigen, dass bei Transsexualismus aus psychoanalytischer Sicht eine Störung in einer sehr frühen Phase der Konsolidierung des Selbst angenommen wird; mittels eines transsexuellen Empfindens wird im Sinne eines Abwehrvorganges ein falsches Selbst kreiert, wodurch die schwere Trennungsangst kanalisiert und ein Gefühl der Unabhängigkeit vom Primärobjekt herbeigeführt werden kann (Mäder-Kruse 1999). Im Hinblick auf den therapeutischen Zugang ist es eine Grundvoraussetzung, dem Patienten eine offene und durch Toleranz geprägte vertrauensvolle Atmosphäre anzubieten. Zu Beginn der Behandlung ist dabei zunächst eine detaillierte sachliche Information über die medizinisch-therapeutischen und die juristischen Gegebenheiten der Geschlechtsumwandlungsbehandlung erforderlich, um die Betroffenen ausführlich zu informieren und sie hierdurch an eine realistischere Antizipation dieses Behandlungszuganges heranzuführen; in diesem Kontext sollte ihnen auch in geeigneter Weise erläutert werden, dass diese Behandlungsoption nicht unbedingt bzw. nicht vorrangig die Methode der Wahl darstellt, sondern dass es vielmehr für das unterschiedlich getönte Leiden an der eigenen Geschlechtlichkeit, das häufig nur eine Facette einer zugrundeliegenden strukturellen Identitätsstörung darstellt, durchaus andere, jeweils individuell abgestimmte Behandlungszugänge gibt. Aber auch der Erfolg bzw. Misserfolg einer Transformationsoperation hängt entscheidend von der Einbettung in das therapeutische Gesamtkonzept ab. So handelt es sich bei der Indikationsstellung um einen langfristigen therapeutischen Prozess, der auf verschiedene Stufen Risiko und Nutzen der Operation immer wieder prüft. Dabei ist es erforderlich, angemessen auf mögliche Nebenwirkungen und Risiken der hormonellen und operativen Geschlechtsumwandlungsbehandlung hinzuweisen, neben einer Schilderung der Möglichkeiten geht es zugleich auch um eine Darstellung der Grenzen dieser Verfahren. Durch ein ausführliches Eingehen auf den Informationsbedarf der geschlechtsidentitätsgestörten Patienten ist es am ehesten möglich, diese für eine weitergehende psychotherapeutisch ausgerichtete Behandlung zu motivieren und sie davon abzuhalten, durch ein unabgesprochenes Selbstorganisieren von ärztlichen Bescheinigungen für die Krankenkasse und für potentielle Operateure sowie durch eine eigenmächtige, möglicherweise voreilige und ärztlich nicht überwachte Einnahme gegengeschlechtlicher Hormone einen unguten Weg zu nehmen.

Aufgrund der unterschiedlichen Subtypen von Menschen mit tanssexuellem

Empfinden, d.h. etwa den Frau-zu-Mann-Transsexuellen, den androphilen und den gynäphilen Mann-zu-Frau-Transsexuellen oder auch den jüngeren vs. den älteren Transsexuellen sowie den jeweils vorliegenden Merkmalskombinationen ist es erforderlich, die Behandlung auf die individuelle Situation auszurichten und gemeinsam mit dem Patienten abzustimmen. Dabei sollte zunächst etwa in einem halbjährlichen Prozess mit mindestens vierzehntägigen Terminen die ausführliche differentialdiagnostische Abklärung sowie eine detaillierte Anamnese unter tiefenpsychologischen Gesichtspunkten durchzuführen. Bei etwaigen Lebenskrisen geht es zugleich entscheidend um eine therapeutische Unterstützung bei der Bewältigung der problematischen Situation, ggf. auch um eine begleitende psychopharmakologische Behandlung der depressiven Auslenkung, wobei letztlich unerheblich ist, ob sie der Geschlechtsidentitätsstörung zugrunde liegt oder reaktiv bedingt ist. Im Hinblick auf die seitens des Patienten gewünschten bzw. mitunter regelrecht eingeforderten medizinischen Umwandlungsmaßnahmen sollte der Therapeut grundsätzlich eine verständnisvolle und offene, dabei weder befördernde noch aburteilende Haltung einnehmen, sofern nicht gravierende Probleme bzw. eindeutige Kontraindikationen immanent sind, wobei irreversible medizinische Umwandlungsmaßnahmen erst nach etwa einjährigem und „erfolgreichem", d.h. in für die Situation angemessener Weise absolviertem Alltagstest eingeleitet werden sollten. Kockott (1999) kommentierte im Hinblick auf die zeitliche Dimension treffend: „Die Behandlung Transsexueller erfordert Zeit". Einigkeit bestehe darin, dass die Behandlung insgesamt nicht wenige, sondern viele Monate bis Jahre brauche, bis Transsexuelle eine stabile Lösung ihrer Identitätsproblematik erreicht haben. Bzgl. des Alltagstests ist aus unserer Sicht nach ausreichender Vorlaufzeit eine eher gewährende bzw. indifferent-abwartende Position angezeigt,

ein Untersagen dieser Bestrebung nach Umsetzen des gegengeschlechtlichen Empfindens würde alsbald zum Therapieabbruch führen. Aus der eigenen Erfahrung mit den Patienten unserer Sprechstunde hat sich zudem gezeigt, dass das Ausprobieren eines Lebens in der gegengeschlechtlichen Rolle im Alltagstest für die Betroffenen die Möglichkeit beinhaltet, „hautnah" zu erleben, wie die Umgebung auf die Offenbarung des nicht selten jahrelang gehegten inneren Empfindens reagiert und zudem, wie die Patienten damit, d.h. insbesondere mit einer kritischen Infragestellungen bzw. gar Anfeindungen oder auch mit generellem Unverständnis, umgehen können und sich inhaltlich auseinandersetzen. Diese Erfahrung ist für den weiteren Werdegang wichtig und spiegelt dem Therapeuten zugleich auch die Ich-Stärke des Patienten wieder, die auch gemäß der Analyse der eigenen Verlaufsdaten eine der wesentlichen Indikatoren im Hinblick auf das Zurechtkommen im anderen Geschlecht ausmacht. Ein weiterer wichtiger Aspekt in der psychotherapeutischen Behandlung ist die Reflexion über die sozialen Konsequenzen der medizinischen Geschlechtsumwandlung bzw. des Geschlechtswechsels.

Wesentlich ist nach unserer Erfahrung die Abstimmung der einzelnen therapeutischen Elemente. Es erscheint angezeigt, dass im Sinne eines Case- Managements ein Professioneller die einzelnen Behandlungsschritte koordiniert, ohne sie allerdings zu forcieren. Ein nicht zu unterschätzender Bestandteil der Behandlung Geschlechtsidentitätsgestörter stellt die vertrauensvolle Beziehung an sich dar, die Möglichkeit, therapeutisch begleitet neue Erfahrungen zu machen, eigene Vorstellungen abzugleichen und vielleicht auch zu korrigieren. Im Hinblick auf den Geschlechtswechsel ist es für die/den Patientin/en wichtig, vor Einleiten irreversibler medizinischer Maßnahmen ein möglichst stimmiges Selbstbild zu entwickeln sowie eine in diesem Kontext als angemessen zu bezeichnende

Auseinandersetzung mit der angestrebten Lebensperspektive herbeizuführen. Auch in dieser Hinsicht ist die hier propagierte, vergleichsweise interaktive, mitunter auch eher Ich-stützende und im Sinne einer Begleitung ausgelegte psychotherapeutische Betreuung wesentlicher Bestandteil der Geschlechtsumwandlungsbehandlung, wobei sich Erfolg bzw. Misserfolg dieser zentralen Behandlungskomponente nicht an der im längerfristigen Prozess gereiften

und wohlfundierten Entscheidung des Patienten für oder gegen die Umwandlungsoperation/en messen lassen kann. Anzustreben ist eine langfristige psychotherapeutisch geprägte Begleitung über den eigentlichen Geschlechtswechsel hinaus aus der Erfahrung, dass es gerade auch hiernach für das seelische Wohlbefinden bedeutsam ist, einen vertrauensvollen und kompetenten therapeutisch ausgebildeten Gesprächspartner zu haben.

4.2 Das „Projekt Transsexualität"

In den vergangenen 25 Jahren sind Transsexualität und Geschlechtsumwandlung immer mehr zu einer (vermeintlichen) Lösungsschablone für vielfältige Probleme mit der eigenen Identität geworden und dies unter Mitwirkung aller hieran beteiligten Professionellen, d.h. der verschiedenen medizinischen Disziplinen, Psychologen sowie der gesetzgebenden Juristen. In diesem Abschnitt soll es darum gehen, die Entstehung und Etablierung der Geschlechtsumwandlung als (weitgehend) anerkannte und als angemessen erachtete „Lösung" eines inneren seelischen Dilemmas mit all ihren medizinischen und juristischen Facetten kritisch nachzuzeichnen. Insbesondere soll hierbei auf die selbstkonstituierenden Faktoren dieses Behandlungskonzeptes und dessen zunehmende Akzeptanz quasi im Sinne eines Paradigmas sowie auf die breite Popularität dieser Zugehensweise und deren Hintergründe aufmerksam gemacht werden. Der hier erörterte Begriff „Projekt" ist, wie in der Einleitung bereits angemerkt, der Arbeit von Hischhauer (1992 a) entlehnt, der in seinen soziologischen Betrachtungen von dem „medizinischen Projekt Transsexualität" sprach, von einer „Medikalisierung des Geschlechtswechsels". Es geht also darum, sich zu vergegenwärtigen, dass Transsexualität im spezifischen Sinne letztlich auch als Produkt des medizinisch-sexualwissenschaftlichen Diskurses des

zwanzigsten Jahrhundert aufgefasst werden kann.

Aus unserer Sicht ist es ein gewisser Widerspruch, wie präzise und z.T. kritisch Pfäfflin und Junge (1992) in ihrer hier mehrfach zitierten Übersichtsarbeit einerseits die Faktoren, die zu der breiten Etablierung des Behandlungskonzeptes „medizinische Geschlechtsumwandlung" geführt haben, auch im Kontext ihres historischen Bedingungsgefüges darstellen und wie dieselben Autoren andererseits die eben genannte Behandlungsform grundsätzlich ausgesprochen positiv bewerten, offenbar nicht nur aufgrund ihrer Zusammenschau der Ergebnisse einschlägiger Nachuntersuchungen von geschlechtsumgewandelten Patienten aus den Jahren 1961–1990 sondern auch aus eigener Überzeugung.

Wie lässt sich nun der historische Werdegang des Projekts Transsexualismus beschreiben? Die Entdeckung der chirurgischen Anästhesie in den vierziger Jahren des 19. Jahrhunderts und das Aufkommen der modernen plastischen Chirurgie in den zwanziger Jahren dieses Jahrhunderts ließen bei den Betroffenen den Traum nach chirurgischem Geschlechtswechsel aufkommen. Durch die Entdeckung der Sexualhormone zu Beginn dieses Jahrhunderts sowie ihre Synthese und kommerzielle Vermarktung konkretisierte sich in den dreißiger Jahren dann auch der Traum nach gegengeschlechtlich-hormoneller Substitution. Der Fall der amerikanischen Mann-zu-Frau-Transsexuellen „Christine Jorgensen" Anfang der fünfziger Jahre sorgte dann weltweit für Furore. „Seit Ärzte 1952 in Kopenhagen aus einem Soldaten die Blondine Christine Jörgensen schufen, ist die Erfüllung des Traumes chirurgisch machbar" (Neuhauser 1995). Der „erfolgreiche Verlauf" dieses Falles wurde in der 1967 erschienenen Autobiographie von Jorgensen dokumentiert und habe durch Spezialisten bestätigt werden können. Die eigentlichen Hintergründe der Operationsindikation erörterten Hertoft und Sörensen 1979. Das dänische Ärzteteam hat in Jorgensen einen Homosexuellen gesehen, der unter seiner Homosexualität gelitten habe. Da er jedoch selbst um eine Kastration gebeten habe, habe man ihm diese Operation nicht verweigern wollen, eine Neovagina sei dabei seitens des Patienten gar nicht angestrebt worden. Erst später, nachdem die Presse den Fall verbreitet hatte, habe das Team die Operation als Geschlechtsumwandlung akzeptiert. Benjamin nahm 1953 in seiner Praxis eine Schwerpunktverlagerung von gerontologischen Fragestellungen hin zur Transsexualität vor, nachdem Jorgensen die Zusammenarbeit mit ihm gesucht hatte. Pfäfflin und Junge (1992) kommentierten: „War die Psychiatrie dem Anliegen dieser Klientel bisher ohnmächtig gegenübergestanden, so weckte die aufsehenerregende neue Behandlungsmöglichkeit Allmachtsphantasien. Weil das Ganze mit Sexualität zu tun haben schien, dazu den über Sexualität hinausweisenden Namen Transsexualität trug, passte es gut in die Zeitströmung. Der sich etablierenden Sexualforschung ... eröffnete sich ein zusätzliches klinisches Feld" (Seite 393). Wohl auch der körperzentrierte Behandlungsansatz und ein antipsychoanalytischer Affekt hätten nach Einschätzung dieser Autoren Kliniker und Forscher weiter verbunden. So sei damit argumentiert worden, dass der Tennisstar Rene Richards, neben

Christine Jorgensen die berühmteste Patientin Benjamins, sich über acht Jahre in psychoanalytischer Behandlung befunden habe, ohne dass hierdurch seine/ihre transsexuelle Symptomatik beeinflusst werden konnte.

Diese Dynamik der hoffnungsvollen Zuversicht bzgl. der neuen und scheinbar vielversprechenden Möglichkeit einer Problemlösung durch den operativen Geschlechtswechsel begründete den „Motor" der zunehmenden Beschäftigung und Akzeptanz mit dieser Thematik und führte alsbald zur Etablierung von speziellen Behandlungsprogrammen. Auch in dem Kommentar von Pfäfflin und Junge (1992) wird die weitgehend unkritische und einseitige Perzeption dieser vermeintlichen Problemlösungsschablone deutlich: „Pioniergeist und Pragmatismus bestimmten die rasche Verbreitung der neuen Behandlungstechnik. Weil die Erfüllung von Wünschen in Aussicht gestellt wurde, drängten sich Patienten nach der Behandlung, und es blieben wenig Raum und Zeit für grundsätzlichere Zweifel" (Seite 393). Ein wissenschaftlich fruchtbarer Austausch zwischen Gegnern und Befürwortern des operativen Vorgehens fand zum damaligen Zeitpunkt offenbar kaum statt. In der „Psychohormonal Research Unit" der Johns-Hopkins-Universitätsklinik in Baltimore/USA wurden ab 1952 von Money Patienten mit transsexueller Symptomatik untersucht und beraten, wobei diese gemäß der Historie zunächst in Privatkliniken, meist außerhalb der USA, operiert wurden. 1960 wurde dann an dieser Universitätsklinik eine beidseitige subkutane Mastektomie bei einem Frau-zu-Mann-Transsexuellen vorgenommen. Dies war auch die erste Universitätsklinik in den USA, die 1965 ein „gender identity committee" einberief und operative Geschlechtsumwandlungen vornahm und damit ein bedeutsames Signal, quasi einen „Meilenstein" für die Legitimierung der Geschlechtsumwandlungsbehandlung setzte. Es dauerte dann nicht lange, bis dieses Procedere auch von zahlreichen anderen Universitätskliniken in den USA und Kanada mit Interesse aufgenommen und in neugeschaffenen eigenen Spezialabteilungen realisiert wurde. So wurde beispielsweise 1969 die „gender identity clinic" am Clarke-Institute in Toronto/Kanada etabliert.

Im Hinblick auf die zunehmende Beschäftigung mit dieser Klientel und die Errichtung spezieller Forschungs- und Behandlungszentren ist kritisch anzumerken, dass in den sechziger Jahren das Problem der Transsexualität wissenschaftlich mit großem Interesse aber zugleich z.T. auch recht naiv und undifferenziert angegangen wurde, wie die Untersuchung von Hasting aus 1974 zeigt. So sei 1964 an der psychiatrischen Abteilung der Universität von Minnesota in Minneapolis/USA sofort ein langfristiges Forschungsprojekt mit der Perspektive einer Nachuntersuchung nach zehn Jahren etabliert und bekannt gemacht worden, als in diesem Jahr der erste Patient mit einer transsexuellen Symptomatik vorgesprochen habe. Diese umgehende Akzeptanz des Problems führte alsbald zu einem sprunghaften Anstieg von entsprechenden Patientenanfragen, so dass schließlich sogar – überwiegend formale – Zulassungsbeschränkungen eingeführt werden mussten. Somit wurden durch das Etablieren spezifischer Programme Behandlungskapazitäten geschaffen und durch ein Aufmerksammachen auf diese eine diesbezügliche Nachfrage angeregt. Die Anerkennung der Geschlechtsumwandlungsbehandlung als Behandlungsmethode der Wahl bei Patienten mit transsexuellem Empfinden begründet sich auch auf entsprechende Veröffentlichungen aus diesen neugeschaffenen Institutionen, in denen die für derartige Behandlungsprojekte zuständigen Wissenschaftler Rechenschaft über ihre Tätigkeit ablegten und so die Existenzberechtigung dieser speziellen Programme nachwiesen. So erlangte die 1969 erschienene Studie von Randell aus dem Charing Cross Hospital in London, die erste größere europäische Nachuntersuchung, insbesondere dadurch Bedeutung, dass sie in dem von Green und Money (1969) herausgegebenen Sammelband „Transsexualism und Sex Reassignment" in den USA berücksichtigt wurde und somit wegweisend dazu beitrug, dass die medizinische Geschlechtsumwandlung nunmehr als Behandlung für Patienten mit Geschlechtsidentitätsstörungen weithin akzeptiert wurde. Auch die Publikationen von Benjamin (1964 a, b, c, 1966) und Pauly (1965, 1968, 1974 a, b und 1981) waren dafür maßgebend, dass dem Phänomen Transsexualismus und korrespondierend hiermit der Geschlechtsumwandlungsbehandlung im akademischen Bereich beachtliche Aufmerksamkeit geschenkt wurde. Die negative Bewertung psychiatrisch-psychotherapeutischer Einflussmöglichkeiten stellt gemäß Pfäfflin und Junge (1992) im Hinblick auf die zunehmende Etablierung der Transsexualität als (diagnostische und therapeutische) Krankheitsentität die wohl konsequenzenreichste der vorgefassten Meinungen von Behandlern dar.

Bedingt durch die „verlockenden Möglichkeiten" der Geschlechtsumwandlungsbehandlung und die Widerstände gegenüber einer psychotherapeutischen Zugehensweise gab und gibt es zahlreiche uneingeschränkte Befürworter, die die (ausschließliche) Angemessenheit dieser Behandlungsform für Transsexuelle propagier(t)en. So schrieb in Deutschland Schorsch 1974, dass Geschlechtsumwandlung bei Transsexualität ohne Alternative sei. Wissenschaftlich lasse sich eindeutig aussagen, dass weder psychotherapeutische Behandlungen, welcher Schule auch immer, noch eine medikamentöse oder sonstwie psychiatrische Therapie irgendeinen Erfolg bringe: *„Nach dem heutigen Stand der Wissenschaft besteht die einzig sinnvolle und hilfreiche therapeutische Maßnahme darin, dem Drängen der Transsexuellen nach einer Geschlechtsumwandlung nachzugehen.... Die durchwegs*

sehr guten Erfolge in den Therapiezentren der USA geben dieser Behandlung recht."
Die weitgehende Befürwortung der Geschlechtsumwandlungsbehandlung einhergehend mit einer regelrechten „Publikationsflut" über diese Thematik konstituierte diesen „Wissenschaftszweig" weiter, auch die Berücksichtigung von „Transsexualität" in der ICD und der DSM trug nicht unwesentlich dazu bei, die Geschlechtsumwandlung zu legitimieren. Einhergehend mit dem stetig wachsenden wissenschaftlichen Interesse an diesem Phänomen und der öffentlichen Diskussion hierüber war und ist auch eine deutliche Zunahme derjenigen zu verzeichnen, die um eine Geschlechtsumwandlungsbehandlung nachsuchten (siehe etwa Pauly 1981). Eine Häufigkeitszunahme wurde auch in Deutschland beobachtet (Langer 1985, Langer, Hartmann 1997).

Mit der Frage „can we not devise ways to control this runaway process?" wies Stoller (1975 a) auf die Risiken inflationär und inkompetent durchgeführter Geschlechtsumwandlungen hin und hielt es für angezeigt, dass sich spezialisierte universitäre medizinische Einrichtungen der Behandlung dieser Klientel annehmen. Innerhalb kürzester Zeit fanden sich dann vielerorts interdisziplinäre Teams aus Chirurgen, Endokrinologen, Psychologen, Psychiatern und Psychotherapeuten, Gynäkologen sowie speziellen Forschungsmitarbeitern zusammen. Es etablierten sich dabei mehr oder weniger eigenständige Einrichtungen und in diesem Kontext entfaltete sich alsbald eine Eigendynamik, wie dies für jeden neuen Wissenschaftszweig üblich ist. Die Besonderheit der Geschlechtsumwandlung liegt darin, dass sich die Diagnosen Transsexualität und Geschlechtsidentitätsstörung („gender dysphoria") parallel zu und im Wechselspiel mit den Behandlungsmöglichkeiten entwickelten.
Die Kombination der eben angeführten unterschiedlichen Faktoren, d.h. die Ermöglichung der medizinischen Geschlechtsum-

wandlung mit hormonellen und operativen Maßnahmen und die stetige Verbesserung der Techniken, entsprechende Publikationen hierüber in den Massenmedien, die Existenz nationaler und internationaler Referenzzentren und Informationsstellen sowie die Etablierung spezialisierter Geschlechtsidentitätskliniken macht es für Kliniker und Wissenschaftler erforderlich, eine klare Position zu beziehen. Es ist auf die Tatsache hinzuweisen, dass der Wunsch nach Geschlechtswechsel gerade innerhalb der Sexualwissenschaft viele Befürworter und Anwälte gefunden hat, die dieses „Projekt" aus den unterschiedlichsten Motiven weitergetrieben haben.

Zu ergänzen ist, dass 1990 in den Niederlanden erstmalig ein Lehrstuhl für Transsexuologie an der Freien Universität Amsterdam eingerichtet und mit dem international bekannten Endokrinologen Louis Gooren besetzt wurde. Inzwischen mehren sich Berichte darüber, dass in Entwicklungs- oder auch Schwellenländern neue internationale Operationszentren für weltweite Kunden mit Wunsch nach Geschlechtsumwandlung errichtet werden, so etwa in Thailand. Hierbei geht es letztlich um die Erschließung einer offenbar lukrativen Marktlücke und nicht um eine Spezialisierung aus medizinisch-wissenschaftlichem Interesse.

In der kritischen Auseinandersetzung mit der Behandlungsform „medizinische Geschlechtsumwandlung" muss zudem die Frage gestellt werden, welche Dynamik seitens der Operateure zu bedenken ist. Die zunehmende Verbesserung der operativen Möglichkeiten der Geschlechtsumwandlungschirurgie löste bei den Operateuren mitunter gar eine „schwärmerische Euphorie" über etwaige chirurgische Optionen in der Zukunft aus und ließ bei Experten und Klienten z.T. regelrechte Allmachtsphantasien aufkommen, alles möglich zu machen, sogar das Geschlecht ändern zu können, über die Natur zu bestimmen, fast im Sinne eines „Machbarkeitswahns".

So resümierten etwa Edgerton und Meyer (1973) in ihrer Nachuntersuchung: *„Der weiteren Verbesserung der operativen Geschlechtsumwandlung sind fast keine Grenzen gesetzt. Derzeit werden Methoden getestet, mit deren Hilfe der konstruierte Phallus erektionsfähig gemacht werden soll. Vielleicht folgen später Uterus- und Ovartransplantationen …".*

In seinen psychodynamischen Erklärungsansätzen des Transsexualismus bei Männern beleuchtete Diederichs (1993) ebenfalls die Rolle der Operateure. Der pathologische Narzissmus der Transsexuellen korrespondiere mit den Grandiositätssehnsüchten einiger Chirurgen, welche die Illusion hätten, aus einem transsexuellen Mann operativ eine vollendete Frau machen zu können. Die Chirurgen würden verständlicherweise die Bewunderung und Dankbarkeit genießen, die ihnen diese Patienten zunächst zukommen ließen. Erst der häufige Wunsch nach operativer Nachkorrektur der Genitalien oder Mammae ohne objektiven Befund oder der Wunsch nach weiteren plastischen Operationen am Adamsapfel, der Nase, den Augenlidern würde die Operateure nachdenklich machen. Diese würden nach Diederichs Ansicht dann nach und nach merken, dass sie den unstillbaren Wunsch, eine richtige Frau zu sein, chirurgisch wohl nie werden befriedigen können.

Zum Stellenwert der Geschlechtsumwandlungsbehandlung

Neben zahlreichen befürwortenden Publikationen existieren auch solche, die sich kritisch mit der Behandlungsoption (medizinischer und juristischer) Geschlechtswechsel auseinandergesetzt haben bis hin zu einer kompletten Ablehnung derselben (Meyer 1974, Lothstein 1977). Einige Arbeiten weisen dabei warnend auf die mit dieser Art der Therapie zum Teil verbundenen nicht erfüllbaren bzw. überzogenen Erwartungen und Wünsche hin. Als einer der wenigen Psychoanalytiker, der das Programm der „gender-identity-clinics" mittrug und damit die hormonelle und operative Geschlechtsumwandlung befürwortete, gilt Stoller, wobei, wie ausgeführt, dessen Theoriebildung recht unanalytisch anmutete und vielfach kritisiert, zum Teil gar widerlegt wurde und über die Jahre auch wiederholte Revisionen erfuhr. Mit seiner Betonung der Differenz zwischen „sex" (d.h. biologisches Geschlecht) und „gender" (d.h. soziales Geschlecht) und einer biologisch mehr oder weniger fixierten „core gender identity" lieferte er gewissermaßen die Legitimation für diese somatischen Behandlungsmaßnahmen. Bereits 1968 äußerten Kubie und Mackie ihre Skepsis, dass der Begriff Transsexualismus in der Literatur eine vorzeitige Akzeptanz erlangt habe. Eine vergleichsweise frühe Problematisierung des Paradigmas „Geschlechtsumwandlung" gab 1970 ebenso Socarides ab, der sich kritisch bzgl. einer „operativen Lösung" von Geschlechtsidentitätsstörungen, d.h. einer somatischen Behandlung von Identitätsproblemen äußerte und in seiner Kritik auch auf die soziologische Komponente der Selbstkonsolidierung der operativen Umwandlung hinwies. Dieser Autor bezeichnete die sog. Geschlechtsumwandlungsoperationen als eine der größten medizinischen Täuschungen im Lande (Socarides 1969, 1975), was auch von anderen Autoren innerhalb und außerhalb der ärztlichen Profession aufgriffen wurde, die letztlich argumentierten, dass Transsexualismus quasi „erfunden" worden sei (Szasz 1980, Birell, Cole 1990) oder auf die Paradoxie aufmerksam machten, dass ein seelisches Leiden wie Transsexualität mittels operativer Maßnahmen „geheilt" werden solle (Kavanangh, Volkan 1978). Springer (1981) etwa bezog sich in seiner Argumentationsführung auf die Ausführungen von Sigusch (1979), in denen dieser psychochirurgische Maßnahmen als unethisch bewertete, und hinterfragte in Analogie hierzu, warum „Psychochirurgie am Genitale", d.h. Geschlechtsumwandlungsoperationen, fortschrittlicher oder auch nur ethisch eher zu rechtfertigen seien als am Gehirn? Burzig (1982) erörterte ebenso kritisch die „psycho-chirurgische Logik"; das Spektrum der Phänomene erstrecke sich dabei aus diagnostischer Sicht von wahnhaft-psychotischen Zuständen über hypochondrische Entwicklungen mit Operationsverlangen, dysmorphophoben Syndromen bis hin zu „scheinbar kosmetischen Korrekturwünschen". Dieser Autor zeigt sich über die Kooperation von Sexualmedizin und Psychoanalyse verwundert und vermutete als unbewusstes Motiv für diese Zusammenarbeit den Wunsch nach Entlastung von der Unsicherheit über den Sinn bzw. den Erfolg von Geschlechtsumwandlungsoperationen bei Transsexuellen. Churcher (1980) forderte in seiner kritischen Bestandsaufnahme über die Behandlungssituation in den USA größere Anstrengungen, Menschen mit transsexuellem Empfinden mit psycho- und verhaltenstherapeutischen Mitteln zu helfen. Da es sich um experimentelle Eingriffe handele, müsse die Zahl jener Patienten, die letztendlich operiert werden, so klein wie irgend möglich gehalten werden. Die in die Diagnosestellung hineingenommene Behauptung der Therapieresistenz führt zu einem geschlossenem System mit der Konsequenz des logischen Fehlschlusses, nach dem psychotherapeutisch behandelbare transsexuelle Patienten keine wirklich Transsexuellen darstellen. Die Behandlungssituation in den siebziger Jahren war nach Langer (1985) durch eine Kollaboration der Transsexuellen, der psychologischen und der chirurgischen Medizin gekennzeichnet gewesen, die wie eine „folie à trois" angemutet habe. Sigusch (1991 b) ergänzte, dass sich bei allen Beteiligten magisches Denken finde, bei den Transsexuellen sowie den therapeutisch Tätigen. Chirurgen würden übersehen, wie viele Patienten nach ihren Zaubereien depressiv seien, Sexualwissenschaftler würden sich „katamnestisch" mit Oberflächendaten beruhigen und Psychotherapeuten würden sich keine Rechenschaft

ablegen über die Symptomverschiebungen und sonstigen Verschlechterungen, die nach Abschluss ihrer erfolgreichen Behandlung eingetreten seien. Springer (1981) interpretierte Transsexualität als Krankheit und deren Behandlung gar als eine Erfindung eines engen Zirkels sog. Sexualforscher, die sich ständig gegenseitig zitieren würden. Er wandte sich vehement gegen Geschlechtsumwandlungsoperationen und sah die vorrangige Ursache des Transsexualismus in einer nicht-akzeptierten Homosexualität. Sowohl für transsexuelle „Kandidaten" als auch für eine recht große Anzahl von Ärzten sei es offenbar Ichsyntoner, Geschlechtsumwandlung als Konzept zu akzeptieren als Homosexualität.

Vor einer überzogenen Akzeptanz der Geschlechtsumwandlungsbehandlung warnten einige Autoren und formulierten die Sorge, dass sich aufgrund der Popularisierung der Diagnose Transsexualität sowie der Möglichkeit einer hormonellen und operativen Transformation zunehmend Patienten diesbezüglich vorstellen, für die diese Form der Behandlung keine Besserung verspreche (Kirkpatrick, Friedmann 1976). Anfängliche Skepsis der Psychiater sei gemäß Newman und Stoller „mittlerweile" (1974) in zu viel Akzeptanz umgeschlagen, nicht wenige Ärzte bezeichneten „nun" jeden als Transsexuellen, der einen Geschlechtswechsel ersuche und erachteten die medizinische Geschlechtsumwandlung für jeden mit einem derartigen Wunsch behafteten als Behandlung der Wahl. Auch Lothstein (1980a) kommentierte kritisch, dass die Geschlechtsumwandlungsbehandlung mittlerweile weitgehend als Behandlung der Wahl angesehen werde, obwohl eine bemerkenswerte Uneinstimmigkeit im Hinblick auf die Diagnose und die psychologische Behandlung von Transsexualität bestehe. Er machte zugleich auf die zunehmende Zahl von Publikationen über Probleme und Rückumwandlungswünsche aufmerksam. Levine und Lothstein (1981) wiesen darauf hin, dass Transsexualismus oft das Produkt chaotischer Entwicklungs-erlebnisse darstelle, die mit dem Ge-schlechtswechsel verdrängt werden würden, wobei mit der operativen Umwandlung mitunter weitreichende und z.T. unrealisti-sche Hoffnungen verknüpft sein könnten.

Ohne hier erneut detailliert die Nach-untersuchungsliteratur erörtern zu wollen, soll in der Diskussion zum Stellenwert der medizinischen Geschlechtsumwandlung noch einmal die Einschätzung aufgegrif-fen werden, dass durch eine derartige Transformationsbehandlung tatsächlich in vielen Fällen die subjektive Zufriedenheit der Betroffenen, d.h. die Lebensqualität verbessert werden kann, vorrangig dadurch, dass die kognitive Dissonanz zwischen dem Wissen um die körperliche Ausstattung und die innerlich empfundene Geschlechts-identität reduziert wird, was mit einer psy-chischen und sozialen Entlastung einher-geht. Hingegen werden die Möglichkeiten einer Veränderung bzw. Abnahme der psychopathologischen Auffälligkeiten sehr unterschiedlich bewertet. Einige Autoren stellten eine Remission psychischer Dys-funktionen nach Geschlechtsumwandlungs-behandlung heraus, andere konnten keine relevanten Verbesserungen identifizieren. So blieb Transsexualität für Randell (1969) eine schwere psychiatrische Erkrankung, die durch die Geschlechtsumwandlungs-operation nur gemildert werden kann.

Die offenbar ansteigenden Zahlen de-rer, die einige Jahre nach geschlechts-transformierender Operation den Wunsch nach Rücktransformation äußern, stimmt sehr bedenklich. Ein solches Ersuchen ist nach Ansicht von Moesler und Washeim (1995) nicht zuletzt damit verbunden, dass Patienten in der neuen Rolle, die nur mit all ihren Mängeln und Einschränkungen hinsichtlich der Biologie gelebt werden könne, unzufrieden seien und in ihren Erlebnisweisen unbefriedigt blieben, was letztlich auf den in gewisser Weise auch verstümmelnden Charakter der Transforma-tionsoperationen anspielt. Dies alles weist

noch einmal auf die Notwendigkeit hin, in der Betreuung der Patienten kontinuier-lich über geschlechtserhaltene Schritte im Sinne des biologischen Geschlechts nach-zudenken. In den letzten Jahren ist eine zunehmende Unsicherheit bzgl. der Trans-sexualität als „Krankheitsentität" sowie hin-sichtlich des weitgehend festgeschriebenen Untersuchungs- und Behandlungsvorgehens inklusive der „geschlechtskorrigierenden" Operationen aufgekommen.

Iatrogener Transsexualismus?

In der Diskussion über Transsexualismus und den Stellenwert der Geschlechts-umwandlungsbehandlung ist als wichtiger Aspekt zu bedenken, dass das transsexuelle Phänomen zum guten Teil als iatrogen an-zusehen ist. Erst durch die Option der Ge-schlechtsumwandlungsbehandlung über-haupt sowie ihre zum Teil vorschnelle Verfügbarkeit und durch die geschaffene rechtliche Legitimation Transsexueller kann es, insbesondere wenn auch das soziale Umfeld diese (vermeintliche) Problemlö-sung unreflektiert fördert, zu einer unan-gemessenen Etablierung des transsexuellen Empfindens kommen. So wird mitunter ohne eingehende Differentialdiagnostik dem Ersuchen der Patienten nach hormoneller Behandlung nachgegeben, mit der Folge, dass sich gar Fälle eines „iatrogenen Transsexualismus" entwickeln können. Dass differentialdiagnostisch insbesondere Adoleszentenkonflikte sowie gewisserma-ßen „kulturelle Verwirrungen" des ge-schlechtlichen Selbstverständnisses zu be-rücksichtigen seien, gab Sigusch (1991 b) in diesem Zusammenhang zu bedenken: *„Ein Risiko ist sicher, dass inkompetente, mitagierende oder schlecht liberale Ärzte und Therapeuten Adoleszenten-Konflikte oder ganz andere Entwicklungen, beispiels-weise eine Anorexia nervosa missverstehen und irreversible medizinische Maßnahmen einleiten, wozu für mich auch das „labeln" in Richtung Transsexualismus gehört, also eine neuartige Psycho-Iatrogenie".*

Auf das Zitat von Prince (1978), dass Geschlechtsumwandlungschirurgie eine übertragbare Krankheit sei, rekurrierte Langer (1985) in seiner Einschätzung, dass die anhaltende Publizität offenbar wie ein Auslösemechanismus für immer neue Generationen von sog. Transsexuellen wirke, die, nachdem sie von der Operation gehört hätten, leidenschaftlich sagen würden, „ja das ist es, was ich bin. Eine Operation löst meine Probleme". Die zum Teil wenig hinterfragte Verfügbarkeit von Geschlechtsumwandlung als „Therapieform der Wahl" erachtete Langer als gefährlich. Transsexualität sei zu einer Verhaltens- und Problemlösungsschablone geworden, mit der ein in seiner Geschlechtsidentität gestörter oder verunsicherter Mensch durch die Medien oft früher vertraut werde, als ihm sein Problem richtig bewusst sei. Entsprechend äußerte sich Langer (1995) auch in seinem Beitrag mit der Überschrift „Zur Verselbständigung des Prozesses der Geschlechtsumwandlung": Geschlechtsumwandlung etabliere sich zunehmend als Einheitslösung für unterschiedlichste Probleme mit der Geschlechtsidentität.

An dieser Stelle soll noch einmal auf die Gefahr hingewiesen werden, dass ein unterstützendes (und zugleich unwissendes) Hilfesystem dazu beitragen kann, die gegengeschlechtliche Rollenidentität (voreilig) zu zementieren. Auf den Einfluss von Selbsthilfegruppen, versierter Anwälte und Psychologen, die aus (falsch verstandener) Hilfsbereitschaft mit den betroffenen Personen trainieren, wie sie sich vor dem Richter oder dem Sachverständigen zu verhalten haben, um ihr Begehren durchzusetzen, machte u.a. Kantstein (1996) aufmerksam und plädierte für einen gerichtlich überprüften Alltagstest vor gegengeschlechtlicher Hormongabe bzw. geschlechtsumwandelnden operativen Maßnahmen.

Fasst man unsere Darstellung zusammen, so ist es zweifellos seit der verstärkten medizinischen Beschäftigung mit dem Phänomen Transsexualismus ab Beginn der fünfziger Jahre zu einer Häufigkeitszunahme von transsexuell empfindenden Individuen in der ärztlichen Sprechstunde gekommen. Die publizistische Flut von wissenschaftlichen Auseinandersetzungen zu diesem Thema ist bemerkenswert und ebnete mit anderen Einflussfaktoren den Weg dafür, dass sich das Behandlungskonzept „Geschlechtsumwandlung" in beispielhaft selbstkonstellierender Weise als „angemessenes" Behandlungskonzept für „transsexuelle" Patienten etabliert hat. Unter den Autoren existierten schon immer auch Kritiker, solche, denen die Behandlung eines seelischen Leidens mit chirurgischen Mitteln als reine Psychochirurgie erschien, und solche, die in Richtung der Erfordernis strengerer Diagnostik und einheitlicher wissenschaftlich fundierter Behandlungsstandards mahnten. Insbesondere gilt es zu bedenken, dass sich ein „iatrogener Transsexualismus" entwickeln kann, wenn ohne tiefergehende Differentialdiagnostik dem Ersuchen der Patienten nach Behandlung mit gegengeschlechtlichen Hormonen alsbald nachgegeben wird. Die Kritiker sind jedoch in der Minderzahl geblieben und konnten den Publikations- (und Operations-) prozess nicht nennenswert beeinflussen. Erst in jüngster Zeit ist eine gewisse Infragestellung der Relevanz und Angemessenheit dieser Behandlungsform zu verzeichnen; in diesem Kontext sind etwa auch die in der DSM IV vorgenommenen Änderungen zu interpretieren.

Es soll nicht unerwähnt bleiben, dass sich die gegenwärtige Praxis ärztlichen Umgangs mit geschlechtsidentitätsgestörten Patienten in der Bundesrepublik Deutschland nicht so idealtypisch gestaltet bzw. bisher oft in keiner Weise den „Standards der Behandlung und Begutachtung Transsexueller" entspricht. Angesichts der schwerwiegenden und irreversiblen Konsequenzen geschlechtstransformierender Eingriffe ist eine spezifische psychiatrisch-sexualmedizinische Kompetenz dringend erforderlich, um die Diagnostik und vor allem die Differentialdiagnostik von Geschlechts-identitätsstörungen zu beherrschen und die dementsprechend unterschiedlichen therapeutischen Optionen zu kennen. Andererseits gibt es erste Anzeichen dafür, dass durch die Veröffentlichung dieser Leitlinien in Fachkreisen sowie bei den Kostenträgern ein durchaus konstruktives Nachdenken über die Erfordernis entsprechend transparenter und nachvollziehbarer Qualitätsstandards angestoßen worden ist, so dass die Hoffnung berechtigt scheint, dass sich die professionelle Zugehensweise nunmehr auf von Experten in einer Art Konsensusverfahren verabschiedete und weitgehend anerkannte Grundsätze bezieht. Neben dem medizinisch-wissenschaftlichen Diskurs sind die soziologischen und gesellschaftspolitischen Betrachtungen und Diskussionsbeiträge zu diesem Themenbereich erwähnenswert, des weiteren die Auseinandersetzung über das Phänomen Transsexualismus in den Medien, finden sich doch auch hier bedeutsame katalytische Faktoren, die ebenso die öffentliche Einstellung und (mittelbar) die Sichtweise der sog. Experten mitbestimmen.

4.3 Der soziologische und gesellschaftspolitische Diskurs

Zur Soziodynamik des transsexuellen Empfindens

Dass Transsexualität nicht nur eine psychische Erkrankung (F 64.0 der ICD 10) im Sinne der RVO ist, sondern zugleich auch ein soziales und ein kulturelles Phänomen darstellt, ist zwar banal, aber nichtsdestotrotz bedenkens- und beachtenswert. So interpretierten Money und Brennan die Geschlechtsumwandlungsbehandlung bereits 1968 nicht nur als Individualtherapie, sondern im gewissen Sinne auch als Sozialtherapie. In einer differenzierten Betrachtung des Störungsbildes Transsexualismus ist somit neben dem medizinischen Diskurs auch die soziokulturelle Einbettung dieses Phänomens und des hierbei favorisierten Behandlungskonzeptes der Geschlechtsumwandlung geboten. In diesem Kontext ist insbesondere die Stigmatisierung von Homosexualität in unserer Gesellschaft und ihre Bedeutung für den Transsexualismus zu erwähnen. So kann das transsexuelle Empfinden bei Verläufen mit extrem ambivalenten Stadien in der Kindheit aufgrund einer ausgeprägten Konfusion der Geschlechtsidentität über eine homosexuelle Adaptation bis hin zu einer Selbsteinordnung der sexuellen Orientierung als einer dann heterosexuellen Ausrichtung als Bedürfnis interpretiert werden, Rollendissonanz und Unsicherheit zu überwinden. Androgynität wird in einigen Kreisen quasi als Mode propagiert, so formulierte o.V. (1996): „Bisex, das Pendeln zwischen den Geschlechtern, ist in den neunziger Jahren ‚en vogue‘, ‚fluidity‘ heißt das neue Schlagwort,... fließende Übergänge sind im modernen Sexleben angesagt". Bisexualität habe sich zu einer neuen „kulturellen Sexualform" entwickelt. Morgan erachtete es bereits 1978 als schwierig zu beantworten, was eine Frau bzw. was einen Mann ausmache, wenn sexuelle Ambiguität propagiert und bisexuelles Verhalten als besonders erstrebenswert erachtet werden würde. Dieses Phänomen sei insbesondere in den gebildeteren Kreisen zu beobachten, wohingegen Maskulinität und Femininität in Klassen mit niedrigerem sozioökonomischen Status eindeutiger definiert seien, etwa Jungen als stark, aktiv, aggressiv, rauh, unternehmungslustig und „in charge".

Als Effekt dieser sozialen Infragestellung von Konventionen beschrieb Lothstein (1979 a) eine weitgestreute Angst im Hinblick auf das persönliche und sexuelle Funktionieren und die eigene sexuelle Rolle. Die Normenrelativierung und die begleitende Förderung des Selbstbewusstseins von Minderheiten habe nicht zu einer Reduktion des transsexuellen Empfindens geführt. Diese Individualisierungsprozesse, die auch den Bereich der Geschlechtsidentität tangieren, machen das geschlechtliche Grundempfinden und dessen Ausgestaltung zu einer von der einzelnen Person zu bewältigenden Aufgabe, wobei die vorgegebenen und bahnenden Faktoren an Einfluss zu verlieren scheinen. Gleichsam als Kehrseite dieser gewachsenen Freiheitsgrade ist eine gestiegene Anzahl an Individuen festzustellen, die an dieser Aufgabe scheitern und als Patienten mit Störungen der Geschlechtsidentität in Erscheinung treten. So machten auch Meuser und Lautmann 1997 darauf aufmerksam, dass wir uns inmitten einer Epoche befinden würden, die durch eine weitere Transformation der Geschlechter gekennzeichnet sei. In der „Risiko-Gesellschaft", in der wir Beck (1986) zufolge gegenwärtig leben, würden Traditionen brüchig, Gewissheiten fragwürdig, und alle Sicherheiten schwinden. Statt sich auf eingespielte Verhältnisse verlassen zu können, müssten – unter unsicheren Bedingungen – Entscheidungen getroffen und begründet werden. Das Geschlechterverhältnis sei davon nicht ausgenommen. In diesem Kontext werde eine zunehmende Anzahl von Männern unsicher hinsichtlich dessen, was von ihnen erwartet werde und was zwischen Männern und Frauen erlaubt sei, quasi im Sinne einer (neuen) sozialen Basiserfahrung. Unter den veränderten gesellschaftlichen Bedingungen, etwa im Hinblick auf die Geschlechtsrollen, erfahren viele dieser Patienten eine größere äußere Unterstützung bzgl. ihres Umwandlungsbegehrens als Verständnis im Hinblick auf die Ursache der zugrundeliegenden psychologischen Stressoren. Zudem bewirkt der intrasoziale Druck unter den Transsexuellen, dass sich die gegengeschlechtliche Selbstpräsentation formiert und das Syndrom abrundet. Aufgrund dieser Einschätzung ist die Rolle der Selbst-

hilfegruppen kritisch zu betrachten, kann doch durch solche Institutionen eine derartige „Encounterwirkung" entfacht werden. Das Zurechtmachen der Transsexuellen und ihr Make up sowie ihre Präsentation werden mitunter zum Substitut für Kommunikation und Mangel oder Inkompatibilität im Hinblick auf tragfähige zwischenmenschliche Beziehungen. Selbstwertkrisen können – psychodynamisch plausibel – in kämpferische Entschlossenheit umgesetzt werden, die Betroffenen sind dann keiner Prüfung des Leidensdruckes mehr zugänglich, sondern verlangen nur noch nach, vor allem narzisstischer, Bestätigung.

Möglicherweise ist auch ein weiterer, letztlich gegensätzlicher Aspekt in der soziokulturellen Einordnung des Phänomens Transsexualismus bedeutsam: Parallel zu diesen Individualisierungsprozessen im Kontext immer schnellerer Wechsel von Standards und Leitbildern in der modernen Informationsgesellschaft ist zugleich ein zunehmender Konformitätsdruck unter Jugendlichen und Adoleszenten zu beobachten, insbesondere im Hinblick auf Mode und Schönheitsideale, vielleicht resultiert dieser Konformitätsdruck aus einem Schutzbedürfnis vor der oben genannten Dynamik und den hiermit verbundenen hohen Erwartungen an andauernde und umfassende Flexibilität der Persönlichkeit. In Analogie zu Washeim und Moesler (1995), die aufgrund dieser Beobachtung erörterten, ob es sich bei der Dysmorphophobie, der Zentrierung des Erlebens auf vermeintliche Körperfehler, um ein Problem der gegenwärtigen Epoche handeln könnte, kann diese Frage auch für das Phänomen Transsexualismus gestellt werden, zumal es zwischen beiden Störungsbildern Ähnlichkeiten bzw. Überschneidungen gibt. So existiert doch bei beiden Syndromen eine Körperschemastörung, außerdem finden sich bei beiden häufig Schwierigkeiten im zwischenmenschlichen Kontakt, vornehmlich in Form von Schamgefühlen, Ängsten, Selbstunsicherheiten, sexuellen Hemmungen und eines Außenseiterdaseins. In einer Zeit, die Ästhetik und Schönheit zu einem entscheidenden Bewertungsmaßstab erhebt, ist es vorstellbar, dass vermeintliche oder reale Makel im Hinblick auf das Selbstverständnis als Mann bzw. als Frau dazu beitragen können, die biologisch vorgegebene Geschlechtsrolle nicht positiv zu besetzen sondern vielmehr in Frage zu stellen bzw. abzulehnen.

Gender Blending

"Gender blending" beschreibt die verschiedenen, den (Wunsch nach) Geschlechtswechsel konstellierenden Mechanismen, beinhaltet darüber hinaus auch das Spiel mit den Geschlechtergrenzen bzw. die imaginierte Überwindung derselben. Zur Illustration soll hier auf die Ausführungen von Ekins und King (1995, 1997 a, b) bezug genommen werden, in denen sie die unterschiedlichen Facetten dieses Zeitgeistphänomens erörtert und zugleich die dynamischen Eigenschaften von „gender blending" sowie die sozialen und kulturellen Aspekte herausgestellt haben.

Im Hinblick auf die soziologische Dimension von „blending genders" ist nicht nur der Indexpatient, sondern auch das Verhalten der Behandler interessant, weil dieses ebenso einen Teil dessen ausmache, was Transsexualismus in unserer Gesellschaft bedeute. Die Autoren führten den Begriff „transgender" ein, der nicht auf eine medizinische Symptomatik beschränkt sei, sondern auch jede Art von gegengeschlechtlicher/m Kleidung und/oder Verhalten beinhalte, was als „transdressing" bezeichnet werde. Mitte der achtziger Jahre sei der Begriff „gender blender" in den meisten Medien aufgekommen. „Blending" habe dabei zwei basale Bedeutungen, nämlich „zu mischen oder zu kombinieren" und „zu harmonisieren". Es umfasst also sowohl Personen, die selbst „blenden", wie etwa Transvestiten und Transsexuelle, aber auch Bereiche wie die Medizin oder die Massenmedien bzw. sogar die Gesellschaft als

Ganzes, „gender blending" werde zudem als Quelle der Unterhaltung, als „entertainment" konzeptualisiert.

Im ursprünglichen Sinne werde – so die Argumentation der Autoren – „gender blending", d.h. die Mischung aus verschiedenen Aspekten von Männlichem und Weiblichem in den sog. Industriegesellschaften als pathologisches Phänomen angesehen. Die Präsentation des Transsexualismus in den Medien könne demnach als Versuch der symbolischen Aufrechterhaltung der Geschlechtsdichotomie interpretiert werden. Hierzu ist anzumerken, dass in den meisten Gesellschaften eine Abgrenzung von zwei distinkten Geschlechtern besteht, in gewissen traditionellen Gesellschaften wie die der nordamerikanischen Indianer existiert aber auch eine dritte Geschlechtskategorie (siehe etwa Kessler und Mc Kenna 1978, Herdt 1994). Im Unterschied zu den meisten männlichen Transsexuellen oder auch einigen Transvestiten, die in der Öffentlichkeit als Frau anerkannt werden wollten und ihre eigentliche Identität quasi verbergen, würden diejenigen mit „transgender identity" die Dichotomie der Geschlechter überwinden, ihre Charakteristika frei mischen und komponieren. Ekins und King beschrieben in ihren Ausführungen die zunehmende Visibilität dieser „transgendered people" und ihr permanenter Status als „drittes Geschlecht" (Connell 1987) sowie ihr Engagement in Geschlechts- und sexualpolitischen Fragen. Weiter vorangetrieben bedeute der Prozess der „transgender identity" ein Verschwinden permanenter Kernidentitäten sowie der Idee der Geschlechter an sich. Heutzutage werde von einigen Schriftstellern, insbesondere von Vertretern des Dekonstruktivismus der postmodernen Kulturtheorie, die Transienz und Fluidität der Darstellung betont. Gagne und Tewksbury kommentierten 1999, dass derartige Beiträge zumeist auf die Erkenntnis des zugrundeliegenden Machtsystems fokussieren würden. Bei ihrer Untersuchung von „transgendered persons" sei es hingegen mehr darum gegangen, wie derartige Wissenssysteme Geschlechtsidentität und Selbstkonzept beeinflussen. Ihrer Beobachtung nach könnten Transgenderisten nicht komplett dem Diktat des binären Systems – das Wissen um „sex", d.h. die körperliche Realität, und um „gender", d.h. die vorherrschende gesellschaftliche Überzeugung, dass sich Mann als Mann und Frau als Frau zu verhalten habe – entfliehen; diese Individuen hätten aber dennoch vermocht, sich auf eine alternative Weise auszudrükken, quasi einen Freiraum zu schaffen, um so näher an ihrem internalisierten Selbstempfinden zu sein. Die Autoren bezeichneten dies als „doing gender". Die beobachtbaren Verhaltensweisen stünden dabei immer im Spannungsfeld des Wissens um die binäre Geschlechtlichkeit.

In ihren Ausführungen zum sozialen Kontext der „gender dysphoria" interpretierte Devor (1997 b) Geschlechtsidentitätsstörungen als logische Beiprodukte einer sozialen Untariertheit in der modernen westlichen Gesellschaft und nicht als Resultat individuellen Versagens. Die Konzepte „sex", „gender" und „dysphoria" seien definiert durch die Form gewisser Körperteile, die hiermit assoziierten Präsentationsstile sowie die Plastizität, mit der die Mehrheit der „peer group" das Zusammenpassen dieser Charakteristika akzeptiere, d.h. das Ausmaß an „dysphoria". Für die sinnvolle Anwendung des Begriffes „dysphoria" sei die Anerkennung unterschiedlicher biologischer Geschlechter und Geschlechtsrollen zwar unabdingbare Voraussetzung, auch bedürfe es eines definitorischen Konsenses darüber, wie gut sich eine Person in die sozial akzeptierten Kategorien männlich/weiblich einfüge, allerdings seien die derzeit gebräuchlichen Konzepte inadäquat. Nach Ansicht der Autorin könne nur ein radikaler Wandel der sozialen Auffassungen bzgl. der Variationen menschlicher Anatomie und der unterschiedlichen Formen menschlicher Selbstdarstellung zu einer breiteren „gender satisfaction" führen.

Haller (1997) verwies in seinen Ausführungen zur „Heteronormalität in der Ethnologie" darauf, dass Heteronormalität als Wissenschaftsperspektive erst in den letzten Jahren zum Objekt wissenschaftlichen Arbeitens geworden sei und würdigte in diesem Kontext den Beitrag der „queer studies" und der „queer-theory" für die aktuelle Diskussion, in der in Frage gestellt wird, ob notwendigerweise das soziale und das biologische Geschlecht zusammenfallen müssen.

Die Medikalisierung des „Gender Blending"

Verschiedene Autoren wiesen darauf hin, dass das Phänomen Transsexualität die zweigeteilte Geschlechterordnung unserer Gesellschaft in sowohl für Betroffene als auch für die Umwelt deutlicher und teilweise konfrontativer Weise durchbreche (Schlatterer, Bronisch, Stalla 1999). Bei dem Versuch einer Einordnung und Interpretation dieses gesellschaftliche Normen relativierenden, auch provozierenden Phänomens, d.h. der Infragestellung der Geschlechtergrenzen, ergibt sich zugleich die Frage der Bedeutung der Medizin in diesem Kontext. So argumentierten Billings und Urban (1989) etwa, dass sich Transsexualismus als Diagnose nicht auf eine objektivierbare Erkrankung zurückführen lasse, sondern dass es sich vielmehr um ein sozial konstruiertes Problem handele, das durch das medizinische Establishment kreiert worden sei. „Gender blending" fordert nach Auffassung von Ekins und King (1995, 1997 a, b) den psychologischen oder kulturellen Imperativ heraus, weshalb medizinische oder andere Interventionen bei Transsexualismus oder Intersexualität darauf abzielen würden, Geschlechtsidentität und -rolle, den sozialen Status bzw. den Körper usw. zu „harmonisieren". Transsexuelle seien (bisher) durch den Wunsch gekennzeichnet, sich zu assimilieren, unsichtbar zu werden. Schachtl sprach 1997 ebenso von der „Tendenz ins Unsichtbare", die verhindere, „dass etwa spezifisch Transexuelles permanent wird, eine transsexuelle Identität entsteht", eine Alternative zur konventionellen Geschlechterzweiteilung. In ihren Erörterungen zeigte sie die „Handlungslogik vom Schneiden" als Problemlösung für Transsexualität als gesellschaftliche Absicherung der Geschlechterdichotomisierung auf. Auch Transvestiten, die medizinische Hilfe aufsuchen würden, wollten gemäß Ekins und King (1995, 1997 a, b) geheilt werden; sofern sie ihre Neigung akzeptieren würden, bestünde bei ihnen der Wunsch, beim Crossdressing nicht beobachtet zu werden. Bei Individuen mit intersexuellen Störungen habe die Medizin ebenso dazu beigetragen, dass Betroffene in die eine oder andere Richtung eingeordnet werden könnten.

In den letzten Jahren plädieren nun Autoren wie Fausto-Sterling (1983) hingegen für eine sexuelle Multiplizität, auch eine entsprechende Vereinigung in den Vereinigten Staaten, „the intersex society of North America", propagiere diese. In diesem Kontext ist nach Einschätzung von Ekins und King ein Wechsel der Kräfteverhältnisse zu bemerken, so sprechen Bockting und Coleman (1992 a, b) nunmehr von geschlechtsdysphorischen Klienten und nicht mehr von Patienten; ihr Behandlungsprogramm soll dazu beitragen, dass das betroffene Individuum als etwas anderes als als Mann oder Frau identifiziert werden könne, nämlich als eine Person, deren Identität die kulturell sanktionierte Dichotomie transzendiere.

Gesellschaftspolitische Aspekte des „Gender Blending"

Die Beschäftigung mit der Thematik des Geschlechtswechsels hat natürlich auch eine Reihe gesellschaftspolitischer Aspekte. So kritisierte Raymond (1980, 1994) aus feministischer Sicht, dass durch die Medikalisierung das revolutionäre Potential der Transsexuellen domestiziert werde. Die

Autorin sah das Propagieren des Transsexualismus sowie der hormonellen und operativen Geschlechtsumwandlung im Kontext anderer männlicher Technologieinterventionen wie „cloning", künstliche Befruchtung und weiterer Versuche, biologische Frauen überflüssig zu machen. Sie bezeichnete spezielle Kliniken zur Behandlung von Geschlechtsidentitätsstörungen als „prototypische Geschlechtsrollenkontrollzentren". Gemäß Völger (1997) ist in dieser Diskussion der Aspekt des dritten Geschlechts im Wechsel der Identitäten von zentraler Bedeutung, in dem es um den Umgang mit physischen und psychischen Abweichungen von der heterosexuellen Norm in verschiedenen Gesellschaften der Welt gehe. Die feministische These, dass das Geschlecht von Personen nichts natürliches sei, sondern sozial und kulturell hergestellt werde, hat laut Trettin (1997) eine demaskierende Funktion. Als eine der wichtigsten Vertreterinnen dieser Denkrichtung ist Butler (1991, 1995) anzuführen, die die angebliche „Natürlichkeit" der Geschlechter und damit auch das System der Zweigeschlechtlichkeit von „Mann und Frau" bestritten hat. Sie stützte sich dabei auf ein sprachphilosophisches Argument, demzufolge Sprache nicht eine zuvor schon vorhandene Realität widerspiegele; Realität stelle sich im Gegenteil erst mit der sprachlichen Bezeichnung ein. „Geschlecht" erweise sich damit grundlegend als ein soziales Konstrukt, dem nichts „Natürliches" entspreche. Butler wollte damit zeigen, dass die Vorstellung der natürlichen Unterscheidung zwischen Mann und Frau nicht einer „Wahrheit" entspreche, sondern im Dienste einer heterosexuellen Norm stehe, die sich den Schein der Notwendigkeit und Natürlichkeit zulege, „Geschlechter sind nicht, sie stellen sich als eine Regel immer wieder neu her".

Auf die unterschiedliche gesellschaftliche Definition und Bewertung des Phänomens Geschlechtsidentitätsstörung, d.h. u.a. der Transsexualität, aber auch einer unüblichen Sexualität in den verschiedenen Kulturen, wurde bereits hingewiesen. Dieser Aspekt soll hier noch einmal aufgegriffen werden, um auf verschiedene Umgangsformen mit dieser Thematik hinzuweisen, die im Hinblick auf Überlegungen zur Modifikation des gesellschaftlichen Umganges mit derartigen Randgruppen in Richtung zu mehr Toleranz lehrreich sein können.

Als Beispiele sind etwa die Hijra in Indien anzuführen, über die Nanda (1997) berichtete. Es handelt sich um Männer, die sich wie Frauen kleiden und verhalten und die traditionell bei Heiraten und Geburten auftreten. Die Hijra würden in Indien die Möglichkeit einer Geschlechtsrolle personifizieren, die kulturell als „weder Mann noch Frau" definiert werde. Sie seien Anhänger einer der vielen Versionen der Mutter-Göttinnen, die in ganz Indien verehrt werden. Sexuell impotente Männer würden von dieser Göttin dazu berufen, sich wie Frauen zu kleiden und zu verhalten und sich einer Kastration zu unterziehen. Diese Entmannung werde als Wiedergeburt bezeichnet und verleihe den Hirja die Macht (Shakti) der Göttin. Weibliche Kleidung und Schmuck seien für ihr Auftreten unabdingbar, neben ihrer rituellen Rolle als Übermittler von Fruchtbarkeit würden einige von ihnen auch als Prostituierte Dienste anbieten.

Über „das dritte Geschlecht", die sog. „Muxe" in Juchitan, Mexiko schrieb 1997 Bennholdt-Thomsen. In Juchitan hätten homosexuelle Männer einen gesellschaftlich anerkannten Platz. Obwohl sie Frauenkleidung tragen, in Gestik und Haltung betont weiblich auftreten und meist Frauenarbeiten verrichten würden, betrachteten sie sich nicht direkt als Frau, jedoch auch nicht als Mann, sondern verkörperten einen eigenen Status, ein drittes Geschlecht. Tatsächlich seien sie durch ihren besonderen Geschlechtsstatus privilegiert und könnten sich sowohl in Männer- als auch in Frauenbereichen frei bewegen. Die Muxe

in Juchitan würden sich nie operativen und hormonellen Geschlechtsumwandlungen unterziehen, sie hätten ökonomisch und erotisch ihren angestammten und anerkannten Platz in der Gesellschaft als Personen, die sich als Frau fühlen würden, aber genital Männer seien. Die positive Bewertung von Weiblichkeit ist nach Ansicht der Autorin vermutlich eng damit verbunden, dass es sich in Juchitan um eine matrifokale Gesellschaft handele. Bennholdt-Thomsen kommentierte, dass offenbar matrifokale Gesellschaften eine frauenidentifizierte männliche Homosexualität mit Transvestie institutionalisieren würden und nicht eine frauenablehnende, Männlichkeit betonende Homosexualität. Weitere Beispiele über die kulturelle und soziale Einbindung von von der gesellschaftlichen Norm abweichenden Randgruppen wie Transvestiten oder auch Männer mit transsexuellen Tendenzen gaben 1997 Mallebrein, die anhand des Kultes der Göttin Yellama über die sozial integrierende Funktion des Hinduismus referierte, und Pelras, der 1997 über die Geschlechtsrollen bei den Buginesen in Südsulawesi/Indonesien und die anerkannte Stellung der Transvestiten berichtete.

Ein Paradigmenwechsel?

Im folgenden sollen einige Facetten aktueller (sub-)kultureller Veränderungen und Ausdrucksformen mit Bezug zu geschlechtlichem Selbsterleben bzw. zu unkonventionellem sexuellen Verhalten aufgeführt werden, um so eine Brücke zu schlagen zum Einfluss dieser Strömungen auf den psychiatrisch-sexualwissenschaftlichen Diskurs, wobei es entsprechend der hier interessierenden Fragestellung um die Bedeutung der Geschlechtsidentität in diesem Kontext und die Einordnung etwaiger Störungen derselben gehen wird:

Dass das (Spiel mit dem) Wechseln des Antlitzes bis hin zu den Geschlechtsmerkmalen auch ein Zeitgeistphänomen darstellt und eine der möglichen Ausdrucksformen

einer narzisstischen Selbstdarstellung ausmacht, wird beispielsweise an solchen
„Künstlern" wie der Französin „Orlane"
deutlich, die ihren Körper als veränderba-
re Software ansieht und insbesondere ihr
Gesicht mannigfaltigen plastisch-chirurgi-
schen Veränderungen unterzogen hat. Sie
stellt sich mit Videodokumentationen über
diese Transformationen öffentlich aus und
bezeichnet sich selbst als Frau-zu-Frau-
Transsexuelle. Auch solche Bewegungen
wie „body modification" oder „modern pri-
mitives", bei denen der Körper als Forum
von manipulativen Veränderungen eingesetzt wird, bis hin zu mythisch stilisierten
genitalen Selbstverletzungen sind als derartige Selbstdarstellungen anzusehen.

Die Veränderungen des Bildverständnis
durch die Verfügbarkeit des „digitalen Bil-
des" erörterten u.a. Reiche, Bergermann
und Sick (1997). Im „Informationszeitalter" verschwimmen ihrer Interpretation
nach Grenzen zwischen Gegensätzen wie
Mensch und Maschine, Abbildung und
Wirklichkeit und nicht zuletzt zwischen
Informationsstruktur und Leben. In diesem
Kontext warfen die Autoren auch die Frage auf, welche Effekte diese technischen
Entwicklungen auf die Vorstellung des „le-
benden Körpers", insbesondere auf die
Geschlechtsidentität haben könnten und
führten ein Zitat von Haraway (1997) an,
die ein „Verschwinden der Geschlechterdifferenz im Informationszeitalter" prophe-
zeit habe.

Der Paradigmenwechsel bzgl. der Überwindung der Zweigeschlechtlichkeit hat
mittlerweile auch Eingang in die psychia-
trisch-sexualwissenschaftliche Diskussion
über die angemessene Behandlung von
Geschlechtsidentitätsgestörten gefunden.
Auch unter den Wissenschaftlern und Fachleuten ist es in den letzten Jahren zu einer
veränderten Einschätzung gekommen. Der
von Ekins und King angesprochene Wechsel der Kräfteverhältnisse, die Betrachtung
des Patienten nunmehr als Klient bzw. als
Konsument mit Recht auf Selbstbestimmung

(über die gewünschte Behandlung), spiegelt sich in einigen aktuellen Publikationen vornehmlich aus Nordamerika wider.
So berichteten Bockting und Robinson 1997
über aktuelle Veränderungen in ihrem Konzept der Beratung und Behandlung von
Individuen, die aufgrund einer Geschlechtsidentitätsstörung bei ihnen therapeutische
Hilfe suchen:

• 1993 habe es im Konzept des „gender
  comittee" der Universität von Minne-
  sota/USA ein Paradigmenwechsel von
  einer binären Konzeptualisierung der
  Geschlechter hin zu einer Anerkennung
  eines Spektrums der „transgender iden-
  tities" stattgefunden,
• nunmehr werde therapeutisch ein „transgender coming out" Model angewandt,
• das Behandlungsangebot erfolge dabei
  in Form eines Anbieter-Konsumenten-
  Team-Zugangs.

Offenbar ist das Spektrum an Ratsuchenden mit einer Geschlechtsidentitätsstörung
in den Großstädten der USA und Kanadas
heutzutage ausgesprochen heterogen ebenso
wie die jeweiligen Vorstellungen und
Wünsche der Betroffenen im Hinblick auf
ihre weitere Lebensperspektive und zugleich
auch bzgl. ihrer Erwartungen an die Professionellen. Diese auf die hiesigen Verhältnisse nicht unbedingt übertragbare, sehr
facettenreiche und komplexe Situation ist
vermutlich neben den auch hierzulande
beobachtbaren unterschiedlichen Problemlagen und Psychopathologien durch die sehr
breitgefächerten kulturellen Hintergründe
und subkulturellen Lebensformen bedingt.
So wiesen beispielsweise Auge et al. (1997),
eine Gruppe von niedergelassenen Therapeuten in der Bucht von San Francisco mit
Schwerpunkt in der Behandlung von geschlechtsidentitätsgestörten Individuen, in
ihren Ausführungen darauf hin, dass sich
über die letzte Dekade eine Anzahl von
Veränderungen in Konzeption, Philosophie
und Status der „transgendered population"

ergeben habe. Mittlerweile existieren in Nordamerka auch sogenannte „transgender social networks", Organisationen von „transgendered persons" zur Kontaktpflege und zur Abstimmung und Umsetzung von sozialen und politischen Aktivitäten (Lombardi 1999). Zudem wurden unter Zugrundelegung von Prinzipien der Organisationsentwicklung im multikulturellen Kontext modellhaft pädagogische Konzepte zur Verbesserung der Toleranz gegenüber solchen Randgruppen entwickelt, die in Schulen eingesetzt werden können (Quellett M.L. 1996).

Wie angeklungen gibt es aber auch hierzulande unter einigen Professionellen eine Art „Aufbruchstimmung" bzw. existieren Visionen über eine veränderte gesellschaftliche Perzeption derartiger Erscheinungsformen bzw. Störungsbilder. Unter Bezug auf solche Erklärungsansätze der Transsexualität, die eine nicht konflikthafte, nicht traumatische, sondern vielmehr eine quasi „normalpsychologische" Genese dieses Phänomens in Erwägung ziehen, plädieren einige Autoren für ein Infragestellen der ätiopathogenetischen Sichtweise und für ein Verlassen der klinischen Perspektive. So sprach sich Sigusch in seinen aktuelleren Publikationen (1991 a, b, 1992, 1994, 1995) in Revision seiner Ende der siebziger Jahre formulierten „Leitsymptome der Transsexualität" nunmehr für die Anerkennung der Transsexuellen als – wenn auch nur „transitorische" – Minderheit aus, die seiner Ansicht nach nicht psychopathologisch-medizinisch, sondern sozialpsychologisch-sexualpolitisch zu begreifen sei. In seinen Erörterungen über den kulturellen Wandel der Sexualität wies Sigusch 1996 auf „allgemeine Prozesse" hin, die so entscheidend seien, dass sie als „neosexuelle Revolution" beschrieben werden könnten. Die „Geschlechterdifferenz" sei „zum neuen Springpunkt avanciert", Lebens- und Sexualformen seien „auf eine vordem ungeahnte Art und Weise diversifiziert und pluralisiert" worden (Sigusch 1997).

Als Konsequenz aus diesen Veränderungen ergab sich das Plädoyer für mehr Aufgeschlossenheit gegenüber bisher diskriminierten und mit Vorurteilen belegten Lebensformen. So sprach sich Williams (1997 b) für eine Veränderung der Einstellung der Gesellschaft im Hinblick auf die vorherrschenden transphobischen Attitüden und Verhaltensweisen dahingehend aus, dass eine „transgendered person" als solche akzeptiert werde, wobei seine Argumentation der bereits 1981 von Springer aufgeworfenen ähnelt.

Einhergehend mit diesem Wandel an Erscheinungsformen und Auffassungen ist auch ein Bemühen zu verzeichnen, dieser veränderten Situation durch eine entsprechend modifizierte Terminologie gerecht zu werden. So machten nicht wenige Autoren auf die ihrer Ansicht nach überholten Begrifflichkeiten aufmerksam. McKain etwa sprach sich 1996 für eine sorgfältigere Definition von Weiblichkeit und Männlichkeit sowie für eine volle Anerkennung der Existenz von „mixed sex people" aus, Individuen mit mindestens einem weiblichen sowie einem männlichen Merkmal. Des weiteren plädierte er dafür, dass Professionelle im Bereich der Sexualmedizin differenzierter die ethnische Herkunft der Betroffenen berücksichtigen sollten. In Hinblick auf die Verbesserung der Terminologie für die Beschreibung der chirurgischen bzw. der hormonellen Behandlungsmaßnahmen für Transsexuelle sei der Begriff „sex-simplification" angemessener als der des „sex-change"; zudem plädierte der Autor für eine nachhaltige Modifikation der Begriffe heterosexuell und homosexuell. O'Keefe (1997) erachtete es in einer Zeit der sich rasch wandelnden gesellschaftlichen Sozialisation, Medikalisierung und Legalisation von Geschlechterfragen und Sexualität für Soziolinguisten für geboten, eine eigene respektvolle und spezifische pansexuelle Begrifflichkeit für das transsexuelle Empfinden zu finden, die nicht dem heterosexuellen bipolaren Modell entlehnt sei. Green und Denny adressierten 1997 das Problem der Terminologie der sexuellen Orientierung bei Transsexuellen in Relation zu ihrer Geschlechtsidentität und gaben Empfehlungen bzgl. einer angemesseneren Begrifflichkeit, die den hetero- und den homosexistischen „bias" in der Literatur kritisch reflektiere.

Aus dieser modifizierten Sichtweise resultiert auch Dennys (1997) Kritik an der bislang vorherrschenden wissenschaftlichen Beschäftigung mit Transsexuellen, sei sie doch beschränkt auf die klinische Perspektive, vorurteilsbehaftet und bestimmt durch „Ken and Barbie stereotypes" bzgl. Maskulinität und Feminität. Dabei blieben seiner Ansicht nach eigene Beiträge von Transsexuellen und von „transgendered" gänzlich unberücksichtigt und würden als unbedeutend abgetan. Denny sprach sich für eine neue Art der inhaltlichen Auseinandersetzung mit dieser Thematik aus, in der Transsexuelle nicht degradiert und stigmatisiert werden und forderte in diesem Kontext: „a new literature for a new century".

4.4 Schlussfolgerungen für die Praxis

Blickt man auf die intensiven Erfahrungen und persönlichen Begegnungen zurück, die wir während der Betreuung unserer Patienten und im Rahmen der wissenschaftlichen Studie machen konnten, so ist als besonders intensiver Eindruck die große Bandbreite an individuellen Schicksalen zu nennen, das imponierende Spektrum der Stilbildungen und Konstellationen, das zur Konsultation führte, aber auch die so verschiedenartigen biographischen Entwicklungen, die Persönlichkeitsstrukturen und nicht zuletzt auch der jeweilige „psychopathologische Unterbau". Noch am ehesten gemeinsam scheint ihnen allen eine Unzufriedenheit, ein Unglücklichsein mit der eigenen Geschlechtlichkeit zu sein, die sich dann aber rasch in eine größere Anzahl von Dimensionen und Kategorien aufspaltet.

Unter klinischen Gesichtspunkten erscheint das transsexuelle Empfinden in seiner Essenz als Versuch, eine brüchige Persönlichkeit zu stabilisieren, im Sinne eines reparativen und adaptiven Abwehrmechanismus. Gemeinsam scheinen als Ausgangsbasis bestimmte Persönlichkeitsstörungen mit mangelnder Ich-Integration, auch, aber nicht grundsätzlich vom Borderline- oder vom narzisstischen Typ. Der transsexuelle Wunsch ist als Abwehrbildung gegen schmerzvolle intrapsychische Probleme wie Identitätsdiffusion, Selbstwertdefizite, Schwierigkeiten mit Aggressionen, Trennungs- oder Kastrationsängste aufzufassen und kann somit wie viele andere psychische Symptombildungen als Stabilisierungsversuch betrachtet werden. Oftmals handelt es sich um einen eher „primitiven", archaischen Bewältigungsmechanismus, in nicht wenigen Fällen um ein Zerfallsprodukt vorgängiger Abwehrformen und nicht unbedingt als hochorganisierte Ich-Leistung oder als kreative Lösung eines Menschen in großer seelischer Not (Sigusch 1991a, b, 1992, 1995). Was als mangelnde Motivation zur Psychotherapie erscheint, ist wohl oft die intuitive Furcht vor der Aufgabe dieser festgefügten Verteidigungsstrukturen. Transsexualität ist im klinischen Kontext eine tiefgreifende Persönlichkeitsstörung. Sie ist darüber hinaus oft das Produkt traumatischer Entwicklungserlebnisse, die mit dem Geschlechtswechsel gleichsam magisch gelöst werden sollen, wobei mit der Operation und dem Zustand danach nicht selten weitreichende Sehnsüchte über den bloßen Geschlechtswechsel hinaus verbunden sein können.

In unserer Studie hat sich das Konzept eines Kontinuums von Geschlechtsidentitätsstörungen bestätigt, wie es in der Literatur etwa von Beitel (1985) vertreten wird. Probleme mit der geschlechtlichen Identität sind vielgestaltig, weisen unscharfe Übergänge auf und können nicht angemessen unter dem Etikett „Transsexualität" subsumiert werden, was sich auch in den im DSM IV (APA 1994) vorgenommenen Modifikationen widerspiegelt. Einhergehend mit diesem veränderten Blickwinkel geriet auch das über die Jahre etablierte und festgefügte Behandlungskonzept der hormonellen und operativen Geschlechtsumwandlung – zumindest in seiner Unanfechtbarkeit und Vorrangigkeit – ins Wanken. Das Auflösen der festgefügten (diagnostischen und therapeutischen) „Entität Transsexualität" hat sogar zu einer kompletten Infragestellung der klinischen Sichtweise geführt. Aus unserer Sicht scheint es allerdings dringend geboten, dass es nicht zu einer unzulässigen Beliebigkeit oder Entdifferenzierung entsprechender Phänomene kommt, vielmehr ist eine klinisch ausgerichtete Perspektive nach wie vor erforderlich, die sowohl die geschlechtliche und sexuelle, viel stärker als in der Vergangenheit aber auch die allgemeine, psychologisch-psychiatrische Persönlichkeitsdiagnostik beinhaltet. Die Ausdrucksformen des individuellen Leidens an der eigenen Geschlechtlichkeit sind dabei ebenso vielfältig wie die Persönlichkeitsstrukturen, die Biographien und die Entwicklungslinien der betroffenen Menschen. Diese Heterogenität und Vielfalt der Erscheinungsbilder steht nur scheinbar im Widerspruch zur Notwendigkeit der Herausarbeitung von (im deskriptiven Sinne) möglichst homogenen Untergruppen und Subtypen, die für die Diagnostik der Behandlung von hoher praktischer Relevanz sind. Es gilt also, hinter der individuellen Vielfalt das Gemeinsame, Verbindende zu erkennen und für die Praxis zu einer Typisierung der wichtigsten klinischen Varianten zu kommen. Grundsätzlich lässt sich eine Subgruppierung eher nach deskriptiven, phänomenologisch-nosologischen oder mehr nach ätiologisch-

psychodynamischen Gesichtspunkten vornehmen. Die Identifizierung prognostischer Kriterien, die dem behandelnden Therapeuten Hinweise auf den wahrscheinlichen Verlauf und auf die voraussichtlichen Auswirkungen einer Behandlung bei einer bestimmten Merkmalskonstellation des geschlechtsidentitätsgestörten Patienten geben können, hat dabei Vorrang. So kristallisierten sich in dieser Arbeit in der Analyse der Daten aus der Nachuntersuchung vor allem drei Merkmale heraus, denen offenbar eine Bedeutung in der Vorhersage der Verlaufseinschätzung zukommt: zunächst die soziale Isolierung und die Depressivität als negative Prädiktoren. Je ausgeprägter die soziale Isolierung und die Depressivität zum Zeitpunkt der Basisdiagnostik waren, um so schlechter war nach einer Beobachtungszeit von durchschnittlich zweieinhalb Jahren die Einschätzung des Funktionsniveaus und des Zurechtkommens. Auf diese beiden Merkmale sollte daher bei weiteren Untersuchungen sowie in der klinischen Einschätzung besonderes Augenmerk gelegt werden. Als positiver Prädiktor wurde die MMPI-Skala ‚Hypomanie' identifiziert, die analog zur Definition des narzisstischen Regulationsmodus des Größenselbsts im Narzißmus-Inventar einen zielstrebigen, energischen, an der eigenen Bedürfnisbefriedigung orientierten Verhaltensstil kennzeichnet, durch den versucht wird, Kränkungen und Bedrohungen der inneren Stabilität sowie die Abhängigkeit von einem äußeren Objekt abzuwehren.

An dieser Stelle soll auch noch einmal eine weit verbreitete Ansicht aufgegriffen und kritisch kommentiert werden: In der Literatur und insbesondere in den Selbsthilfegruppen wird oft die Überzeugung vertreten, dass den Betroffenen bereits besser geht, wenn sie ihrem Gefühl endlich auch öffentlich Ausdruck verleihen können und insbesondere, wenn sich für sie die Option der medizinischen Geschlechtsumwandlung konkretisiert. So stellte sich bei der von Cole et al. (1997) vorgenommenen

Auswertung von 435 Patientenakten heraus, dass sich die berücksichtigten Personen seit Eingestehen ihrer Geschlechtsdysphorie und Kontaktaufnahme mit einem entsprechend spezialisierten Behandlungsteam als zufriedener und in den Bereichen Arbeit und Freizeit als kompetenter und produktiver beschrieben haben. Aus Sicht dieser Autoren erwachse aus der (Möglichkeit zur) Teilnahme an einem entsprechenden Behandlungsprogramm das Gefühl von Stabilität, was mit der Reduktion von selbstdestruktivem Verhalten wie Suizidversuchen oder Substanzmissbrauch verbunden sei. Der gegenwärtige Behandlungszugang für Transsexuelle könne – so die Argumentation von Cole et al. (1997) – zwar nicht zu einer Heilung führen, zumindest könne jedoch durch die psychotherapeutische Behandlung die Introspektion der Betroffenen angeregt werden, bei einem Gruppensetting bestehe zudem die Möglichkeit, auf Andere in ähnlicher Lebenssituation zu treffen, zudem könne der Alltagstest therapeutisch begleitet werden; all diese Komponenten seien dazu geeignet, die subjektive Zufriedenheit zu erhöhen und die praktische Lebensführung zu verbessern.

Diesen Ausführungen zur Wirksamkeit einer qualifizierten psychotherapeutisch ausgerichteten Behandlung muss grundsätzlich zugestimmt werden, zugleich ist aber im Hinblick auf die angeführte psychische Stabilisierung durch die Ermöglichung der ersehnten medizinischen Geschlechtsumwandlung folgendes zu bedenken: Bei derartigen Beurteilungen zur Effizienz eines derartigen Behandlungsansatzes – und dies gilt insbesondere auch für alle Verlaufsuntersuchungen über die soziale Anpassung und das Wohlbefinden von geschlechtsidentitätsgestörten Menschen – ist nicht nur die Art der Erhebung und die hierbei zugrundegelegte Methodik zu berücksichtigen, sondern immer auch der Zeitpunkt der entsprechenden Untersuchung. So ist es durchaus nachvollziehbar, dass diejenigen, die schließlich in einer speziellen Einrichtung einen Behandlungsplatz mit der Option auf den angestrebten medizinischen Geschlechtswechsel gefunden haben, erst einmal entlastet sind, sich angenommen und verstanden fühlen und dass diese insofern – trotz teilweise widriger Lebensumstände im Kontext des Umwandlungsprozesses – mit ihrer Situation besser zurechtkommen. Es eröffnet ihnen die Möglichkeit, persönliche Probleme auf das Unverständnis der Umgebung ihrer besonderen Situation gegenüber zu beziehen, d.h. zu externalisieren, wodurch in aller Regel eine psychische Entlastung möglich ist. Allerdings ist häufig zu beobachten, dass mit dem gewünschten Geschlechtswechsel viele und z.T. eben auch illusionäre Hoffnungen verknüpft werden und dass diese Sehnsüchte und positiven Erwartungen an die Zukunft „danach" in der Realität nicht unbedingt in Erfüllung gehen. Dies kann zu einer deutlichen Ernüchterung bzw. gar zu einer schweren Krise führen – depressive Dekompensationen sind dann vorstellbar und auch beschrieben. Nach dem Durchlaufen der medizinischen Umwandlungsmaßnahmen besteht bei den Transsexuellen verständlicherweise das Bedürfnis, uneingeschränkt in der neuen geschlechtlichen Rolle Anerkennung zu finden, wobei von ihnen z.T. ausgeblendet wird, dass sich ihre persönliche Situation in der Regel nicht wesentlich verändert hat. Das „Hintersichlassen" der therapeutischen Begleitung und der Selbsthilfekontakte bedeutet zudem die Verabschiedung von einem verständnisvollen Umfeld und einem sozialen Netzwerk. Das psychische Wohlbefinden hängt neben der beruflichen Einbindung dann stark davon ab, in wieweit es gelingt, neue soziale Kontakte zu knüpfen und aufrecht zu erhalten. So geht es nicht nur um das Adaptationsvermögen unmittelbar im Kontext der Geschlechtsumwandlung, sondern vielmehr noch um die Frage des langfristigen Zurechtkommens in der gelebten Geschlechtsrolle.

Ob die Appelle an mehr Toleranz gegenüber unkonventionellen Lebensweisen bzw. individuell frei gestalteten Lebensentwürfen, etwa ein Leben als „drittes Geschlecht" bzw. als „transgendered person", eine realisierbare Perspektive beinhalten und der erhoffte Wandel der gesellschaftlichen Einstellungen dazu beitragen kann, den Leidensdruck Betroffener zu mildern, ist fraglich, zumal bei nicht wenigen der transsexuell Empfindenden geradezu ein überpointierter Wunsch nach „Normalität" im empfundenen Geschlecht besteht, quasi im Sinne einer Erfüllung entsprechender Klischees. So brechen sich gesellschaftliche oder sexualpolitische Wandlungen möglicherweise am Phänomen selbst, an der Gefangenheit des Einzelnen in seinem geschlechtlichen Schicksal, seinen individuellen Beschädigungen und biographischen Narben. Das ist auch einer der Gründe, warum Störungen der geschlechtlichen Identität nicht einfach „ex Cathedra" entpathologisiert werden können und den Menschen, die in ihrer Geschlechtlichkeit leiden, kann nicht mit einem Federstrich von außen die „Dignität einer sozialen Minorität" (Sigusch 1991b) verliehen werden. Sicher geht es um eine Entmoralisierung, zugleich aber kann der klinische Blick nicht verlassen werden, so wenig, wie er zum Dogma erhoben werden darf (Levine, 1992). Wie Pfäfflin und Junge (1992) sind wir ungeachtet dieser eben geäußerten Bedenken der Ansicht, dass für die Menschen, die an ihrer biologisch vorgegebenen Geschlechtlichkeit leiden, eine erhöhte Toleranz für ungewöhnliche Lebensstile und Lösungen bzw. Arrangements inklusive der Möglichkeit eines (nicht unbedingt immer chirurgischen) „Geschlechtswechsels" richtig und wünschenswert ist. Doch selbst wenn dies gelingt, wird das voraussichtlich nicht zu einem Verschwinden der entsprechenden Phänomene führen und auch die klinische Perspektive nicht obsolet machen. Überschaut man die gegenwärtige Praxis der Diagnostik und Behandlung in diesem Feld, dann ist mehr denn je ein Insistieren auf der Notwendigkeit einer sorgfältigen phänomenologischen, psychopathologischen und differentialdiagnostischen Klärung als Basis einer professionellen Herangehensweise und Betreuung angebracht.

Die Erfordernis, eine ätiopathogenetische Betrachtung von Geschlechtsidentitätsstörungen beizubehalten, impliziert keineswegs eine einseitig auf Defizite fokussierende oder rein pathologisierende Zugehensweise. Vielmehr legt sie gerade den Grundstock für ein empathisches Eingehen und eine ausführliche Durchdringung der individuellen Nöte und des lebensgeschichtlichen Hintergrunds und ermöglicht so im geglückten Fall tatsächlich eine „helfende Beziehung". Für diese psychotherapeutische Standortbestimmung und gelassene Reflektion des eigenen GewordenSeins ist grundsätzlich eine längerfristig angelegte psychiatrisch-psychotherapeutische Betreuung zu favorisieren, der das Leitbild zugrunde liegt, der Einzigartigkeit der Person gerecht zu werden. Unter Betonung der existierenden persönlichen Ressourcen sowie der Reflexion vorhandener, hilfreicher Bewältigungsstrategien geht es in der therapeutischen Begleitung insbesondere auch um das Ausloten von Lösungswegen, d.h. passenden, realistischen Arrangements. Sowohl zur Erhöhung der Akzeptanz dieses Phänomens als auch für konkrete Verbesserungen für den Patienten, bleibt allerdings die Herausforderung an die Sexualwissenschaft bestehen, Geschlechtsidentitätsstörungen in ihren Ursachen weiter zu entschlüsseln und damit besser zu verstehen.

Literatur

Abel G.G. (1979). What to Do When Non Transsexuals Seek Sex Reassignment Surgery. J Sex Marital Ther 5:374–376

Abelin E.L. (1971). The Role of the Father in the Separation-Individuation Process. in: McDevitt J.B., Settlage C.F. (eds.). Separation-Individuation: Essays in Honor of M. Mahler. New York:229–253

Abelin E.L. (1986). Die Theorie der frühkindlichen Triangulation. Von der Psychologie zur Psychoanalyse. in: J Stoth (Hrsg.). Das Vaterbild in Kontinuität und Wandlung (45–72). Fraumann-Holzboog Verlag Stuttgart – Bad Cannstatt

Abraham F. (1931). Genitalumwandlung an zwei männlichen Transvestiten. Zeitschr Sexualwissensch Sexualpolitik 28:223–226

Abramowitz S.I. (1986). Psychosocial Outcomes of Sex Reassignment Surgery. J Consult Clin Psychol 54:183–189.

Akhtar S., Thomson J.A. (1980) a. Schizophrenia and Sexuality; A Review and a Report of Twelve Unusual Cases – Part I. J Clin Psychiatry 41:134–142

Akhtar S., Thomson J.A. (1980) b. Schizophrenia and Sexuality: A Review and a Report of Twelve Unusual Cases – Part II. J Clin Psychiatry 41:166–174

Alanko A., Achte K. (1971). Transsexualim. Psychiatrica Fennica:343–358

Aliotta N. (1988). Ein klinischer Fall von Transsexualismus. Praktische Sexualmedizin 9

Allen L.S., Gorski R.A. (1992). Sexual Orientation and the Size of the Anterior Commissure in the Human Brain. Proc Natl Acad Sci USA 89:7199–202

Althof S.E., Keller A.C. (1980). Group Therapy with Gender Identity Patients. Am J Psychother 30:481–489

Althof S.E., Lothstein L. (1983). An MMPI Subscale (Gd). To Identify Males with Gender Identity Conflicts. J Personality Assess 47:42–49

American Psychiatric Association (1980, deutsche Ausgabe 1984). Diagnostic and Statistical Manual of Mental Disorders (DSM III). APA, Washington DC, deutsch Beltz Verlag, Weinheim, Basel

American Psychiatric Association (1987, deutsche Ausgabe 1989). Diagnostic and Statistical Manual of Mental Disorders (DSM III-R). APA, Washington DC, deutsch Beltz Verlag, Weinheim, Basel

American Psychiatric Association (1994, deutsche Ausgabe 1998). Diagnostic and Statistical Manual of Mental Disorders (DSM IV). APA, Washington DC. Deutsche Bearbeitung von Saß H., Wittchen H.U., Zaudig M., Houben I. Diagnostische Kriterien DSM-IV. Hogrefe Verlag, Göttingen, Bern, Toronto, Seattle

Antoszewski B., Kruk-Jeromin J., Malinowski A. (1998). Body Structure of Female-to-Male Transsexuals. Acta Chir Plas 40:54–58

Armstrong C.N., Marshall (eds.) (1964). Intersexuality. Academic Press, London

Assalian P., Assalian P., Wilchesky M., Cóte H. (1997). Do Children of Transsexuals also Show Gender Dysphoria? Abstract, XV Harry Benjamin International Gender Dysphoria Association Symposium, Vancouver/Kanada. IJ Transgender, www.symposium.com/ijt/hbigda/vancouver/

Auge R., Fraser L., Henkin W., Hraca K., Rodgers L., Vitale V. (1997). A Transgender Issues Consultation Group in the San Francisco Bay Area. Abstract, XV Harry Benjamin International Gender Dysphoria Association Symposium, Vancouver/Kanada. IJ Transgender, www.symposium.com/ijt/hbigda/vancouver/

Augstein M.S. (1992). Transsexuelle sind Frauen und Männer. Z Sexualforsch 5:225–260

Bachhoven J.J. (1961). Eine Untersuchung über die Gynäkokratie der Alten Welt nach ihrer Religion und Rechtlichen Natur. Kreis & Hoffmann, Stuttgart

Bailey J.M., Pillard R.C. (1991). A Genetic Study of Male Sexual Orientation. Arch Gen Psychiatry 48:1089–96

Bailey J.M., Willerman L., Parks C. (1991). A Test of the Maternal Stress Theory of Human Male Homosexuality. Arch Sex Behav 20: 277–293

Bailey J.M., Pillard R.C., Neale M.C., Agyei Y. (1993). Heritable Factors Influence Sexual Orientation in Women. Arch Gen Psychiatry 50:217–23

Bailey J.M., Nothnagel J., Wolfe M. (1995). Retrospectively Measured Individual Differences in Childhood Sex-Typed Behavior. Among Gay Men: Correspondence Between Self- and Maternal Reports. Arch Sex Behav 24:613–622

Bakker A., van Kesteren, P.J.M., Gooren, L.J.G., Bezemer, P.D. (1993). The Prevalence of Transsexualism in the Netherlands. Acta Psychiatr Scand 87:237–238

Balduzzi, Th. (1997). Drag Kings. Männer VOGUE 7:102–104

Ball J. (1981). Thirty Years Experience with Transsexualism. Aust NZ J Psychiat 15:39–43

Bancroft et al (1980). Endocrinology of Sexual Function. Clin Obstetr Gyn 7:253–281

Bancroft J. (1989). Human Sexuality and its Problems (Second Edition). Churchhill Livingstone Edinburgh, London, Melbourne, New York

Barlow D.H., Reynolds E.J., Agras W.S., Jackson M. (1973). Gender Identity Change in a Transsexual. Arch Gen Psychiatry 28:569–576

Barlow D.H., Abel G.G., Blanchard E.B. (1977). Gender Identity Change in a Transsexual: An Exorcism. Arch of Sex Behav 6:387–395

Barlow D.H., Abel G.G., Blanchard E.B. (1979). Gender Identity Change in Transsexuals. Arch Gen Psychiatry:1001–1007

Barron J.W., Eagle M.N., Wolitzky D.L. (eds.). Interface of Psychoanalysis and Psychology, Washington, D.C. American Psychological Association

Bashkaran K. (1955). Psychosexual Identification in the Epilepsies. J Nerv Ment Dis 121:230–235

Basson R., Elliot S. (1997). Documentation of the transgendered persons' sense of sexuality and sexual function. during treatment of their condition. Abstract, XV Harry Benjamin International Gender Dysphoria Association Symposium, Vancouver/Kanada. IJ Transgender, www.symposium.com/ijt/hbigda/vancouver/

Baumann Z. (1995). „Identität bedeutet immer: noch nicht". Psychologie Heute 8:54–58

Beatrice J. (1985). A Psychological Comparison of Heterosexuals, Transvestites, Preoperative Transsexuals, and Postoperative Transsexuals. J Nerv Ment Dis 173:358–365

Beck, U. (1986). Risiko-Gesellschaft auf dem Weg in eine andere Moderne. Suhrkamp Verlag, Frankfurt a. M.

Becker H., Hartmann U. (1994). Geschlechtsidentitätsstörungen und die Notwendigkeit der Klinischen Perspektive. Fortschr Neurol Psychiatr 8:290–395

Becker H., Hartmann U. (1997). Genitale Selbstverletzungen: Phänomenologische und differentialdiagnostische Überlegungen aus psychiatrischer Sicht. Fortschr Neurol Psychiatr 65:71–78

Becker H. (1997). Zur Psychopathologie und Psychodynamic von Geschlechtsidentitätsstörungen. Tagungsband über die 14. Psychiatrietage 11/1996 in Königslutter. Vereinverlag Königslutter:132–146

Becker S., Bosinski H.A.G., Clement U., Eicher W., Goerlich T., Hartmann U., Kockott G., Langer D., Preuss W.F., Schmidt G., Springer A., Wille R. (1997) a. Standards der Behandlung und Begutachtung von Transsexuellen. Sexuologie 2:130–138

Becker S., Bosinski H.A.G., Clement U., Eicher W., Goerlich T., Hartmann U., Kockott G., Langer D., Preuss W.F., Schmidt G., Springer A., Wille R. (1997) b. Standards der Behandlung und Begutachtung von Transsexuellen. Fortschr Neurol Psychiat 66:164–169

Becker S. (1998). Psychotherapie bei Transsexualität. in: Strauß B. (Hrsg.). Psychotherapie der Sexualstörungen. Thieme-Verlag Stuttgart, New York:139–151

Becker H., Hartmann U., Gast U., Weiß-Plumeyer M. (1999). Zur Beziehung von transsexuellem Empfinden und dissoziativen Identitätsstörungen. Diagnostische Überlegungen anhand eines Fallberichts. Sexuologie 6:120–145

Beier K.M. (1991). Sexualität zwischen Medizin und Recht. Gustav Fischer Verlag, Stuttgart, Jena

Beier, K.M., Bosinski, H.A.G., Hartmann, U., Loewit, K. (2001). Sexualmedizin. Urban & Fischer, München.

Beitel A. (1985). The Spectrum of Gender Identity Disturbances. in: Steiner B.W. (ed.). Gender Dysphoria: Development Research, Management. Plenum Press, New York/USA:189–206

Bell A.P., Weinberg M.S., Hammersmith S.K. (1981). Sexual preference, its development in men and women. Indiana University Press, Bloomington/USA

Bem S.L. (1977). On the Utility of Alternative Procedures for Assessing Psychological Androgyny. J Consult Clin Psychol 45:196–205

Bem S.L.(1998). An unconventional Family. Yale University Press, New Haven, Conneticut/USA

Benedetti G. (1981). Transsexualismus in der Sicht der Psychoanalyse. Prax Psychother Psychosom 26:183–189

Benjamin H. (1953). Transvestitism and Transsexualism. Int J Sexology 7:12–14

Benjamin H. (1954). Transsexualism and Transvestism as Psycho-somatic and Somato-psychic Syndromes. Am J Psychother 8:219–230

Benjamin H. (1964) a. Nature and Management of Transsexualism. With a Report on Thirty-one Operated Cases. West J Surg 72:105–111

Benjamin H. (1964) b. Transsexualismus, Wesen und Behandlung. Nervenarzt 35:499–500

Benjamin H. (1964) c. Clinical Aspects of Transsexualism in the Male and Female. Am J Psychother 18:458–469

Benjamin H. (1966). The Transsexual Phenomen. Julian Press, New York/USA

Benjamin H. (1967). Transsexualismus, Wesen und Behandlung. Nervenarzt 35:499–500

Benjamin H. (1969). Newer Aspects of the Transsexual Phenomenon. J Sex Res 5:135–141

Benjamin H. (1971). Should Surgery be performed on Transsexuals? Am J Psychother 25:74–82

Benjamin I. (1993). Interpersonal Diagnosis and Treatment of Personality Disorder. Guilford Press, New York/USA

Bennholdt-Thomsen V. (1997). Muxe'- Das Dritte Geschlecht in Juchitan, Südmexico. Erkenntnistheoretische Überlegungen. in: Völger G. (Hrsg.). Sie und Er. Frauenmacht und Männerherrschaft im Kulturvergleich. Zweibändige Materialiensammlung zu einer Ausstellung des Rautenstrauch-Joest-Museums für Völkerkunde in der Josef-Haubrich-Kunsthalle Köln vom 25.11.1997 bis 08.03.1998:155–164, Band II

Bentler P.M. (1976). A Typology of Transsexualism: Gender Identity, Theory and Data. Arch Sex Behav 5:567–584

Berrios, Morley (1984). Koro-Like symptom in a Non-Chinese Subject. Br J Psychiatry 145:331–334

Bettelheim B. (1982). Die Symbolischen Wunden. Pubertätsriten und der Neid des Mannes. Fischer Tachenbuchverlag, Frankfurt a.M.

Bhaskaran H. (1955). Psychosexual Identification in the Epilepsies. J Nerv Ment Dis 121:230–235

Bieber I. (1972). Homosexual Dynamics in Psychiatric Crisis. Am J Psychiatry 128:268–1272

Billings D., Urban T. (1989). The Social-Medical Construction of Transsexualism. Social Forces:276

Birrell S., Cole C. (1990). Double Fault: Renee Richards and the Construction and Neutralization of Difference. Sociol of Sport J 7:1–21

Birrer R.B., Robinson T., Rao, S., Leber, M. (1993). Self-Mutilation: Three Cases and a Review of the Literature. J Emerg Med 11:27–31

Birtchnell S.A. (1988). Dysmorphophobia – A Centenary Discussion. Br J Psychiatry 153:41–43

Bischof N. (1980). Biologie als Schicksal? Zur Naturgeschichte der Geschlechterrollendifferenz. in: Bischof N., Preutschoft B.H. (Hrsg.). Geschlechterunterschiede. Beck Verlag, München

Bischof N., Preutschoft B.H. (Hrsg.) (1980). Geschlechterunterschiede. Beck Verlag, München

Blanchard R., McConkey J.G., Roper V., Steiner B.W. (1983). Measuring Physical Aggressiveness in Heterosexual, Homosexual, and Transsexual Males. Arch Sex Behav 12:511–524

Blanchard R., Clemmensen L.H., Steiner B.W. (1983). Gender Reorientation and Psychological Adjustment in Male-to-Female Transsexuals. Arch Sex Behav 12:503–509

Blanchard R. (1985) a. Typology of Male-to-Female Transsexualism. Arch Sex Behav 14:247–261

Blanchard R. (1985) b. in: Steiner B.W. (ed.): Gender Dysphoria: Development, Research, Management. Research Methods for the Typological Study of Gender Disorders in Males. Plenum Press, New York/USA:227–257

Blanchard R., Clemmensen L.H., Steiner B.W. (1985). Social Desirability Response Set and Systematic Distortion in the Self-Report of Adult Male Gender Patients. Arch Sex Behav 14:505–516

Blanchard R., Steiner B.W., Clemmensen L.H. (1985). Gender Dysphoria, Gender Reorientation, and the Clinical Management of Transsexualism. J Consult Clin Psychol 53:295–304

Blanchard R., Clemmensen L.H., Steiner B.W. (1987). Heterosexual and Homosexual Gender Dysphoria. Arch Sex Behav 16:139–152

Blanchard R. (1988). Nonhomosexual Gender Dysphoria. J Sex Res 24:188–193

Blanchard R., Clemmensen L.H. (1988). A Test of the DSM-III-R's Implicit Assumption that Fetishistic Arousal and Gender Dysphoria are Mutually Exclusive. J Sex Res 25:426–432

Blanchard R., Steiner B.W., Clemmensen L.H., Dickey R. (1988). Erotic Preference and the Prediction of Regrets in Postoperative Transsexuals. Springer-Verlag, Berlin Heidelberg

Blanchard R. (1989) a. The Concept of Autogynephilia and the Typology of Male Gender Dysphoria. J Nerv Ment Dis 177:616–623

Blanchard R. (1989) b. The Classification and Labeling of Nonhomosexual Gender Dysphorias. Arch Sex Behav 18:315–334

Blanchard R., Steiner B.W., Clemmensen L.H., Dickey R. (1989). Prediction of Regrets in Postoperative Transsexuals. Can J Psychiatry 34:43–45

Blanchard R. (1991). Clinical Observations and Systematic Studies of Autogynephilia. J Sex Marital Ther 17:235–251

Blanchard R., Hucker S.J. (1991). Age, Transvestism, Bondage, and Concurrent Paraphilic Activities in 117 Fatal Cases of Autoerotic Asphyxia. Br J Psychiatry 159:371–377

Blanchard R. (1992). Nonmonotonic Relation of Autogynephilia and Heterosexual Attraction. J Abnorm Psychol 101:271–276

Blanchard R., Sheridan (1992). Sibship Size, Sibling Sex Ratio, Birth Order, and Parental Age in Homosexual and Nonhomosexual Gender Dysphorics. J Nerv Dis 180:40–47

Blanchard R. (1993) a. Varieties of Autogynephilia and Their Relationship to Gender Dysphoria. Arch Sex Behav 22:241–251

Blanchard R. (1993) b. The She-Male Phenomenon and the Concept of Partial Autogynephilia. J Sex Marit Ther 19:69–76

Blanchard R. (1993) c. Partial versus Complete Autogynephilia and Gender Dysphoria. J Sex Marit Ther 19:301–307

Blanchard R. (1994). A Structural Equation Model for Age at Clinical Presentation. in Nonhomosexual Male Gender Dysphorics. Arch Sex Behav 23:311–320

Blanchard R., Zucker K.J. (1994). Reanalysis of Bell, Weinberg, and Hammersmith's data on birth order, sibling sex ratio, and parental age in homosexual men. Am J Psychiatry 151:1375–6

Blanchard R., Zucker K.J., Bradley S.J., Hume C.S. (1995). Birth Order and Sibling Sex Ratio in Homosexual Male Adolescents and Probably Prehomosexual Feminine Boys. Developmental Psychology 31:22–30

Blanchard R., Bogaert (1996) a. Homosexuality in Men and Number of Older Brothers. Am J Psychiatry 153:27–31

Blanchard R., Bogaert (1996) b. Biodemographic Comparisons of Homosexual Men in the Kinsey Interview Data. Arch Sex Behav 25:545–573

Blanchard R., Zucker K.J., Cohen-Kettenis P.T., Gooren L.J.G., Bailey J.M. (1996). Birth Order and Sibling Sex Ratio in Two Samples of Dutch Gender-Dysphoric Homosexual Males. Arch Sex Behav 25:489–508

Blanchard R., Klassen (1997). H-Y Antigen and Homosexuality in Men. J Theoretical Biology 185:373–378

Bleibtreu-Ehrenberg G. (1997). Zur Rolle der ‚Weibmänner' im Schamanismus. in: Völger G. (Hrsg.). Sie und Er. Frauenmacht und Männerherrschaft im Kulturvergleich. Zweibändige Materialiensammlung zu einer Ausstellung des Rautenstrauch-Joest-Museums für Völkerkunde in der Josef-Haubrich-Kunsthalle Köln vom 25.11.1997 bis 08.03.1998:121–128, Band II

Bleuler E. (1911). Dementia Präcox oder Gruppe der Schizophrenen. in: Aschaffenburg G. (Hrsg.). Handbuch der Psychiatrie. Spez. Teil (4). Deuticke Verlag, Leipzig, Wien

Blum D. (1998). Sex on the Brain. Viking Verlag, New York/USA

Blumer D. (1969). Transsexualism, Sexual Dysfunction and temporal lobe disorder. in: Green R., Money J. (eds.). Transsexualism and Sex Reassignment. John Hopkins Press, Baltimore/USA:213–219

Bockting W.O., Coleman E. (1992) a. A Comprehensive Approach to Treatment of Gender Dysphoria. in: Bockting W.O., Coleman E. (eds.). Gender Dysphoria. Interdisciplinary Approches in Clinical Management. The Haworth Press, New York/USA

Bockting W.O., Coleman E. (eds.) (1992) b. Gender Dysphoria: Interdisciplinary Approches in Clinical Management. The Haworth Press, New York/USA

Bockting W.O., Robinson B. (1997). Patient satisfaction with transgender services. Abstract, XV Harry Benjamin International Gender Dysphoria Association Symposium, Vancouver/Kanada. IJ Transgender, www.symposium.com/ijt/hbigda/vancouver/

Bodlund O., Kullgren G., Sundbom E., Höjerback T. (1993). Personality traits and disorders among transsexuals. Acta Psychiatr Scand 88:322–327

Bodlund O., Armelius K. (1994). Self-Image and Personality Traits in Gender Identity Disorders: An Empirical Study. J Sex Marital Ther 20:303–317

Bodlund O., Kullgren G. (1996). Transsexualism-General Outcome and Prognostic Factors: A Five-Year Follow-Up Study of Nineteen Transsexuals in the Process of Changing Sex. Arch Sex Behav 25:303–316

Bogren L.Y. (1984). The Couvade Syndrom: Background Variables. Acta Psychiatr Scand 70:316–320

Bohleber W. (1992). Identität und Selbst. Die Bedeutung der neueren Entwicklungsforschung für die psychoanalytische Theorie des Selbst. Psyche 46:336–365

Bortz J. (1993). Lehrbuch der Statistik, 3. Aufl. Springer Verlag, Berlin

Bosinski H.A.G. (1994). Zur Klassifikation von Geschlechtsidentitätsstörungen bei Männern. Sexuologie 4:195–211

Bosinski H.A.G., Sohn M., Löffler D., Wille R., Jakse G. (1994). Aktuelle Aspekte der Begutachtung und Operation Transsexueller. Deutsches Ärzteblatt 91:485–488

Bosinski H.A.G. (1996). Sexualmedizinische Untersuchungen zu Ursachen und Verlauf transsexueller Geschlechtsidentitätsstörungen. Habilitationsschrift, Christian-Albrechts-Universität zu Kiel

Bosinski H.A.G., Schröder J., Peter M., Arndt R., Wille R., Sippell W.G. (1997) a. Anthropometrical Measurements and Androgen Levels in Males, Females, and Hormonally Untreated Female-to-Male Transsexuals. Arch Sex Behav 26:143–159

Bosinski H.A.G., Peter M., Bonatz G., Arndt R., Heidenreich M., Sipell W.G., Wille R. (1997) b. A Higher Rate of Hyperandrogenic Disorders in Female-to-male Transsexuals. Psychoneuroendocrinology 22:361–380

Boss M. (1950/51) a. Erwiderung zum Bericht über mein Referat auf der 66. Wanderversammlung der Südwestdeutschen. Psychiater und Neurologen in Badenweiler. 1. Leitthema: Daseinsanalyse. Psyche 4:394–400

Boss M. (1950/51) b. Schlußwort. Psyche 4:635–640

Botzer M., Vehrs B. (1997). Self-integrative traits and pathways to gender transition success. Abstract, XV Harry Benjamin International Gender Dysphoria Association Symposium/Vancouver. IJ Transgender, www.symposium.com/ijt/hbigda/vancouver/

Bradley S.J., Steiner B., Zucker K., Doering R.W., Sullivan J., Finegan J.K., Richardson M. (1978). Gender Identity Problems of Children and Adolescents. Can Psychiatr Assoc J. 23:175–183

Bradley S.J., Blanchard R., Coates S., Green R., Levine S., Meyer-Bahlburg H.F.L., Pauly I.B., Zucker K.J. (1991). Interim Report of the DSM-IV Subcommittee on Gender Identity Disorders. Arch Sex Behav 20:333–343

Bradley, S.J., Zucker, K.J. (1997). Gender Identity Disorder: A Review of the Past 10 Years. J Am Acad Child Adolesc Psychiatry 36:872–880

Bradley, S.J., Oliver, G.D., Chernick, A.B., Zucker, K.J. (1998). Experiment of Nurture: Ablatio Penis at 2 Months, Sex Reassignment at 7 Months, and a Psychosexual Follow-up in Young Adulthood. Pediatrics 102:1–4

Brantley J.T., Wise T.N. (1985). Antiandrogenic Treatment of a Gender-Dysphoric Transvestite. J Sex Marit Ther 11:109–112

Braun A., Cleve H. (1997). Unsuitability of the Assay for Cell-Mediated Lympholysis in inbred mice for H-Y Antigen Determination of human Cells. Hum Genet 76:369–374

Bräutigam W. (1976). Gebärneid. Psyche 30:217–227

Brems C., Adams R.L., Skillman G.D. (1993). Person Drawings by Transsexual Clients, Psychiatric Clients and Non Clients Compared: Indicators of Sex-Typing and Pathology. Arch Sex Behav 22:253–264

Brenner I. (1996). On Trauma, Perversion, and „Multiple Personality". J Am Psychoanal Asssoc 44:785–814

Brierley H. (1979). Transvestism A Handbook with Case Studies for Psychologists, Psychiatrists and Counsellors. Pergamon Press, Oxford/Großbritannien

Broder H. (1997). Das Modell der Zukunft. Der Spiegel 40:146–148

Broude G.J. (1988). Rethinking the Couvade: Cross-Cultural Evidence. Am Anthropologist 90:902–911

Brown G.R. (1988). Transsexuals in the Military: Flight Into Hypermasculinity. Arch Sex Behav 17:527–537

Brown G.R., Collier L. (1989). Transvestites' Women Revisited: A Nonpatient Sample. Arch Sex Behav 18:73–83

Brown G.R. (1990). A Review of Clinical Approaches to Gender Dysphoria. J Clin Psychiatry 51:57–64

Brown J., Ettner R., Schrang E., Niederberger C., Schract M. (1997). Transsexualism – the phenotypic variable. Abstract, XV Harry Benjamin International Gender Dysphoria Association Symposium, Vancouver/Kanada. IJ Transgender, www.symposium.com/ijt/hbigda/vancouver/

Brown J.A., Wilson T.M. (1997). Benign prostatic hyperplasia requiring transurethral resection of the prostate in a 60-year-old male-to-female transsexual. Br. J Urol 80:956–7

Brüne M. (1996). Wahnhafter „Pseudotranssexualismus" bei schizophrener Psychose. Psychiatr Prax 23:246–247

Brzek A., Sipova I. (1983). Transsexuelle in Prag. Sexualmedizin 9:110–112

Brzek A., Hubalek S. (1988). Homosexuals in Eastern Europe: Mental Health and Psychotherapy Issues. J Homosex 15:153–162

Bürgy M. (1998). Dysmorphophobie. Das Sich-selbst-fremd-werden als Störung der Kommunikation. Nervenarzt 69:446–450

Buhrich N. (1977) a. Transvestism in History. J Nerv Ment Dis 165:64–66

Buhrich N. (1977) b. A case of familial heterosexual transvestism. Acta Psychiatr Scand 55:199–201

Buhrich N., McConaghy N. (1977) a. Can Fetishism Occur in Transsexuals? Arch Sex Behav 6:223–235

Buhrich N., McConaghy N. (1977) b. The Discrete Syndromes of Transvestism and Transsexualism. Arch Sex Behav 6:483–495

Buhrich N., McConaghy N. (1977) c. Clinical Comparison of Transvestism and Transsexualism: An Overview. Aust N Z J Psychiatry 11:83–86

Buhrich N. (1978). Motivation for cross-dressing in heterosexual transvestism. Acta Psychiatr Scand 57:145–152

Buhrich N., Barr R., Lam-Po-Tang P.R.L.C. (1978). Two Transsexuals with 47-XYY Karyotype. Br J Psychiatry 133:77–81

Buhrich N., McConaghy N. (1978). Two Clinically Discrete Syndromes of Transsexualism. Br J Psychiatry 133:73–76

Buhrich N. (1981). Psychological Adjustment in Transvestism and Transsexualism. Behav Res Ther 19:407–411

Buhrich N., Beaumont T. (1981). Comparison of Transvestism in Australia and America. Arch Sex Behav 10:269–279

Buhrich N., McConaghy N. (1985). Preadult Feminine Behaviors of Male Transvestites. Arch Sex Behav 14:413–419

Buhrich N., Bailey J.M., Martin N.G. (1991). Sexual Orientation, Sexual Identity, and Sex-Dimorphic Behaviors in Male Twins. Behav Genet 21:75–96

Bullough V.L. (1974). Transvestites in the Middle Ages. Am J Sociol 79:1381–1393

Bullough V.L. (1975). Transsexualism in History. Arch Sexual Behav 4:561–571

Bullough V.L., Bullough B. (eds.). Human Sexuality: An Encyclopedia. Garland, New York/USA

Bullough V.L., Weinberg T.S. (1988). Women married to transvestites: Problems and Adjustments. J Psychol Hum Sex 1:83–104

Bundesgesetzblatt (1980). Der Bundespräsident, der Bundeskanzler, der Bundesminister der Finanzen, der Bundsminister der Justz (Hrsg.). Gesetz über die Änderung der Vornamen und die Feststellung der Geschlechtszugehörigkeit in besonderen Fällen (Transsexuellengesetz – TSG). 10.09.1980, Teil I

Burns A., Farrell M., Brown J.C. (1990). Clinical Features of Patients Attending a Gender-Identity Clinic. Br J Psychiatry 157:265–268

Burzig G. (1982). Der Psychoanalytiker und der transsexuelle Patient. Ein Beitrag zur notwendigen Auseinandersetzung mit „psycho"-chirurgischen Eingriffen an den Geschlechtsmerkmalen. Psyche: 848–856

Byne W., Parson B. (1993). Human Sexual Orientation: The Biologic Theories Reappraised. Arch Gen Psychiatry 50:228–239

Butcher J.N., Dahlstrom W.G., Graham J.R., Tellegen A., Kaemmer B. (1989). Minnesota Multiphasic Personality Inventory Revised Version MMPI-2. Handbook. University of Minnesota Press, Minneapolis/USA

Butler J. (1991). Das Unbehagen der Geschlechter. Frankfurt a.M.

Butler J. (1995). Körper von Gewicht. Berlin, Berlin Verlag

Caldwell C., Keshavan M.S. (1991). Schizophrenia with Secondary Transsexualism. Can J Psychiatry 36:300–301

Calnen T. (1975). Gender identity crises in young Schizophrenic women. Perspectives Psychiatr Care 13:83–89

Carr S.V., Hogg L. (1997). The views of transsexuals on the Harry Benjamin criteria – A pilot survey. Abstract, XV Harry Benjamin International Gender Dysphoria Association Symposium, Vancouver. IJ Transgender, www.symposium.com/ijt/hbigda/vancouver/

Carrier J.M. (1980). Homosexual Behavior in Cross-Cultural Perspective. in: Marmor J. (ed.) Homosexual Behavior: A Modern Reappraisal. Basic Books, New York/USA:100–122

Carroll R.A. (1997). The diversity of psychosocial outcomes for individuals with gender dysphoria. Abstract, XV Harry Benjamin International Gender Dysphoria Association Symposium. Vancouver/Kanada. IJ Transgender, www.symposium.com/ijt/hbigda/vancouver/

Caspari D., Sittinger H., Lang B. (1999). Transsexualismus und schizophrene Psychose. Probleme bei der gutachterlichen Beurteilung nach dem Transsexuellengesetz. Psychiatr Praxi 26:89–92

Cauldwell D.C. (1949). Psychopathia Transsexualis. Sexuology 16:274–280

Chiland C. (1998). Transvestism and Transsexualism. Int J Psycho-Anal 79:156–159

Childs A. (1977). Acute Symbiotic Psychosis in a Postoperative Transsexual. Arch Sex Behav 6:37–44

Churcher S. (1980). The Anguish of the Transsexuals. New York Magazine. June 16:40–50

Clare D. (1984). Transhomosexuality. Proceedings of the Annual Conference of the British Psychological Society. University of Warwick/Großbritannien:6

Clare D., Tully B. (1989). Transhomosexuality, or the Dissociation of Sexual Orientation and Sex Object Choice. Arch Sex Behav 18:531–536

Clement U., Löwe B. (1996). Fragebogen zum Körperbild (FKB-20). Beltz Test, Hogrefe Verlag, Göttingen, Bern

Clement U., Senf W. (Hrsg.) (1996). Transsexualität – Behandlung und Begutachtung. Schattauer Verlag, Stuttgart, New York

Clinton J.F. (1985). Couvade: Patterns, Predictors and Nursing Management: A Research Proposal Submitted to the Division of Nursing. West J Nurs Res 7:221–243

Coates S. (1990). Ontogenesis of Boyhood. Gender Identity Disorder. J Am Acad Psychoanal 18:414–438

Coates S. (1992). Gender identity disorder in boys: an integrative model. in: Barron J.W., Eagle M.N., Wolitzky D.L. (eds.). Interface of psychoanalysis and psychology. American Psychological Association:245–65

Cohen L., de Ruiter C., Ringelberg H., Cohen-Kettenis P.T. (1997). Psychological Functioning of Adolescent Transsexuals: Personality and Psychopathology. J Clin Psychol 53:187–196

Cohen-Kettenis P., Kuiper A.J. (1988). Social Aspects of Sex Reassignment Surgery. Springer-Verlag, Berlin Heidelberg

Cohen-Kettenis P. (1994). Die Behandlung von Kindern und Jugendlichen mit Geschlechtsidentitätsstörungen. Z Sexualforschung 7:321–329

Cohen-Kettenis P. (1995). Replik auf Bernd Meyenburgs „Kritik der hormonellen Behandlung Jugendlicher mit Geschlechtsidentitätsstörungen". Z Sexualforschung 8:165–167

Cohen-Kettenis P.C., Doorn C.D., Kuiper A.J., Verschoor A.M. (1997). Prospective Study on the Outcome Results of the Sex Reassignment Process. Abstract, XV Harry Benjamin International Gender Dysphoria Association Symposium. Vancouver/Kanada. IJ Transgender, www.symposium. com/ijt/hbigda/vancouver/

Cohen-Kettenis P.T., van Goozen S.H. (1997). Sex Reassignment of Adolescent Transsexuals: A Follow-Up Study. J Am Acad Child Adolesc Psychiatry 36:263–271

Cohen-Kettenis P.T., van Goozen S.H. (1998). Pubertal Delay as an Aid in Diagnosis and Treatment of a Transsexual Adolescent. Europ Child Adolesc Psychiatry 7:246–248

Cohen-Kettenis P.T., van Goozen S.H., Doorn C.D., Gooren L.J. (1998). Cognitive Ability and Cerebral Lateralisation in Transsexuals. Psychoneuroendocrinology 23:631–641

Cohen-Kettenis P.T., Gooren L.J.G. (1999). Transsexualism: A Review of Etiology, Diagnosis, and Treatment. J Psychosom Res 46:315–333

Cole C.M., O'Boyle M., Emory L.E., Meyer W.J. (1997). Comorbidity of Gender Dysphoria and other Major Psychiatric Diagnoses. Arch Sex Behav 26:13–26

Coleman E., Bockting W.O. (1988). "Heterosexual" Prior to Sex Reassignment – „Homosexual" Afterwards: A Case Study of a Female-to-Male Transsexual. J Psychol Human Sexuality 1:69–82

Coleman E., Cesnik J. (1990). Skoptic Syndrome: The Treatment of an Obsessive Gender Dysphoria with Lithium Carbonate and Psychotherapy. Am J Psychother 44:204–217

Coleman E., Colgan P., Gooren L. (1992). Male Cross-Gender Behavior in Myanmar (Burma): A Description of the Acault. Arch Sex Behav 21:313–321

Coleman E., Bockting W.O., Gooren L. (1993). Homosexual and Bisexual Identity in Sex-Reassigned Female-To-Male Transsexuals. Arch Sex Behav 22:37–50

Collaer M.L., Hines M. (1995). Human Behavioral Sex Differences: A Role for Gonadal Hormones During Early Development? Psychol Bull 118:55–107

Commander M., Dean C. (1990). Symptomatic Transsexualism. Br J Psychiatry 156:894–896

Connell R.W. (1987). Gender and Power. Blackwell Press, Oxford/Großbritannien

Connolly F.H., Gittleson N.L. (1971). The Relationship Between Delusions of Sexual Change and Olfactory and Gustatory Hallucinations in Schizophrenia. Br J Psychiatry 119:443–444

Coons P.M. (1984). The Differential Diagnosis of Multiple Personality. A Comprehensive Review. Psychiatr Clin North Am 7:51–67

Coons P.M., Bowman E.S. (1988). Multiple Personality Disorder. A Clinical Investigation of 50 Cases. J Nerv Ment Dis 176:519–527

Coons P.M. (1992). Self-Amputation of the Breasts by a Male with Schizotypal Personality Disorder. Hosp Comm Psychiatry 43:175–176

Cooper A.J. (1996). Auto-Erotic Asphyxiation: Three Case Reports. J Sex Marit Ther 22:47–53

Costa-Santos J. Madeira R. (1996). Transsexualism in Portugal: The Legal Framework and Procedure, and its Consequences for Transsexuals. Med Sci Law 36:221–225

Croughan J.L., Saghir M., Cohen R., Robins E. (1981). A Comparison of Treated and Untreated Male Cross-Dressers. Arch Sex Behav 10:515–528

Crowley T.J. (1965). Klinefelter's Syndrome and Abnormal Behavior: A Case Report. Int J Neuropsychiatry:359–363

Cryan E.M., O'Donoghue F. (1992). Transsexualism in a Klinefelter male: A Case report. Irish J Psychol Med 9:45–46

De Cuypere G., Jannes C., Rubens R. (1995). Psychosocial Functioning of Transsexuals in Belgium. Acta Psychiatr Scand 91:180–184

De Cuypere G., Jannes C. (1997). Gender Identity Disorder and Psychiatric Comorbidity: Clinical Issues. Abstract, XV Harry Benjamin International Gender Dysphoria Association Symposium. Vancouver/Kanada. IJ Transgender, www.symposium.com/ijt/hbigda/vancouver/

Dannecker M., Sigusch V. (1984). Sexualtheorie und Sexualpolitik. Enke Verlag, Stuttgart

Daskalos C.T. (1998). Changes in the Sexual Orientation of Six Heterosexual Male-to-Female Transsexuals. Arch Sex Behav 27:605–614

Davenport C.W., Harrison S.I. (1977). Gender Identity Change in a Female Adolscent Transsexual. Arch Sex Behav 6 (4):327–341

Davidson P.W. (1966). Transsexualism in Klinefelter's Syndrome. Psychosomatoics 7:94–98

Davies B.M., Morgenstern F.S. (1960). A Case of Cysticercosis, Temporal Lobe Epilepsy, and Transvestism. J Neurol Neurosurg Psychiat 23:247–249

Degwitz R., Helmchen, H., Kockott G., Mombour W. (Hrsg.) (1980). ICD 9. Deutsche Übersetzung. Diagnosenschlüssel und Glossar psychiatrischer Krankheiten. Springer Verlag Berlin, Heidelberg, New York

Delaisi de Parseval G. (1985). Was wird aus den Vätern: Künstliche Befruchtung und das Erlebnis der Vaterschaft. Beltz Verlag, Weinheim, Basel

Delgado J.M.R. (1959). Electronic Command of Movement and Behavior. Trans NY Acad Sci 21:689–698

Dellaert R. Kunke A.Th. (1969). Investigations on a Case of Male Transsexualism. Psychother Psychosom 17:89–107

Deneke F.-W., Hilgenstock B. (1989). Das Narzißmusinventar (NI). Beltz Test, Hogrefe Verlag, Göttingen, Bern

Denny D. (1997). Needed: A New Literature for a New Century. Abstract, XV Harry Benjamin International Gender Dysphoria Association Symposium. Vancouver/Kanada. IJ Transgender, www.symposium.com/ijt/hbigda/vancouver/

Denny D., Bolin A. (1997). And Now for Something Completely Different: An Outcome Study with Surprising Results and Important Implications. Abstract, XV Harry Benjamin International Gender Dysphoria Association Symposium, Vancouver/Kanada. IJ Transgender, www.symposium.com/ijt/hbigda/vancouver/

Derogatis L.R., Lipman R.S., Covi (1973). SCL-90: An Outpatient Psychiatric Rating Scale-Preliminary Report. Psychopharmacology Bulletin 9:13–28

Derogatis L.R. (1977). SCL-90-R, Administration, Soring & Procedures Manual-I For The R(evised) Version. John Hopkins University School of Medicine: Eigendruck

Derogatis L.R., Meyer J.K., Vazquez N. (1978). A Psychological Profile of the Transsexual. J Nerv Ment Dis 166:234–254

Derogatis L.R., Melisaretas N. (1979). The DSFI: A Multidimensional Measure of Sexual Functioning. J Sex Marital Ther. 5:244–281

Desirat K. (1985). Die transsexuelle Frau. Beiträge zur Sexualforschung Bd.60. Enke Verlag, Stuttgart

Dessens A.B., Cohen-Kettenis P.T., Mellenbergh G.J., v.d. Poll N., Koppe J.G., Boer K. (1999). Prenatal Exposure to Anticonvulsants and Psychosexual Development. Arch Sex Beh 28:31–44

Deutsch H. (1969). Psychoanalytische Studien zum Mythos von Dionysos und Apollo. in: Die Sigmund-Freud-Vorlesungen. Suhrkamp Verlag, Frankfurt a M.:7–62

Devor, H. (1987). Gender Blending Females: Women and Sometimes Men. Am Behav Scientist 31:12–40

Devor, H. (1989). Gender Blending: Confronting the Limits of Duality. Indiana UniversityPress, Bloomington/USA

Devor, H. (1994). Transsexualism, Dissociation, and Child Abuse: An Initial Discussion Based on Nonclinical Data. J Psychol Hum Sexuality 6:49–72

Devor, H. (1997) a. FTM. Female-to-Male Transsexuals in Society. Indiana University Press, Bloomington/USA

Devor, H. (1997) b. A Social Context for Gender Dysphoria. Abstract, XV Harry Benjamin International Gender Dysphoria Association Symposium, Vancouver/Kanada. IJ Transgender, www.symposium.com/ijt/hbigda/vancouver/

Diamond, M. (1982). Sexual Identity, Monozygot Twins Reared in Discordant Sex Roles and a BBC Follow-Up. Arch Sex Behav 11:181–185

Diamond, M., Binstock, T., Kohl, J.V. (1996). From Fertilization to Adult Sexual Behavior. Horm Behav 30:333–353

Diamond, M. (1997). Sexual Identity and Sexual Orientation in Children with Traumatized or Ambiguous Genitalia. J Sex Res 34:199–211

Diamond, M., Sigmundson, H.K. (1997) a. Sex Reassignment at Birth. Long-term Review and Clinical Implications. Arch Pediatr Adolesc Med. 151:298–304

Diamond, M., Sigmundson, H.K. (1997) b. Management of Intersexuality. Guidelines for Dealing with Persons with Ambiguous Genitalia. Arch Pediatr Adolesc Med:1046–1050

Diamond M. (1998). Intersexuality: Recommendations for Management. Arch Sex Behav 27:634–641

Diederichs, P. (1991). On the Wish to Become an Admired Child: Psychoanalytical Aspects of Man-to-Women Transsexuality. in: Richter D. et al. (Hrsg.). Advanced Psychosomatic Research in Obstetrics and Gynecology. Berlin

Diederichs, P. (1993). Der eigene Körper als „Fremder". Psychoanalytische Aspekte der Transsexualität. J. Pfeiffer Verlag, München

Dilling H., Mombour W., Schmidt M.H. (1991). Weltgesundheitsorganisation Internationale Klassifikation Psychischer Störungen. ICD-10 Kapitel V (F) Klinisch-diagnostische Leitlinien. Hans Huber Verlag, Bern, Göttingen, Toronto

Dittmann R.W., Kappes M.E., Kappes M.H. (1992). Sexual Behavior in Adolescent and Adult Females with Congenital Adrenal Hyperplasia. Psychoneuroendocrinology 17:153–170

Dixen J.M., Maddever H., Maasdam van J., Edwords P.W. (1984). Psychosocial Characteristics of Applicants Evaluated for Surgical Gender Reassignment. Arch Sex Behav 13:269–276

Docter R. F. (1985). Transsexual Surgery at 74: A Case Report. Arch Sex Behav 14:271–277

Docter R. F. (1988). Transvestites and Transsexuals: Toward a Theory of Cross Gender Behavior. Plenum Press, New York/USA

Docter R. F. (1993). Dimensions of Transvestism and Transsexualism. J Psychol Hum Sex 5:15–37

Docter R.F., Prince V. (1997). Transvestism: A Survey of 1032 Cross-Dressers. Arch Sex Behav 26:589–605

Dörner G. (1979). Hormones and Sexual Differentiation of the Brain. in: Sex, Hormones and Behavior, o.V. (Hrsg.). Ciba Foundation Symposium 62. Excerpta Medica, Amsterdam/Niederlande:81–101

Dörner G., McCann S.M., Martini L. (eds.) (1986). Systemic Hormones, Neurotransmitters and Brain Development. Monogr Neural Sci 12

Dörner G. (1989). Hormone-Dependent Brain Development and Neuroendocrine Prophylaxis. Exp Clin Endocrinol 94:4–22

Dörner G. (1995). Zur Bedeutung pränataler Sexualhormonspiegel für die Entwicklung der sexuellen Orientierung, Geschlechtsidentität und der Gonadenfunktion. Sexuologie 1:18–31

Dörr H.G., Sippell W.G. (1993). Adrenogenitales Syndrom (AGS) mit 21-Hydroxylase-Defekt. Monatsschr Kinderheilkunde 141:609–621

Dolan J. (1987). Transsexualism: Syndrome or Symptom? Can J Psychiatry 32:666–673

Doorn C. D., Poortinga J., Verschoor A. M. (1994). Cross-Gender Identity in Transvestites and Male Transsexuals. Arch Sex Behav, 23:185–201

Dudle U. (1989). Klinische Follow-Up-Studie an operierten Transsexuellen. Eine Beurteilung der Behandlungsresultate von 18 operierten Mann-zu-Frau-. und 11 Frau-zu-Mann-Transsexuellen unter Einbezug des gesamten vorhandenen klinischen Materials über geschlechtsdysphorische Pastienten. Medizinische Dissertation, Universität Bern/Schweiz

Dyer C. (1999). Transsexuals win Case for NHS Funded Surgery (News). BMJ (Clin Res Ed) 318:75

Eber M. (1980). Gender Identity Conflicts in Male Transsexualism. Bull Menninger Clin 44:31–38

Eber M. (1982). Primary Transsexualism. Bull Menninger Clin 46:168–182

Eckert E.D., Bouchard T.J., Bohlen J., Heston L.L. (1986). Homosexuality in Monozygotic Twins Reared Apart. Br J Psychiatry 148:421–425

Eckert C. (1992). Transsexuelle: Warum werden sie nicht schizophren? Sexualmedizin 14:16–22

Edgerton M., Meyer J. (1973). Surgical and Psychiatric Aspects of Transsexualism. in: Horton C. (ed.) Plastic and Reconstructive Surgery of the Genital Area. Litte, Brown & Co., Boston/USA

Ehrhardt A.A., Evers K., Money J. (1968). Influence of Androgen and some Aspects of Sexually Dimorphic Behavior in Women with the late-treated Adrenogenital Syndrome. Johns Hopkins University School of Medicine 123:115–122

Ehrhardt A.A., Baker S.W. (1974). Fetal Androgen, Human CNS Differentiation and Behavior Sex Differences. in: Friedman R.C., Richard R.M., Vanderwiele R.L. (eds.). Sex Differences in Behavior. Wiley, New York:31–51

Ehrhardt A.A., Grisanti G., McCauley E.A. (1979). Female-to-Male Transsexuals Compared to Lesbians: Behavioral Patterns of Childhood and Adolescent Development. Arch of Sex Beh 8:481–491

Ehrhardt A.A., Meyer-Bahlburg H.F.L. (1981). Effects of Prenatal Sex Hormones on Gender-Related Behavior. Science 211:1312–1318

Ehrhardt A.A., Meyer-Bahlburg H.F.L., Feldman J.F., Ince S.E. (1984). Sex-Dimorphic Behavior in Childhood Subsequent to Prenatal Exposure to Exogenous Progestogens and Estrogens. Arch Sex Behav 13:457–477

Ehrhardt A.A., Meyer-Bahlburg H.F.L., Rosen L.R., Feldman J.F., Veridiano N.OP., Elkin E.J., McEwen B.S. (1989). The Development of Gender-Related Behavior in Females Following Prenatal Exposure to Diethylstilbestrol (DES). Horm Behav 23:526–541

Eicher W., Spoljahr M., Richter K., Cleve H., Murken J.-D., Stengel-Rutkowski S. (1979). H-Y Antigen in Transsexuality. Lancet 24:1147

Eicher W. (Hrsg.) (1980). Sexualmedizin in der Praxis. Ein kurzes Handbuch. Fischer Verlag, Stuttgart, New York

Eicher W., Kockott G. (Hrsg.) (1988). Sexology. Springer Verlag, Berlin Heidelberg New York London, Paris, Tokyo

Eicher W. (1992). Transsexualismus, Möglichkeiten und Grenzen der Geschlechtsumwandlung, 2. bearbeitete Auflage. Gustav Fischer Verlag, Stuttgart, Jena, New York:4–162

Eicher W. (1995). Transsexualität – Standards of Care. Zentralbl Gynäkol 117:61–66

Eicher W. (1996) a. Hormonbehandlung bei Transsexuellen. in: Clement U., Senf W. (Hrsg.). Transsexualität – Behandlung und Begutachtung. Schattauer Verlag, Stuttgart, New York:54–57

Eicher W. (1996) b. Transformationsoperationen. in: Clement U., Senf W. (Hrsg.). Transsexualität – Behandlung und Begutachtung. Schattauer Verlag, Stuttgart, New York:58–63

Ekins R., King, D. (1995). Blending Genders: Contributions to the Emerging Field of Transgender Studies. 14th Harry Benjamin International Gender Dysphoria Symposium, Kloster Irsee:1–25.

Ekins R., King, D. (1997) a. Blending Genders: Contributions to the Emerging Field of Transgender Studies. IJ Transgender I, www.symposium.com/ijt/

Ekins R., King, D. (1997) b. Blending Genders. Social Aspects of Cross-Dressings and Sex – Changings. Routledge Verlag, London/Großbritannien

Eklund P.L.E., Gooren L.J.G., Bezemer P.D. (1988). Prevalence of Transsexualism in the Netherlands. Br J Psychiatry 152:638–640

Elbers J.M., Asscheman H., Seidell J.C., Megens J.A., Gooren J.L. (1997) Long-Term Tetosterone Administration Increases Visceral Fat in Female to Male Transsexuals. J Clin Endocrinol Metab 82:2044–2047

Elbers J.M.H., Asscheman H., Seidell J.C., Gooren L.J.G. (1999). Effects of Sex Steroid Hormones on Regional Fat Depots as Assessed by Magnetic Resonance Imaging in Transsexuals. Am J Physiol Endocrinol Metabol 276:39–42

Eldh J., Berg A., Gustafsson M. (1997). Long-Term Follow Up after Sex Reasssignment Surgery. Scand J Plast Reconstr Hand Surg 31:39–45

Elliott S. (1997). Striving for Optimal Hormonal Therapy for the Female-to-Male Transgendered Condition. Abstract, XV Harry Benjamin International Gender Dysphoria Association Symposium, Vancouver/Kanada. IJ Transgender, www.symposium.com/ijt/hbigda/vancouver/

Ellis, L. Ames A. (1987). Neurohormonal Functioning and Sexual Orientation: A Theory of Homosexuality – Heterosexuality. Psychol Bull 101:233–258

Ellis, L. Peckham W., Ashley Ames A., Burke D. (1988). Sexual Orientation of Human Offspring may be Altered by Severe Maternal Stress During Pregnancy. J Sex Res 25:152–157

Ellis, L., Ebertz, L. (1997). The Role of Prenatal Estrogens in Sexual Orientation. Genetic and Perinatal Influences. Westport, CT: Praeger Publishers: 41–51

Emerson S., Rosenfeld C. (1996). Stages of Adjustment in Family Members of Transgender Individuals. J Fam Psychother 7:1–12

Emory L.E., Williams D.H. et al. (1991). Anatomic Variation of the Corpus Callosum in Persons with Gender Dysphoria. Arch Sex Behav 20:409–417

Emrich H. (1994). Identität und Versprechen. Fichte Studien, Rodopi Verlag, Amsterdam/Niederlande, Atlanta/USA 6:179–193

Emrich H. (1996) a. Mind and its Body – das Hirn und sein Leib. Kunstforum international, Ruppichteroth 133:184–187

Emrich H., Smith G. (Hrsg.) (1996). Vom Nutzen des Vergessens für das Leben. Forum, Akademie Verlag, Berlin

Emrich H (1996) b. Erinnerung als kulturelle Elementarfunktion und deformierende Belastung. in: Emrich H., Smith G. (Hrsg.). Vom Nutzen des Vergessens für das Leben. Forum, Akademie Verlag, Berlin:15–23

Engel W., Pfäfflin F., Wiedeking C. (1980). H-Y Antigen in Transsexuality, and how to Explain Testis Differentiation in H-Y Antigen-negative Males and Ovary Differentiation in H-Y Antigen-positive Females. Hum Genet 55:315–319

Epstein A.W. (1961). Relationship of Fetishism and Transvestism to Brain and Particularly Temporal Lobe Dysfunction. J Nerv Ment Dis 133:247–153

Erikson E.H. (1980). Identität und Lebenszyklus. Drei Aufsätze (6. Aufl.). Suhrkamp Verlag, Frankfurt a.M.

Essers, M., Diederichs, P. (1996). Katamnestische Untersuchung operierter und nichtoperierter Transsexueller. in: Kentenich H., Rauchfuß M., Bitzer J. (Hrsg.). Mythos Geburt. Psychosozial-Verlag, Gießen

Ettner R. (1999). Gender Loving Care: A Guide to Counseling Gender-Variant Clients. W.W. Norton & Co, Inc, New York, NY, USA

Eversmeier J. (1997). Die Grausamkeit einer verletzten Seele. Westfälische Rundschau Nr. 286

Eyler A.E., Witten M., Cole S. (1997). Assessing the Healthcare Needs of the Transgender Community: Preliminary Survey Results. Abstract, XV Harry Benjamin International Gender Dysphoria. Association Symposium, Vancouver/Kanada. IJ Transgender, www.symposium.com/ijt/hbigda/vancouver/

Eysenck H.J. (1976). Sex and Personality. Open Books, London/Großbritannien

Fagan P.J., Wise T.N, Derogatis L.R, Schmidt Ch.W. (1988). Distressed Transvestites. J Nerv Ment Dis 175:626–632

Fahrner E.M., Kockott G., Duran G. (1987). Die psychosoziale Integration operierter Transsexueller. Nervenarzt 58:340–348

Fang R.H., Kao Y.S., Ma S., Lin J.T. (1998). Glans Sculpting in Phalloplasty – Experiences in Female-to-Male Transsexuals. Br J Plast Surg 51:376–379

Fang R.H., Kao Y.S., Ma S., Lin J.T. (1999). Phalloplasty in Female-to-Male Transsexuals Using Free Radial Osteocutaneous Flap: A Series of 22 Cases. Br J Plast Surg 52:217–222

Fast J. (1991). Von der Einheit zur Differenz: Psychoanalyse der Geschlechtsidensität. Springer Verlag, Berlin

Fausto-Sterling (1993). The Five Sexes: Why Male and Female are not Enough. Sciences 33:20–25

Favazza A. (1996). Bodies under Siege, Self Mutilation and Body Modifikation in Culture and Psychiatry. John Hopkins University Press

Feierman J.R. (ed.). Pedophilia. Biosocial Dimension. Springer, Berlin Heidelberg New York

Fein R.A. (1974). Men's Experiences Before and After the Birth of a First Child: Dependence, Marital Sharing and Anxiety. Unpublished doctoral dissertation, Harvard University, Boston/USA

Fenichel O. (1930). Zur Psychologie des Transvestitismus. Vortrag auf dem XI. Internationalen. Psychoanalytischen Kongress in Oxford, Juli 1929. Int Ztschr Psychoanal 16:21–34

Findley B. (1997). A Brief Review of Exciting Developments in Human Rights in British Columbia. Which is About to Become the First Jurisdiction in Canada to Protect Transgendered People. Abstract, XV Harry Benjamin International Gender Dysphoria Association Symposium, Vancouver/Kanada. IJ Transgender, www.symposium.com/ijt/hbigda/vancouver/

Fnney, J.C., Bransdma, J.M., Tondow, M. Lemaistre G. (1975). A Study of Transsexuals Seeking Gender Reassignment. Am J Psychiatry 132:962–964

Fisk N.M. (1973). in: Laub D.R. Gandy P. (eds.). Proceedings of the 2nd Interdisciplinary Symposium on Gender Dysphoria Syndrome. Stanford/USA:7–14

Fisk N.M. (1978). Five Spectacular Results. Arch Sex Behav 7:351–369

Fleming M , Hoocher G., Nathans J. (1979). Draw-A-Person Test: Implications for Gender Identification. Arch Sex Behav 8:55–61

Fleming M., Steinman C., Bocknek G. (1980). Methodological Problems in Assessing Sex-Reassignment Surgery: A Reply to Meyer and Reter. Arch Sex Beh 9:45–1456

Fleming M., Cohen D., Salt P., Jones D., Jenkins S. (1981). A Study of Transsexuals seeking Gender Reassignment. Am J Psychiat 132: 962–964

Fleming M., Bradford R. McG., Salt P. (1984). Female-to-Male Transsexualism and Sex Roles: Self and Spouse Ratings on the PAQ. Arch Sex Behav 13:51–57

Fleming M., MacGowan B., Costos D. (1985). The Dyadic Adjustment of Female-to-Male Transsexuals. Arch Sex Behav 14:47–55

Forester B.M., Swiller H. (1972). Transsexualism: Review of Syndrome and Presentation of Possible Successful Therapeutic Approach. Int J Group Psychother 22:343–351

Franke G.H. (1995). SCL-90-R – Die Symptom-Checkliste von Derogatis – Deutsche Version – Manual. Beltz Test, Hogrefe Verlag, Göttingen, Bern

Frederiks J.A.M. (ed.) (1985). Handbook of Neurology 1, Clinical Neuropsychology

Freedman A. et al. (ed.) (1975). Comprehensive Textbook of Psychiatry, 2nd ed. Vol II. Williams and Williams, Baltimore/USA 1975

Freud S. (1889). Drei Abhandlungen zur Sexualtheorie. Fischer Verlag, Frankfurt a.M.

Freud S. (1911). Psychoanalytische Bemerkungen über einen autobiographisch beschriebenen Fall von Paranoia (Dementia Praecox). 1969 Studienausgabe Fischer Verlag, Frankfurt a.M.

Freud S. (1925). Einige psychische Folgen des anatomischen Geschlechtsunterschiedes. Gesamtwerk XVI:250–257

Freund K., Nagler E., Langevin R., Zajac A., Steiner B. (1974). Measuring Feminine Gender Identity in Homosexual Males. Arch Sex Behav 6:507–519

Freund K., Steiner B.W., Chan S. (1982). Two Types of Cross-Gender Identity. Arch Sex Behav 11:49–63

Freund, K., Blanchard, R. (1993). Erotic Target Location Errors in Male Gender Dysphorics, Paedophiles, and Fetishists. Br J Psychiatry 162:558–563

Fridell S.R., Zucker K.J., Maing D.M. (1996). Physical Attractiveness of Girls with Gender Identity Disorder. Arch Sex Behav 25:17–31

Friedman R.C., Richard R.M., Vanderwiele R.L. (eds.) (1974). Sex Differences in Behavior. Wiley, New York:31–51

Friedman R.C. (1988). Male Homosexuality: A Contemporary Psychoanalytic Perspective. Yale University Press, New Haven Conn./USA

Friedman R.M., Lerner L. (Hrsg.) (1991). Zur Psychoanalyse des Mannes. Springer Verlag, Berlin, Heidelberg, New York

Friedman R.C., Downey J.I. (1993). Neurobiology and Sexual Orientation: Current Relationships. J Neuropsychiatry Clin Neurosci 5:131–153

Friedman R.C., Downey J.I. (1994). Homosexuality. N Engl J Med 331:923–930

Fuchs T. (1993). Über einen Fall von „Wachstumswahn". Nervenarzt 64:199–203

Fugl-Meyer A.R., Lodnert G., Branholm I.B., Fugl-Meyer K.S. (1997). On Life Satisfaction in Male Erectile Dysfunction. Int J Impot Res 9 (3):141–148

Futterweit W., Weiss R.A., Fagerstrom R.M. (1986). Endocrine Evaluation of Forty Female-to-Male Transsexuals: Increased Frequency of Polycystic Ovarian Disease in: Female Transsexualism. Arch Sex Behav 15:69–78

Futterweit W. (1998). Endocrine Therapy of Transsexualism and Potential Complications of Long-Term Treatment. Arch Sex Behav 27:209–226

Gandy (1973). Follow-Up on 74 Gender Dysphoric Patients treated at Stanford. in: Laub D., Gandy P. (eds.). Proceedings of the Second Interdisciplinary Symposium on Gender Dysohoria Syndrome. University of Calfornia press, Stanford/USA:227–229

Gagne P., Tewksbury R., McGaughey D. (1997). Coming Out and crossing Over: Identity Formation and Proclamation in a Transgender Community. Gender and Society 11:478–508

Gagne P., Tewksbury R. (1998). Conformity Pressures and Gender Resistance among Transgendered Individuals. Social Problems 45:81–101

Gagne P., Tewksbury R. (1999). Knowledge and Power, Body and Self: An Analysis of Knowledge Systems and the Transgendered Self. Sociological Quaterly 40:59–83

Gast, U., Osswald, T. (im Druck). Strukturiertes Klinisches Interview für Dissoziative Störungen. Übersetzung und Bearbeitung des „Structured Clinical Interview for DSM-IV Dissociative Disorders" (SCID-D), Revised. American Psychiatric Press, Washington, DC/USA, 1985, 1993, 1994

Gehring A., Blaser A. (1993). MMPI Deutsche Kurzform für Handauswertung (MMPI). 2. korrigierte Auflage. Beltz Test, Hogrefe Verlag, Göttingen, Bern

Gehring D. (1997). Childhood Sexual Abuse: A Profile of 44 Patients Attending the Gender Clinic at the Centre for Sexuality, Gender Identity and Reproductive Health. Abstract, XV Harry Benjamin International Gender Dysphoria Association Symposium, Vancouver/Kanada. IJ Transgender, www.symposium.com/ijt/hbigda/vancouver/

Gerstberger B. (1995). „Schaut nicht nur auf unsere Kleider, schaut in unsere Herzen". Brigitte 4/95:83–88

Geschwind N., Galaburda A.M. (1985) a. Cerebral Lateralization: Biological Mechanisms, Associations and Pathology. I. A Hypothesis and a Program for Research. Arch Neurol:428–459

Geschwind N., Galaburda A.M. (1985) b. Cerebral Lateralization: Biological Mechanisms, Associations and Pathology. II. A Hypothesis and a Program for Research. Arch Neurol:521–552

Giddens A. (1993). Wandel der Intimität. Fischer Taschenbuch Verlag, Frankfurt a.M.

Giordano G., Giusti M. (1995). Hormones and Psychosexual Differentiation. Minerva Endocrinologi 20:165–193

Giraldo F., de-Grado J., Montes J. (1997). Aesthetic Reductive Thyroid Chondroplasty. Int J Oral Maxillofac Surg 26:20–22

Gittleson N.L., Dawson-Butterworth K. (1967). Subjective Ideas of Sexual Change in Female Schizophrenics. Br J Psychiatry 113:491–494

Gittleson N.L., Levine S. (1966). Subjective Ideas of Sexual Change in Male Schizophrenics. Br J Psychiatry 112:779–782

Gladue B.A. (1990). Hormones and Neuroendocrine Factors in Atypical Human Sexual Behavior. in: Feierman J.R. (ed.) Pedophilia. Biosocial Dimension. Springer, Berlin Heidelberg New York: 274–298

Glass L.L. (1984). Man's Man/Ladies' Man: Motifs of Hypermasculinity. Psychiatry 47:260–278

Godlewski J. (1988) a. Transsexualism and Anatomic Sex Ratio Reversal in Poland. Arch Sex Behav 17:547–548

Godlewski J. (1988) b. Letter to the Editor. Arch Sex Behav 18:537–538

Goh H.H., Ratnam S.S. (1997). Effects of Hormone Deficiency, Androgen Therapy and Calcium Supplementation on Bone Mineral Density in Female. Maturitas 26:45–52

Goldman R., Goldman J. (1982). Children's Sexual Thinking. Routledge & Kegan Paul, London/Großbritannien

Goldwert M. (1985). Mexican Machismo: The Flight from Femininity. Psychoanal Rev 72:161–169

Golosow N., Weitzman E.L. (1969). Psychosexual and Ego Regression in the Male Transsexual. J Nerv Ment Dis 149:328–336

Gooren L.J.G. (1984). Sexual Dimorphism and Transsexuality: Clinical Observations. Prog Brain Res 61:399–406

Gooren L.J.G. (1985). The Neuroendocrine Response of Luteinizing Hormone to Estrogen Administration in Heterosexual, Homosexual, and Transsexual Subjects. J Clin Endocrinol Metab 63:583–588

Gooren L.J.G. (1988). Biomedizinische Theorien zur Entstehung der Homosexualität: Eine Kritik. Z Sexualforsch 1:132–145

Gooren L.J.G. (1989). Letter to the Editor. Arch Sex Behav 18:537–538

Gooren L.J.G. (1990). Review – The Endocrinology of Transsexualism: A Review and Commentary. Psychoneuroendocrinology 15:3–14

Gooren L.J.G., Fliers E., Courtney K. (1990). Biological Determinants of Sexual Orientation. Ann Rev Sex Res 1:175–196

Gooren L.J.G., van der Reijt F.A., Cohen-Kettenis P.T., Haumann G. (1994). Fremde im Paradies? Bemerkungen zum Umgang mit Transsexualität in den Niederlanden. Z Sexualforsch 7:161–168

Gooren L.J.G., Delemarre-van de Waal H. (1996). The Feasibility of Endocrine Interventions in Juvenile Transsexuals. J Psychol Hum Sex 8:69–74

Gooren L.J.G., Asscheman H., Newling D. (1997). Prostate Cancer in Male-to-Female Transsexual. Abstract, XV Harry Benjamin International Gender Dysphoria Association Symposium, Vancouver/ Kanada. IJ Transgender, www.symposium.com/ijt/hbigda/vancouver/

Gooren L.J.G., Elbers J., Giltay E., Asscheman H. (1997). Cross-Sex Hormones and Cardiovascular Risk Factors. Abstract, XV Harry Benjamin International Gender Dysphoria Association Symposium, Vancouver/Kanada. IJ Transgender, www.symposium.com/ijt/hbigda/vancouver/

Gooren L.J.G., Stenten F., Horstmannshoff M. (1997). Transsexualism in Greek and Roman Antiquity. Abstract, XV Harry Benjamin International Gender Dysphoria Association Symposium, Vancouver/Kanada. IJ Transgender, www.symposium.com/ijt/hbigda/vancouver/

Goozen van S.H., Cohen-Kettenis P.T., Gooren L.J., Frijda N.H., van de Poll N.E. (1995). Gender Differences in Behavior: Activating Effects of Cross-Sex Hormones. Psychoneuroendocrinology 20:343–363

Gorman C. (1997). A Boy without a Penis. Time (24. März):51

Gorski RA. (1991). Sexual Differentiation of the Endocrine Brain and its Control. in: Motta M. (ed.) Brain Endocrinology. 2nd ed. Raven Press, New York/USA:71–104

Green R. (1969). Mythological, Historical, and Cross Cultural Aspects of Transsexualism. in: Green R., Money J. (eds.). Transsexualism and Sex Reassignment. The Johns Hopkins University Press, Baltimore/USA:13–22

Green R., Money J. (eds.) (1969). Transsexualism and Sex Reassignment. The Johns Hopkins University Press, Baltimore/USA

Green R., Stoller R.J. (1971). Two Monozygotic (Identical) Twin Pairs Discordant for Gender Identity. Arch Sex Behav 1:321–327

Green R., Newman, Stoller R.J. (1972). Treatment of Boyhood „Transsexualism". An Interim Report of Four Years' Experiences. Arch Gen Psychiatr 26:213–217

Green R. (1974). Sexual Identity Conflict in Children and Adults. Basic Books, New York/USA

Green R. (1978). Sexual Identity of 37 Children Raised by Homosexual or Transsexual Parents. Am J Psychiatry 135:692–697

Green R. (1985). Gender Identity in Childhood and Later Sexual Orientation: Follow-Up of 78 Males. Am J Psychiatry 142:339–341

Green R. (1987) a. Gender Identity in Childhood and Later Sex Orientation: Follow-up of 78 Males. Am J Psychiatry 142:339–341

Green R. (1987) b. The Sissy Boy Syndrome in the Development of Homosexuality. Yale University Press, New Haven, London

Green R., Fleming J. (1990). Transsexual Surgery Follow-Up: Status in the 1990s. Ann Rev Sex Res 1:163–174

Green J., Denny D. (1997). Gender Identity and Bisexuality. Abstract, XV Harry Benjamin International Gender Dysphoria. Association Symposium, Vancouver/Kanada. IJ Transgender, www.symposium.com/ijt/hbigda/vancouver/

Green R. (1998). Sexual Functioning in Post-Operative Transsexuals: Male-to-Female and Female-to-Male. Int J Impotence Res 10:22–24

Green, R. (2000). Family co-occurrence of «gender dysphoria»: ten sibling or parent-child pairs. Archives of Sexual behavior 29: 499–507.

Green, R. (2000). Birth order and ratio of brothers to sisters in transsexuals. Psychological Medicine 30:789–795.

Greenacre P. (1969). The Fetish and the Transitional Object. Psychoanal Study Child 24:144–164

Greenson R.R. (1966). A Transvestite Boy and a Hypothesis. Int J Psychoanal 47:396–403

Greenson R.R. (1968). Dis-Identifying from Mother: Its Special Importance for the Boy. Int J Psychoanal 49:370–374

Gromb S., Chanseau B., Lazarini H.J. (1997). Judical Problems Related to Transsexualism in France. Med Sci Law 37:27–31

Gross M. (1999). Pitch-Raising Surgery in Male-to-Female Transsexuals. J Voice 13:246–250

Grotti D., Cecchini M. G., Ravenna A.R. (1997). Transsexualism in the Movies: Beetween Reality and Imagery. Abstract, XV Harry Benjamin International Gender Dysphoria Association Symposium, Vancouver/Kanada. IJ Transgender, www.symposium.com/ijt/hbigda/vancouver/

Gurvich S. (1992). The Transsexual Husband: The Wife's Experience. Dissertation Abstracts International 52:3089

van Haarst E.P., Newling D.W., Gooren L.J., Asscheman H., Prenger D.M. (1998). Metastatic Prostatic Carcinoma in a Male-to-Female Transsexual. Br J Urology 81:776

Habermann M., Hollingswarth F., Falek A. et al. (1975). Gender Identity Confusion, Schizophrenia and a 47 XYY Karyotype: a Case Report. Psychoneuroendocrinology 1:207–209

Habermann M.A., Michael R.P. (1979). Autocastration in Transsexualism. Am J Psychiatry 136:347–348

Häfner H. (1991). Epidemiologie von Suizid und Suizidversuchen. in: Häfner H. (Hrsg.). Psychiatrie: Ein Lesebuch für Fortgeschrittene. G. Fischer Verlag, Stuttgart, Jena:210–229

Hage J.J., Bloem J.J.A.M., Suliman H.M. (1993). Review of the Literature on Techniques for Phalloplasty with Emphasis on the. Applicability in Female-to-male Transsexuals. J Urology 150:1093–1098

Hage J.J., Winters H.A., van Lieshout J. (1996). Fibula Free Flap Phalloplasty: Modificatuions and Recommendations. Microsurgery 17:358–365

Hage J.J., Vossen M., Becking A.G. (1997). Rhinoplasty as Part of Gender-confirming Surgery in Male Transsexuals: Basic Considerations and Clinical Experience. Ann Plast Surg 39:266–271

Hage J.J., Vossen M., Becking A.G. (1997). Dynaflex Prothesis in Total Phalloplasty. Plast Reconstr Surg 99:479–485

Hage J.J., Chami S.Z. (1998). Conversion of the „Kangoroo Pouch" Neovagina to a Skin Inversion Vaginoplasty in Male-to-Female Transsexuals: Two Unusual Cases. Plast Reconstr Surg 101:445–452

Hage J.J., Karim R.B. (1998). Abdominoplastic Secondary Full-Thickness Skin Graft. Vaginoplasty for Male-to-Female Transsexuals. Plast Reconstr Surg 101:1512–1515

Hage J.J., Monstrey S. (1998). Free-Flap Distal Arteriovenous Fistula: When to Close? J Reconstr Microsurg 14:407–410

Hage J.J., Taets van Amerongen A.H., Van Driest P.J. (1999). Rupture of Silicone Gel Filled Testicular Prothesis: Causes, Diagnostic Modalities and Treatment of a Rare Event. J Urol 161:461–471

Halle E., Schmidt C. W., Meyer J.K. (1980). The Role of Grandmothers in Transsexualism. Am J Psychiat 137:497–498

Haller D. (1997). Zur Heteronormativität in der Ethnologie. in: Völger G. (Hrsg.). Sie und Er. Frauenmacht und Männerherrschaft im Kulturvergleich. Zweibändige Materialiensammlung zu einer Ausstellung des Rautenstrauch-Joest-Museums. für Völkerkunde in der Josef-Haubrich-Kunsthalle Köln vom 25.11.1997 bis 08.03.1998:85–90, Band I

Hamburger C., Stürup G.K., Dahl-Iversen E. (1953). Transvestism, Hormonal, Psychiatric and Surgical Treatment. J Am Med Ass 152:391–396

Hamer D.H., Hu S., Magnuson V.L., Hu N., Pattatucci A.M. (1993). A Linkage between DNA Markers on the X chromosome and Male Sexual Orientation. Science 261:321–327

Haraway D. (1997). Modest B-sWitness Second B-sMillenium.FemaleMan B-s.MeetsB-sOncoMouse: Feminism and Technoscience. Routledge Press, London/Großbritannien

Harry J. (1982). Gay Children Grown Up. Praeger, New York/USA

Hartmann, U. (Hrsg.) (1991). Sexuelle Störungen. Notamed Verlag, Melsungen

Hartmann U., Becker H., Rueffer-Hesse C. (1997). Self and Gender Narcissistic Pathology and Personality Factors in Gender Dysphoric Patients. Preliminary Results of a Prospective Study. IJ Transgender I, www.symposium.com/ijt/

Hastings D. (1974). Postsurgical Adjustment of Male Transsexual Patients. Clin Plast Surg 1:335–344

Haußer K. (1995). Identitätspsychologie. Springer Verlag, Berlin

Heigl-Evers A., Boothe B. (1989). Psychoanalyse der Weiblichkeit zwischen Ideologie und Wissenschaft. Psychother med Psychol 39:328–336

Heinemann E. (1998). „Fakafefine": Männer, die wie Frauen sind. Inzesttabu und Transsexualität in Tonga (Polynesien). Psyche 5:472–498

Herdt G.H., Davidson J. (1988). The Sambia „Turnim-Man": Sociocultural and Clinical Aspects of Gender. Formation in Male Pseudohermaphrodites with 5-Alpha-Reductase Deficiency in Papua New Guinea. Arch Sex Behav 17:33–56

Herdt G. (ed.) (1994). Third Sex, Third Gender: Beyond Sexual Dimorphism in Culture and History. Zone Books, New York/USA

Herschkowitz S., Dickes R. (1978). Suicide Attempts in a Female-to-Male Transsexual. Am J Psychiatry 135:368–369

Hertoft P., Sorensen T. (1979). Transsexuality: Some Remarks Based on Clinical Experience. in: Ciba Foundation Symposium 62: Sex, Hormones and Behavior. Excerpta Medica Amsterdam, Oxford, New York

Hertz J., Tillinger K., Westmann A. (1961). Transvestism. Report on Five Hormonally and Surgically Treated Cases. Acta Psychiatr Scand 37:283–294

Hierl Th., Borcsok I., Ziegler R., Kasperk C. (1999). Osteoanabole Östrogentherapie bei einem transsexuellen Mann. Deutsch Med Wschr 124:519–522

Hines, M. (1982). Prenatal Gonadal Hormones and Sex Differences in Human Behavior. Psychological Bulletin 92:56–80

Hines, M., Kaufman, F.R. (1994). Androgen and the Development of Human Sex-typical Behavior: Rough-and-Tumble. Play and Sex of fPreferred Playmates in Children with Congenital Adrenal Hyperplasia (CAH). Child Dev, 65:1042–1053

Hines, M., Sandberg, E.C. (1996). Sexual Differentiation of Cognitive Abilities in Woman Exposed to Diethylstilbestrol (DES) Prenatally. Horm Behav 30:354–363

Hirschauer S. (1992) a. Hermaphrotiden, Homosexuelle und Geschlechtswechsler. Transsexualität als historisches Projekt. in: Pfäfflin F., Junge A. (Hrsg.). Geschlechtsumwandlung. Abhandlungen zur Transsexualität. Schattauer Verlag Stuttgart, New York

Hirschauer S. (1992) b. Ein Rückzug als Vormarsch zu Volkmar Sigusch Thesen zur Depathologisierung der Transsexualität. Z. Sexualforsch. 5:246–254

Hirschauer S. (1993). Die Soziale Konstruktion der Transsexualität. Über die Medizin und den Geschlechtswechsel. Suhrkamp Verlag, Frankfurt a.M.

Hirschfeld M. (1910). Die Transvestiten. Max Spohr (Ferd. Spohr) Verlag, Leipzig

Hirschfeld M. (1917). Sexualpathologie. Verlag A. Marcus und E. Weber, Bonn 1917, 1. Teil

Hirschfeld M. (1918). Sexualpathologie. Verlag A. Marcus und E. Weber, Bonn 1918, 2. Teil

Hirschfeld M. (1923). Die intersexuelle Konstitution. Jahrbuch Sex Zwischenstufen 23:3–27

Hoenig J., Kenna J.C., Youd A. (1970) a. A Follow-up Study of Transsexualists: Social and Economic Aspects. Psychiatr Clin North Am 3:85–100

Hoenig J., Kenna J.C., Youd A. (1970) b. Social and Economic Aspects of Transsexualism. Br J Psychiatry 117:163–172

Hoenig J., Kenna J.C., Youd A. (1971). Surgical Treatment for Transsexualism. Acta Psychiatr Scand 47:106–133

Hoenig J., Duggan E. (1974). Sexual and Other Abnormalities in the Family of a Transsexual. Psychiatr Clin North Am 7:334–346

Hoenig J., Kenna J.C. (1974). The Nosological Position of Transsexualism. Arch Sex Behav 3:273–287

Hoenig J., Kenna J.C. (1979). EEG Abnormalities and Transexualism. Br J Psychiatry 134:293–300

Hoenig J. (1981). Etiological Research in Transsexualism. Psych J Univ Ottawa 6:184–189

Hooshmand H., Brawley B.W. (1969). Temporal Lobe Seizures and exhibitionism. Neurology 19:1119–1124

Hore B.D., Nicolle F.V., Calnan J.S. (1973). Male Transsexualism: Two Cases in a Single Family. Arch Sex Behav 2:317–321

Hore B.D., Nicolle F.V., Calnan J.S. (1975). Male Transsexualism in England: Sixteen Cases with Surgical Intervention. Arch Sex Behav 4:81–88

Housten A.N., Terwilliger R. (1995). Sex, Sex Roles, and Sexual Attitudes: Figure Gender in the Draw A Person Test Revised. J Pers Assess 65:343–357

Howe E.G. (1998). Intersexuality: What Should Careproviders Do Now. J Clin Ethics 9:337–444

Hu S., Pattatucci A.M.L., Patterson C., Li L., Fulker D.W., Cherny S.S., Kruglyak L., Hamer D.H. (1995). Linkage between Sexual Orientation and Chromosome Xq 328 in Males but not in Females. Nat Genet 11:248–256

Hunt D.D., Hampson J.L. (1980). Follow-Up of 17 Biologic Male Transsexuals After Sex-Reassignment Surgery. Am J Psychiatry 137:432–438

Hunter R., Logue V., McMenemy W.H. (1963). Temporal Lobe Epilepsy Supervening on Longstanding Transvestism and Fetishism. Epilepsia 4:60–65

Hunter R. (1967). Transvestism, Impotence and Temporal Lobe Dysfunction. J Neurol Sci 4:357–360

Huxley P.J., Kenna J.C., Brandon S.B. (1981a). Partnership in Transsexualism. Part I. Paired and Nonpaired Groups. Arch Sex Behav 10:133–141

Huxley P.J., Kenna J.C., Brandon S.B. (1981b). Partnership in Transsexualism. Part II. The Nature of the Partnership. Arch Sex Behav 10:143–160

Hyde C., Kenna J.C. (1977). A Male MZ Twin Pair, Concordant for Transsexualism, Discordant for Schizophrenia. Acta Psychiatr Scand 56:265–275

ICD 9 (1978). Weltgesundheitsorganisation (Hrsg.): Internationale Klassifikation Psychischer Störungen. ICD 9. Deutsche Übersetzung. Degwitz, R. Helmchen, H., Kockott G., Mombour W. (Hrsg.). Diagnosenschlüssel und Glossar psychiatrischer Krankheiten (1980). Springer Verlag, Berlin, Heidelberg, New York

ICD 10 (1991). Weltgesundheitsorganisation (Hrsg.): Internationale Klassifikation Psychischer Störungen. ICD 10. Deutsche Übersetzung. Dilling H., Mombour W., Schmidt M.H. (1991). Weltgesundheitsorganisation Internationale Klassifikation psychischer Störungen. ICD-10 Kapitel V (F) Klinisch-diagnostische Leitlinien. Hans Huber Verlag, Bern, Göttingen, Toronto

Ihlenfeld C. (1973). Outcome of Hormonal-Surgcal Intervention in the Transsexualism. Evaluation and Management. in: Laub D.R., Gandhy P. (eds.). Proceedings of the Second Interdisciplinary Symposium on Gender Dysphoria Syndrome. University of California Press, Stanford/USA:230–233

Imperato-McGinley J. (1974). Steroid 5a-Reductase Deficiency in Man: An Inherited Form of Male Pseudohermaphroditism. Science 186:1213–1215

Imperato-McGinley J., Peterson R.E. (1976). Male Pseudohermaphroditism: The Complexities of Male Phenotypic Development. Am J Med 61:251–272

Imperato-McGinley J., Peterson R.E., Gautier T., Sturla E. (1979) a. Male Pseudohermaphroditism Secondary to 17-Beta-Hydroxysteroid Dehydrogenase Deficiency -. A Model for the Role of Androgens in Both the Development of the Male Phenotype and the Evolution of the Male Gender Identity. J Steroid Biochemistry 11:637–645

Imperato-McGinley J., Peterson R.E., Stoller R., Goodwin W.E. (1979) b. Male Pseudohermaphroditism Secondary to 17-Beta-Hydroxysteroid Dehydrogenase Deficiency: Gender Role Change with Puberty. J Clin Endocrinol Metab 49:391–395

Imperato-McGinley J., Peterson R.E., Gautier T., Sturla E. (1979) c. Androgens and the Evolution of Male-Gender Identity among Male Pseudohermaphrodites. with 5 Alpha-Reductase Deficiency. N Engl J Med 300:1233–1237

Imperato-McGinley J., Peterson R.E., Leshin M. et al. (1980). Steroid 5 Alpha-Reductase Deficiency in a 65-Year Old Male Pseudohermaphrodite: The Natural History, Ultrastructure of Testis and Evidence for Inherite Enzyme Heterogeneity. J Clin Endocrinol Metab 50:15–22

James S., Orwin A., Davies D.W. (1972). Sex Chromosome Abnormality in a Patient with Transsexualism. Br Med J 3:29

Janzé T.R., Watson D.B., Stevenson R.W.D., Kishimoto K., Reimer M.M. (1997). Gender Identity Disorder Quality of Life Questionnaire-GIDQL. Abstract, XV Harry Benjamin International Gender Dysphoria Association Symposium, Vancouver/Kanada. IJ Transgender, www.symposium.com/ijt/hbigda/vancouver/

Jörgensen G. (1988). Mann wird Frau – Kasse muß zahlen. Sexualmedizin 17:260–262

Johnson S.L., Hunt D.D. (1990). The Relationship of Male Transsexual Typology to Psychosocial Adjustment. Arch Sex Behav 19:349–360

Joraschky P., Moesler T.A. (1992). Die Dysmorphophobie. in: Kaschka P, Lungershausen E. (Hrsg.). Paranoide Störungen. Springer Verlag, Berlin, Heidelberg, New York

Jost A. (1953). Problems of Fetal Endocrinology: The Gonadal and Hyphysial Hormones. Recent Prog Horm Res 8:379

Junge A. (1987). Behandlungsverlauf und Katamnese von operierten weiblichen Transsexuellen. Phil Dissertation, Universität Hamburg

Junge A., Pfäfflin F. (1988). Follow-Up Studies of Operated Transsexuals. Springer Verlag, Berlin, Heidelberg

Kampik E., Müller N., Soyka M. (1989). Manifestation einer schizophrenen Psychose bei einer transsexuellen Patientin nach operativer Geschlechtskorrektur. Nervenarzt 60:361–363

Kamprad B., Gooren, L.J.G. (1991).... damit die Schöpfung vollendet werde. Interview mit dem ersten Lehrstuhlinhaber der Welt für Transsexuologie in Amsterdam. in: Kamprad B., Schiffels W. (Hrsg.). Im Falschen Körper – Alles über Transsexualität. Kreuz Verlag, Zürich/Schweiz:74–69

Kamprad B., Schiffels W. (1991). Im Falschen Körper – Alles über Transsexualität. Kreuz Verlag, Zürich/Schweiz

Kantstein P. (1996). Gutachten nach dem Transsexuellengesetz: Die Perspektive der Richter. in: Clement U., Senf W. (Hrsg.). Transsexualität, Behandlung und Begutachtung. Schattauer Verlag, Stuttgart, New York:88–93

Karim R.B., Hage J.J., Mulder J.W. (1996). Neovagina in Male Transsexuals: Review of Surgical Techniques and Recommendations Regarding Eligility. Ann Plast Surg 37:669–675

Kaschka P., Lungershausen E. (Hrsg.) (1992). Paranoide Störungen. Springer Verlag, Berlin, Heidelberg, New York

Kavanaugh J.G., Volkan V.D. (1978). Transsexualism and a new Type of Psychosurgery. Int J Psychoanal Psychoth 7:366–372

Keller A.C., Stanley E., Althof D., Lothstein L.M. (1982). Group Therapy with Gender-Identity Patients – A Four-Year Study. Am J Psychother 36:223–228

Kemper A., Lesemann A. (1994). Papa ist eine Frau ist mein Vater. Labecula 1:26–28

Kernberg O.F. (1975). Borderline Conditions and Pathological Narcissism. Jason Aronson, New York/USA

Kernberg O.F. (1984). Schwere Persönlichkeitsstörungen. Theorie, Diagnose, Behandlungsstrategien. Klett-Cotta, Stuttgart

Kessler S.J., McKenna W. (1978). Gender: An Ethnomethodological Approach. Wiley, New York/USA

Kesteren P.J. van, Gooren L.J., Megens J.A. (1996). An Epidemiological and Demographic Study of Transsexuals in the Netherlands. Arch Sex Behav 25:589–600

Kesteren P.J. van, Lips P., Deville W., Popp-Snijders C., Asscheman H., Megens J., Gooren L. (1996). The Effect of One Year Cross Sex Hormonal Treatment on Bone Metabolism. and Serum Insuline-like Growth Factor-1 in Transsexuals. J Clin Endocrinol Metab 81:2227–2232

Kesteren P.J. van, Asscheman H., Megens J.A., Gooren L.J. (1997). Mortality and Morbidity in Transsexual Subjects Treated with Cross-Sex Hormones. Clin Endocrinol, 47:337–342

Kesteren P. van, Lips P., Gooren L.J., Asscheman H., Megens J. (1998). Long-Term Follow-Up of Bone Mineral Density and Bone Metabolism in Transsexuals Treated with Cross-Sex Hormones. Clin Endocrinol 48:347–354

Khouri R.K., Young V.L., Casoli V.M. (1998). Long-Term Results of Total Penile Reconstruction with a Prefabricated Lateral Arm Free Flap. J Urol 160:383–388

Keverne E.B., Vellucci, S.V. (1988). Social, Endocrine and Pharmacological Influences on Primate Sexual Behavior. Handbook of Sexology 6:265–424

Kinsey A.D., Pomeroy W.B., Martin C.E. (1948). Sexual Behavior in the Human Male. W.B. Saunders, Philadelphia/USA

Kinsey A.D., Pomeroy W.B., Martin C.E., Gebhard P.H. (1953). Sexual Behavior in the Human Female. W.B. Saunders, Philadelphia/USA

Kipnis K., Diamond M. (1998). Pediatric Ethics and the Surgical Assignment of Sex. J Clin Ethics 9:398–410

Kirkpatrick M., Friedmann C.T.H. (1976). Treatment of Requests for Sex-Change Surgery with Psychotherapy. Am J Psychiatry 133:1194–1196

Kockott G., Nusselt L. (1976). Zur Frage der Cerebralen Dysfunktion bei der Transsexualität. Der Nerbvenarzt 47:310–318

Kockott G., Fahrner E.M. (1987). Transsexuals Who Have Not Undergone Surgery: A Follow-Up Study. Arch Sex Behav 16:511–522

Kockott G., Fahrner E.M. (1988). Male-to-Female and Female-to-Male Transsexuals: A Comparison. Arch Sex Behav 17:539–546

Kockott G. (1996). Die klinische Koordination der Behandlung und Begutachtung. in: Clement U., Senf W. (Hrsg.). Transsexualität, Behandlung und Begutachtung. Schattauer Verlag, Stuttgart, New York:8–17

Kockott G. (1997). Mitteilung über die Veröffentlichung von Standards der Behandlung und Begutachtung von Transsexuellen. Nervenarzt 11:920–921

Kockott G. (1999). Transsexualität – wann ist die Transformationsoperation indiziert? Fortschr Med 117:38–40

Kodron C., Kopp v. B., Lauterbach U. et al. (Hrsg.). Vergleichende Erziehungswissenschaft. Herausforderung – Vermittlung – Praxis. 1. Band. Böhlau Verlag, Köln

Koenig P. (1973). Ein Fall von Transsexualismus bei einer Schizophrenen. Wien Z Nervenheilkd 31:167–175

Kohlberg L. (1966). A Cognitive-Developmental Analysis of Children's Sex-Role Concepts and Attitudes. in: Maccobody E. (ed.). The Development of Sex Differences, Stanford/USA:82–173

Kragh U. (1955). The Actual-Genetic Model of Perception-Personality. Gleerup, Lund/Schweden

Kragh U. (1985). DMT-Manual. Swedish Psychology International AB, Stockholm/Schweden

Krafft-Ebing R.V. (1877). Über gewisse Anomalien des Geschlechtstriebes und die klinisch-forensische Verwertung derselben als eines wahrscheinlich funktionellen Degenerationszeichens des centralen Nerven-Systems. Arch Psychiatr u Nervenkrankh 7:290–312

Krieger M.J. McAnich, Weimer S.R. (1982). Self-Performed Bilateral Orchiectomy in Transsexuals. J Clin Psychiatry 43:292–293

Kröhn W., Bertermann H., Wand H., Wille R. (1981). Nachuntersuchung bei operierten Transsexuellen. Nervenarzt 52:26–31

Krömer H., Pfäfflin F., Spehr W. (1985). Zur Frage Spezifischer Hirnstrombiulder bei Transsexualität. Nervenarzt 56:157–160

Krueger D.W. (1978). Symptom Passing in a Transvestite Father and Three Sons. Am J Psychiatry 135:739–742

Kruijver, F.P.M., Zhou, J.N., Pool, C.W., Hofman, M.A., Gooren, L.J.G., Swaab, D.F. (2000). Male-to-female transsexuals have female neuron numbers in a limbic nucleus. Journal of Clinical Endocrinology and Metabolism 85: 2034–2041.

Kruijver, F.P.M., Fernandez-Guasti, A., Fodor, M., Kraan, E.M., Swaab, D.F. (2001). Sex differences in androgen receptors of the human mamillary bodies are related to endocrine status rather than to sexual orientation or transsexuality. Journal of Clinical Endocrinology and Metabolism 86: 818–827.

Kubie L.S., Mackie J.B. (1968). Nervous and Mental Disease. J Nerv Ment Dis 147:431–443

Küchenhoff B. (1984). Dysmorhophobie. Nervenarzt 55:122–126

Küchenhoff B. (1988). Transsexualismus als Symptom einer Persönlichkeitsstörung und seine Behandlung. Nervenarzt 59:734–738

Kuiper B., Cohen-Kettenis P. (1988). Sex Reassignment Surgery: A Study of 141 Dutch Transsexuals. Arch Sex Behav 17:439–457

Kula K., Pawlikowski M. (1986). Gonadotropins and Gonadal Function in Transsexualism and Hypospadia. in: Dörner G., McCann S.M., Martini L. (eds.). Systematic hormones, neurotransmitters and brain development. Monogr Neural Sci 12:69–74

Landén M., Rasmussen P. (1997). Gender Identity Disorder in a Girl with Autism – a Case Report. Eur Child Adolesc Psychiatry 6:170–173

Landén M., Walinder J., Lundström B. (1997). Predicting Regrets in Sex Reassignment. Abstract, XV Harry Benjamin International Gender Dysphoria Association Symposium, Vancouver/Kanada. IJ Transgender, www.symposium.com/ijt/hbigda/vancouver/

Landén M., Walinder J., Hambert G., Lundström B. (1998). Factors Predictive of Regret in Sex Reassignment. Acta Psychiatr Scand 97:284–289

Landén M., Walinder J., Lundstrom B. (1998). Clinical Characteristics of a Total Cohort of Female and Male Applicants for Sex Reassignment: A Descriptive Study. Acta Psychiatr Scand 97:189–194

Lang A. (1997). Soziodemographische und psychologische Einflüsse auf die bereichsspezifische Lebenszufriedenheit von operierten Mann-zu-Frau-Transsexuellen. Diplomarbeit, Grund- und Integrativwissenschaftliche Fakultät der Universität Wien/Österreich

Lang H.J. (1988). Die ersten Lebensjahre, Psychoanalytische Entwicklungspsychologie und empirische Forschungsergebnisse. Profil Verlag, München

Langer D. (1985). Transsexuelle: Eine Herausforderung für Kooperation zwischen psychologischer und chirurgischer Medizin. Fortschr Neurol Psychiat 53:67–84

Langer D. (1995). Psychiatrische Gedanken zur Verselbständigung des Prozesses der Geschlechtsumwandlung und zur Rolle der Begutachtung. Sexuologie 3:263–275

Langer D., Hartmann U. (1997). Psychiatrische Begutachtung nach dem Transsexuellengesetz. Nervenarzt 11:862–869

Langevin R., Paitich D., Steiner B. (1977). The Clinical Profile of Male Transsexuals Living as Females Vs. Those Living as Males. Arch Sex Behav 6:143–154

Langevin R. (1985). The Meanings of Cross-Dressing. in: Steiner B.W. (ed.) Gender Dysphoria: Development, Research, Management. Plenum Press, New York/USA: 207–229

Langevin R., Majpruz V., Handy L. (1989). The Gender Dysphoria Scale: A Comparison of Gender Patients. Sexually Anomalous Patients and Community Controls. Ann Sex Res 2:89–96

Laszig P., Knauss W., Clement U. (1995). Psychotherapeutische Begleitung einer transsexuellen Entwicklung. Z Sexualforsch 8:24–38

Laub D.R., Gandhy P. (eds.) (1973). Proceedings of the Second Interdisciplinary Symposium on Gender Dysphoria Syndrome. University of California Press, Stanford/USA

Laub D.R., Fisk N. (1974). A Rehabilitation Program for Gender Dysphoria Syndrome by Surgical Sex Change. Plast Reconstr Surg 53:388–403

Laufer M.E. (1989). Body Image, Sexuality and the Psychotic Core. Int J Psychoanal 72:63–71

Lawrence A.A. (1997). SRS after less than a One-Year Real-Life Test – Absence of Regrets. Abstract, XV Harry Benjamin International Gender Dysphoria Association Symposium, Vancouver/ Kanada. IJ Transgender, www.symposium.com/ijt/hbigda/vancouver/

Leavitt F., Berger J.C. (1990). Clinical Patterns Among Male Transsexual Candidates with Erotic Interest in Males. Arch Sex Beh 19:491–505

Lehrl S. (1993). Mehrfachwahl-Wortschatzt-Intelligenzest. MWT-B. Perimed-spitta, Nürnberg

Lesser J.G. (1999). When your Son Becomes your Daughter: A Mother's Adjustment to a Transgender Child. Families in Society 80:182–189

LeVay S. (1991). A Difference in Hypothalamic Structure Between Heterosexual and Homosexual Men. Science 253:1034–1037

LeVay S. (1993). The Sexual Brain. MIT Press, Cambridge, MA/USA

Levine S. (1980). Psychiatric Diagnosis of Patients Requesting Sex Reassignment Surgery. J Sex Marit Ther 6:164–173

Levine S., Lothstein L. (1981). Transsexualism or the Gender Dysphoria Syndromes. J Sex Marital Ther 7:85–113

Levine S. (ed.) (1992). Sexual Life. Plenum, New York/USA

Levine S. (1992). Gender Identity Disorders. in: Levine S. (ed.) Sexual Life. Plenum, New York/ USA:180–201

Levine S. (1993). Gender-Disturbed Males. J Sex Marital Ther 19:131–141

Levine S.B., Brown G.S., Coleman E., Hage J.J., Cohen-Kettenis P., van Maasdam J., Petersen M., Pfafflin F., Schaefer L.C. (1997). The Proposed Revision of the Standards of Care (SOC). Abstract, XV Harry Benjamin International Gender Dysphoria Association Symposium, Vancouver/ Kanada. IJ Transgender, www.symposium.com/ijt/hbigda/vancouver/

Levine S.B., Brown G.S., Coleman E., Cohen-Kettenis P., Hage J.J., van Maasdam J., Petersen M., Pfäfflin F., Schaefer L.C. (1998). The Standards of Care for Gender Identity Disorders. Revision by Comitee Draft Nine B June 15, 1998. IJ Transgender II, www.symposium.com/ijt/

Liakos A. (1967). Familial Transvestism. Brit J Psychiat 113:49–51

Lidz Th., Lidz R. (1991). Weibliches in Männliches verwandeln: Männlichkeitsrituale in Papua Neu-Guinea. in: Friedman R.M., Lerner L. (Hrsg.). Zur Psychoanalyse des Mannes. Springer Verlag, Berlin, Heidelberg, New York

Liedl B. (1999). Geschlechtsangleichende Operation bei Transsexualität. Fortschr Med 117: 41–5

Lief, H.I., Dingman, J.F., Bishop, M.P. (1962). Psychoendocrinologic Studies in a Male with Cyclic Changes in Sexuality. Epidemiol Psychosom Cond 24:357–368

Lilly R., Cummings J.L., Benson F., Frankel M. (1983). The Human Klüver-Bucy Syndrome. Neurology 33:1141–1145

Limentani A. (1979). The Significance of Transsexualism in Relation to Some Basic Psychoanalytic Concepts. Int Rev Psychoanal 6:139–153

Lindemalm G., Körlin D., Uddenberg N. (1986). Long-term Follow-Up of „Sex-Change" in 13 Male-to-Female Transsexuals. Arch Sex Behav 15:187–210

Lindemann G. (1990). Konstruktion des Geschlechts. Prax Psychother Psychosom 35:272–283

Lindemann G. (1992). Volkmar Siguschs „unstillbare Suche" nach dem Guten oder Warum die. Transsexuellen moralisch homosexualisiert werden müssen. Z. Sexualforsch. 5:261–270

Lindemann G. (1993). Das paradoxe Geschlecht. Fischer Taschenbuch Verlag, Frankfurt a.M.

Lips P., van Kesteren P.J., Asscheman H., Gooren L.J. (1996). The Effect of Androgen Treatment on Bone Metabolism in Female-to-Male Transsexuals. J Bone Miner Res 11:1769–1773

Lish J.D., Ehrhardt A.A., Meyer-Bahlburg H.F., Rosen L.R., Veridiano N.P. (1991). Gender-Related Behavior Development in Females Exposed to Diethylstilbestrol (DES) in Utero: An Attempted Replication. J Am Acad Child Adolesc Psychiatry 30:29–37

Lish J.D., Meyer-Bahlburg H.F., Ehrhardt A.A., Travis B.G., Veridiano N.P. (1992). Prenatal Exposure to Diethylstilbestrol (DES): Childhood Play Behavior and Adult. Gender-Role Behavior in Women. Arch Sex Behav 21:423–441

Loeb L.R. (1992). Analysis of the Transferene Neurosis in a Child with Transsexual Symptoms. J Am Psychoanal Assoc 40:587–605

Loeb L.R. (1996). Childhood Gender-Identity Disorders. in: Rosen I. (ed.). Sexual Deviation. Oxford University Press, Oxford/Großbritannien:134–157

Loeb L.R. (1999). Gender Identity Disorder. J Am Acad Child Adoles Psychiatry 38:639–640

Lombardi E.L. (1999). Integration within a Transgender Social Network and its Effect upon Members' Social and Political Activity. J Homosexuality 37:109–126

Lothstein L.M. (1977). Psychotherapy with Patients with Gender Dysphoria Syndromes. Bull Menninger Clin 41:563–582

Lothstein L.M. (1979) a. Psychodynamics and Sociodynamics of Gender-Dysphoric States. Am J Psychother 33:214–239

Lothstein L.M. (1979) b. The Aging Gender Dysphoria (Transsexual) Patient. Arch Sex Behav 8:431–444

Lothstein L.M. (1979) c. Group Therapy with Gender-Dysphoric Patients. Am J Psychother 33:67–81

Lothstein L.M. (1980) a. The Adolescent Gender Dysphoric Patient: An Approach to Treatment and Management. J Pediatr Psychol 5:93–109

Lothstein L.M. (1980) b. The Postsurgical Transsexual: Empirical and Theoretical Considerations. Arch Sex Behav 9:547–564

Lothstein L.M., Levine S.B. (1981). Expressive Psychotherapy with Gender Dysphoric Patients. Arch Gen Psychiatry 38:924–929

Lothstein L.M. (1982). Sex Reassignment Surgery: Historical, Bioethical, and Theoretical Issues. Am J Psychiatry 139:417–426

Lothstein L.M. (1983). Female-to-Male Transsexualism. Historical, Clinical and Theoretical Issues. Routledge and Kegan Paul, Boston,MA/USA

Lothstein L.M. (1984). Psychological Testing with Transsexuals: A 30-Year Review. J Pers Ass 48:500–507

Lothstein L.M., Robach H. (1984). Black Female Transsexuals and Schizophrenia: A Serendipitous Finding? Arch Sex Behav 13:371–386

Lothstein K.L., Brown G. (1993). Sex Reassignment Surgery: Current Concepts. Integrative Psychiatry (:21–30

Lowy F.H., Kolivakis T.L. (1971). Autocastration by a Male Transsexual. Com Psychiatr Assoc J 16:399–405

Luke J.L., Reay D.T., Eisele J.W., Bonnell H.J. (1985). Correlation of Circumstances with Pathological Findings in Asphyxial Deaths by Hanging: A Prospective Study of 61 Cases from Seattle, WA. J Forensic Sci 30:1140–1147

Lukianowicz N (1959). Survey of Various Aspects of Transvestism in the Light of our Present Knowledge. J Nerv Ment Dis 128:36–64

Lukianowicz N. (1967). Body Image Diturbances in Psychiatric Disorders. Br J Psychiatry 113:31–47

Lundström B. (1981). Gender Dysphoria. A Social-Psychiatric Follow-up of 31 Cases not accepted for Sex Reassignment. University of Göteborg Press, Hising Backa, Göteborg/Schweden

Lundström B., Pauly I., Walinder J. (1984). Outcome of Sex Reassignment Surgery. Acta Psychiatr Scand 70:289–294

Lundström B. (1988). Outcome of Persons who have been Refused Sex Reassignment Surgery. Springer Verlag, Berlin, Heidelberg

Lutz D.J., Roback H.B., Hart M. (1984). Feminine Gender Identity and Psychological Adjustment of Male Transsexuals and Male Homosexuals. J Sex Res 20:350–362

Maas S.M., Eijsbouts Q.A., Hage J.J., Cuesta M.A. (1999). Laparoscopic Rectosigmoid Colpopoiesis: Does it Benefit our Transsexual Patients? Plast Reconstr Surg 103:518–514

Maccobody E. (ed.) (1966). The Development of Sex Differences. Stanford/USA

Machover K. (1949). Personality Projektion in the Drawing of the Human Figure. Thomas Publisher, Springfield, Illinois/USA

Macvicar K. (1978). The Transsexual Wish in a Psychotic Character. Int J Psychoanal Psychother 7:354–365

Mäder-Kruse I. (1999). Transsexualismus einer Tochter. Persönlichkeitsstörungen 3:156–162

Mahler M.S. (1963). Thoughts about Development and Individuation. This Annual 18:307–324

Mahler M.S. (1965). Rebuttal of R. Stoller's Paper „Healthy Parental Influences on the Earliest Development. of Masculinity in Baby Boys". Psychoanal Forum 5:234–240

Mahler M.S. (1968). On Human Symbiosis and the Vicissitudes of Individuation, Vol I. International Universities Press, New York/USA

Mahler M.S., Pine F., Bergman A. (1978). Die psychische Geburt des Menschen. Symbiose und Individation. Fischer Verlag, Frankfurt a.M.

Mallebrein C. (1997). Dem Ruf der Göttin gefolgt: Yellamma und ihre Anhänger. in: Völger G. (Hrsg.). Sie und Er. Frauenmacht und Männerherrschaft im Kulturvergleich. Zweibändige Materialiensammlung zu einer Ausstellung des Rautenstrauch-Joest-Museums für Völkerkunde in der Josef-Haubrich-Kunsthalle Köln vom 25.11.1997 bis 08.03.1998:135–142, Band II

Marks I.M., Mataix-Cols D. (1997). Four-Year Remission of Transsexualism after Comorbid Obsessive-Compulsive Disorder Improved with Self-Exposure Therapy. Case report. Br J Psychiatry 171:389–390

Marmor J. (ed.). Homosexual Behavior: A Modern Reappraisal. Basic Books, New York/USA

Marone P., Iacoella S., Cecchini M.G. (1997). An Experimental Study on Body Image and Perception in Gender Identity Disorder. Abstract, XV Harry Benjamin International Gender Dysphoria Association Symposium, Vancouver/Kanada. IJ Transgender, www.symposium.com/ijt/hbigda/vancouver/

Martin T., Gattaz W.F. (1991). Psychiatric Aspects of Male Genital Self-Mutilation. Psychopathology 24:170–178

Mate-Kole Ch., Freschi M. (1988). Psychiatric Aspects of Sex Reassignment Surgery. Br J Psychiatry 2:153–155

Mate-Kole C., Freschi M., Robin A. (1990). A Controlled Study of Psychological and Social Change after Surgical Gender. Reassignment in Selected Male Transsexuals. Br J Psychiatry 157:261–164

Mauvais-Jarvis P., Bercovici J.P., Crepy O., Gauthier F. (1970). Studies on Testosterone Metabolism in Subjects with Testicular Feminization Syndrome. J Clin Invest 49:31

C., Kapfhammer H.P. (1993). Couvade-Syndrom, ein psychogenes Beschwerdebild am Übergang zur Vaterschaft. Fortschr Neurol Psychiat 61:354–360

Mayer C., Kapfhammer H.P. (1995). Koinzidenz von Transsexualität und Psychose. Nervenarzt 66:225–230

McAlpine I., Hunter R.A. (eds.) (1955). Schreber D.P.: Memories of My Nervous Illness. W.Dawson and Sons, London/Großbritannien:24, 203, 404, 407

McCauley E., Ehrhardt A.A. (1977). Role Expectations and Definitions: A Comparison of Female Transsexuals and Lesbians. J Homosex 3:137–147

McCauley E., Ehrhardt A.A. (1984). Follow-Up of Females with Gender Identity Disorders. J Nerv Ment Dis 172:353–358

McCauley E., Urquiza A. (1988). Endocrine Influences on Human Sexual Behavior. in: Sitsen J.M.A. (ed.). Handbook of Sexology (Vol 6) The Pharmakcology of Sexual Function. Elsevier, Amsterdam/Niederlande

McCormick C.M., Witelson S.F., Kingstone E. (1990). Left-Handedness in Homosexual Men and Women: Neuroendocrine Implications. Psychoneuroendocrinology 15:69–76

McCormick C.M., Witelson S.F (1991). A Cognitive Profile of Homosexual Men Compared to Heterosexual Men and Women. Psychoneuroendocrinology 16:459–473

McCredie R.J., McCrohon J.A., Turner L., Griffiths K.A., Handelsman D.J., Celermajer D.S. (1998). Vascular Reactivity is Impaired in Genetic Females Taking High-Dose Androgens. J Am Coll Cardiol 32:1331–1335

McCrohon J.A. Walters W.A., Robinson J.T., McCredie R.J., Turner L., Adams M.R., Handelsman D.J., Celermajer D.S. (1997). Arterial Reactivity is Enhanced in Genetic Males Taking High Dose Estrogens. J Am Coll Cardiol 29:1432–1436

McDermid S.A., Zucker K.J., Bradley S.J., Maing D.M. (1998). Effects of Physical Appearance on Masculine Trait Ratings of Boys and Girls with Gender. Identity Disorder. Arch Sex Behav, 27:253–267

McElroy S.L., Phillips K.A., Keck P.E. Jr., Hudson J.I., Pope H.G. Jr. (1993). Body Dysmorphic Disorder: Does it have a Psychotic Subtype? J Clin Psychiatry 54:389–395

McKain Th.L. (1996). Acknowledging Mixed-Sex People. J Sex Marital Therapy 22:265–274

McKee, Roback H.B., Hollender M.H. (1976). Transsexualism in two Male Triplets. Am J Psychiatry 133:334–340

McLuhan M. (1995). Die Magischen Kanäle. Understanding Media. Verlag der Kunst, Dresden

Mellon C.D., Barlow C., Cook J., Clark L.D. (1989). Autocastration and Autopenectomy in a Patient with Transsexualism and Schizophrenia. J Sex Res 26:125–130

Mentzos S. (1984). Neurotische Konfliktverarbeitung. Einführung in die psychoanalytische Neurosenlehre. unter Berücksichtigung neuer Perspektiven. Fischer Taschenbuch, München

Mertens W. (1994) a. Entwicklung der Psychosexualität und der Geschlechtsidentität Band 1: Geburt bis 4. Lebensjahr. Kohlhammer Verlag, Stuttgart, Berlin, Köln

Mertens W. (1994) b. Entwicklung der Psychosexualität und der Geschlechtsidentität Band 2: Kindheit und Adoleszenz. Kohlhammer Verlag, Stuttgart, Berlin, Köln

Mertens W. (1996). Psychoanalyse. 5. überarbeitete Auflage. Kohlhammer Verlag, Stuttgart, Berlin, Köln

Meuser M., Lautmann R. (1997). ‚Menschen und Frauen' Die Geschlechtslosigkeit des Mannes in der Moderne. in: Völger G. (Hrsg.). Sie und Er. Frauenmacht und Männerherrschaft im Kulturvergleich. Zweibändige Materialiensammlung zu einer Ausstellung des Rautenstrauch-Joest-Museums. für Völkerkunde in der Josef-Haubrich-Kunsthalle Köln vom 25.11.1997 bis 08.03.1998:253–258, Band II

Meyenburg B., Ihlenfeld Ch. (1982). Transsexualität und Psychotherapie. Sexualmedizin:318–320

Meyenburg B. (1992). Aus der Psychotherapie eines transsexuellen Patienten. Z Sexualforsch 5:95–110

Meyenburg B. (1994). Kritik der hormonellen Behandlung Jugendlicher mit Geschlechtsidentitätsstörungen. Z Sexualforsch 7:343–349

Meyenburg B. (1996). Geschlechtsidentitätsstörungen im Kindes- und Jugendalter. in: Sigusch V. (Hrsg.). Sexuelle Störungen und ihre Behandlung. Thieme Verlag, Stuttgart, New York:312–326

Meyenburg B. (1999). Gender Identity Disorder in Adolescence: Outcomes of Psychotherapy. Adolescence 34:305–313

Meyer J.K. (1973). Commentary on „Transsexualism and Surgical Procedures", by N.L. Block and A.N. Tessler. Med Aspects Hum Sexuality 7:182–183

Meyer J.K. (1974). Clinical Variants Among Applicants for Sex Reassignment. Arch Sex Behav 3:527–558

Meyer J.K. (1976). Training and Accreditation for the Treatment of Sexual Disorders. Am J Psychiatry 133:389–394

Meyer J.K., Reter D.J. (1979). Sex Reassignment. Arch Gen Psychiatry 36:1010–1015

Meyer J.K. (1980). Body Ego, Selfness, and Gender Sense: The Development of Gender Identity. Psychiatr Clin North Am 3:21–36

Meyer J.K. (1982). The Theory of Gender Identity Disorders. J Am Psychoanal 30:381–418

Meyer W.J., Webb A., Stuart C.A., Finkelstein J.W., Lawrence B., Walker P.A. (1986). Physical and Hormonal Evaluation of Transsexual Patients: A Longitudinal Study. Arch Sex Behav 15:121–138

Meyer A.E., Richter R., Grawe K., Graf vd Schulenburg J.M., Schulte B. (1991). Forschungsgutachten zu Fragen eines Psychotherapeutengesetzes im Auftrag des. Bundesministeriums für Jugend, Familie, Frauen und Gesundheit. Universitäts-Krankenhaus Hamburg-Eppendorf

Meyer-Bahlburg H.F.L. (1977). Sex Hormones and Male Homosexuality in Comparative Perspective. Arch Sex Behav 6:297–325

Meyer-Bahlburg H.F.L., Grisanti G.C., Ehrhardt A.A. (1977). Prenatal Effects of Sex Hormones on Human Male Behavior: Medroxyprogesterone Acetate (MPA). Psychoneuroendocrinology 2:383–390

Meyer-Bahlburg H.F.L. (1979). Sex Hormones and Female Homosexuality: A Critical Examination. Arch Sex Behav 8:101–119

Meyer-Bahlburg H.F.L. (1982). Hormones and Psychosexual Differentiation: Implications for the Management of. Intersexuality, Homosexuality and Transsexuality. Clin Endocrin Metabol 11:681–701

Meyer-Bahlburg H.F.L. (1984). Psychoendocrine Research on Sexual Orientation. Current Status and Future Options. Prog Brain Res 61:375–398

Meyer-Bahlburg H.F.L., Ehrhardt A.A. (1986). Prenatal Diethylstilbestrol exposure: Behavioral Consequences in Humans. in: Dörner G., McCann S.M., Martini L. (eds.). Systemic Hormones, Neurotransmitters and Brain Development. Monogr Neural Sci 12:90–95

Meyer-Bahlburg H.F.L. (1993) a. Gender Identity Development in Intersex Patients. in: Sexual and gender identity disorders. Child Adolesc Psychiatr Clin North Am 2:501–512

Meyer-Bahlburg H.F.L. (1993) b. Psychobiologic Research on Homosexuality. Child Adolesc Psychiatr Clin North Am 2:489–500

Meyer-Bahlburg H.F.L., Ehrhardt A.A., et al. (1995). Prenatal Estrogens and the Development of Homosexual Orientation. Development Psychology 31:12–21

Meyer-Bahlburg H.F.L., Gruen, R.S., New, M.I. et al. (1996). Gender Change from Female to Male in Classical Congenital Adrenal Hyperplasia. Horm Behav 30:319–332

Meyer-Bahlburg H.F.L. (1997) a. Problems of the Assignment of Gender in Intersexuality. Abstract, XV Harry Benjamin International Gender Dysphoria Association Symposium, Vancouver/Kanada. IJ Transgender, www.symposium.com/ijt/hbigda/vancouver/

Meyer-Bahlburg H.F.L. (1997) b. The Role of Prenatal Estrogens in Sexual Orientation. in: Ellis, L., Ebertz, L. (eds.). Sexual Orientation – Toward Biological Understanding. Praeger Publishers, Westport, CT./USA

Meyhöfer A. (1996). Lesben und lesben lassen. Der Spiegel 5:112–115

Michel A., Mormont C. (1997). Comparison of the MMPI within two Groups of Sex-Reassignment Surgery Applicants. Abstract, XV Harry Benjamin International Gender Dysphoria Association Symposium, VancouverlKanada. IJ Transgender, www.symposium.com/ijt/hbigda/vancouver/

Midence K., Hargreaves I. (1997). Psychosocial Adjustment in Male-to-Female Transsexuals: An Overview of the Research Evidence. J Psychol 131:602–614

Miles C., Green R., Sanders G., Hines M. (1998). Estrogen and Memory in a Transsexual Population. Horm Behav 34:199–208

Mitscherlich A. (1950/51). 66. Wanderversammlung der Südwestdeutschen Psychiater und Neurologen, Badenweiler, 2./3. Juni 1950. I. Erstes Leitthema: Daseinsanalyse. Psyche 4:226–234

Mitscherlich A., Bally G., Binder H., Binswanger L., Bleuler M., Brun R., Dührssen A., Gollner W.E., Jores A., Jung C.G., Kranz H., Kemper W., Meng H., Mohr F., Müller M., Schultz-Hencke H., Seitz W., Staehelin J.E., Steck H., Weizäcker V.V. (1950/51) a. Rundfrage über ein Referat auf der 66. Wanderversammlung der Südwestdeutschen Psychiater und Neurologen in Badenweiler. Psyche 4:448–477

Mitscherlich A., Georgi F., Göppert H., Gundert H., Mauz F., Zutt J., Boss M. (1950/51) b. Rundfrage über ein Referat auf der 66. Wanderversammlung der Südwestdeutschen Psychiater und Neurologen in Badenweiler. Psyche 4:626–640

Modestin J., Ebner G. (1995). Multiple Personality Disorder Manifesting Itself under the Mask of Transsexualism. Psychopathology 28:317–321

Moesler T.A., Washeim H.A. (1995). Transsexualismus–eine extreme Form sexueller Identitätsstörung. Fortschr Med 113:46–49

Mohl P.C., Adams R., Greer D.M., Sheley K.A. (1981). Prepuce Restoration Seekers: Psychiatric Aspects. Arch Sex Behav 10:383–393

Money J. (1955). Hermaphroditism, Gender and Precocity in Hyperadrenocorticism: Psychologic Findings. Bull Johns Hopk Hosp 96:253–273

Money J., Hampson J.G. (1955). Hermaphroditism, Recommendations Concerning Assignment of Sex, Change of Sex, and Psychologic Management. Bull Johns Hopk Hosp 97:284–300

Money J., Hampson J.G., Hampson J.L. (1957). Imprinting and the Establishment of Gender Role. Arch Neurol Psychiatr 77:33–36

Money J. (1963). Cytogenetic and Psychosexual Incongruities with a Note on Space-Form Blindness. Am J Psychiat 119:820–827

Money J., Brennan J. (1968). Sexual Dimorphism in the Psychology of Female Transsexuals. J Nerv Ment Dis 147:487–499

Money J., Primrose C. (1968). Sexual Dimorphism and Dissociation in the Psychology of Male Transsexuals. J Nerv Mental Dis 147:472–486

Money J. (1969). Sex Reassignment as Related to Hermaphroditism and Transsexualism. In: Green R., Money J. (eds.). Transsexualism and sex reassignment. The Johns Hopk Univ Pr, Baltimore/USA:91–113

Money J., Gaskin R. (1970–1971). Sex Reassignment. Int J Psychiatry 9:249–269

Money J., Erhardt A.A. (1972). Man and Woman, Boy and Girl. The Johns Hopk Univ Pr, Baltimore/USA

Money J., Wolff G. (1973). Sex Reassignment: Male to Female to Male. Arch Sex Behav 2:245–250

Money J. (1974). Two Names, two Wardrobes, two Personalities. J Homosex 1:65–70

Money J. (1975). Ablatio Penis: Normal Male Infant Sex-Reassigned as a Girl. Arch Sex Behav 4:65–71

Money J., Dalery J. (1976). Iatrogenic Homosexuality: Gender Identity in Seven 46 XX Chromosomal Females with Hyperadrenocortical Hermaphroditism Born with a Penis, Three Reared as Boys. Four Reared as Girls. J Homosex 1:357–371

Money J., Schwartz M. (1977). Dating, Romantic and Nonromantic Friendships, and Sexuality in 17 Early-Treated. Adrenogenital Females, Aged 16–25. in: Lee P.A., Plotnick L.P., Kowarski A.A., Migeon C.J. (eds.). Congenuital adrenal hyperplasia. University park press, Baltimore/USA:419–431

Money J., Schwartz M., Lewis V.G. (1984). Adult Erotosexual Status and Fetal Hormonal Masculinization and Demasculinization: 46, XX Congenital Virilizing Adrenal Hyperplasia and 46, XY Androgen-Insensitivity Syndrome Compared. Psychoneuroendocrimology 9:405–414

Money J., Devore H., Norman B.F. (1986). Gender Identity and Gender Transposition: Longitudinal Outcome Study of 32 Male Hermaphrodites Assigned as Girls. J Sex Marital Ther 12:165–181

Money J., Norman B.F. (1987) a. Gender Identity and Gender Transposition: Longitudinal Outcome Study of Twelve Women. Arch Sex Behav 11:73–83

Money J., Norman B.F. (1987) b. Gender Identity and Gender Transposition: Longitudinal Outcome Study of. 24 Male Hermaphrodites assigned as Boys. J Sex Marital Ther 13:75–92

Money J. (1988). Gay, Straight, and In-Between. The Sexology of Erotic Orientation. Oxford University Press, New York/USA

Money J. (1994) a. Zur Geschichte des Konzepts Gender Identity Disorder. Z Sexualforschung 7:20–34

Money J. (1994) b. Sex Errors of the Body and Related Syndromes: A Guide to Counseling Children, Adolescents, and their Families. 2nd ed. Paul H. Brookes Publishing Co, Baltimore,MD/USA

Money J. (1994) c. Homosexuell, bisexuell, heterosexuell. Zum psychoendokrinologischen Forschungsstand. Z Sexualforschung 4:122–128

Morgan A.J. (1978). Psychotherapy for Transsexual Candidates Screened out of Surgery. Arch Sex Behav 7:273–283

Morgenthaler F. (1974). Die Stellung der Perversion in Metapsychologie und Technik. Psyche 28:1077–1098

Morselli E. (1886). Sulla Dismorfofobia e Sulla Tafefobia. Boll Acad Med Genova VI:110 (zitiert nach Küchenhoff 1984)

Mosher D., Sirkin M. (1984). Measuring a Macho Personality Constellation. J Res Pers 18:150–163

Motta M. (ed.) (1991). Brain Endocrinology. 2nd ed. Raven Press, New York/USA

Mühsam R. (1921). Der Einfluß der Kastration auf Sexualneurotiker. Deutsch Med Wschr 47:155–156

Mühsam R. (1926). Chirurgische Eingriffe bei Anomalien des Sexuallebens. Therapie der Gegenwart 67:451–455

Munroe R.C., Munroe R.H. (1971). Male Pregnancy Symptoms and Cross-Sex Identity in Three Societies. J Soc Psychol 84:11–25

Munroe R.C., Munroe R.H., Whiting J.W.M. (1973). The Couvade: A Psychological Analysis. Ethos 1:30–74

Nanda S. (1997). Weder Mann noch Frau. Die Hijra in Indien. in: Völger G. (Hrsg.). Sie und Er. Frauenmacht und Männerherrschaft im Kulturvergleich. Zweibändige Materialiensammlung zu einer Ausstellung des Rautenstrauch-Joest-Museums für Völkerkunde in der Josef-Haubrich-Kunsthalle Köln vom 25.11.1997 bis 08.03.1998: 129–134, Band II

Neuhauser U. (1995). Ist Adam jetzt Eva? Stern 21:48–62

New G., Timmins K.L., Duffy S.J., Tran B.T., O'Brien R.C., Harper R.W., Meredith I.T. (1997). Long-Term Estrogen Therapy Improves Vascular Function in Male to Female Transsexuals. J Am Coll Cariol 29:1437–1444

Newcomb M.D. (1985). The Role of Perceived Relative Parent Personality in the Development of Heterosexuals, Homosexuals, and Transvestites. Arch Sex Behav 14:145–164

Newman L.E., Stoller R.J. (1971). The Oedipal Situation in Male Transsexualism. Br J med Psychol. 44:295–303

Newman L.E., Stoller R.J. (1974). Nontranssexual Men Who Seek Sex Reassignment. Am J Psychiatry 131:437–441

Nielsen J., Johnsen S., Sorensen K. (1980). Follow-Up 10 Years Later of 34 Klinefelter Males with Kariotype 47 XXY and 16 Hypogonaldal Males with Kariotype 46 XY. Psychol Med 10:345–352

Novello P. (1990). Genital Self Mutilation. Br J Psychiat 157:298–2999

Oates J.M., Dacakis G. (1986). Voice, Speech and Language Considerations in the Management of Male to Female Transsexuals. in: Walters W.A.W., Ross M.W. (eds.). Transsexualism and Sex Reassignment. Oxford University Press, Oxford/Großbritannien. 00

O'Gorman E.C. (1982). A Retrospective Study of Epidemiological and Clinical Aspects of 28 Transsexual Patients. Arch Sex Behav 11:231–236

O'Keefe T. (1997). The Treatment of Sex, Gender and Sexuality States by Respectful Pansexual. Usage of Sociolinguistcs. Abstract, XV Harry Benjamin International Gender Dysphoria Association Symposium, Vancouver/Kanada. IJ Transgender, www.symposium.com/ijt/hbigda/vancouver/

Oppenheimer A. (1991). The Wish for a Sex Change: A Challenge to Psychoanalysis? Int J Psychoanal 72:221–231

Osburg S., Weitze C. (1993). Betrachtungen über zehn Jahre Transsexuellengesetz. Recht und Psychiatrie 11:94–107

Ouellett M.L. (1996). Systemic Pathways for Social Transformation: School change, Multicultural Organization Development, Multicultural Education and LGBT Youth. J Gay, Lesbian, Bisexual Identity 1:273–294

O.V. (1979). Sex, Hormones and Behavior. Ciba Foundation Symposium 62. Excerpta Medica, Amsterdam/Niederlande:81–101

O.V. (1980). Sexualität Konkret. Neuer Konkret Verlag, Hamburg

O.V. (1988). Klinefelter Syndrome (editorial). Lancet 1:1316–1317

O.V. (1992–1996). SGB V §§ 27–28 Transsexualität. Beck Texte im Deutschen Taschenbuch Verlag

O.V. (1993). Rechtssprechung. Das Standesamt:109–114

O.V. (1996) a. Wechselbad der Lüste. Der Spiegel 5:96–106

O.V. (1996) b. Alles noch bunter. Die Geschlechtergrenzen verschwimmen weiter: Frauen verkleiden sich als männliche „Drag Kings". Der Spiegel 43:150–153

O.V. (1997) a. Sex im Kopf. Münch Med Wschr 139:20

O.V. (1997) b. Liebe im Herzen. Der Spiegel 50:180

O.V. (1997) c. Früh übt sich. Der Spiegel 45:224

O.V. (1998) a. Patriotischer Schnitt. Der Spiegel 7:157

O.V. (1998) b. Global fatal. Der Spiegel 1:166

O.V. (1999) a. Schwieriges Leben zwischen den Welten von Mann und Frau. Dortmunder Rund-schau, 10.12.1999

O.V. (1999) b. In Wairarapa haben Neuseelands Bürger die erste transsexuelle Parlamentarierin der Welt gewählt. Die Tageszeitung, 29.11.1999

Ovesey L., Person E. (1973). Gender Identity and Sexual Psychopathology in Men: A Psychodynamic Analysis of Homosexuality, Transsexualism, and Transvestism. J Am Acad Psychoanal 1:53–72

Pauly I.B. (1965). Male Psychosexual Inversion: Transsexualism. A Review of 100 Cases. Arch Gen Psychiatry 13:172–181

Pauly I.B. (1968). The Current Status of The Sex Change Operation. J Nerv Ment Disease 147:460–471

Pauly I.B. (1974) a. Female Transsexualism: Part I. Arch Sex Behav 3:487–507

Pauly I.B. (1974) b. Female Transsexualism: Part II. Arch Sex Behav 3:509–526

Pauly I.B., Lindgren T.W. (1976/77). Body Image and Gender Identity. J Homosex 2:133–142

Pauly I.B. (1981). Outcome of Sex Reassignment Surgery for Transsexuals. Aust N Z J Psychiatry: 45–51

Pauly I.B., Edgerton M.T. (1986). The Gender Identity Movement: A Growing Surgical-Psychiatric Liaison. Arch Sex Behav 15:315–329

Pauly I.B. (1992). Terminology and Classification of Gender Identity Disorders. J Psychol Hum Sex 5:1–14

Pelras C. (1997). Geschlechterrollen und Transvestiten bei den Buginesen in Südsulawesi, Indonesien. in: Völger G. (Hrsg.). Sie und Er. Frauenmacht und Männerherrschaft im Kulturvergleich. Zweibändige Materialiensammlung zu einer Ausstellung des Rautenstrauch-Joest-Museums für Völkerkunde in der Josef-Haubrich-Kunsthalle Köln vom 25.11.1997 bis 08.03.1998:109–120, Band II

Peo R.E. (1988). Transvestism. J Soc Work Hum Sexuality 7:57–75

Perkins M.W. (1981). Female Homosexuality and body built. Arch Sex Behav 10:337–345

Person E.S., Ovesey L. (1974) a. The Transsexual Syndrome in Males I. Am J Psychotherapy 28:4–20

Person E.S., Ovesey L. (1974) b. The Transsexual Syndrome in Males II. Am J Psychotherapy 28:174–193

Person E.S., Ovesey L. (1978). Transvestism: New Perspectives. J Am Acad Psychoanal 6:301–323

Person E.S., Ovesey L. (1983). Psychoanalytic Theories of Gender Identity. J Am Acad Psychoanal 11:203–226

Peters U.H. (1984). Wörterbuch der Psychiatrie und medizinischen Psychologie, 3. Aufl. Urban & Schwarzenberg-Verlag, München

Petersen M.E., Dickey R. (1995). Surgical Sex Reassignment: A Comparative Survey of International Centers. Arch Sex Behav 24:135–156

Peterson R.E., Imperato-McGinley J., Gautier T., Sturla E. (1977). Male Pseudohermaphroditism Due to Steroid 5a-Reductase Deficiency. Am J Med 62:170–191

Peterson R.E., Imperato-McGinley J. (1984). Male Pseudohermaphroditism Due to Inherited Deficiency of Testosterone biosynthesis. in: Serio M., Motta M., Zanissi M., Martini L. (eds.). Sexual differentiation. Basic and clinical aspects. Raven Press, New York/USA:301–319

Pfäfflin F. (1983/1991). Probleme der psychotherapeutischen Behandlung transsexueller Patienten. Psychother Psychosom med Psychol 3:89–92. Nachdruck in: Kamprad B., Schiffels W. (Hrsg.). Im falschen Körper. Kreuz-Verlag, Zürich/Schweiz:204–214

Pfäfflin F. (1984). Zur Leistungspflicht der Krankenkassen bei Geschlechtsumwandlungsoperationen. Recht & Psychiatrie 2:95–99

Pfäfflin F., Junge A. (1990). Nachuntersuchung von 85 operierten Transsexuellen. Z Sexualforsch 3:331–348

Pfäfflin F., Junge, A. (1992). Geschlechtsumwandlung – Abhandlungen zur Transsexualität. Schattauer Verlag, Stuttgart

Pfäfflin F. (1993). Transsexualität. Enke Verlag, Stuttgart

Pfäfflin F. (1994). Zur transsexuellen Abwehr. Psyche:904–931

Pfäfflin F. (1995). Die Begutachtung der Transsexualität. in: Venzlaff U., Foerster K. (Hrsg.). Psychiatrische Begutachtung. Fischer, Stuttgart:621–638

Pfäfflin F. (1996). Therapeut-Patient Berziehung. in: Clement U., Senf W. (Hrsg.). Transsexualität, Behandlung und Begutachtung. Schattauer Verlag, Stuttgart, New York:24–34

Phillips K.A., McElroy S.L. (1993). Insight, Overvalued Ideation, and Delusional Thinking in Body Dysmorphic Disorder. J Nerv Ment Dis 181:699–702

Phillips K.A., McElroy S.L., Keck P.E.Jr., Pope H.G. Jr., Hudson J.I. (1993). Body Dysmorphic Disorder: 30 Cases of Imagined Ugliness. Am J Psychiatry 150:302–308

Phoenix C.H., Goy R.W., Gerall A.A., Young W.C. (1959). Organizing Action of Prenatally Administered Testosterone Propionate on the Tissues Mediating Mating Behavior in the Female Guinea Pig. Endocrinology 65:369–82

Piaget J. (1969). Das Erwachen der Intelligenz beim Kinde. Klett-Verlag, Stuttgart

Pillard R.C., Poumadere J., Carretta R.A. (1982). A Family Study of Sexual Orientation. Arch Sex Behav 11:511–20

Pillard R.C., Weinrich J.D. (1986). Evidence of Familial nature of Male Homosexuality. Arch Gen Psychiatry 43:808–12

Ploeger A., Flamm, R. (1976). Synopsis des Transvestismus und Transsexualismus. Fortschr Neurol Psychiat 44:493–555

Poeck K. (1985). The Klüver-Bucy Syndrome in Man. in: Frederiks J.A.M. (ed.). Handbook of Neurology 1 (45) Clinical Neuropsychology:257–263

Pohlen M., Bautz-Holzherr M. (1995). Psychoanalyse – Das Ende einer Deutungsmacht. Rowohlt Taschenbuch Verlag, Reinbek

Poland D. (1991). Transsexualität – Leitsymptomatik, Differentialdiagnostik und Behandlungskonzepte. in: Kamprad B., Schiffels W. (Hrsg.). Im falschen Körper. Alles über Transsexualität. Kreuz Verlag, Zürich:70–82

Pomeroy W. (1967). The Diagnosis and Treatment of Transvestits and Transsexuals. J Sex Marital Ther 1:215–224

Powers J., Watson D.B. (1997). Exploring the Spectrum and Expression of Gender Identity through Group Therapy. Abstract, XV Harry Benjamin International Gender Dysphoria Association Symposium, Vancouver/Kanada. IJ Transgender, www.symposium.com/ijt/hbigda/vancouver/

Preuss W.F., Eicher R. (1997). Problems of Transsexual Parents. Abstract, XV Harry Benjamin International Gender Dysphoria Association Symposium, Vancouver/Kanada. IJ Transgender, www.symposium.com/ijt/hbigda/vancouver/

Preves S.E. (1998). For the Sake of the Children; Destigmatizing Intersexuality. J Clin Ethics 9:411–420

Prince V., Bentler P.M. (1972). Survey of 504 Cases of Transvestism. Psychol Rep 31:903–917

Prince V. (1978). Transsexuals and Pseudotranssexuals. Arch Sex Behav 7:263–272

Puri B.K., Singh J. (1996). The Successful Treatment of Gender Dysphoric Patient With Pimozide. Aust N Z J Psychiatry 30:422–425

Putten van T., Fawzy F.I. (1976). Sex Conversion Surgery in a Man with Severe Gender Dysphoria. Arch Gen Psychiatry 33:751–753

Quadango D.M., Briscoe R., Quadango J.S. (1977). Effect of Perinatal Gonadal Hormones on Selected Nonsexual Behavior Patterns: A Critical Assessment of the Nonhuman and Human Literature. Psychological Bulletin 84:52–80

Quellett M.L. (1996). Systematic Pathways for Social Transformation: School Change, Multicultural Organization Development, Multicultural Education. J Gay Lesbian Bisexual Identity 1:273–294

Quinodoz D. (1998). A Fe/Male Transsexual Patient in Psychoanalysis. Int J Psycho-Anal 79:95–111

Raisman G., Field P.M. (1971). Sexual Dimorphism in the Preoptic area of the Rat. Science 173:731–733

Rajchel Z., Medars M., Gruska S., Winowski J. (1985). Analiza Cech Antropometrycznych Osob Transseksualnych. Polski Tygodnik Lekarski T.Xl.:1363–1364 (zitiert nach Bosinski 1996)

Rana A., Johnson D. (1993). Sequential Self-Castration and Amputation of Penis. Br J Urol 71:750

Randell J. (1969). Preoperative and Postoperative Status of Male and Female Transsexuals. in: Green R., Money J. (eds.). Transsexuals and Sex Reassignment. John Hopkins Press Baltimore/USA:355–381

Randell J. (1970). Transvestism and Transsexualism. Br J Hosp Med:211–213

Randell J. (1971). Indications for Sex Reassignment Surgery. Arch Sex Behav 1:153–161

Randall L., Sell S.D. (1997). Defining and Measuring Sexual Orientation: A Review. Arch Sex Behav 26:643–658

Ratzel R. (1995). Juristische Aspekte bei Intersexualität und Transsexualismus. Gynäkologe 28:59–61

Rauchfleisch U. (1979). Der Rosenzweig P-F Test (PFT) Form für Erwachsene. Deutsche Bearbeitung von Hörmann H., Moog W. 2. überarbeitete Auflage 1993. Beltz Test, Hogrefe Verlag, Göttingen, Bern

Rauchfleisch U., Barth D., Battegay R. (1998). Resultate einer Langzeitkatamnese von Transsexuellen. Nervenarzt 69:799–805

Raulin C., Werner S., Hartschuh W., Schonemark M.P. (1997). Effective Treatment of Hypertichosis with Pulsed Light: A Report in Two Cases. Ann Plast Surg 39:169–173

Raymond J.G. (1980). The Transsexual Empire. The Women's Press, London. Raymond J.G. (1994). The Transsexual Empire (2nd ed.). The Teachers Press, Austin, Texas/USA

Reese J., Wille R. (1988). Sozialrechtliche Aspekte des Transsexualismus. Prakt Sexualmed:7–8

Rehman J., Lazer S., Benet A.E., Schaefer L.C., Melman A. (1999). The Reported Sex and Surgery Satisfactions of 28 Postoperative Male-to-Female Transsexual Patients. Arch Sex Behav 28:71–89

Rehman J., Melman A. (1999). Formation of Neoclitoris from Glans Penis by Reduction Glansplasty with Preservation of Neurovascular Bundle in Male-to-Female Gender Surgery: Functional and Cosmetic Outcome. J Urol 161:200–206

Reiche C., Bergermann U., Sick A. (1997). Künstliches Leben/Mediengeschichten. Frauenkulturhaus TheaLit, Bremen

Reiche R. (1984). Sexualität, Identität, Transsexualität. in: Dannecker M., Sigusch V. (Hrsg.). Sexualtheorie und Sexualpolitik. Enke Verlag, Stuttgart

Reiche R. (1990). Geschlechterspannung. Eine psychoanalytische Untersuchung. Fischer Taschenbuchverlag, Frankfurt a.M.

Reiner W. (1997). To be Male or Female – That Is the Question. Arch of Pediatr Adolesc Med 151:224–225

Reinisch J.M., Sanders S.A. (1984). Prenatal Influences on Gender-Related Behavior. Prog Brain Res 61:407–416

Rekers G.A., Lovaas O.I. (1974). Behavioral Treatment of Deviant Sex-Role Behaviors in a Male Child. J Appl Behav Anal 7:173–190

Rekers G.A. (1977). Assessment of Childhood Gender Behavior Change. J Child Psychol Psychiat 18:53–65

Rekers G.A., Kilgus M., Rosen A.C. (1990). Long-Term Effects of Treatment for Gender Identity Disorder of Childhood. J Psychol Hum Sex 3:121

Rekers G.A., Rosen A.C., Morey S.M. (1990). Projective Test Findings for Boys with Gender Disturbance: Draw-Person-Test, IT Scale, and Make-A-Picture Story Test. Percept Mot Skills 71:771–779

Reutrakul S., Ongphiphadhanakul B., Piaseu N., Krittiyawong S., Chanprasertyothin S., Bunnag P., Rajatanavin R. (1998). The Effects of Oestrogen Exposure on Bone Mass in Male to Female Transsexuals. Clin Endocrinol 49:811–814

Ribbentrop H. (1997). Mann sein. Playboy 5:58–62. Richards R. (1983). Second Serve. Stein & Day New York/USA

Richter D. et al. (Hrsg.) (1991). Advanced Psychosomatic Research in Obstetrics and Gynecology. Berlin

Riseley D. (1986). Gender Identity Disorders of Childhood. Diagnostic and Treatment Issues. in: Walters W.A.W., Ross M.W. (eds.). Transsexualism and Sex Reassignment. University Press, Oxford/Großbritannien:26–43

Roback H.B., McKee E., Webb W., Abramowitz S.I. (1976). Comparative Psychiatric Status of Male Applicants for Sexual Reassignment Surgery, Jejuneal Bypass Surgery, and Psychiatric Outpatient Treatment. J Sex Res 12:315–320

Roback H.B., McKee E., Webb W., Abramowitz V., Abramowitz S.I. (1976). Psychopathology in Female Sex-Change Applicants and Two Help-Seeking Controls. J Abnorm Psychol 85:430–432

Roback H.B., Felleman E.S., Abramowitz S.I. (1984). The Mid-Life Male Sex-Change Applicant: A Multiclinic Survey. Arch Sex Behav 13:141 153

Roberto L.G. (1983). Issues in Diagnosis and Treatment of Transsexualism. Arch Sex Behav 12:445–473

Roedig A. (1997). Judith Butler – ein Sohn ihrer Zeit. Versuch über die Verwirrung der Geschlechter als Zeitphänomen. in: Völger G. (Hrsg.). Sie und Er. Frauenmacht und Männerherrschaft im Kulturvergleich. Zweibändige Materialiensammlung zu einer Ausstellung des Rautenstrauch-Joest-Museums für Völkerkunde in der Josef-Haubrich-Kunsthalle Köln vom 25.11.1997 bis 08.03.1998:47–54, Band I

Röttger-Rössler B. (1997). Männer, Frauen und andere Geschlechter: Zur Relativierung der Zweigeschlechtlichkeit in außereuropäischen Kulturen. in: Völger G. (Hrsg.). Sie und Er. Frauenmacht und Männerherrschaft im Kulturvergleich. Zweibändige Materialiensammlung zu einer Ausstellung des Rautenstrauch-Joest-Museums für Völkerkunde in der Josef-Haubrich-Kunsthalle Köln vom 25.11.1997 bis 08.03.1998:101–108. Band II

Rohatgi M., Menon P.S.N., Verma I.C., Jayanth K.Iyengar (1987). The Presence of Intersexuality in Patients with Advanced Hypospadias and Undescended Gonads. J Urol 137:263–267

Rohde-Dachser C. (1987). Ausformungen der ödipalen Dreieckskonstellation bei narzißtischen und bei Borderline-Störungen. Psyche 41:773–799

Rohde-Dachser C. (1989) a. Zurück zu den Müttern? Psychoanalyse in der Auseinandersetzung mit Weiblichkeit und Macht. For Psychoanal 5:19–34

Rohde-Dachser C. (1989) b. Über töchterliche Existenz. Z Psychosom Med Psychoanal 36:303–315

Rohde-Dachser C. (1989) c. Unbewußte Phantasien und Mythenbildung in psychoanalytischen Theorien über die Differenz der Geschlechter. Psyche 43:193–218

Rohde-Dachser C. (1990) a. Weiblichkeitsparadigmen in der Psychoanalyse. Psyche 44:30–52

Rohde-Dachser C. (1990) b. Über töchterliche Existenz. Offene Fragen zum weiblichen Ödipuskomplex. Z Psychosom Med Psychoanal, 36:303–315

Rohde-Dachser C. (1991). Expedition in den dunklen Kontinent. Weiblichkeit im Diskurs der Psychoanalyse. Springer Verlag, Berlin

Rohde-Dachser C. (1993). „Mutter" und „Vater" in psychoanalytischen Fallvignetten. Über einige latente Regeln im Diskurs der Psychoanalyse. Psyche 47:613–646

Rosanowski F., Eysholdt U. (1999). Expert Phoniatric Assessment of Voice Adaption in Male to Female Transsexualism. HNO 47:556–562

Rose A. (1992). Verhaltenstherapeutische Behandlung eines Mann-zu-Frau-Transsexuellen. Verhaltenstherapie 2:48–54

Rosen A. (1974). Brief Report of MMPI Charakteristics of Sexual Deviation. Psychol Rep 35:73–74

Rosen I. (ed.) (1996). Sexual Deviation. Oxford University Press, Oxford/England

Rosenstein L.D., Bigler E.D. (1987). No Relationship between Handedness and Sexual Preference. Psychol Rep 60:704–706

Rosenzweig S. (1948). Rosenzweig P-F Test, Form für Erwachsene. Deutsche Bearbeitung 1957. Hogrefe Verlag, Göttingen, Bern, Toronto, Seattle

Rosler A., Belanger A., Labrie F. (1992). Mechanisms of Androgen Production in Male Pseudo-hermaphroditism due to 17 Beta-Hydroxysteroid Dehydrogenase Deficiency. J Clin Endocrinol Metab 75:773–778

Ross M.W., Walinder J., Lundström B., Thuwe I. (1981). Cross-Cultural Approaches to Transsexualism. A Comparison between Sweden and Australia. Acta Psychiatr Scand 63:75–82

Ross M.W. (1986). Gender Identity. Male, Female or a Third Gender. in: Walters W., Ross M. (eds.). Transsexualism and Sex Reassignment. Oxford University Press, Oxford/Großbritannien

Ross M., Need J. (1989). Effects of Adequacy of Gender Reassignment Surgery on Psychological Adjustment: A Follow-Up of Fourteen Male-to-Female Patients. Arch Sex Behav 18:145–153

Ross C.A. (1997). Dissociative Identity Disorder. Diagnosis, Clinical Features and Treatment of Multiple Personality. Wiley, New York/USA

Roth M., Ball J.R.B. (1964). Psychiatric Aspects of Intersexuality. in: Armstrong C.N., Marshall (eds.). Intersexuality. Academic Press, London

Rotter L. (1988). Aus dem Archiv der Psychoanalyse. Zur Psychologie der weiblichen Sexualität (1932). Psyche 42:365–75

Rovera G.G., Angelini G., Possamai L. (1981). 2 Cases of Transsexual Schizophrenics. Minerva Psichiatr 22:99–103

Rubin R.T., Reinisch J.M., Haskett R.F. (1981). Postnatal Gonadal Steroid Effects on Human Behavior. Science 211:1318–1324

Rucoeur P. (1988). Zeit und Erzählunge. Band I: Zeit und historische Erzählung. Band II: Zeit und literarische Erzählung. Band III: Die erzählte Zeit. Fink Verlag, München

Rucoeur P. (1996). Das Selbst als ein Anderer. Fink Verlag, München

Rudlof M. (1997). Die Produktion von Männlichkeit. Zur Gefühls- und Körpersozialisation des Jungen in der Moderne. in: Völger G. (Hrsg.). Sie und Er. Frauenmacht und Männerherrschaft im Kulturvergleich. Zweibändige Materialiensammlung zu einer Ausstellung des Rautenstrauch-Joest-Museums für Völkerkunde in der Josef-Haubrich-Kunsthalle Köln vom 25.11.1997 bis 08.03.1998:53–60, Band II

Rüffer C. (1991). Der Umgang mit Transsexuellen in der Praxis. in: Hartmann, U. (Hrsg.). Sexuelle Störungen. Notamed Verlag, Melsungen

Rüffer C. (1992). Transsexuelle – was geht in der Praxis? Sexualmedizin 21:442–446

Sabalis R.F., Frances A., Appenzeller S.N., Moseley W.B. (1974). The Three Sisters: Transsexual Male Siblings. Am J Psychiatry 131:907–909

Saez J.M., DePeretti E., Morera A.M. et al. (1971). Familial Male Pseudohermaphroditism with Gynecomastia due to a Testicular. 17-Ketosteroid Reductase Defect, I. Studies in Vivo. J Clin Endocrinol Metab 32:604

Saghir M.T., Robins E., Walbran B. (1969). Sexual Behavior of the Male Homosexual. Arch Gen Psychiat. 21:219–229

Saghir M.T., Robins E. (1973). Male and Female Homosexuality: a Comprehensive Investigation. Williams & Wilkins, Baltimore/USA

Saks B.R. (1997). Gender Dysphoria Clinic of Tampa Bay. Abstract, XV Harry Benjamin International Gender Dysphoria Association Symposium, Vancouver/Kanada. IJ Transgender, www.symposium.com/ijt/hbigda/vancouver/

Sanday P. (1981). Female Power and Male Dominance. On the Origins of Sexual Inequality. Cambridge University Press, Cambridge/Großbritannien

Sanders G., Ross-Field L. (1987). Neuropsychological development of cognitive abilities: a new resarch strategy and some. priliminary evidence for a sexual orientation model. Int J Neurosci 36:1–16

Scamvougeras A. (1997). Homocystinuria and Transsexualism. Abstract, XV Harry Benjamin International Gender Dysphoria Association Symposium, Vancouver/Kanada. IJ Transgender, www.symposium.com/ijt/hbigda/vancouver/

Schachtl T. (1997). Transsexuell – Eine sichtbare Bewegung ins Unsichtbare. Profil Verlag, München

Schäfer R. (1997). Initiation in den Sande- und Poro-Bund bei den Mende, Sierra Leone. in: Völger G. (Hrsg.). Sie und Er. Frauenmacht und Männerherrschaft im Kulturvergleich. Zweibändige Materialiensammlung zu einer Ausstellung des Rautenstrauch-Joest-Museums. für Völkerkunde in der Josef-Haubrich-Kunsthalle Köln vom 25.11.1997 bis 08.03.1998:77–84, Band II

Schiavi R., Theilgaard A., Owen D., White D. (1988). Sex Chromosome Anomalies, Hormones, and Sexuality. Arch Gen Psychiatry 45:19–24

Schlatterer K., Auer D.P., Yassouridis A., von Werder K., Stalla G.K. (1998). Transsexualism and Osteoporosis. Exp Clin Endocrinol Diab 106:365–368

Schlatterer K., Yassouridis A., von Werder K., Poland D., Kemper J., Stalla G.K. (1998). A Follow-Up Study for Estimating the Effectiveness of a Cross-Gender Hormone Substitution. Therapy on Transsexual Patients. Arch Sex Behav 27:475–492

Schlatterer K., Bronisch T., Stalla G.K. (1999). Transsexualität – eine multidisziplinäre Symptomatik. Fortschr Med 117:32–36

Schmidt G. (1997). in: Kodron C., Kopp v. B., Lauterbach U. et al. (Hrsg.). Vergleichende Erziehungswissenschaft. Herausforderung – Vermittlung – Praxis. Vorwort zu Band 1. Böhlau Verlag, Köln

Schmidt G. (1995). Persönliche Mitteilung an Sigusch. Siehe: Sigusch V. (1997). Transsexualismus. Nervenarzt 11:870–877

Schneewind K.A., Graf J. (1983). Der 16-Persönlichkeits-Faktoren-Test, Revidierte Fassung (16 PF-R). Beltz Test, Hogrefe Verlag, Göttingen, Bern

Schneider-Düker M. (1978). Deutsche Neukonstruktion des Bem Sex-Role-Inventory. Arbeiten der Fachrichtung Psychologie Nr. 51. Universität des Saarlandes, Saarbrücken

Schneider-Düker M., Kohler A. (1988). Die Erfassung von Geschlechtsrollen. Ergebnisse zur Deutschen Neukonsruktion des Bem Sex-Role-Inventory. Diagnostica 34:256–270

Schober J.M. (2001). Sexual behaviors, sexual orientation and gender identity in adult intersexuals: a pilot study. Journal of Urology 165: 2350–2353.

Schorsch E. (1974). Phänomenologie der Transsexualität. Sexualmedizin 3:195–198

Schott R.L. (1995). The Childhood and Family Dynamics of Transvestites. Arch Sex Behav 24:309–327

Schroder M., Carroll R.A. (1997). Sexological and Psychological Outcomes of Male-to-Female Gender Reassignment. Abstract, XV Harry Benjamin International Gender Dysphoria Association Symposium, Vancouver/Kanada. IJ Transgender, www.symposium.com/ijt/hbigda/vancouver/

Seifert D., Windgassen K. (1995). Transsexual Development of a Patient with Klinefelter's syndrome. Psychopathology 28:312–316

Serio M., Motta M. Zanissi M., Martini L. (eds.) (1984). Sexual Differentiation. Basic and Clinical Aspects. Raven Press, New York/USA

Shiveley M., DeCecco J. (1977). Components of Sexual Identity. J Homosex 3:41–48

Sigusch V., Meyenburg B., Reiche R. (1978) a. Transsexualität (I) Leitsymptome, Ätiologie, Strukturdiagnose. Sexualmedizin 2:107–116

Sigusch V., Meyenburg B., Reiche R. (1978) b. Transsexualität (II) Differentialdiagnose, Untersuchung, Behandlung. Sexualmedizin 2:191–192

Sigusch V., Meyenburg B., Reiche R. (1978) c. Transsexualität (III) Die gegenwärtige rechtliche Situation. Sexualmedizin 2:244–246

Sigusch V., Meyenburg B., Reiche R. (1979). Transsexualität. in: Sigusch V. (Hrsg.). Sexualität und Medizin. Kiepenhauer und Witsch, Köln

Sigusch V. (Hrsg.) (1979). Sexualität und Medizin. Kiepenhauer und Witsch, Köln

Sigusch V. (1980). Therapie und Politik. in: o.V. (Hrsg.). Sexualität Konkret. Neuer Konkret Verlag, Hamburg

Sigusch V. (1991) a. Die Transsexuellen und unser nosomorpher Blick. Teil I: Zur Enttotalisierung des Transsexualismus. Z Sexualforsch 4:225–256

Sigusch V. (1991) b. Die Transsexuellen und unser nosomorpher Blick. Teil II: Zur Entpathologisierung des Transsexualismus. Z Sexualforsch 4:309–343

Sigusch V. (1992). Geschlechtswechsel. Klein-Verlag, Hamburg

Sigusch V. (1994). Leitsymptome transsexueller Entwicklungen. Deutsches Ärzteblatt 91, Heft 20:1085–1088

Sigusch V. (1995). Psyche, Transsexueller Wunsch, zissexuelle Abwehr. Klett-Cotta Verlag, Stuttgart:811–838

Sigusch V. (1996). Transsexuelle Entwicklungen. in: Sigusch V. (Hrsg.). Sexuelle Störungen und ihre Behandlung. Thieme Verlag, Stuttgart, New York:327–346

Sigusch V. (Hrsg.) (1996). Sexuelle Störungen und ihre Behandlung. Thieme Verlag, Stuttgart, New York

Sigusch V. (1997). Transsexualismus. Forschungsstand und klinische Praxis. Nervenarzt 11:870–877

Silverman M.A., Bernstein P.P. (1993). Scientific Proceedings – Panel Reports. Gender Identity Disorder in Boys. J Am Psychoanal Assoc 41:729–42

Siomopoulos V. (1974). Transsexualism: Disorder of Gender Identity, Thought Disorder, Or Both? J Am Acad Psychoanal 2:201–213

Sipova I., Starka L. (1977). Plasma Testosterone Values in Transsexual Women. Arch Sex Behav 6:477–481

Slabbekoorn D., van Goozen S.H.M., Megens J., Gooren L.J.G., Cohen-Kettenis P.T. (1999). Activating Effects of Cross-Sex Hormones on Cognitive Functioning: A Study of Short-Term and Long-Term Hormone Effects in Transsexuals. Psychoneuroendocrinology 24:423–447

Snaith P. (1987). Gender Reassignment Today. Br Med J 295:454

Snaith P., Penhale S., Horsfield P. (1991). Male-to-Female Transsexual with XYY Karayotype. Lancet 337:557–558

Snaith P., Tarsh M.J., Reid R. (1993). Sex Reassignment Surgery. A Study of 141 Dutch Transsexuals. Br J Psychiatry 162:681–685

Socarides C.W. (1969). The Desire for Sexual transformation: A Psychiatric Evaluation of Transsexualism. Am J Psychiatry 125:1419–1425

Socarides C.W. (1970). A Psychoanalytic Study of the Desire for Sexual Transformation (Transsexualism): The Plaster-of-Paris Man. Int J Psychoanal. 51:341–349

Socarides C.W. (1975). Beyond Sexual Freedom. Quadrangle, New York/USA

Socarides C.W. (1978). Transsexualism and Psychosis. Int J Psychoanal 7:373–383

Sörensen T., Hertoft P. (1980). Transsexualim as a Nosological Unity in Men and Women. Acta Pychiatr Sscand 61:135–151

Sörensen T. (1981). A Follow-Up Study of Operated Transsexual Males. Acta Psychiatr Scand 63:486–503

Sörensen T., Hertoft P. (1982). Male and Female Transsexualism: The Danish Experience with 37 Patients. Arch Sex Behav 11:133–144

Sörensen T. (1992). Physical and Mental Development of Adolescent Males with Klinefelter Syndrome. Horm Res 37 Suppl 3:55–61

Sohn M., Bosinski H., Gouzoulis-Mayfrank E., Ebel H., van Sandern S., Loffler D., Jakse G. (1996). Interdisciplinary Concepts of Surgical Sex Transformation in Transsexual Patients. Urologe 35:326–34

Späte H.F. (1970). Zum Anteil des Limbischen Systems in der Pathogenese des Transvestitismus. Psychiatrie, Neurologie und Medizinische Psychologie 22:339–344

Spengler A. (1978). Transsexualität – eine Krankheit im Sinne der RVO. NJW 31:1192–1193

Spengler A. (1980). Kompromisse statt Stigma und Unsicherheit. Sexualmedizin 3:98–103

Sperber M.A. (1973). The „As if" Personality and Transvestitism. Psychoanal Rev 60:605–612

Spitzer C., Freyberger H.J., Kessler C. (1996). Hysterie, Dissoziation und Konversion. Eine Übersicht zu Konzepten, Klassifikation und diagnostischen Erhebungsinstrumenten. Psychiat Prax 23:63–68

Spitzer R.l., Williams J.B.W., Gibbon M., First, M.B. (1992). Structured Clinical Interview for DSM-III-R(SCID). Arch Gen Psychiatry 49:624–629

Springer A. (1981). Pathologie der geschlechtlichen Identität. Springer Verlag, Wien New York

Steinberg M. (1995). Handbook for the Assessment of Dissociation. A Clinical Guide. Am Psychiatric Press, Washington/USA

Oefelein W., Stalla G.K. (1999). Transsexualität – mit ärztlicher Hilfe zum richtigen Geschlecht. MMW – Fortschr Med 23:31

Steiner B.W., Satterberg J.A., Muhr C.F. (1978). Flight into Femininity. Can Psychiatr Assoc J 23:405–410

Steiner B.W., Bernstein S.M. (1981). Female-to-Male Transsexuals and their Partners. Can J Psychiatry 26:178–182

Steiner B.W. (ed.) (1985). Gender Dyshoria: Development, Research, Management. Plenum Press, New York/USA

Stoller R.J. (1967). Transvestites' Women. Am J Psychiatry 124:333–339

Stoller R.J. (1968). Sex and Gender. The Hogarth Press, London

Stoller R.J. (1969). Parental Influences in Male Transsexualism. in: Green, R., Money, J. (eds.). Transsexualism and Sex Reassignment 1969. The Johns Hopkins University Press, Baltimore/USA:153–169

Stoller R.J. (1972). Etiological Factors in Female Transsexualism: A First Approximation. Arch Sex Behav 2:47–67

Stoller R.J. (1973). Male Transsexualism: Uneasiness. Am J Psychiatry 130:536–539

Stoller R.J., Baker H.J. (1973). Two Male Transsexuals in one Family. Arch Sex Behav 2:323–329

Stoller R.J. (1975) a. Sex and Gender, Volume II, The Transsexual Experiment. The Hogarth Press, London/Großbritannien.

Stoller R.J. (1975) b. Healthy Parental Influences on the Earliest Development of Masculinity in Baby Boys. Psychoanal For 5:234–240

Stoller R.J. (1975) c. Gender Identity. in: Freedman A. et al. (Hrsg.). Comprehensive Textbook of Psychiatry, 2nd ed. Vol II. Norm Abnorm Hum Sex. Williams and Williams, Baltimore/USA 1975:1400–1408

Stoller R. J. (1976). Bodyhood Gender, Aberrations, Treatment Issues. J Am Psychoanal Ass 26:541–558

Stoller R.J. (1979). A Contribution to the Study of Gender Identity: Follow-up. Int J Psychoanal 60:433–441

Stoller R.J., Herdt, G.H. (1982). The Development of Masculinity: A Cross-Cultural Contribution. J Am Psychoanal Assoc. 30:29–61

Stoller R.J. (1985). Presentations of Gender. Yale Univ. Press, New Haven/USA

Stone C. (1977). Psychiatric Screening for Transsexual Surgery. Psychosomatics:25–27

Strauß B., Richter-Appelt H. (1996). Fragebogen zur Beurteilung des eigenen Körpers (FBeK). Beltz Test, Hogrefe Verlag, Göttingen, Bern

Strauß B. (Hrsg.) (1998). Psychotherapie der Sexualstörungen. Thieme-Verlag Stuttgart, New York

Strotzka H. (1981). in: Springer A. (Hrsg.). Pathologie der geschlechtlichen Identität. Springer-Verlag, Wien New York:V–VI

Studer R., Kind H., Kohler Th. (1980). Ehen von Transsexuellen. Nervenarzt 51:708–711

Stübner S., Völkl G., Soyka M. (1998). Zur Differentialdiagnose der dissoziativen Identitätsstörung (multiple Persönlichkeit). Nervenarzt 69:440–445

Stürup G.K. (1976). Male Transsexuals; A Long-Term Follow-Up After Sex Reassignment Operations. Acta Psychiatr Scand 53:51–63

Stychin C.F. (1997). Troubling Genders. Int J Discrim Law 2:217–222

Sundbom E., Bodlund O., Höjerback T. (1995). Object Relation and Defensive Operations in Transsexuals and Borderline Patients as Measured by the Defense Mechanism Test. J Psychiatry 49:379–388

Sundbom E., Bodlund O. (1999). Prediction of Outcome in Transsexualism by Means of the Defense Mechanism Test and Multivariate Modeling: A Pilot Study. Percept Motor Skills 88:3–20

Supp B. (1998). Mars schlägt Venus. Der Spiegel 9:128–131

Supprian T., Kalus P. (1996). Sexueller Dimorphismus des menschlichen Gehirns – eine Literaturübersicht. Fortschr Neurol Psychiatr 64:382–389

Swaab D.F., Roozendaal B., Ravid R., Velis D.N., Gooren L., Williams R.S. (1987). Suprachiasmatic Nucleus in Aging, Alzheimer's Disease, Transsexuality and Prader-Willi Syndrome. Prog in Brain Res 72:301–310

Swaab D.F., Hofman M.A. (1990). An Enlarged Suprachiasmatic Nucleus in Homosexual Men. Brain Res 537:141–8

Swaab D.F., Hofman M.A. (1995). Sexual Differentiation of the Human Hypothalamus in Relation to Gender. and Sexual Oerientation. Trends Neurosci 18:264–270

Swaab D.F., Gooren L.J., Hofman M.A. (1995). Brain Research, Gender and Sexual Orientation. J Homosex 28:283–301

Szasz T. (1980). Sex: Facts, Frauds and Follies. Blackwell,Oxford

Täschner K.L., Wiesbeck G.A. (1988) a. Psychische und soziale Befunde bei Transsexuellen. DMW 113:1154–1157

Täschner K.L., Wiesbeck G.A. (1988) b. The Psychosocial Deviations of Transsexuals: A Study of 22 Cases. Springer-Verlag, Berlin, Heidelberg

Taneja N., Ammini A.C., Mohapatra I., Saxena S., Kucheria K. (1992). A Transsexual Male with 47, XYY Karyotype. Br J Psychiatry 161:698–699

Tanner J.M. (1951). Photogrammetric Anthropometry and an Androgyny Scale. Lancet 1:574–579

Teo S.K., Cheah J.S. (1971). Paranoid Psychosis in a Case of Klinefelter's Syndrome. Singap Med J 12:244–246

Theilgaart A. (1984). A Psychological Study of the Personalities of the XYY and XXY Men. Acta Psychiatr Scand 69 Suppl 315:15

Thimm D., Kreuzer E.M. (1984). Transsexualität im Jugendalter. Prax Kinderpsychol, 33:70–75

Tölle R. (1997). Persönlichkeitsvervielfältigung? Deutsch Ärztebl 94:1508–1510

Tough S.C., Butt J.C., Sanders G.L. (1994). Autoerotic Asphyxial Deaths: Analysis of Nineteen Fatalities in Alberta, 1978 to 1989. Can J Psychiatry 39:157–160

Trautner H.M. (1991). Lehrbuch der Entwicklungspsychologie Bd 2. Hogrefe Verlag, Göttingen

Trethowan W.H., Conlan M.F. (1965). The Couvade Syndrome. Br J Psychiatry 111:57–66

Trettin K. (1997). Problem des Geschlechtskonstruktivismus. in: Völger G. (Hrsg.). Sie und Er. Frauenmacht und Männerherrschaft im Kulturvergleich. Zweibändige Materialiensammlung zu einer
Ausstellung des Rautenstrauch-Joest-Museums für Völkerkunde in der Josef-Haubrich-Kunsthalle Köln vom 25.11.1997 bis 08.03.1998:41–46, Band I

Tsoi W.F. (1988). The Prevalence of Transsexualism in Singapore. Acta Psychiatr Scand 78:501–
504

Tsoi W.F. (1990). Developmental Profile of 200 Male and 100 Female Transsexuals in Singapore. Arch
Sex Behav 19:595–605

Tsushima W.T., Wedding D. (1979). MMPI Results of Male Candidates for Transsexual Surgery. J
Pers Asssess 43:385–387

Tully B. (1992). Accounting for Transsexualism and Transhomosexuality. Whiting and Birch, Lon-
don/Großbritannien

Tyson P. (1982). A Developmental Line of Gender Identity, Gender Role, and Choice of Love
Object. J Am Psychoanal Assoc 30:61–86

Tyson P. (1991). Männliche Geschlechtsidentität und ihre Wurzeln in der frühkindlichen
Entwicklung. in: Friedmann R.M., Lerner L. (Hrsg.). Zur Psychoanalyse des Mannes. Springer
Verlag, Berlin, Heidelberg, New York

Ulrichs C.H. (1898). Memnon. Die Geschlechtsnatur des mannliebenden Urnings. Spohr Verlag,
Leipzig

Vennix P. (1997). Gender Identity Subsystems of Crossdressers in the Netherlands and
Belgium. Abstract, XV Harry Benjamin International Gender Dysphoria Association Symposium, Vancouver/Kanada. IJ Transgender, www.symposium.com/ijt/hbigda/vancouver/

Venzlaff U., Foerster K. (Hrsg.). Psychiatrische Begutachtung. Fischer Verlag, Stuttgart. Verschoor
A.M., Poortinga J. (1988). Psychosocial Differences Between Dutch Male and Female
Transsexuals. Arch Sex Behav 17:173–178

Vesely J., Haage J. (1999). From the History of Penis Reconstruction. Acta Chir Plast 41:43–45

Vesely J., Kucera J., Hrbaty J., Stupka I., Rezai A. (1999). Our Standard Method of Reconstruction of
the Penis and Urethra in Female to Male Transsexuals. Acta Chir Plast 41:39–42

Vietze G. (1970). Zur Pathogenese des Transsexualismus – Literatur und Fallbericht. Psychiatrie,
Neurologie und Medizinische Psychologie 22:81–91

Völger G. (1997). Zur Ausstellung und zu den Materialbänden. in: Völger G. (Hrsg.). Sie und Er.
Frauenmacht und Männerherrschaft im Kulturvergleich. Zweibändige Materialiensammlung
zu einer Ausstellung des Rautenstrauch-Joest-Museums für Völkerkunde in der Josef-Haubrich-Kunsthalle Köln vom 25.11.1997 bis 08.03.1998:17–21, Band I

Völger G. (Hrsg.) (1997). Sie und Er. Frauenmacht und Männerherrschaft im Kulturvergleich. Zweibändige Materialiensammlung zu einer Ausstellung des Rautenstrauch-Joest-Museums für
Völkerkunde in der Josef-Haubrich-Kunsthalle Köln vom 25.11.1997 bis 08.03.1998: Band I
und II

Vogt H.J. (1980). Andrologie. in: Eicher W.(Hrsg.). Sexualmedizin in der Praxis. Ein kurzes
Handbuch. Fischer Verlag, Stuttgart, New York

Vogt H.J., Loewit K., Wille R., Beier K.M., Bosinski H.A.G. (1995). Zusatzbezeichnung „Sexualmedizin" –
Bedarfsanalyse und Vorschläge für einen. Gegenstandskatalog. Sexuologie 2:65–89

Volkan V.D., Masri A. (1989). The Development of Female Transsexualism. Am J Psychotherapy
43:92–107

Wagner B. (1974). Ein Transsexueller mit XYY-Syndrom. Nervenarzt 45:548–551

Walinder J. (1965). Transvestism, Definition and Evidence in Favour of Occasional Derivation from
Cerebral Dysfunction. Int J Neuropsychiatry 1:567–573

Walinder J. (1967). Transsexualism: A Study of Forty-Three Cases. Akademicförlaget, Göteborg/
Schweden

Walinder J., Thuwe I. (1975). A Social-Psychiatric Follow-up Study of 24 Sex-Reassigned
Transsexuals. Academifölaget, Göteborg/Schweden

Walinder J., Lundström B., Thuwe I. (1978). Prognostic Factors in the Assessment of Male Transsexuals
for Sex Reassignment. Br J Psychiatry 132:16–20

Walker P.A., Berger J.C., Green R., Laub D.R., Reynolds C.L., Wollmann L. (1985). Standards of Care: The Hormonal and Surgical Sex Reassignment of Gender Dysphoric Persons. Arch Sex Behav. 14:79–90

Walker P.A., Berger J.C., Green R., Laub D.R., Reynolds C.L., Wollmann L. (1990). Standards of Care: The Harry Benjamin International Gender Dysphoria Association, Inc. Revised Draft (1/90). in: Clement U., Senf W. (Hrsg.). Transsexualität, Behandlung und Begutachtung. Schattauer Verlag, Stuttgart, New York: Anhang B 106–115

Walser P. (1968). Verlauf und Endzustände bei Transvestiten und Transsexuellen. Schweiz Arch Neurol Neurochir Psychiat 101:417–433

Walter K., Bräutigam W. (1958). Transvestismus bei Klinefelter Syndrom. Schweiz Med Wschr 88:357–362

Walter G., Streimer J. (1990). Genital Self-Mutilation: Attempted Foreskin Reconstruction. Br J Psychiatry 156:125–127

Walters W.A.W., Ross M.W. (eds.) (1986). Transsexualism and Sex Reassignment. Oxford University Press, Oxford/Großbritannien

Warnes H., Hill G. (1974). Gender Identity and The Wish To Be A Woman. Psychosomatics 15:25–29

Washeim H.A., Moesler T.A. (1995). Dysmorphophobie – eine Störung unserer Zeit? Fortschr Med 113:349–350

Watson J., Soutzos T. (1998). Can Transsexualism Remit? Br J Psychiatry 172:452–454

Weinrich J.D. (1994). Homosexuality. in: Bullough V.L., Bullough B.(eds.). Human Sexuality: An Encyclopedia. Garland, New York/USA

Weinrich J.D., Atkinson J.H., McCutchan J.A., Grant I., Group HNRC (1995). Is Gender Dysphoria Dysphoric? Elevated Depression and Anxiety in Gender. Dysphoric and Nondysphoric Homosexual and Bisexual Men in an HIV Sample. Arch Sex Behav 24:55–72

Weitze C., Osburg S. (1996). Transsexualism in Germany: Empirical Data on Epidemiology and Application. of the German Transsexuals' Act During its First Ten Years. Arch Sex Behav 35:409–425

Weitze C., Konrad N. (1999). Transsexuelle Entwicklungen in der Folge delinquenten Verhaltens. Psychiatr Prax 26:93–95

Weitzman E.L., Shamoian C.A., Golosow N. (1970). Identity Diffusion and the Transsexual Resolution. J Nerv Ment Dis 151:295–302

Weltgesundheitsorganisation (Hrsg.) (1978). International Classification of Diseases ICD 9. Deutsche Übersetzung: Degwitz R., Helmchen H., Kockott G., Mombour W. (Hrsg.) (1980). ICD 9. Diagnosenschlüssel und Glossar Psychiatrischer Krankheiten. Springer Verlag, Berlin, Heidelberg, New York

Weltgesundheitsorganisation (Hrsg.) (1990). International Classification of Diseases ICD 10. Deutsche Übersetzung: Dilling H., Mombour W., Schmidt M.H. (1991). Weltgesundheitsorganisation Internationale Klassifikation psychischer Störungen. ICD-10 Kapitel V (F) Klinisch-diagnostische Leitlinien. Hans Huber Verlag, Bern, Göttingen, Toronto

Westphal C. (1869). Die contrare Sexualempfindung, Symptom eines neuropathischen (psychopathischen) Zustandes. Archiv für Psychiatrie 2:73–108

Wheeler C.C., Schaefer L.C. (1988). Harry Benjamin's First Ten Cases 1938–1953: Historical Influences. in: Eicher W., Kockott G. (eds). Sexology. Springer Verlag, Berlin, Heidelberg, New York: 179–182

Whitam F.L. (1980). The Prehomosexual Male Child in Three Societies: The United States, Guatemala, Brazil. Arch Sex Behav 9:87–99

Whitam F.L., Zent M. (1984). A Cross-Cultural Assessment of Early Cross-Gender Behavior and Familial Factors in Male Homosexuality. Arch Sex Behav 13:427–39

Whitam F.L., Mathy R.M. (1991). Childhood Cross-Gender Behavior of Homosexual Females in Brazil, Peru, the Philippines, and The United States. Arch Sex Behav 20:151–70

Whitam F.L., Diamond M., Martin J. (1993). Homosexual Orientation in Twins: A Report on 61 Pairs and three Triplet Sets. Arch Sex Behav 22:187–206

Wilchesky M., Côte H., Assalian P. (1997). Do Children of Transsexuals also show Gender Dysphoria? (Part II). Abstract, XV Harry Benjamin International Gender Dysphoria Association Symposium, Vancouver/Kanada. IJ Transgender, www.symposium.com/ijt/hbigda/vancouver/

Williams W. (1997) a. Two-Spirit Gender Variant Roles in Native American, Polynesian, and Southeast Asian Cultures. Abstract, XV Harry Benjamin International Gender Dysphoria Association Symposium, Vancouver/Kanada

Williams W. (1997) b. Homophobia and Transphobia. Abstract, XV Harry Benjamin International Gender Dysphoria Association Symposium, Vancouver/Kanada

Wilson G.D., Gosselin C. (1979). Personality Characteristics of Fetishists, Transvestites and Sadomasochists. Person & Ind Diff 1:289–295

Windgassen K., Szukaj M., Michael N. (1997). Änderung der Geschlechtsidentität bei Pseudo-hermaphroditismus masculinus. Nervenarzt 11:917–919

Winkelmann U. (1993). Transsexualität und Geschlechtsidentität. LIT Verlag, Münster

Winnicott D.W. (1953). Transitional Objects and Transitional Phenomena. Int J Psa 34:89–97

Wise T.N. (1979). Psychotherapy of an Aging Transvestite. J Sex Marital Ther 5:368–374

Wise T.N., Meyer J.K. (1980) a. The Border Area between Transvestism and Gender Dysphoria: Transvestitic Applicants for Sex Reassignment. Arch Sex Behav 9:327–342

Wise T.N., Meyer J.K. (1980) b. Transvestism: Previous Findings and New Areas for Inquiry. J Sex Marital Ther 6:116–127

Wise T.N., Dupkin C., Meyer J.K. (1981). Partners of Distressed Transvestites. Am J Psychiatry 138:1221–1224

Wise T.N. (1982). Transsexualism: A Clinical Approach to Gender Dysphoria. Med Trial Techn Quat 29:167–208

Wise T.N., Fagan P.J., Schmidt C., Ponticas Y., Costa P.T. (1991). Personality and Sexual Functioning of Transvestitic Fetishists and other Paraphilics. J Nerv Ment Dis 179:694–698

Woodhouse A. (1985). Forgotten Women: Transvestism and Marriage. Women's Stud Int Forum 8:583–592.

Wyler J., Battegay R., Krupp S., Rist M., Rauchfleisch U. (1979). Der Transsexualismus und dessen Therapie. Schweiz Arch Neurol Psychiatr 124:43–58

Yalom I.D., Green R., Fisk N. (1973). Prenatal Exposure to Female Hormones. Arch Gen Psychiatry 28:554–561

Yardley K.M. (1976). Training in Feminine Skills in a Male Transsexual. Br J Med Psychol 49:329–339

Yueksel L.S., Yuecel B., Tuekel R., Motavelli N. (1992). Assessment of Twenty-one Transsexual Cases in Group Psychotherapy, Admitted to Hospital. Nordisk Sexologi 10:227–235

Zhou, J.N., Hofman, M.A., Gooren, L.J.G., Swaab, D.F. (1995). A Sex Difference in the Human Brain and its Relation to Transsexuality. Nature 378:68–70

Zielinski T. (1999). Phalloplasty Using a Lateral Groin Flap in Female-to-Male Transsexuals. Acta Chirur Plast 41:15–19

Zucker K.J. (1985). Cross-Gender-Identified Children. in: Steiner B.W. (ed.). Gender Dysphoria: Development, Research, Management. Plenum Press, New York/USA:75

Zucker K.J., Green R. (1993). Psychological and Familial Aspects of Gender Identity Disorder. Child Adolesc Psychiatr Clin North Am 2:513–43

Zucker K.J., Wild J., Bradley S.J., Lowry C.B. (1993). Physical Attractiveness of Boys with Gender Identity Disorder. Arch Sex Behav 22:23–36

Zucker K.J., Bradley S.J. (1995). Gender Identity Disorder and Psychosexual Problems in Children and Adolescents. Guilford Press, New York/USA

Zucker K.J., Green R., Coates S., Zuger B., Cohen-Kettenis P.T., et al. (1997). Sibling Sex Ratio of Boys with Gender Identity Disorder. J Child Psychol Psychiat 38:543–551

Zucker K.J., Bradley S.J., Sanikhani (1997). Sex Differences in Referral Rates of Children with Gender Identity Disorder: Some Hypotheses. J Abnorm Child Psychol 25:217–227

Zucker K.J., Lightbody S., Pecore K., Bradley S.J., Blanchard R. (1998). Birth Order in Girls with Gender Identity Disorder. Eur Child Adolesc Psychiatry 7:30–35

Zuger B. (1984). Early Effeminate Behavior in Boys: Outcome and Significance for Homosexuality. J Nerv Ment Dis 172:90–97.

SpringerMedizin

Borwin Bandelow

Panik und Agoraphobie

Diagnose, Ursachen, Behandlung

2001. VIII, 369 Seiten.
20 zum Teil farbige Abbildungen.
Gebunden **EUR 65,–**, sFr 101,–
ISBN 3-211-83654-3

Welche Rolle spielen frühkindliche Traumata, elterliches Interaktions-
verhalten, Lernerfahrungen, Vererbung und Neurobiologie bei der
Entstehung von pathologischer Angst und Panik? Welche sind die
optimalen psychotherapeutischen Maßnahmen, welche Rolle spielen Psychopharmaka? Welche neuen Behandlungsformen gibt es?
Die Panikstörung ist eine der häufigsten psychiatrischen Erkrankungen. Trotz der Vielzahl der Publikationen zu dieser Angsterkran-
kung gab es bisher noch keine umfassende Darstellung aller wesentlichen wissenschaftlichen Untersuchungen über diese Angststörung. Der Autor erklärt die Entstehung pathologischer Angst
unter Berücksichtigung neuerer neurobiologischer und psychologischer Erkenntnisse und versucht, die Vielzahl der teilweise wider-
sprüchlichen Befunde zu diesem Thema zu integrieren. Streng den
Regeln der „evidence based medicine" folgend, wird eine Strategie
zur Therapie der Panikstörung entwickelt. Auf didaktisch gut ausge-
arbeitete Darstellungen wird großer Wert gelegt. Zahlreiche Tabellen
und Abbildungen machen das Gesagte leichter verständlich.
Das Buch richtet sich an Ärzte, Psychologen, Psychotherapeuten,
Studenten und alle Personen, die in der Psychiatrie, Psychotherapie
und Psychosomatik tätig sind.

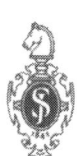
Springer Wien New York

A-1201 Wien, Sachsenplatz 4–6, P.O. Box 89, Fax +43.1.330 24 26, e-mail: books@springer.at, Internet: **www.springer.at**
D-69126 Heidelberg, Haberstraße 7, Fax +49.6221.345-229, e-mail: orders@springer.de
USA, Secaucus, NJ 07096-2485, P.O. Box 2485, Fax +1.201.348-4505, e-mail: orders@springer-ny.com
Eastern Book Service, Japan, Tokyo 113, 3–13, Hongo 3-chome, Bunkyo-ku, Fax +81.3.38 18 08 64, e-mail: orders@svt-ebs.co.jp

SpringerMedizin

Marianne Springer-Kremser, Marianne Ringler, Anselm Eder (Hrsg.)

Patient Frau

Psychosomatik im weiblichen Lebenszyklus

Zweite, neu bearbeitete Auflage.
2001. X, 244 Seiten. 21 Abbildungen.
Broschiert **EUR 34,80**, sFr 54,–
ISBN 3-211-83638-1

Das Buch bietet eine umfassende Darstellung der theoretischen Grundlagen zur weiblichen Psychologie in Verbindung mit den in der Frauenheilkunde relevanten Lebensphasen (Menarche, Adoleszenz, Schwangerschaft, Geburt, Menopause und hohes Alter) und Sexualität. Ausgehend von Problemen einzelner Lebensphasen wird die Vernetztheit zwischen dem weiblichen Körper und seelischen Strukturen aufgerollt und den Einflüssen der sozialen Systeme nachgespürt. Viele Bereiche des weiblichen Lebenszyklus, welche nicht den Idealanforderungen entsprechen, werden oft pathologisiert und Frauen damit zu Patientinnen gemacht. Nicht jede Abweichung von der Norm bedeutet zwingend Pathologie. Die Autoren zeigen die große Bandbreite normaler Reaktionen und weisen auf Auslöser hin, die den Zusammenbruch der üblichen Bewältigungsstrategien signalisieren.

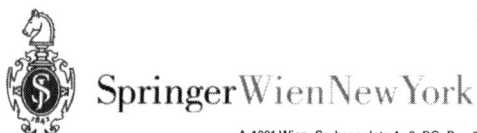
SpringerWienNewYork

A-1201 Wien, Sachsenplatz 4–6, P.O. Box 89, Fax +43.1.330 24 26, e-mail: books@springer.at, Internet: **www.springer.at**
D-69126 Heidelberg, Haberstraße 7, Fax +49.6221.345-229, e-mail: orders@springer.de
USA, Secaucus, NJ 07096-2485, P.O. Box 2485, Fax +1.201.348-4505, e-mail: orders@springer-ny.com
Eastern Book Service, Japan, Tokyo 113, 3–13, Hongo 3-chome, Bunkyo-ku, Fax +81.3.38 18 08 64, e-mail: orders@svt-ebs.co.jp

SpringerMedizin

Hans Morschitzky

Angststörungen

Diagnostik, Konzepte, Therapie, Selbsthilfe

Zweite, überarbeitete und erweiterte Auflage.
2002. XX, 651 Seiten.
Gebunden **EUR 59,80**, sFr 92,50
ISBN 3-211-83742-6

Angst ist ein menschlicher Gefühlszustand wie Freude, Ärger oder Trauer und hat eine Signalfunktion wie Fieber oder Schmerz. Angst wird zur Krankheit, wenn sie über einen längeren Zeitraum das Leben so stark einengt, dass man darunter leidet. 9% der Bevölkerung leiden unter einer behandlungsbedürftigen Angststörung, im Laufe des Lebens sind es 15–25%. Angststörungen stellen bei Frauen die häufigste, bei Männern die zweithäufigste psychische Störung dar.
Der Autor beschreibt anschaulich die 11 Angststörungen nach dem psychiatrischen Diagnoseschema DSM-IV und geht auch auf die diagnostischen Kriterien des international verbindlichen ICD-10 ein. Das Buch bietet einen Überblick über Häufigkeit, Verlauf sowie die biologischen und psychologischen Ursachen der verschiedenen Angststörungen.
Im Mittelpunkt des therapeutischen Teils stehen die Verhaltenstherapie bei den häufigsten Angststörungen, Selbstbehandlungsmöglichkeiten, sowie medikamentöse und pflanzliche Behandlungsmethoden.

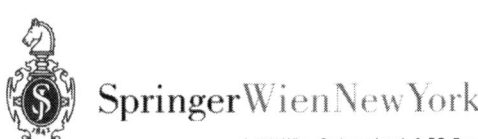
Springer Wien New York

A-1201 Wien, Sachsenplatz 4–6, P.O. Box 89, Fax +43.1.330 24 26, e-mail: books@springer.at, Internet: **www.springer.at**
D-69126 Heidelberg, Haberstraße 7, Fax +49.6221.345-229, e-mail: orders@springer.de
USA, Secaucus, NJ 07096-2485, P.O. Box 2485, Fax +1.201.348-4505, e-mail: orders@springer-ny.com
Eastern Book Service, Japan, Tokyo 113, 3–13, Hongo 3-chome, Bunkyo-ku, Fax +81.3.38 18 08 64, e-mail: orders@svt-ebs.co.jp

Printed in Germany
by Amazon Distribution
GmbH, Leipzig